ISBN 978-3-662-23300-9   ISBN 978-3-662-25333-5 (eBook)
DOI 10.1007/978-3-662-25333-5

INHALTSVERZEICHNIS

Ausführliche Einzelprospekte stehen auf Wunsch zur Verfügung

SPRINGER-VERLAG BERLIN HEIDELBERG GMBH

Anatomie / Entwicklungsgeschichte

Spezielle pathologische Anatomie

Herausgegeben von W. **Doerr** und E. **Uehlinger.**   Siehe Seite 41

Bargmann, Dr. med. Wolfgang, o. Professor der Anatomie, Direktor des Anatomischen Instituts der Universität Kiel

Das Zwischenhirn-Hypophysensystem

Mit 104 Textabbildungen. III, 138 Seiten Gr.-8°. 1954.

Steif geheftet DM 28,60

Braus, Hermann

Anatomie des Menschen

E i n   L e h r b u c h   f ü r   S t u d i e r e n d e   u n d   Ä r z t e. Fortgeführt von Curt **Elze.** In drei Bänden.

I. B a n d : **Bewegungsapparat.** D r i t t e Auflage. Mit 399 zum großen Teil farbigen Abbildungen. XI, 789 Seiten Gr.-8°. 1954.   Ganzleinen DM 69,—

II. B a n d : **Eingeweide (einschließlich periphere Leitungsbahnen I).** D r i t t e Auflage. Mit 360 zum großen Teil farbigen Abbildungen. VI, 686 Seiten Gr.-8°. 1956.   Ganzleinen DM 69,—

III. B a n d : **Periphere Leitungsbahnen II. Vegetatives Nervensystem. Zentrales Nervensystem. Haut und Sinnesorgane.** Z w e i t e Auflage. Unter der Presse.

Clara, Dr. med. Max, früher o. ö. Professor der Anatomie an den Universitäten Leipzig und München, zur Zeit Professor an der Universität Istanbul

Die arterio-venösen Anastomosen

Anatomie/Biologie/Pathologie. Z w e i t e , neubearbeitete und erweiterte Auflage. Mit 101 Textabbildungen. VII, 315 Seiten Gr.-8°. 1956. (W)

DM 61,—; Ganzleinen DM 64,—

A u s   d e n   B e s p r e c h u n g e n : „ . . . Es werden die arterio-venösen Anastomosen der Haut, der Bewegungsorgane, des Kreislaufsystems, der Lymphknoten, der Atmungs- und Verdauungsorgane, des Urogenitalsystems und der Sinnesapparate eingehend morphologisch erfaßt, wobei immer auf das Funktionelle, auch im Hinblick auf den pathologischen Zustand, eingegangen wird. . . . Biologische, vergleichend-anatomische und pathologische Erörterungen ergänzen viele Kapitel und zeugen von der Ganzheitsauffassung seitens des Autors. Das reichhaltige Literaturverzeichnis darf nicht unerwähnt bleiben sowie die zahlreichen sehr guten und zum großen Teil originalen photographischen Auf-

---

nahmen und Diagramme. Das Buch ist grundlegend und für jeden auf dem Gebiet interessierten Anatomen, Kliniker und Kreislaufphysiologen unentbehrlich."

Der Nervenarzt

Denkschriften der Österreichischen Akademie der Wissenschaften

Mathematisch-naturwissenschaftliche Klasse. (W)

108. Band.

1. A b h a n d l u n g : Entwicklungsgeschichte der Ohrmuschel und des äußeren Gehörganges des Menschen. Von F. Hochstetter. Mit 1 Textfigur und 7 Tafeln. 50 Seiten 4°. 1948.   Richtpreis DM 8,—

2. A b h a n d l u n g : Über zwei Fälle von epithelialer Syngnathie bei menschlichen Keimlingen. Von F. Hochstetter. Mit 4 Tafeln. 27 Seiten 4°. 1948.

Richtpreis DM 4,50

6. A b h a n d l u n g : Über die Rückbildung der Ohröffnung und des äußeren Gehörganges bei der Blindschleiche (Anguis fragilis). Von F. Hochstetter. Mit 2 Textabbildungen und 4 Tafeln. 35 Seiten 4°. 1951.   Richtpreis DM 7,30

109. Band.

4. A b h a n d l u n g : Über die Entwicklung der Form der menschlichen Gliedmaßen. Von F. Hochstetter. Mit 6 Textbildern und 6 Tafeln. 35 Seiten 4°. 1952.

Richtpreis DM 9,60

5. A b h a n d l u n g : Über die Entwicklung der Formverhältnisse des menschlichen Antlitzes. Von F. Hochstetter. Mit 6 Tafeln und 5 Abbildungen im Text. 28 Seiten 4°. 1953.   Richtpreis DM 8,20

6. A b h a n d l u n g : Wann beginnt bei menschlichen Keimlingen die Absonderungstätigkeit der Nieren? Von F. Hochstetter. Mit 3 Tafeln. 7 Seiten 4°. 1954.   Richtpreis DM 3,20

Über die Sitzungsberichte der mathematisch-naturwissenschaftlichen Klasse, Abteilung I (Biologie, Mineralogie, Erdkunde und verwandte Wissenschaften) erteilt der Verlag Auskunft.

Ecklin, Dr. med. Ulrich, Anatomisches Institut der Universität Zürich/Schweiz

Die Altersveränderungen der Halswirbelsäule

Mit einem Geleitwort von Professor Dr. G. **Töndury,** Direktor des Anatomischen Institutes der Universität Zürich. Mit 96 Abbildungen. VII, 81 Seiten Gr.-8°. 1960.   DM 28,—

I n h a l t s v e r z e i c h n i s : Geleitwort. — Einleitung. — Material und Methode. — Die fetale Entwicklung der Wirbelsäule. — Die Entwicklung der Wirbelsäule nach der Geburt bis zum Abschluß des Wachstums. — Postnatale Entwicklung der Halswirbelsäule bis zum Abschluß des Wachstums. — Die Entwicklung der seitlichen Spalten. — Ausbau der seitlichen Spalten zu gelenkähnlichen Strukturen. — Die Entstehung der durchgehenden Spalten. — Unterschiedliches Verhalten der oberen und unteren Zwischenwirbelscheiben. — Allgemeine Bemerkungen zu den Altersveränderungen der Wirbelsäule. — Altersveränderungen der Halszwischenwirbelscheiben. — Veränderungen

(Ecklin, Die Altersveränderungen der Halswirbelsäule)
der Uncovertebralregion im Verlaufe der Altersinvolution der Zwischenwirbelscheiben. — Die Frage der dorsalen Randzacken. — Die seitlich niedergelegten Processus uncinati. — Reparationsversuche des Schadens der Zwischenwirbelscheiben. — Diskussion und Zusammenfassung. — Literatur.

Ergebnisse der Anatomie und Entwicklungsgeschichte

Herausgegeben von Professor Dr. Curt **Elze**, München.

V i e r u n d d r e i ß i g s t e r B a n d : Z w e i t e , ergänzte und erweiterte Auflage. Mit 332 Abbildungen. IV, 651 Seiten Gr.-8°. 1952.   DM 168,—

Die erste Auflage dieses Bandes wurde 1945 noch fertiggestellt. Zum Versand kamen nur wenige Exemplare; der Hauptteil der Auflage wurde vernichtet. Darum erschien diese Neuauflage, die wesentlich ergänzt und durch den Beitrag von Heberer erweitert wurde.

I n h a l t s ü b e r s i c h t : Vergleichende Untersuchungen über die mikroskopische Innervation der Milz des Menschen und einiger Säugetiere. Von K. Harting, Bonn. — Hans Driesch und Hans Spemann als Biologen. Von H. Petersen †. — Der physiologische Nabelbruch. Von A. Kiesselbach, Regensburg. — Die menschliche Lunge und ihre Gefäße, ihr Bau unter besonderer Berücksichtigung der Funktion. Von H. v. Hayek, Wien. — Zusammenfassende Ergebnisse über die mikroskopische Innervation des Magen-Darmkanals. Von Ph. Stöhr jr., Bonn. — Die Entwicklung der Bindegewebsfibrillen (Desmofibrillen). Zugleich ein Kapitel aus der Geschichte der Histologie. Von F. K. Studnička, Prag. — Fortschritte in der Erforschung der Phylogenie der Hominoidea. Von G. Heberer, Göttingen. — Namen- und Sachverzeichnis. — Inhalt der Bände 31—34 (2. Auflage).

Ab Band 35 herausgegeben von Professor Dr. Curt Elze, München, und Professor Dr. Ernst **Scharrer**, Albert-Einstein-College of Medicine, New York, N. Y., USA.

F ü n f u n d d r e i ß i g s t e r B a n d : Mit einem deutschen Vorwort von Professor E l z e und einem englischen von Professor S c h a r r e r. Mit 183 Abbildungen. VI, 548 Seiten (318 Seiten in englischer Sprache) Gr.-8°. 1956.

DM 148,—

I n h a l t s ü b e r s i c h t : Microscopic observations of the circulating blood in the bulbar conjunctiva in man in health and disease. By Professor Dr. E. H. Bloch, Western Reserve University Cleveland, Ohio, USA. — Der Eierstock der Säugetiere und die Phylogenese. Von Professor Dr. V. Patzelt, Universität Wien. — Die Frühphase der menschlichen Embryonalentwicklung und ihre Bedeutung für die Beurteilung der Säugerontogenese. Von Professor Dr. D. Starck, Universität Frankfurt a. M. — Rat mesoappendix procedure for bioassay of humoral substances acting on peripheral blood vessels. By Dr. B. W. Zweifach and Dr. D. B. Metz, New York University, New York, N. Y., USA. — The intercellular components of connective tissue: Origin, structure and interrelationship of fibers and ground substance. By Professor Dr. F. Wassermann, Argonne National Laboratory, Lemont, Ill., USA. — Die historische Entwicklung des Begriffes Phagocytose. Von Dr. Dr. R. Herrlinger, Universität Würzburg. — Cephalometric study of the human face from serial roentgenograms. By R. S. Nanda, B. D. S.,

(Ergebnisse der Anatomie und Entwicklungsgeschichte)
Ph. D., University of Colorado, Denver, Col., USA. — Morphologie der segmentierten Nervenfaser. Von Dr. W. STOECKENIUS und Professor Dr. K. ZEIGER, Universität Hamburg. — Namen- und Sachverzeichnis.

Goerttler, Dr. Kurt, o. Professor der Anatomie an der Universität Freiburg i. Br.

Entwicklungsgeschichte des Menschen

Ein Grundriß. Mit 189 zum Teil farbigen Abbildungen. X, 291 Seiten Gr.-8°. 1950. DM 21,—; Ganzleinen DM 24,—

Großer †, Otto

Grundriß der Entwicklungsgeschichte des Menschen

F ü n f t e Auflage, neu bearbeitet von Rolf **Ortmann**. Mit 200 Abbildungen. V, 176 Seiten Gr.-8°. 1959. Steif geheftet DM 19,80

I n h a l t s ü b e r s i c h t : Einleitung und Bemerkungen zur embryologischen Technik. Keimzellenbildung und Befruchtung: Die Geschlechtszellen. Die Reifung der Geschlechtszellen. Die Befruchtung. — Frühentwicklung und Placentation: Furchung und Keimblattentwicklung bei dotterarmen und holoblastischen Eiern am Beispiel von Branchiostoma. Furchung und Gastrulation bei Amphibien. Bemerkungen zur Entwicklungsmechanik und Teratologie. Furchung und Gastrulation bei Vögeln. Eihäute und Embryonalanhänge. Furchung, Keimblattbildung und Eihäute der Säugetiere und des Menschen. Vom Wesen der Keimblätter. Abgrenzung des Körpers; äußere Körperform; Altersbestimmung der Keimlinge beim Menschen. Allgemeine Placentation. Placentation beim Menschen. — Organentwicklung. Haut, Nervensystem und Sinnesorgane: Haut und Anhangsgebilde. Gehirn und Rückenmark. Die Hirnhäute. Periphere Nerven. Sehorgan. Gehör- und Gleichgewichtsorgan. Nasenhöhle mit Gesichts- und Gaumenbildung. Geschmacksorgan. Atmungs- und Verdauungstrakt: Kopfdarm. Lippen, Zähne, Munddrüsen. Der Darm und seine Drüsen. Leibeshöhle und Zwerchfell. Leber, Pankreas. Kiemendarm und branchiogene Organe. Zunge. Atmungsapparat. Urogenital-, Kreislauf- und Bewegungsapparat: Urogenitalapparat und Nebenniere: Harnapparat. Harnblase und Sinus urogenitalis. Geschlechtsorgane. Nebenniere. Kreislaufapparat. Bewegungsapparat. — Sachverzeichnis.

Großer, Professor Dr. Otto, ehemals Vorstand des Anatomischen Institutes der Deutschen Universität in Prag

Vorlesungen über Topographische Anatomie

Mit 313 teils farbigen Abbildungen. VI, 354 Seiten Gr.-8°. 1950. (W)
Steif geheftet DM 27,—; Ganzleinen DM 28,50

Hafferl, A.

Die Anatomie der Pleurakuppel

Siehe Seite 143

Hafferl, Anton, o. Professor der Anatomie und Vorstand des Anatomischen Institutes der Universität Graz

Lehrbuch der topographischen Anatomie

Z w e i t e Auflage mit den Pariser und Jenaer Nomina Anatomica. Mit 664 zum großen Teil farbigen Abbildungen. XV, 937 Seiten 4°. 1957.

Ganzleinen DM 86,—

Fortgesetzt wird:

Handbuch der mikroskopischen Anatomie des Menschen

Begründet von W. v. **Möllendorff,** fortgeführt von Professor Dr. W. **Bargmann,** Kiel. 7 Bände mit bisher insgesamt 26 Teilbänden.

I. B a n d : **Die lebendige Masse.**
1. Teil: A l l g e m e i n e   m i k r o s k o p i s c h e   A n a t o m i e   u n d O r g a -
n i s a t i o n   d e r   l e b e n d i g e n   M a s s e. Bearbeitet von G. Hertwig, Rostock, F. K. Studnička, Brünn, E. Tschopp, Basel. Mit 453 Abbildungen. XII, 626 Seiten Gr.-8°. 1929. Vergriffen
2. Teil: W a c h s t u m   u n d   V e r m e h r u n g   d e r   l e b e n d i g e n   M a s s e. Bearbeitet von F. Wassermann, München. Mit 464 zum Teil farbigen Abbildungen. IX, 807 Seiten Gr.-8°. 1929. DM 133,20
3. Teil: S u b m i k r o s k o p i s c h e   M o r p h o l o g i e. Bearbeitet von N. N. In Vorbereitung
4. Teil: W a c h s t u m   u n d   V e r m e h r u n g   d e r   l e b e n d i g e n   M a s s e. Bearbeitet von G. Töndury, Zürich. In Vorbereitung

II. B a n d : **Die Gewebe.**
1. Teil: E p i t h e l -   u n d   D r ü s e n g e w e b e.   B i n d e g e w e b e   u n d
b l u t b i l d e n d e   G e w e b e.   B l u t. Bearbeitet von J. Brodersen, Hamburg, A. Maximow, Chicago, J. Schaffer, Wien. Mit 305 zum Teil farbigen Abbildungen. X, 703 Seiten Gr.-8°. 1927. Vergriffen
2. Teil: S t ü t z g e w e b e.   K n o c h e n g e w e b e.   S k e l e t s y s t e m. Bearbeitet von H. Petersen, Würzburg, J. Schaffer, Wien, F. Weidenreich, Frankfurt a. M. Mit 521 zum Teil farbigen Abbildungen. VII, 699 Seiten Gr.-8°. 1930. DM 151,20
3. Teil: G e w e b e   u n d   S y s t e m e   d e r   M u s k u l a t u r. Bearbeitet von G. Häggqvist, Stockholm. Mit 137 zum Teil farbigen Abbildungen. VI, 247 Seiten Gr.-8°. 1931. DM 52,—
4. Teil: G e w e b e   u n d   S y s t e m e   d e r   M u s k u l a t u r. (Ergänzung zu Bd. II/3.) Bearbeitet von G. Häggqvist, Stockholm. Mit 40 Abbildungen. VII, 119 Seiten Gr.-8°. 1956. DM 42,—
Einbanddecke Halbfranz DM 11,20
5. Teil: K n o c h e n g e w e b e   u n d   S k e l e t s y s t e m. (Ergänzung zu Bd. II/2.) Bearbeitet von K.-H. Knese, Kiel. In Vorbereitung

(Handbuch der mikroskopischen Anatomie des Menschen)

III. B a n d : **Haut und Sinnesorgane.**

1. Teil: H a u t. M i l c h d r ü s e. G e r u c h s o r g a n. G e s c h m a c k s -
o r g a n. G e h ö r o r g a n. Bearbeitet von H. v. Eggeling, Breslau, H. Hoepke,
Heidelberg, W. Kolmer, Wien. Mit 321 zum Teil farbigen Abbildungen. VII,
505 Seiten Gr.-8°. 1927. Vergriffen

2. Teil: A u g e. Bearbeitet von W. Kolmer †, Wien und H. Lauber, Warschau.
Mit 475 zum Teil farbigen Abbildungen. VIII, 782 Seiten Gr.-8°. 1936.
DM 150,—

3. Teil: D i e H a u t. D i e M i l c h d r ü s e. (Ergänzung zu Bd. III/1.) Bearbeitet von E. Horstmann, Kiel und A. Dabelow, Mainz. Mit 359 zum Teil farbigen Abbildungen. VIII, 524 Seiten Gr.-8°. 1957. DM 198,—
Halbfranz DM 216,—

4. Teil: A u g e. (Ergänzung zu Band III/2.) Bearbeitet von J. Rohen, Mainz.
In Vorbereitung

5. Teil: D a s G e h ö r o r g a n. Bearbeitet von A. Engström, Stockholm.
In Vorbereitung

IV. B a n d : **Nervensystem.**

1. Teil: D a s N e r v e n s y s t e m. D a s p e r i p h e r i s c h e N e r v e n -
s y s t e m. D a s Z e n t r a l n e r v e n s y s t e m. Bearbeitet von M. Biel-
schowsky, Berlin, S. T. Bok, Utrecht, R. Greving, Erlangen, A. Jakob, Hamburg, G. Mingazzini, Rom, Ph. Stöhr jr., Bonn, C. Vogt und O. Vogt, Berlin.
Mit 880 zum Teil farbigen Abbildungen. X, 1093 Seiten Gr.-8°. 1928.
Vergriffen

2. Teil: P l e x u s u n d M e n i n g e n. S a c c u s v a s c u l o s u s. Bearbeitet
von G. Schaltenbrand, Würzburg, und E. Dorn, Mainz. Mit 176 zum Teil farbigen Abbildungen. VI, 195 Seiten Gr.-8°. 1955. DM 68,—
Einbanddecke Halbfranz DM 11,20

3. Teil: S e n s i b l e G a n g l i e n. (Ergänzung zu Band IV/1.) Von J.-H. Scharf,
Jena. Mit 298 zum Teil farbigen Abbildungen. VIII, 485 Seiten Gr.-8°. 1958.
DM 198,—
Halbfranz DM 216,—

I n h a l t s ü b e r s i c h t : Einleitung: Begriffsbestimmung und Stoffbegrenzung. — Be-
deutung und Herkunft des Terminus „Ganglion". — Zur Geschichte der Entdeckung
und Erforschung der sensiblen Ganglien. Die makroskopischen Entdeckungen. Die
Frühzeit der Neurohistologie (Von Fontana bis v. Kölliker). Die Erforschung der
Bipolarität der sensiblen Ganglienzelle. Zur Entdeckungsgeschichte der Satelliten.
Nucleus, Nucleolus, Nucleololus. Zur Geschichte der Embryologie der sensiblen
Ganglien. Die Anfänge der experimentellen und pathologischen Histologie der Spinalganglien. Alte Hypothesen über die Ganglienfunktion. — Zur Phylogenie und vergleichenden Anatomie der sensiblen Ganglien. Die Verbreitung segmentaler sensibler Ganglien bei den Chordata. Homologe Organe bei Polychaeten. Theorien zur Phylogenese
der sensiblen Neurone. Morphologisch ähnliche Neurone mit nicht- oder fraglich-
sensibler Funktion. Das System der Dorsalzellen. — Zur Ontogenese der sensiblen
Ganglien. Morphogenese der sensiblen Ganglien. Kausalgenese der sensiblen Ganglien.
Züchtung von Spinalganglien in vitro. — Allgemeine und topographische Anatomie der
sensiblen Ganglien. Segmentale Ganglien. Ganglien der Hirnnerven. Die Blutversorgung

(Handbuch der mikroskopischen Anatomie des Menschen)
der sensiblen Ganglien. — Mikroskopische Anatomie der sensiblen Ganglien. Der innere Aufbau der sensiblen Ganglien. Kritik des Bell-Magendieschen Gesetzes im Hinblick auf den Feinbau der Spinalganglien. Verbindungen zwischen cerebrospinalen und vegetativen Segmenten. Rückschlüsse auf den Feinbau der sensiblen Ganglien an Hand der Degenerationsforschung. Zusammenfassende Darstellung der Neurone der sensiblen Ganglien. — Zur Cytologie der sensiblen Ganglien. Prototypus sensitivus. Markhaltige Ganglienzellen. Pericelluläre Strukturen. Neuere Befunde zur Cytochemie sensibler Ganglien. Vitalfärbung. Altersveränderungen. Atypische Perikarya sensibler Ganglien. Degenerative Veränderungen an sensiblen Ganglienzellen. — Rückblick und Ausblick. — Literatur. — Namen- und Sachverzeichnis.

4. Teil: **D a s N e u r o n. D i e N e r v e n z e l l e. D i e N e r v e n f a s e r.** (Ergänzung zu Bd. IV/1.) Bearbeitet von Walther Hild, Galveston/Texas, USA, Karl August Reiser, Bonn, und Hans Joachim Lehmann, Kiel. Mit 374 zum Teil farbigen Abbildungen. XI, 763 Seiten Gr.-8°. 1959. DM 318,—
Halbfranz DM 338,—

I n h a l t s ü b e r s i c h t : Das Neuron. Von W. Hild. Einleitung. Cytoplasma. Zellkern. Nissl-Substanz: Die chromatolytische Reaktion und funktionsbedingte, hauptsächlich die Nissl-Substanz betreffende Zellveränderungen. Neurofibrillen. Mitochondrien. Golgi-Apparat. Centrosom und Sphäre. Pigmente. Synapsen. Literatur. — Die Nervenzelle. Von K. A. Reiser. Die Lehren vom Aufbau der nervösen Substanz: Die ursprüngliche Kontinuitätslehre. Die Neuronenlehre. Die neuere Entwicklung der Kontinuitätslehre. Die Morphologie der Ganglienzelle: Allgemeine Vorbemerkung. Die Phänologie der Ganglienzelle. Die Bauelemente der Ganglienzelle. Die Ganglienzelle in der Nervenkultur. Zur Morphologie der tätigen Nervenzellen. Zur Morphologie der alternden Ganglienzellen. Die postmortalen Veränderungen der Nervenzellen. Literatur. — Die Nervenfaser. Von H. J. Lehmann. Einleitung. Historischer Rückblick. Der Aufbau der markhaltigen peripheren Nervenfaser: Zur Nomenklatur. Die Bauelemente der Nervenfaser. Der Achsenzylinder. Die Markscheide. Die Schwannsche Zelle. Der Ranviersche Knoten. Die äußeren Hüllen der peripheren markhaltigen Nervenfasern. Die Ergebnisse messender Untersuchungen an der peripheren Nervenfaser. Das Bild der markhaltigen peripheren Nervenfaser nach derzeitiger Kenntnis. Die Besonderheiten markarmer Nervenfasern: Markarme Nervenfasern der Wirbeltiere. Markarme Fasern einiger Wirbelloser. Die Nervenfaser im Zentralnervensystem: Hüllelemente und Achsenzylinder. Die Ranvier-Knoten. Der Aufbau der cerebrospinalen Nerven: Das Endoneurium. Das Perineurium. Das Epineurium. Die Blutgefäße. Das Querschnittsbild des cerebrospinalen Nerven. Erregung und Erregungsleitung im Nerven: Das Ruhepotential. Die Entstehung des Aktionspotentials. Der Leitungsvorgang. Faserdurchmesser und Leitungsgeschwindigkeit. Chemische und optische Änderungen während der Erregung. Die Degeneration der Nervenfasern. Entwicklung und Regeneration: Der Achsenzylinder. Die Schwannsche Zelle. Die Myelogenese. Literatur. — Namen- und Sachverzeichnis.

5. Teil: **M i k r o s k o p i s c h e A n a t o m i e d e s v e g e t a t i v e n N e r v e n s y s t e m s.** (Ergänzung zu Band IV/1.) Bearbeitet von Ph. Stöhr jr., Bonn. Mit 501 zum Teil farbigen Abbildungen. X, 678 Seiten Gr.-8°. 1957.
DM 240,—
Halbfranz DM 258,—

6. Teil: **G l i a.** (Ergänzung zu Band IV/1.) Bearbeitet von K. Niessing, Marburg/Lahn. In Vorbereitung

(Handbuch der mikroskopischen Anatomie des Menschen)

7. Teil: Hypothalamus. (Ergänzung zu Band IV/1.) Bearbeitet von R. Diepen, Gießen.   In Vorbereitung

8. Teil: Das Kleinhirn. (Ergänzung zu Band IV/1.) Bearbeitet von J. Jansen und A. Brodal, Oslo/Norwegen. Mit 197 zum Teil farbigen Abbildungen. VIII, 323 Seiten Gr.-8°. 1958.   DM 124,—
Halbfranz DM 142,—

Inhaltsübersicht: Einleitung. A. Die Morphologie des Kleinhirns. I. Die Phylogenese des Kleinhirns: Kleinhirn der Cyclostomen, der Fische, der Amphibien, der Reptilien, der Vögel. II. Die Morphogenese des Kleinhirns der Säugetiere: Lobus flocculonodularis. Corpus cerebelli. III. Die Morphologie des Kleinhirns der Säugetiere: Lobus flocculonodularis. Corpus cerebelli. IV. Die Morphogenese des menschlichen Kleinhirns: Lobus anterior. Lobus posterior. V. Die Morphologie und Gliederung des menschlichen Kleinhirns. VI. Zusammenfassende Übersicht über Entwicklung und prinzipielle Gliederung des Kleinhirns der Wirbeltiere und des Menschen. B. Histologie der Kleinhirnrinde und der zentralen Kerne. I. Die Kleinhirnrinde: Die ontogenetische Entwicklung der Kleinhirnrinde beim Menschen. Histologie der Kleinhirnrinde. II. Die zentralen Kleinhirnkerne: Die phylogenetische Entwicklung. Die Kleinhirnkerne des Menschen. III. Die Markmasse des Kleinhirns, Assoziations- und Commissurfasern. C. Die Faserverbindungen des Kleinhirns. Methoden zum Studium der Faserverbindungen. I. Afferente Verbindungen des Kleinhirns: Spinocerebellare Verbindungen. Tractus cuneocerebellaris. Olivocerebellare, Pontocerebellare, Reticulocerebellare, Perihypoglossocerebellare, Rubrocerebellare, Tectocerebellare, Trigeminocerebellare, Vestibulocerebellare, Andere cerebellarafferente Verbindungen. II. Efferente Verbindungen des Kleinhirns: Corticonucleäre Verbindungen. Efferente Verbindungen der Kleinhirnkerne. D. Gefäßversorgung des Kleinhirns. I. Die Kleinhirnarterien: Die Arteria cerebelli superior. Die Arteria cerebelli inferior anterior. Die Arteria cerebelli inferior posterior. Die arterielle Versorgung der zentralen Kleinhirnkerne. II. Die Kleinhirnvenen. III. Das Gefäßnetz der Kleinhirnrinde. E. Schlußbetrachtungen. Literatur. Namen- und Sachverzeichnis.

9. Teil: Allocortex. (Ergänzung zu Band IV/1.) Bearbeitet von H. Stephan, Gießen.   In Vorbereitung

10. Teil: Subcorticale Ganglien und Fasersysteme des Großhirns. (Ergänzung zu Band IV/1.) Bearbeitet von R. Hassler, Freiburg i. Br.   In Vorbereitung

11. Teil: Das Rückenmark. (Ergänzung zu Band IV/1.) Bearbeitet von K. Fleischhauer, Kiel.   In Vorbereitung

V. Band: Verdauungsapparat. Atmungsapparat.

1. Teil: Mundhöhle. Speicheldrüsen. Tonsillen. Rachen. Speiseröhre. Serosa. Bearbeitet von T. Hellman, Lund, S. Schumacher, Innsbruck, E. Seifert, Würzburg, K. W. Zimmermann, Bern. Mit 276 zum Teil farbigen Abbildungen. VII, 374 Seiten Gr.-8°. 1927.   Vergriffen

2. Teil: Magen. Leber. Gallenwege. Bearbeitet von W. Pfuhl, Greifswald, H. Plenk, Wien. Mit 254 zum Teil farbigen Abbildungen. IX, 489 Seiten Gr.-8°. 1932.   DM 110,—

3. Teil: Zähne. Darm. Atmungsapparat. Bearbeitet von W. Bargmann, Zürich, R. Heiss, Königsberg i. Pr., J. Lehner, Wien, V. Patzelt, Wien, H. Plenk, Wien. Mit 426 zum Teil farbigen Abbildungen. XVI, 908 Seiten Gr.-8°. 1936.   DM 190,—

(Handbuch der mikroskopischen Anatomie des Menschen)

4. Teil: **L e b e r u n d G a l l e n w e g e.** (Ergänzung zu Band V/2.) Bearbeitet von J. Wallraff, München. In Vorbereitung

5. Teil: **M a g e n u n d D a r m.** (Ergänzung zu Band V/1—3.) Bearbeitet von H. Schiebler, Kiel. In Vorbereitung

VI. B a n d : Blutgefäß- und Lymphgefäßapparat. Innersekretorische Drüsen.

1. Teil: **B l u t g e f ä ß e u n d H e r z. L y m p h g e f ä ß e u n d l y m p h a t i s c h e O r g a n e, M i l z.** Bearbeitet von A. Benninghoff, Kiel, A. Hartmann, München, T. Hellman, Lund. Mit 299 zum großen Teil farbigen Abbildungen. VIII, 584 Seiten Gr.-8°. 1930. DM 133,20

2. Teil: **I n n e r s e k r e t o r i s c h e D r ü s e n I : S c h i l d d r ü s e. E p i t h e l k ö r p e r c h e n. L a n g e r h a n s sche I n s e l n.** Bearbeitet von W. Bargmann, Leipzig. Mit 152 zum Teil farbigen Abbildungen. VII, 306 Seiten Gr.-8°. 1939. DM 72,—

3. Teil: **I n n e r s e k r e t o r i s c h e D r ü s e n II : H y p o p h y s e.** Bearbeitet von B. Romeis, München. Mit 339 zum großen Teil farbigen Abbildungen. VIII, 625 Seiten Gr.-8°. 1940. DM 159,—

4. Teil: **I n n e r s e k r e t o r i s c h e D r ü s e n III : T h y m u s. P a r a g a n g l i e n. E p i p h y s e. L y m p h g e f ä ß a p p a r a t.** (Ergänzung zu Band VI/1.) Bearbeitet von W. Bargmann, Königsberg i. Pr., T. Hellman, Lund, M. Watzka, Prag. Mit 236 zum Teil farbigen Abbildungen. IX, 535 Seiten Gr.-8°. 1943. DM 125,—

5. Teil: **D i e N e b e n n i e r e. N e u r o s e k r e t i o n.** Bearbeitet von R. Bachmann, Göttingen, E. Scharrer und B. Scharrer, Denver/Colorado. Mit 336 zum Teil farbigen Abbildungen. XV, 1199 Seiten Gr.-8°. 1954. DM 342,—
Halbfranz DM 357,—

6. Teil: **M i l z.** (Ergänzung zu Band VI/1.) Bearbeitet von F. Tischendorf, Köln. In Vorbereitung

7. Teil: **H e r z.** (Ergänzung zu Band VI/1.) Bearbeitet von N. N. In Vorbereitung

8. Teil: **B l u t g e f ä ß e.** (Ergänzung zu Band VI/1.) Bearbeitet von A. von Kügelgen, Freiburg i. Br. In Vorbereitung

9. Teil: **A r t e r i o - v e n ö s e A n a s t o m o s e n.** (Ergänzung zu Band VI/1.) Bearbeitet von J. Staubesand, Hamburg. In Vorbereitung

VII. B a n d : Harn- und Geschlechtsapparat.

1. Teil: **E x k r e t i o n s a p p a r a t u n d w e i b l i c h e G e n i t a l o r g a n e.** Bearbeitet von W. v. Möllendorff, Freiburg i. Br., R. Schröder, Kiel. Mit 422 zum großen Teil farbigen Abbildungen. VII, 574 Seiten Gr.-8°. 1930. DM 124,20

2. Teil: **M ä n n l i c h e G e n i t a l o r g a n e.** Bearbeitet von H. Stieve, Halle a. d. S. Mit 245 zum Teil farbigen Abbildungen. VII, 399 Seiten Gr.-8°. 1930. DM 115,20

(Handbuch der mikroskopischen Anatomie des Menschen)

3. Teil: W e i b l i c h e G e n i t a l o r g a n e. Das Ovarium. (Ergänzung zu Band VII/1.) Bearbeitet von M. Watzka, Mainz. Mit 120 zum Teil farbigen Abbildungen. V, 178 Seiten Gr.-8°. 1957. DM 69,—

Einbanddecke Halbfranz DM 12,—

4. Teil: U t e r u s. (Ergänzung zu Band VII/1.) Bearbeitet von L. Keller, Freiburg i. Br. In Vorbereitung

5. Teil: T u b e. (Ergänzung zu Band VII/1.) Bearbeitet von E. Horstmann, Kiel. In Vorbereitung

6. Teil: V a g i n a. (Ergänzung zu Band VII/1.) Bearbeitet von E. Horstmann, Kiel. In Vorbereitung

7. Teil: N i e r e. (Ergänzung zu Band VII/1.) Bearbeitet von W. Bargmann, Kiel. In Vorbereitung

Hayek, Dr. med., Dr. phil., Heinrich v., o. Professor an der Universität, Vorstand des Anatomischen Institutes, Wien

Die menschliche Lunge

Mit 267 zum Teil farbigen Abbildungen. VIII, 289 Seiten Gr.-8°. 1953.

Ganzleinen DM 66,—

Hintzsche, Dr. med. E., o. Professor der Anatomie, Direktor des Anatomischen Instituts der Universität Bern

Das Aschenbild tierischer Gewebe und Organe

Methodik, Ergebnisse und Bibliographie. Mit 80 Abbildungen. IV, 140 Seiten Gr.-8°. 1956. Steif geheftet DM 39,60

Hoepke, Dr. Hermann, Professor am Anatomischen Institut der Universität Heidelberg

Leitfaden der Histologie des Menschen

Mit 136 zum Teil farbigen Abbildungen. VII, 160 Seiten Gr.-8°. 1950.

DM 12,—; Ganzleinen DM 15,—

Jabonero, Vicente

Der anatomische Aufbau des peripheren neurovegetativen Systems (W)

Siehe Seite 184

Vierter Internationaler Kongreß für Elektronenmikroskopie — Fourth International Conference on Electron Microscopy — Quatrième Congrès International de Microscopie Électronique

Berlin 10.—17. September 1958.

Verhandlungen Band I: Physikalisch-technischer Teil. Herausgegeben von Professor Dr. Gottfried **Möllenstedt,** Tübingen, Dr. Heinz **Niehrs** und Professor

(Vierter Internationaler Kongreß für Elektronenmikroskopie)

Dr. Ernst **Ruska,** Berlin. Mit 1026 Abbildungen. XX, 852 Seiten 4°. 1960. (Mit 99 Vorträgen in deutscher, 109 in englischer und 23 in französischer Sprache).
Ganzleinen DM 228,—

Verhandlungen Band II: Biologisch-medizinischer Teil. Herausgegeben von Professor Dr. Wolfgang **Bargmann,** Kiel, Dr. Dietrich **Peters,** Hamburg, und Dr. Carlheinrich **Wolpers,** Lübeck. Mit 650 Abbildungen. XVI, 640 Seiten 4°. 1960. (Mit 57 Vorträgen in deutscher, 91 in englischer und 18 in französischer Sprache).
Ganzleinen DM 196,—

I n h a l t s ü b e r s i c h t v o n B d. I: Mit Vorträgen von 245 Fachgelehrten. Eröffnungs-Ansprache. Von ERNST RUSKA. — Opening Remarks. By VERNON E. COSSLETT. — Festvortrag: Geschichte des Elektrons. Von MAX VON LAUE. — A. Elektronen- und ionenoptische Elemente, Geräte und Verfahren. 1. Kathoden. 2. Linsen und Ablenksysteme. 3. Objekteinrichtungen. 4. Bildaufzeichnungsverfahren. 5. Photographische Emulsionen (und Elektronenwirkung auf Silbersalze). 6. Stereoaufnahme. 7. Vakuum, Strahlspannung, Linsendurchflutung. 8. Durchstrahlungsmikroskope. 9. Reflexions- und Emissionsmikroskopie. 10. Interferenzmikroskopie und Interferometrie. 11. Röntgen-Projektionsmikroskopie. 12. Elektronen- und Röntgen-Rastermikroskopie. 13. Materialbearbeitung mit Elektronenstrahlen. B. Einwirkung des Objekts auf Strahl und Bild. 1. Streuung am Objekt und Bildkontrast. 2. Abbildung von Kristallgitter-Perioden. 3. Mehrfachbeugung am Objekt und Entstehung von Moirés. C. Elektronenmikroskopische Präparationstechnik. 1. Trägerfolien. 2. Dünne Objektschichten. 3. Oberflächen. 4. Aufdampf- und Abdruckverfahren. D. Ergebnisse der Elektronenmikroskopie in der Technologie (Kristallographie, Metallographie, Chemie). 1. Kristallgitter-Strukturen. 2. Kristallwachstum. 3. Kristalloberflächen. 4. Kondensierte Schichten. 5. Kristallbau-Fehler und Versetzungen. 6. Umwandlungs- und Ausscheidungsvorgänge in Metallen. 7. Natürliche und künstliche technologische Fasern. 8. Verschiedene Produkte der chemischen Technik. 9. Staube und Rauche. 10. Spuren-Nachweis. E. Feldemissionsmikroskopie. 1. Feldelektronen-Mikroskopie von Metalloberflächen. 2. Adsorptionsuntersuchungen an Feldkathoden. 3. Feldionen-Mikroskopie. Anhang.

I n h a l t s ü b e r s i c h t v o n B d. II: Mit Vorträgen von 155 Fachgelehrten. Festvortrag: Electron Microscopy in Morphology and Molecular Biology. By F. O. SCHMITT. A. Elektronenmikroskopische Präparationstechnik in der Biologie. 1. Fixieren und Einbetten. 2. Schneiden und Mikrotome. B. Histochemie und Biochemie. C. Ordnungsprinzipien in der Biologie. D. Membranen und Membranmodelle. E. Ergebnisse der Elektronenmikroskopie in der Zellmorphologie. 1. Zellkern, Chromosomen und Zentriol. 2. Cytoplasma und Zellorganellen. F. Ergebnisse der Elektronenmikroskopie in der Anatomie 1. Epithelgewebe. 2. Muskelgewebe. 3. Kollagen. 4. Hartgewebe. 5. Exokrine Drüsen. 6. Endokrine Drüsen. 7. Exkretionsorgane. 8. Respirationsorgane. 9. Reproduktionsorgane. 10. Nervengewebe. 11. Sinnesorgane. G. Ergebnisse der Elektronenmikroskopie in der Pathologie. 1. Tumorgewebe. 2. Strahlenwirkungen. H. Ergebnisse der Elektronenmikroskopie in der Botanik. I. Ergebnisse der Elektronenmikroskopie in der Mikrobiologie. 1. Protozoologie. 2. Bakteriologie. 3. Virologie.

Kühn, A.

Vorlesungen über Entwicklungsphysiologie Siehe Seite 30

Kuhl, Professor Dr. phil. habil. Willi, Leiter des Instituts für Kinematische Zellforschung zu Frankfurt am Main

Die technischen Grundlagen der kinematischen Zellforschung

Vorschläge für eine exakte wissenschaftliche Mikrokinematographie. Mit 57 Abbildungen (118 Einzeldarstellungen). VIII, 185 Seiten Gr.-8°. 1949. DM 26,—

Lanz, Dr. Titus von, o. ö. Professor der Anatomie, Direktor des Anatomischen Instituts der Universität München, und Dr. Werner **Wachsmuth,** o. ö. Professor der Chirurgie, Direktor der Chirurgischen Universitätsklinik und Poliklinik Würzburg

Praktische Anatomie

Ein Lehr- und Hilfsbuch der anatomischen Grundlagen ärztlichen Handelns. In zwei Bänden (9 Teilen).

I. B a n d , 2. T e i l : **Hals.** Mit 322 zum größten Teil farbigen Abbildungen. XVI, 549 Seiten. 24,5 × 31,5 cm. 1955.   Ganzleinen DM 210,—
Bei Verpflichtung zur Abnahme des Gesamtwerkes
      Subskriptionspreis Ganzleinen DM 168,—

I. B a n d , 3. T e i l : **Arm.** Z w e i t e Auflage. Mit 249 zum größten Teil farbigen Abbildungen. XVI, 308 Seiten. 24,5 × 31,5 cm. 1959.
      Ganzleinen DM 168,—
Bei Verpflichtung zur Abnahme des Gesamtwerkes
      Subskriptionspreis Ganzleinen DM 134,40

A u s d e n B e s p r e c h u n g e n : „... Auf jeder Seite wird einem die vorteilhafte Zusammenarbeit des Anatomen und des Klinikers bewußt. Alle Fragen, die sich vor allem dem Chirurgen aber auch dem Praktiker, der anatomisch denken gelernt hat, täglich stellen, finden eine zuverlässige Antwort. Die topographischen Verhältnisse werden durch mehrfarbige, künstlerisch hervorragende Abbildungen dargestellt, während klare schematische Zeichnungen namentlich funktionelle Vorgänge zum Verständnis bringen. Entsprechend den großen Fortschritten der Wiederherstellungschirurgie werden bei der Hand alle Fragen berücksichtigt, die praktisch von Bedeutung sind. — Das vom Verlag ausgezeichnet ausgestattete Buch verdient große Verbreitung nicht nur bei den Chirurgen, sondern bei allen Ärzten, die sich für eine lebensvolle Darstellung der topographischen Anatomie interessieren."
Professor Brunner, Zürich, in Klinische Wochenschrift

In Vorbereitung:

I. B a n d , 1. T e i l : **Kopf.**

I. B a n d , 4. T e i l : **Bein und Statik.** Z w e i t e Auflage.

II. B a n d , 5. T e i l : **Brust.**

II. B a n d , 6. T e i l : **Bauch.**

II. B a n d , 7. T e i l : **Rücken.**

II. B a n d , 8. T e i l : **Becken, männlich.**

II. B a n d , 9. T e i l : **Becken, weiblich.**

Patzelt, Professor Dr. Viktor, Histologisch-Embryologisches Institut Wien
Das endokrine System und die Zwischenzellen
IV, 41 Seiten 8°. 1947. (W)   DM 3,60

Reden bei der Jahrhundertfeier des Anatomischen Instituts in Heidelberg
Siehe Schriften der Universität Heidelberg, 5. Heft, Seite 280

Reimer, L.
Elektronenmikroskopische Untersuchungs- und Präparationsmethoden
Siehe Seite 268

Schmid, F., und H. **Moll**
Atlas der normalen und pathologischen Handskeletentwicklung
Siehe Seite 132

Schulz, H.
Die submikroskopische Anatomie und Pathologie der Lunge — The sub-microscopic anatomy and pathology of the lung
Siehe Seite 56

Stöhr jr., Philipp, Professor der Anatomie und Direktor des Anatomischen Instituts der Universität Bonn
Lehrbuch der Histologie und der mikroskopischen Anatomie des Menschen
Mit 510 teils farbigen Abbildungen. VIII, 528 Seiten Gr.-8°. 1951.
Ganzleinen DM 66,—

Zweites Internationales Symposium über Neurosekretion
Lund (Schweden) vom 1. bis 6. Juli 1957.
Herausgegeben von W. **Bargmann,** Kiel, B. **Hanström,** Lund, und B. und E. **Scharrer,** New York. Mit 71 Abbildungen, davon 2 farbige. V, 126 Seiten (davon 64 Seiten in englischer und 31 Seiten in französischer Sprache) Gr.-8°. 1958.
Steif geheftet DM 24,—

Aus den Besprechungen: „1957 fand in Lund das 2. Internationale Symposium über Neurosekretion unter der Leitung von B. Hanström statt. Die Mehrzahl der in deutscher und englischer Sprache gehaltenen Vorträge werden im vorliegenden, insbesondere auch bildmäßig vorzüglich ausgestatteten Verhandlungsbericht wiedergegeben ... Jeder endokrinologisch Interessierte wird den Bericht mit Gewinn lesen, zumal nicht nur der Morphologe, sondern auch Physiologen und Kliniker in gleicher Weise angesprochen werden. Neurosekretion ist nicht mehr das Gebiet eines Spezialisten, sondern bedarf eines breiteren Einbaues in die Belange der gesamten Endokrinologie."
Endokrinologie

Triepel †, Professor Dr. Hermann, Breslau

Die anatomischen Namen

Ihre Ableitung und Aussprache. F ü n f u n d z w a n z i g s t e Auflage, völlig
neu bearbeitet und entsprechend den neuen anatomischen Namen (Pariser N.A.)
ergänzt von Dr. med. et phil. Robert **Herrlinger,** Professor der Geschichte der
Medizin in Würzburg. 82 Seiten 8°. 1957. (B)   Steif geheftet DM 6,80

Zeitschrift für Anatomie und Entwicklungsgeschichte.   Siehe Seite 285

Zeitschrift für Zellforschung und mikroskopische Anatomie.   Siehe Seite 285

Histochemie (Abteilung aus Zeitschrift für Zellforschung und mikroskopische
Anatomie).   Siehe Seite 285

Wilhelm Roux' Archiv für Entwicklungsmechanik der Organismen.
Siehe Seite 285

Chromosoma.   Siehe Seite 286

Protoplasma. (W)   Siehe Seite 285

Konstitution / Vererbungslehre

Curtius, Professor Dr. med. Friedrich, Chefarzt der Medizinischen Klinik des Städt. Krankenhauses Ost, Lübeck

Klinische Konstitutionslehre

(Sonderausgabe aus dem Handbuch der inneren Medizin, vierte Auflage, Band VI/1, siehe auch Seite 102.) Mit 221 Abbildungen. VI, 361 Seiten Gr.-8°. 1954.
Ganzleinen DM 58,—

Goldschmidt, Professor Dr. Richard, Zoologisches Institut der University of California, Berkeley, Cal. (USA)

Die Lehre von der Vererbung

V i e r t e, verbesserte und vermehrte Auflage. (Verständliche Wissenschaft, Band 2.) Mit 48 Abbildungen. VIII, 212 Seiten Kl.-8°.   Ganzleinen DM 7,80

Handbuch der Erbbiologie des Menschen

In Gemeinschaft mit K. H. B a u e r, E. H a n h a r t, J. L a n g e †, herausgegeben von G. Just. 5 Bände (7 Teile).

I. B a n d : **Die Grundlagen der Erbbiologie des Menschen.** Mit 360 Abbildungen im Text und auf 6 Tafeln. XI, 739 Seiten Gr.-8°. 1940.   Vergriffen

II. B a n d : **Methodik, Genetik der Gesamtperson.** Mit 289 Abbildungen im Text und auf zwei Tafeln. XI, 820 Seiten Gr.-8°. 1940.   DM 123,—

III. B a n d : **Erbbiologie und Erbpathologie körperlicher Zustände und Funktionen I: S t ü t z g e w e b e. H a u t. A u g e.** Mit 407 zum Teil farbigen Abbildungen. X, 750 Seiten Gr.-8°. 1940.   DM 127,50

IV. B a n d : **Erbbiologie und Erbpathologie körperlicher Zustände und Funktionen II: I n n e r e K r a n k h e i t e n.** In zwei Teilen. Mit 397 zum Teil farbigen Abbildungen im Text und auf einer Tafel. XIII, X, 1272 Seiten Gr.-8°. 1940.   DM 210,—

V. B a n d : **Erbbiologie und Erbpathologie nervöser und psychischer Zustände und Funktionen.** In zwei Teilen. Mit 275 Abbildungen. XIV, VIII, 1324 Seiten Gr.-8°. 1939.   DM 188,—

Jancik, Dr. Walter Erich, Medizinisch-Chemisches Institut der Universität Wien, und Dr. Paul **Speiser,** Pathologisch-Anatomisches Institut der Universität Wien

Zahlenwerte über die Wahrscheinlichkeit von Vaterschaftsausschlüssen bei Kenntnis erblicher Blutkörperchenmerkmale von Mutter und Kind

III, 27 Seiten Gr.-8°. 1952. (W) Steif geheftet DM 4,20

Jokl, E.,

Alter und Leistung

Siehe Seite 239

Just †, Günther

Vier Vorträge

Die Stellung des Menschen im Reiche des Lebendigen. Über die Beurteilung geistiger Leistung. Gegenwartsprobleme der Anthropologie. Alte und neue Sozialanthropologie. Mit einem Geleitwort von E d u a r d S p r a n g e r. Mit einem Porträt. 64 Seiten 8°. 1951. Steif geheftet DM 4,80

Konstitution. Allergische Krankheiten. Krankheiten der Knochen, Gelenke und Muskeln. Krankheiten aus äußeren physikalischen Ursachen. Ernährungskrankheiten. Vitamine und Vitaminkrankheiten

Siehe Handbuch der inneren Medizin, Band VI, Seite 102

Kretschmer, E.

Körperbau und Charakter

Siehe Seite 185

Kretschmer, E.

Geniale Menschen

Siehe Seite 184

Mainx, Dr. Felix, a. o. Professor an der Universität Wien

Einführung in die Vererbungslehre

Mit 30 Textabbildungen. VI, 148 Seiten 8°. 1948. (W) Steif geheftet DM 8,—

Mainx, Dr. Felix, a. o. Professor an der Universität Wien

Das kleine Drosophila-Praktikum

Mit 15 Textabbildungen. III, 48 Seiten 8°. 1949. (W) Steif geheftet DM 4,80

Mühldorf, Professor Dr. Anton, Wien
Die Zellteilung als Plasmateilung
Mit 79 Textabbildungen. VIII, 194 Seiten Gr.-8°. 1951. (W)   DM 19,70

Saller, K.
Einführung in die menschliche Erblichkeitslehre und Eugenik
Mit 82 Abbildungen. V, 307 Seiten Gr.-8°. 1932.   DM 18,—

Storch, Dr. Otto, o. ö. Professor an der Universität Wien
Die Sonderstellung des Menschen in Lebensabspiel und Vererbung
VI, 62 Seiten 8°. 1948. (W)   DM 4,—

Zeitschrift für menschliche Vererbungs- und Konstitutionslehre. Siehe Seite 286
Zeitschrift für Vererbungslehre.   Siehe Seite 286
Chromosoma.   Siehe Seite 286

Physiologie/Physiologische Chemie

Appel, Dr. Rolf, Privatdozent am Chemischen Institut der Universität Heidelberg

Praktikum der Chemie für Mediziner

Mit 19 Abbildungen. VII, 139 Seiten 8°. 1959. DM 9,60

Inhaltsübersicht: Allgemeiner Teil. I. Atombau. Periodensystem. Metalle. Nichtmetalle. Chemische Verbindungsbildung. Chemische Wertigkeitsbegriffe. Elektrolytische Dissoziation. II. Das chemische Gleichgewicht. Massenwirkungsgesetz. Die elektrolytische Dissoziation als Gleichgewichtsreaktion. Wasser als Lösungsmittel. III. Säuren. Basen. Neutralisation. Hydrolyse. IV. Chlorsäuren. Salpetersäure. Phosphorsäure. Säurederivate. Carbonsäuren. Organische Stickstoffbasen. V. p_H-Wert. Pufferlösung. Löslichkeitsprodukt. VI. Oxydation — Reduktion. Elektrochemische Spannungsreihe. VII. Komplexsalze. Der kolloide Zustand. Quantitativer Teil. VIII. Konzentrationsangaben. Maßanalyse. Neutralisationsverfahren. Säure-Base-Indicatoren. IX. Ionenaustausch. Oxydations- und Reduktionsanalyse. Komplexometrische Titration. Organischer Teil. X. Besonderheiten der Kohlenstoffchemie. Die Einteilung der organischen Verbindungen nach Substitutionsprodukten. Einfache Substitution am C-Atom. Zweifache Substitution am C-Atom. Drei- und vierfache Substitution am C-Atom. XI. Verbindungen mit Kohlenstoffatomen verschiedenen Substitutionsgrades. XII. Papierchromatographie. Eiweißstoffe. Kohlenhydrate. Fette. Literaturverzeichnis. Atomgewichtstabelle. Periodensystem. Logarithmentafel. Sachverzeichnis.

Badenhuizen, N. P.

Protoplasmatologia

Band II/B/2/b/δ. (W) Siehe Seite 259

Bethe, Dr. Albrecht, Professor emeritus an der Universität Frankfurt a. M.

Allgemeine Physiologie

Mit 159 Abbildungen. VI, 294 Seiten Gr.-8°. 1952. Ganzleinen DM 29,70

Bucher, Professor Dr. med. Karl, Vorsteher der Pharmakologischen Anstalt der Universität Basel

Reflektorische Beeinflußbarkeit der Lungenatmung

Mit 20 Textabbildungen. VI, 112 Seiten Gr.-8°. 1952. (W)

Steif geheftet DM 12,—

Buddenbrock, W. v., o. ö. Professor der Zoologie an der Universität Mainz

Die Welt der Sinne

Eine gemeinverständliche Einführung in die Sinnesphysiologie. Z w e i t e , neubearbeitete Auflage. 6.—11. Tausend. (Verständliche Wissenschaft, Band 19.) Mit 55 Abbildungen. VIII, 147 Seiten Kl.-8°.   Ganzleinen DM 7,80

Bühlmann, A.

Direkte Blutdruckmessung beim Menschen

Siehe Seite 89

Bünning, Professor Dr. Erwin, Tübingen

Die physiologische Uhr

Mit 107 Abbildungen. VI, 105 Seiten Gr.-8°. 1958. Engl. Broschur DM 24,—
Ausführliche Angaben siehe Katalog Biologie.

Buytendijk, Dr. F. J. J., o. Professor der Psychologie der Reichsuniversität Utrecht, Holland

Allgemeine Theorie der menschlichen Haltung und Bewegung

als Verbindung und Gegenüberstellung von physiologischer und psychologischer Betrachtungsweise. VIII, 367 Seiten Gr.-8°. 1956.   Ganzleinen DM 39,60

Physiologische Chemie

Ein Lehr- und Handbuch für Ärzte, Biologen und Chemiker. Hervorgegangen aus dem Lehrbuch der Physiologischen Chemie von Olof Hammarsten. In zwei Bänden.

I. B a n d : **Die Stoffe.** Herausgegeben von Professor Dr. B. **Flaschenträger,** Alexandria, unter Mitwirkung von Professor Dr. E. **Lehnartz,** Münster/Westf. Bearbeitet von D. Ackermann, G. Blix, H. Bredereck, P. Brigl †, A. Butenandt, K. Felix, B. Flaschenträger, F. Flury †, K. Freudenberg, K. Gemeinhardt, W. Grassmann, Chr. Grundmann, F. Holtz, E. Klenk, F. Knoop †, H. Kraut, W. Kuhn, H. Müller, Th. Ploetz, F. Schneider, G. Schramm, W. Siedel, T. Thunberg, J. Trupke, R. Weidenhagen, Ä. Weischer, K. Zeile. Mit 93 Textabbildungen. VIII, 1600 Seiten Gr.-8°. 1951.   Ganzleinen DM 198,—

II. B a n d : **Der Stoffwechsel.** Herausgegeben von Professor Dr. B. **Flaschenträger,** Alexandria, und Professor Dr. E. **Lehnartz,** Münster/Westf.
E r s t e r T e i l , Bandteil a und b. Bearbeitet von H. W. Berendt, F. L. Breusch, K. Felix, B. Flaschenträger, K. Hinsberg, F. Holtz, E. Jorpes, F. W. Krzywanek †, K. Lang, F. Leuthardt, C. Martius, H. Netter, E. Schütte, G. Siebert, W. Siedel, Z. Stary, Hj. Staudinger, G. Stoeck, E. Strack, O. Wiss, K. Zipf. Mit 62 Textabbildungen. VI, VI, 1717 Seiten Gr.-8°. 1954.
In zwei Teilen gebunden.   Ganzleinen DM 198,—

(Physiologische Chemie)

Z w e i t e r T e i l, Bandteil a. Bearbeitet von K. Lohmann, P. Ohlmeyer, C. G. Schmidt, Z. Stary, H. Süllmann. Mit 70 Textabbildungen. IX, 1396 Seiten Gr.-8°. 1956. Ganzleinen DM 186,—

Z w e i t e r T e i l, Bandteil b. Bearbeitet von H.-J. Bielig, B. Flaschenträger, K. Junkmann, F. W. Krzywanek †, W. Lintzel, J. Reinert, H. Rudy, F. Schaaf, K. Schreier, E. Werle, O. Westphal, H. Wolf. Mit 81 Textabbildungen. XVIII, 1428 Seiten Gr.-8°. 1957. Ganzleinen DM 218,—

A u s d e n B e s p r e c h u n g e n : „Mit dem Erscheinen des Bandteils b, II. Teil von Band II: ‚Der Stoffwechsel' des Lehr- und Handbuches Physiologische Chemie nähert sich dieses großartige Werk seinem Abschluß. Man kann ruhig sagen, daß es eher ein Handbuch als ein Lehrbuch geworden ist. Die bisher feststellbaren Vorzüge: Klare übersichtliche Darstellung, exakte Belegung des Textes durch Literaturangaben, ausgedehntes Autoren- und Sachverzeichnis, strenge Gliederung und kritische Gestaltung durch hervorragende Spezialisten gelten auch für den vorliegenden Bandteil ... Für die Lehr- und Forschungstätigkeit stellt das vorliegende Werk einen gewaltigen Gewinn dar, weil es eine kritisch gesichtete Übersicht gibt und dadurch vielfach ein umfangreiches und mühevolles Literaturstudium erspart. Dies hat um so mehr Geltung, weil zumindest im europäischen Schrifttum kein Werk ungefähr gleichen Umfanges in neuerer Zeit erschienen ist. Es muß daher das Verdienst des Springer-Verlages, dieses Lehr- und Handbuch herausgebracht und glänzend ausgestattet zu haben, ebenso hervorgehoben werden wie die mühevolle Arbeit der Autoren und Herausgeber."

Wiener Klinische Wochenschrift

Z w e i t e r T e i l, Bandteil c. Bearbeitet von H. Dannenberg, H. Druckrey, H. Kraut, M. Tomita, W. Weidel, M. Wiedemann, H. Zimmermann. Mit 71 Textabbildungen. VIII, 886 Seiten Gr.-8°. 1959. Ganzleinen DM 168,—

I n h a l t s ü b e r s i c h t : D. Physiologische Chemie einzelner Lebensvorgänge und Organe (Fortsetzung). VIII. Fortpflanzung und Wachstum. Von H. Druckrey, Freiburg i. Br., mit einem Beitrag über die „Biochemie genetisch-aktiver Substanzen" von W. Weidel, Tübingen. — IX. Biochemie der Tumoren. Von H. Dannenberg, München. — X. Das Ei. Von M. Tomita, Kobe (Japan). — E. Gesamtstoffwechsel und Ernährung. Von H. Kraut und H. Zimmermann, Dortmund. — F. Vergleichende physiologische Chemie. I. Physiologische Chemie der Viren. Von M. Wiedemann, Tübingen. — Namen- und Sachverzeichnis.

Z w e i t e r T e i l, Bandteil d. In Vorbereitung

Colloquium der Gesellschaft für Physiologische Chemie

2. Colloquium gehalten am 6./7. April 1951 in Mosbach/Baden: **Mikroskopische und chemische Organisation der Zelle.** Mit 25 Textabbildungen. IV, 102 Seiten 8°. 1952. Vergriffen

3. Colloquium gehalten am 26./27. April 1952 in Mosbach/Baden: **Die Chemie und der Stoffwechsel des Nervengewebes.** Mit 23 Textabbildungen. IV, 153 Seiten 8°. 1952. Steif geheftet DM 15,60

I n h a l t s ü b e r s i c h t : Chemische Komponenten der Nervenzelle und ihre Veränderungen im Alter und während der Funktion. Von H. Hydén, Göteborg (Schweden). — Der chemische Aufbau der Nervenzelle und der Nervenfaser. Von E. Klenk, Köln. — Der Energiestoffwechsel des Nervengewebes und sein Zusammenhang mit der Funktion. Von H. Weil-Malherbe, Runwell Hospital, Nr. Wickford, Essex (England). — Energie-

(Colloquium der Gesellschaft für Physiologische Chemie)

umsatz des Gehirns in situ unter aeroben und anaeroben Bedingungen. Von E. OPITZ, Kiel. — Neuere Theorien der Nervenleitung. Von R. STÄMPFLI, Bern. — Wechselwirkung zwischen Gehirn und Leber. Von E. ALBERT, Frankfurt a. M. — Diskussion zu jedem Referat.

4. Colloquium gehalten am 17./18. April 1953 in Mosbach/Baden: Biologie und Wirkung der Fermente. Mit 32 Textabbildungen und 1 Tafel. V, 176 Seiten (davon 34 Seiten in englischer Sprache) 8°. 1953. Steif geheftet DM 19,60

I n h a l t s ü b e r s i c h t : Die Biologie der Enzyme. Von K. LANG, Mainz. — Proteine als Träger der Fermentwirkungen. Von TH. BÜCHER, Hamburg. — Structurally-bound enzymes. By E. C. SLATER, Cambridge (England). — Über Fermentketten und ihre Bedeutung für die Regulation des Kohlenhydratstoffwechsels. Von H. HOLZER, München. — Antagonismen und Konkurrenzen um den Platz am Ferment. Von J. KÜHNAU, Hamburg. — Aktivierung und chemische Spezifität der Verdauungsendopeptidasen. Von P. DESNUELLE und M. ROVERY, Marseille. — The Mode of Operation of Dehydrogenases with Special Reference to Alcohol Dehydrogenase. By R. BONNICHSEN, Stockholm. — Gruppenübertragung im Bereich der Carbohydrasen. Von K. WALLENFELS, Tutzing (Obb.). — Diskussion zu jedem Referat.

5. Colloquium gehalten am 30. April/1. Mai 1954 in Mosbach/Baden: Hormone und ihre Wirkungsweise. Mit 52 Textabbildungen. VI, 238 Seiten (davon 65 Seiten in französischer Sprache) 8°. 1955. Steif geheftet DM 25,80

I n h a l t s ü b e r s i c h t : Vergleichende Physiologie der Hormonwirkungen. Von G. KOLLER, Saarbrücken. — Die Physiologie der Hypophysenvorderlappenhormone (mit Anschluß des adrenocorticotropen Hormons). Von E. VOSS, Mannheim-Waldhof. — Propriétés physiologiques et mécanisme de régulation de la sécrétion corticotrope (ACTH). Par H. TUCHMANN-DUPLESSIS, Paris. — Le mode d'action de l'insuline. Par CH. DE DUVE, Louvain (France). — Die Wirkungsweise des Schilddrüsenhormones. Von C. MARTIUS, Würzburg. — Über die Wirkungsweise der Steroidhormone. Von W. DIRSCHERL, Bonn. — Biosynthese der Steroidhormone. Von HJ. STAUDINGER, Mannheim. — Der Stoffwechsel von Nebennierenrinden-Hormonen und verwandten Steroiden. Von H. J. HÜBENER, Frankfurt a. M. — Diskussion zu jedem Referat.

6. Colloquium gehalten am 20./22. April 1955 in Mosbach/Baden: Vergleichend biochemische Fragen. Mit 50 Textabbildungen. VII, 176 Seiten 8°. 1956.
Steif geheftet DM 24,—

I n h a l t s ü b e r s i c h t : Vermutungen über die Entstehung des Lebens. Von L. ROKA, Frankfurt a. M. — Individuation in der unbelebten Welt. Von W. KOSSEL, Tübingen. — Vergleichende Betrachtung des stationären Zustandes der nicht-eiweißgebundenen Aminosäuren der Tiere. Von M. FLORKIN, Lière (Belgien). — Zur vergleichenden Biochemie des Stickstoffes. Von D. ACKERMANN, Würzburg. — Vergleichende Biochemie der C_1-Körper. Von H. M. RAUEN, Münster (Westf.). — Die Bedeutung der Makromoleküle für Evolution und Differenzierung. Von J. B. S. HALDANE, London (England). — Diskussion zu jedem Referat.

7. Colloquium gehalten am 12./14. April 1956 in Mosbach/Baden: Chemie und Stoffwechsel von Binde- und Knochengewebe. Mit 43 Textabbildungen. IV, 142 Seiten 8°. 1956. Steif geheftet DM 19,80

I n h a l t s ü b e r s i c h t : Über die strukturellen Grundlagen der Chemie und des Stoffwechsels der Stützsubstanzen. Von F. WASSERMANN, Lemont, Ill. (USA). — Die

(Colloquium der Gesellschaft für Physiologische Chemie)
Mucopolysaccharide und Glykoproteide des Bindegewebes. Von E. JORPES, Stockholm (Schweden), und I. YAMASHINA. — Interessante Erscheinungen in der Physiologie des Bindegewebes. Von L. E. GLYNN, Taplow, Bucks. (Great Britain), und C. A. READING. — Stoffwechsel des Knochengewebes. Von E. SCHÜTTE, Berlin. — Epithelkörperchen und Knochengewebe. Von F. C. McLEAN, Chicago, Ill. (USA). — Der Einfluß der Vitamine auf die Verkalkung. Von O. HÖVELS, Erlangen. — Diskussion zu jedem Referat.

8. Colloquium gehalten am 2./4. Mai 1957 in Mosbach/Baden: Neuere Ergebnisse aus Chemie und Stoffwechsel der Kohlenhydrate. Mit 60 Textabbildungen. IV, 190 Seiten (davon 28 Seiten in französischer Sprache) 8°. 1958.

Steif geheftet DM 29,80

Inhaltsübersicht: Über die Stellung der Fructose im Intermediärstoffwechsel. Von F. LEUTHARDT, Zürich (Schweiz). — Pentosephosphate und Heptulosephosphat im Kohlenhydratstoffwechsel. Von B. L. HORECKER, Bethesda, Md. (USA). — Versuche von A. J. Lehninger und Mitarbeitern über die Bildung von Ascorbinsäure. Vorgetragen von K. FELIX, Frankfurt a. M. — Aerobe Gärung und Wachstum. Von H. HOLZER, Freiburg i. Br. — Wechselbeziehungen zwischen Kohlenhydrat- und Fettstoffwechsel und ihre Störungen. Von O. WIELAND, München. — Glycolipides des bactéries, plantes et animaux inférieurs. Par E. LEDERER, Paris (France). — Die Glykolipide der höheren Tierreihe. Von K. LAUENSTEIN, Köln. — Phosphatkreislauf und Pasteur-Effekt. Von F. LYNEN, München. — Bemerkungen zum Vortrag von Prof. Lynen. Von B. HESS, Heidelberg. — Diskussion zu jedem Referat.

9. Colloquium gehalten am 17./19. April 1958 in Mosbach/Baden: Chemie der Genetik. Mit 61 Textabbildungen. VI, 173 Seiten 8°. 1959.

Steif geheftet DM 28,60

Inhaltsübersicht: Die Feinstruktur des Kerns während der Spermiogenese. Von H. RIS, Madison, Wisconsin (USA). — Der Zellkern der somatischen Zelle. Von G. SIEBERT, Mainz. — Cytochemische Untersuchungen an basischen Kernproteinen während der Gametenbildung, Befruchtung und Entwicklung. Von M. ALFERT, Berkeley, Californien (USA). — Bakterien-Transformation. Von A. WACKER, Berlin. — Transduktion. Von F. KAUDEWITZ, Tübingen. — Einige Probleme der Phagengenetik. Von W. WEIDEL, Tübingen. — Genetische Kontrolle der Eiweißsynthese. Von J. WALDENSTRÖM, Malmö (Schweden). — Diskussion zu jedem Referat.

10. Colloquium gehalten am 9./12. April 1959 in Mosbach/Baden: Dynamik des Eiweißes. Mit 64 Textabbildungen. VI, 200 Seiten (davon 26 Seiten in französischer Sprache) 8°. 1960. Steif geheftet DM 29,80

Inhaltsübersicht: Die Größe des Umsatzes von Organ- und Plasmaeiweiß. Von W. MAURER, Köln. — Biosynthese der Proteine und ihr enzymatischer Aspekt. Von V. V. KONINGSBERGER, Utrecht (Holland). — Bemerkungen über die physiologischen Voraussetzungen der Eiweißsynthese in isolierten Blättern. Von K. MOTHES, Halle/Saale. — Untersuchungen über die Rolle der Acceptor-RNS für Aminosäuren bei der Proteinsynthese von Escherichia coli. Von F. Gros, Paris (Frankreich). — Proteinsynthese in Lebermikrosomen. Von P. W. JUNGBLUT, Würzburg, und F. TURBA, Würzburg. — Information, induction, répression dans la biosynthèse d'un enzyme. Par J. MONOD, Paris (France). — Bildung der Antikörper. Von E. H. SCHULTZE, Marburg/Lahn. — Diskussion zu jedem Referat.

Denkschriften der Österreichischen Akademie der Wissenschaften
Mathematisch-naturwissenschaftliche Klasse. (W)

109. Band.

3. A b h a n d l u n g : Rassenphysiologische Ergebnisse meiner Forschungsreise
in Uganda 1911/12. Von R. **Stigler**. 44 Seiten 4°. 1952.   Richtpreis DM 8,90

Diczfalusy, E., und Chr. **Lauritzen**

Oestrogene beim Menschen   Siehe Seite 167

Diurese und Diuretica — Diuresis and Diuretics

Ein internationales Symposion. — An international Symposium. Herausgegeben
von E. **Buchborn** und K.-D. **Bock**.   Siehe Seite 70

Dohrmann, R.

Einführung in die prä- und postoperative Wasser- und Elektrolyttherapie
                                                        Siehe Seite 139

Ehrlich, Paul

Gesammelte Arbeiten

In vier Bänden einschließlich einer vollständigen Bibliographie. Zusammen-
gestellt und herausgegeben von F. **Himmelweit**, M.D., Ph. D., F.R.C.P. (Ed.),
Direktor, Department of Virus Research, The Wright-Fleming Institute,
St. Mary's Hospital Medical School, London. Unter der Mitwirkung von
Martha **Marquardt**. Unter der Leitung von Sir Henry **Dale**, O.M., G.B.E.,
F.R.S., M.D., F.R.C.P.   Gesamtwerk 4 Bände Ganzleinen DM 280,—
          Gesamtwerk 4 Bände Subskriptionspreis Ganzleinen DM 235,—

I. B a n d : **Histologie. Biochemie und Pathologie.** Mit 1 Bildnis und 6 Tafeln.
VIII, 653 Seiten Gr.-8°. 1956   Ganzleinen DM 70,—
                          Subskriptionspreis Ganzleinen DM 58,50

II. B a n d : **Immunitätslehre und Krebsforschung.** Mit 1 Bildnis und 9 Tafeln.
VIII, 562 Seiten Gr.-8°. 1957.   Ganzleinen DM 86,50
                          Subskriptionspreis Ganzleinen DM 58,75

III. B a n d :   In Vorbereitung

IV. B a n d :   In Vorbereitung

Eiff, A. W. v.

Grundumsatz und Psyche   Siehe Seite 178

Die quantitative Elektrophorese in der Medizin

Herausgegeben von Professor Dr. H. J. Antweiler, Bonn, unter Mitarbeit von Professor Dr. J. Booij, Amsterdam, Priv.-Doz. Dr. H. Ewerbeck, Köln, Professor Dr. A. Leinbrock, Professor Dr. B. Schuler, Professor Dr. K. Stürmer, Bonn. Z w e i t e, neubearbeitete und erweiterte Auflage. Mit 142 Abbildungen. X, 307 Seiten Gr.-8°. 1957. Steif geheftet DM 39,80

Moderne Entwicklungen auf dem Gestagengebiet. Hormone in der Veterinärmedizin
Siehe Seite 167

Die physiologische Entwicklung des Kindes

Herausgegeben von F. Linneweh. Siehe Seite 127

Ergebnisse der Physiologie, biologischen Chemie und experimentellen Pharmakologie

Herausgegeben von Professor Dr. O. **Krayer**, Boston, Professor Dr. E. **Lehnartz**, Münster/Westf., Professor Dr. A. v. **Muralt**, Bern, Professor Dr. F. H. **Rein**, Heidelberg.

Ab Band 48 herausgegeben von Professor Dr. O. **Krayer**, Boston, Professor Dr. E. **Lehnartz**, Münster/Westf., Professor Dr. A. v. **Muralt**, Bern, Professor Dr. H. H. **Weber**, Heidelberg.

S e c h s u n d v i e r z i g s t e r B a n d. Mit 167 Abbildungen und drei Bildnissen. III, 497 Seiten (davon 158 Seiten in englischer Sprache) Gr.-8°. 1950
DM 68,—

I n h a l t s v e r z e i c h n i s : Leon Asher † (1865—1943). Von A. VON MURALT, Bern. — Wilhelm Trendelenburg †. Von E. SCHÜTZ, Münster. — Martin Gildemeister †. Von M. MONJÉ, Kiel. — The organization of the vertebrate retinal elements. By R. GRANIT, Stockholm. — Elektrophysiologie der Herznerven. Von H. SCHAEFER, Bad Nauheim. — Über die Sauerstoffversorgung des Gehirns und den Mechanismus von Mangelwirkungen. Von E. OPITZ, Kiel, und M. SCHNEIDER, Köln. — Noradrenaline (Arterenol), adrenal medullary hormone and chemical transmitter of adrenergic nerves. By U. S. v. EULER, Stockholm. — The plasma proteins and their fractionation. By J. T. EDSALL, Boston. — Chemistry and clinical uses of the protein components involved in blood clotting. By J. T. EDSALL, Boston. — Über Mitosegifte. Von H. LETTRÉ, Heidelberg. — Namen- und Sachverzeichnis.

S i e b e n u n d v i e r z i g s t e r B a n d. Mit 277 Abbildungen und 1 Bildnis. XX, 656 Seiten (davon 46 Seiten in englischer und 63 Seiten in französischer Sprache) Gr.-8°. 1952. DM 98,—

I n h a l t s v e r z e i c h n i s : Otto Meyerhof †. Von A. VON MURALT, Bern. — Über „Reizgesetze" und unsere Vorstellungen von den Vorgängen bei der Erregung des Nerven. Von H. LULLIES, Homburg/Saar. — The local responses of axons. By A. ROSENBLUETH, Mexico. — Bau und Funktion isolierter markhaltiger Nervenfasern. Von R. STÄMPFLI, Bern. — Physiologie der Thermoreception. Von H. HENSEL, Heidelberg. — Kontraktion, ATP-Cyclus und fibrilläre Proteine des Muskels. Von H. H. WEBER und H. PORTZEHL, Tübingen. — Muskelelastizität. Von H. REICHEL, München. — Les sensibilisateurs au potassium. Par M. GOFFART et Z. M. BACQ, Liège. — Namen- und Sachverzeichnis.

(Ergebnisse der Physiologie)

Achtundvierzigster Band. Mit 137 Abbildungen und 3 Porträts. III, 749 Seiten (davon 104 Seiten in englischer und 42 Seiten in französischer Sprache) Gr.-8°. 1955. DM 124,—

Inhaltsübersicht: Hermann Rein †. Von A. von Muralt, Bern. — Erich Opitz †. Von U. C. Luft, Albuquerque/New Mexico (USA). — Edwin J. Cohn †. By J. T. Edsall, Boston (USA). — Hans Gremels †. Von F. Heim, Erlangen. — The Mechanism of Action of Insulin. By H. Weil-Malherbe, Runwell Hospital, nr. Wickford/Essex (England). — Über die Einwirkung von Steroidhormonen auf Gewebestoffwechsel und Fermente. Von W. Dirscherl, Bonn. — Die funktionelle Bedeutung der Dämpfung in der Nervenfaser. Von A. M. Monnier, Paris. — Chimie des hormones neurohypophysaires. Par R. Acher et C. Fromageot, Paris. — Die chemische Steuerung der Atmung. Von H. Winterstein, Istanbul. — The metabolism of monocarbon compounds in the mammal with special reference to formic acid. By S. J. Bach, Bristol (England). — Die Rolle des Acetylcholins in den Elementarvorgängen der Nervenleitung. Von D. Nachmansohn, New York. — Namen- und Sachverzeichnis.

Neunundvierzigster Band. Mit 75 Abbildungen und 3 Porträts. III, 512 Seiten (davon 237 Seiten in englischer Sprache) Gr.-8°. 1957. DM 98,—

Inhaltsübersicht: Albrecht Bethe †. Von E. Fischer, Richmond/Virginia (USA). — Rudolf Höber †. Von W. Wilbrandt, Bern (Schweiz). — Klothilde Gollwitzer-Meier 1894—1954. Von K. Kramer, Göttingen. — Wasserdurchlässigkeit und Permeabilität der Capillarwände. Von E. M. Renkin, Bethesda/Md. (USA), und J. R. Pappenheimer, Boston (USA). — The Pituitary Growth Hormone and Metabolic Processes. By B. Ketterer, P. J. Randle and F. G. Young, Cambridge (Great Britain). — A Survey of the Energy Transformations in Living Matter. By H. A. Krebs and H. L. Kornberg, Oxford (Great Britain). With an Appendix by K. Burton, Oxford (Great Britain). — The Biosynthesis of Porphyrins. By D. Shemin, New York (USA). — Das Coenzym A und seine biologischen Funktionen. Von F. Lynen und K. Decker, München. — The Relationship between Structure and Biological Activity: Some Fundamental Aspects. By A. Albert, Canberra (Australia). — Namenverzeichnis. Sachverzeichnis mit deutschen Stichwörtern der deutschen Beiträge. Sachverzeichnis mit englischen Stichwörtern der englischen Beiträge.

Fünfzigster Band. Mit 57 Abbildungen. IV, 564 Seiten (davon 321 Seiten in englischer und 37 Seiten in französischer Sprache) Gr.-8°. 1959. DM 118,—

Inhaltsübersicht: Thrombocytenfaktoren. Von E. F. Lüscher, Bern. — The Biosynthesis of the Purines. By S. C. Hartman, Boston/Mass. (USA), and J. M. Buchanan, Cambridge/Mass. (USA). — Récentes acquisitions sur la nature et le métabolisme des hormones thyroïdiennes. Par J. Roche et R. Michel, Paris. — Ionic Movements in Cell Membranes in Relation to the Activity of the Nervous System. By H. H. Ussing, Copenhagen. — Mucosaccharides and Glycoproteins. Chemistry and Physiopathology. By Z. Stary, Warren/Pa. (USA). — Renin and Hypertensin. By W. S. Peart, London. — Das Nierenmark. Struktur, Stoffwechsel und Funktion. Von K. J. Ullrich, Göttingen. — Namen- und Sachverzeichnis.

Die Ernährung

Physiologie, Pathologie, Therapie. Bearbeitet von R. F. A. Dean, W. Diemair, W. H. Fähndrich, R. Jürgens, F. Koller, J. Kühnau, K. Lang, E. Lehnartz, K. Mellinghoff, A. Nitschke, R. Schoen, A. Vannotti. Herausgegeben von Dr. Dr. Konrad Lang, o. ö. Professor der physiologischen Chemie, Direktor des

(Die Ernährung)
Physiologisch-Chemischen Instituts der Universität Mainz, und Dr. Rudolf Schoen, o. ö. Professor für innere Medizin, Direktor der Medizinischen Klinik der Universität Göttingen. Mit 61 Textabbildungen. VII, 624 Seiten Gr.-8°. 1952. Ganzleinen DM 58,—

Fischler, F., und **F. Schlemmer**

Anleitung zur Harnuntersuchung

D r i t t e Auflage. (B)

Siehe Seite 71

Giersberg, Hermann, o. ö. Professor der Zoologie an der Universität Frankfurt a. M.

Hormone

D r i t t e, verbesserte Auflage. 11.—16. Tausend. (Verständliche Wissenschaft, Band 32.) Mit 46 Abbildungen. VII, 158 Seiten Kl.-8°. Ganzleinen DM 7,80

Glatzel, H.

Krankenernährung

Siehe Seite 99

Glatzel, H.

Nahrung und Ernährung

Siehe Seite 100

Grafe, E.

Ernährungs- und Stoffwechselkrankheiten und ihre Behandlung

Z w e i t e Auflage.

Siehe Seite 100

Grell, Karl G., apl. Professor für Zoologie und wissenschaftliches Mitglied am Max-Planck-Institut für Biologie in Tübingen

Protozoologie

Mit 300 Abbildungen. VII, 284 Seiten Gr.-8°. 1956. Ganzleinen DM 59,—

Grosse-Brockhoff, Professor Dr. F., Direktor der I. Medizinischen Klinik der Medizinischen Akademie Düsseldorf

Einführung in die pathologische Physiologie

Z w e i t e Auflage. In Vorbereitung

Hämolyse und hämolytische Erkrankungen

Siebentes Freiburger Symposion an der Medizinischen Universitätsklinik vom 22.—24. Oktober 1959.

Siehe Seite 100

Handbuch der normalen und pathologischen Physiologie

Herausgegeben von A. Bethe, G. v. Bergmann, G. Embden, A. Ellinger. 18 Bände.
Alle Bände, außer den hier aufgeführten, sind vergriffen.

II. B a n d : **Atmung.** Mit 122 Abbildungen. IX, 552 Seiten Gr.-8°. 1925.
DM 35,10

VIII. B a n d : **Energieumsatz.** 1. Teil: Mechanische Energie. Mit 136 Abbildungen. X, 654 Seiten Gr.-8°. 1925. DM 40,50

XVII. B a n d : **Correlationen III.** Wärme- und Wasserhaushalt. Umweltfaktoren. Schlaf. Altern und Sterben. Konstitution und Vererbung. Mit 179 Abbildungen. XI, 1204 Seiten Gr.-8°. 1926. DM 75,60

Hartert, H.

Die Blutgerinnung in Physiologie und Klinik

Siehe Seite 103

Hoffmann-Ostenhof, Dr. phil. Otto, Priv.-Doz. am I. Chemischen Laboratorium der Universität Wien

Enzymologie

Eine Darstellung für Chemiker, Biologen und Mediziner. Mit 44 Textabbildungen. XVI, 772 Seiten Gr.-8°. 1954. (W) Ganzleinen DM 112,—

Hoppe-Seyler/Thierfelder

Handbuch der physiologisch- und pathologisch-chemischen Analyse

Für Ärzte, Biologen und Chemiker. Z e h n t e Auflage. Herausgegeben von Professor Dr. Dr. K. **Lang,** Direktor des Physiologisch-Chemischen Instituts der Universität Mainz, und Professor Dr. E. **Lehnartz,** Direktor des Physiologisch-Chemischen Instituts der Universität Münster i. W., unter Mitarbeit von Dr. G ü n t h e r S i e b e r t, apl. Professor für Physiologische Chemie an der Universität Mainz. In sechs Bänden.

Jeder Band ist einzeln käuflich. Das Gesamtwerk kann zum Subskriptionspreis bezogen werden.

E r s t e r B a n d : **Allgemeine Untersuchungsmethoden 1. Teil.** Mit 502 Abbildungen. XII, 762 Seiten 4°. 1953. Moleskin DM 185,—
Subskriptionspreis Moleskin DM 148,—

I n h a l t s ü b e r s i c h t : Untersuchung von Kristallen mit dem Polarisationsmikroskop. Von A. RITTMANN, Alexandria, und B. FLASCHENTRÄGER, Alexandria. — Mikromethodik. Von H. LIEB, Graz, und W. SCHÖNIGER, Graz. — Elektrophorese. Von E. WIEDEMANN, Basel. — Die Ultrazentrifuge. Von E. HELLMAN, Uppsala (Schweden). — Chromatographie. Von H. M. RAUEN, Frankfurt a. M. — Die Gegenstromverteilung. Von H. M. RAUEN, Frankfurt a. M., und W. STAMM, Frankfurt a. M. — Mikromethoden zur Kennzeichnung organischer Stoffe und Stoffgemische. Von L. KOFLER †, Innsbruck. — Absorption und Emission von Strahlung. Von G. KORTÜM und M. KORTÜM-SEILER, Tübingen. — Nephelometrie. Von G. KORTÜM und M. KORTÜM-SEILER, Tübingen. — Refraktometrie und Interferometrie. Von G. KORTÜM und

(Hoppe-Seyler/Thierfelder, Handbuch der physiologisch- und pathologisch-chemischen Analyse)
M. KORTÜM-SEILER, Tübingen. — Polarimetrie. Von G. KORTÜM und M. KORTÜM-SEILER, Tübingen. — Elektrische Leitfähigkeit. Von G. SCHMID, Köln. — Wasserstoffionenkonzentration. Von F. ENDER, Heidelberg. — Colorimetrische Bestimmung der Wasserstoffionenkonzentration. Von W. ESSELBORN, Darmstadt. — Redoxpotentiale. Von F. ENDER, Heidelberg. — Anhang zum Beitrag „Chromatographie". Von H. M. RAUEN, Frankfurt a. M. — Namen- und Sachverzeichnis.

Z w e i t e r   B a n d : **Allgemeine Untersuchungsmethoden 2. Teil.** Mit 534 Abbildungen. XIX, 1086 Seiten (davon 95 Seiten in englischer Sprache) 4°. 1955.

Moleskin DM 296,—

Subskriptionspreis Moleskin DM 236,80

I n h a l t s ü b e r s i c h t : Grenzflächenspannung. Von J. STAUFF, Bad Soden. — Viscosimetrie. Von W. KERN, Mainz, und W. MEHREN, Erlangen. — Osmotischer Druck. Von H. J. SCHATZMANN, Bern. — Der kolloidosmotische Druck. Von L. K. CHRISTENSEN, Charlottenlund (Dänemark), und K. LINDERSTRØM-LANG, Kopenhagen. — Osmotische Erscheinungen und osmotische Methoden an Erythrocyten. Von W. WILBRANDT, Bern. — Dialyse, Elektrodialyse, Elektrodekantation und Diasolyse. Von H. BRINTZINGER, Oberlenningen/Württ. — Der MAXWELL-Effekt (Strömungsdoppelbrechung). Von R. SIGNER, Bern. — Kohärente Lichtzerstreuung in Lösungen großer Moleküle. Von TH. BÜCHER, Marburg/L., und D. MOHRING, Mainz. — Gasanalyse. Von E. OPITZ † und H. BARTELS, Göttingen, jetzt Tübingen. — THUNBERG-Methodik und verwandte Acceptor-Methoden. Von W. FRANKE, Köln/Rh. — Enzymatische Histochemie. Von F. DUSPIVA, Freiburg i. Br. — Biochemical Genetics. By STERLING EMERSON, Pasadena/California. — Aufarbeitung von Geweben und Zellen. Von K. LANG, Mainz, und G. SIEBERT, Mainz. — Das Arbeiten mit Isotopen. Von W. MAURER, Köln/Rh., H. GÖTTE, Mainz, H. A. KÜNKEL, Hamburg, A. NIKLAS, Köln/Rh., L. SCHACHINGER, Zürich, und K. SCHMEISER, Knapsack bei Köln/Rh. — Statistische Auswertung der Versuchsergebnisse. Von S. KOLLER, Wiesbaden. — Namen- und Sachverzeichnis.

D r i t t e r   B a n d : **Bausteine des Tierkörpers I.** In zwei Bandteilen, die nur zusammen abgegeben werden. Mit 200 Abbildungen. XVI, XVI, 2142 Seiten 4°. 1955.

Moleskin DM 445,—

Subskriptionspreis Moleskin DM 356,—

I n h a l t s ü b e r s i c h t : Erster Bandteil: A. Anorganische Stoffe. Von K. LANG, Mainz. — B. Organische Stoffe: I. Bestimmung einzelner Elemente. Von H. LIEB und W. SCHÖNIGER, Graz. — II. Nachweis und Bestimmung wichtiger Atomgruppen. Von H. LIEB und W. SCHÖNIGER, Graz. — III. Organische Verbindungen: Nichtcyclische Kohlenwasserstoffe. Von K. DIMROTH, Marburg (Lahn). — Alkohole, Thioalkohole, Thioäther. Von K. DIMROTH, Marburg (Lahn). — Aldehyde und Ketone. Von K. DIMROTH, Marburg (Lahn). — Einbasische und mehrbasische Säuren. Von E. KLENK, Köln a. Rh. — Organische Phosphorsäureverbindungen. Von H. WEIL-MALHERBE, Wickford (England). — Aliphatische Oxysäuren und Oxosäuren. Von C. MARTIUS, Würzburg. — Einfache isocyclische Verbindungen (Kohlenwasserstoffe, Phenole, Amine, Säuren). Von K. DIMROTH, Marburg (Lahn). — Kohlenhydrate. Von TH. PLOETZ, Düsseldorf-Oberkassel. — Polysaccharide. Von K. HEYNS, Hamburg. — Zweiter Bandteil: III. Organische Verbindungen (Fortsetzung). Fette, Wachse, Phosphatide und Glykolipoide. Von E. KLENK, Köln a. Rh. — Carotinoide und A-Vitamine. Von H.-J. BIELIG, Heidelberg. — Squalen. Von A. MONDON, Kiel. — Kohlensäurederivate (Harnstoff, Guanidinderivate) und tierische Basen. Von E. MÜLLER, Würzburg. — Pyridinderivate. Von J. KEBRLE, Basel. — Pyri-

(Hoppe-Seyler/Thierfelder, Handbuch der physiologisch- und pathologisch-chemischen Analyse)
midine. Von L. JAENICKE, Marburg (Lahn). — Purine. Von L. JAENICKE, Marburg
(Lahn). — Isoalloxazine. Von L. BIRKOFER, Köln a. Rh. — Pteridine. Von R. TSCHESCHE,
Hamburg. — Steroide. Von R. REUBER, Frankfurt a. M., R. TSCHESCHE, Hamburg,
J. SCHMIDT-THOMÉ, Frankfurt a. M., G. OERTEL, Frankfurt a. M., und H. A. OFFE, Lever-
kusen. — Aminosäuren und Peptide. Von F. TURBA, Mainz. — Namen- und Sachverzeichnis.

Vierter Band: Bausteine des Tierkörpers II. In zwei Bandteilen, die nur
zusammen abgegeben werden. Mit 311 Abbildungen. XIV, XV, 1891 Seiten (davon 33 Seiten in englischer und 12 Seiten in französischer Sprache) 4°. 1960.

Moleskin DM 598,—

Subskriptionspreis Moleskin DM 478,40

Inhaltsübersicht: Erster Bandteil: Eiweiß. Allgemeiner Teil. Gewinnung und
Reindarstellung von Proteinen. Von J. MEIENHOFER, Berkeley, Cal., USA, und H. ZAHN,
Aachen. — Eiweißdenaturierung. Von F. HAUROWITZ, Bloomington, Ind., USA. —
Chemische Modifikationen von Proteinen. Von F. HAUROWITZ, Bloomington, Ind.,
USA. — Papierelektrophorese in der Eiweißchemie. Von K. HANNIG, München. —
Eiweiß. Deskriptiver Teil. Von I. PENDL und K. FELIX, Frankfurt a. M. — Antigene, Anti-
körper und Komplement. Von F. HAUROWITZ, Bloomington, Ind., USA. — Phos-
phoproteide. Von G. SCHMIDT, Boston, Mass., USA. — Mucopolysaccharide und Glyko-
proteide. Von G. BLIX, Uppsala, Schweden, und S. GARDELL, Stockholm, Schweden. —
Metallproteide und verwandte Systeme. Von H.-J. BIELIG, Heidelberg, und E. BAYER,
Karlsruhe. — Hormones Thyroïdiennes. Par R. MICHEL et J. ROCHE, Paris, France. —
The Assay of Bacterial Toxins. By W. E. VAN HEYNINGEN, Oxford, Great Britain. —
Tierische Gifte. Von W. NEUMANN und E. HABERMANN, Würzburg. — Zweiter Band-
teil: Pyrrolfarbstoffe. Von W. SIEDEL, Frankfurt a. M.-Höchst. — Tokopherole. Von
H. SCHMID, Zürich, Schweiz, und R. G. HABER, Haifa, Israel. — Nucleoside, Nucleotide,
Nucleinsäuren und Nucleoproteide. Von F. G. FISCHER, Würzburg, und H. DÖRFEL,
Ludwigshafen a. Rh. — α-Liponsäure (Thioctansäure). Thiamin. Pantothensäure. Biotin.
Inosit. Cobalamine. Biologisch wichtige Flavonoide (Faktor P). Von W. GRAB, Gießen. —
Antibiotica. Von J. KIMMIG und R. WEHRMANN, Hamburg-Eppendorf. — Namen- und
Sachverzeichnis.

**Fünfter Band: Untersuchung der Organe, Körperflüssigkeiten und Aus-
scheidungen.** Mit 44 Abbildungen. IX, 938 Seiten 4°. 1953.

Moleskin DM 168,—

Subskriptionspreis Moleskin DM 134,40

Inhaltsübersicht: Untersuchung der Körperflüssigkeiten und Ausscheidungen:
Blut. Harn. Von K. HINSBERG, Düsseldorf. — Liquor cerebrospinalis. Pathologische
Flüssigkeitsansammlungen. Von K. HINSBERG und W. GEINITZ, Düsseldorf. — Speichel.
Sputum. Von K. HINSBERG und G. SCHMID, Düsseldorf. — Magensaft und Mageninhalt.
Darmsaft Pankreassaft. Galle. Von K. HINSBERG und F. BRUNS, Düsseldorf. — Faeces.
Von K. HINSBERG, Düsseldorf, H. D. CREMER, Mainz, und G. SCHMID, Düsseldorf. —
Konkremente. Von K. HINSBERG und W. GEINITZ, Düsseldorf. — Untersuchung der
Organe. Von H. D. CREMER, Mainz, und J. FÜHR, Hamburg. Allgemeines und Normal-
werte. Die einzelnen Organe: Leber. Niere und Harnorgane. Milz und lymphatische
Gewebe. Lunge. Magen und Darm. Zentralnervensystem und periphere Nerven. Muskel,
Herz und Uterus. Auge. Sexualorgane und Fortpflanzung. Haut, Hautsekrete, Haare
und Hornsubstanzen. Bindegewebe, Fettgewebe und Gefäße. Knochen, Knochenmark,
Knorpel, Gelenke und Gelenkflüssigkeit. Zähne. Innersekretorische Drüsen (ausschließ-

(Hoppe-Seyler/Thierfelder, Handbuch der physiologisch- und pathologisch-chemischen Analyse)
lich Hormone): Hypophyse. Schilddrüse. Nebenschilddrüsen. Thymusdrüse. Nebennieren. Pankreas. Drüsen ohne endokrine Funktion: Speicheldrüsen. Brustdrüse. Bürzel-
drüse. Tränendrüse und Tränen. — Untersuchung der Milch. Von W. DIEMAIR, Frankfurt a. M. Beschaffenheit und Zusammensetzung. Untersuchungsmethoden. — Untersuchung von Tumoren. Von C. DITTMAR, Frankfurt a. M. Einleitung und vollständige
Analysen. Wasser und Mineralbestandteile. Lipoide. Kohlenhydrate und Intermediär-
produkte des Kohlenhydratstoffwechsels. Proteine und Aminosäuren. Nucleotide und
Nucleoproteide. Fermente und Stoffwechsel. Tumorerregende Agentien. — Nachweis
wichtiger Arzneimittel und Gifte. Von K. GEMEINHARDT †, Berlin. — Vorbemerkungen
und Allgemeines. Vorproben. Hauptprüfung auf die wichtigsten Gifte. Verzeichnis ge-
bräuchlicher Reagentien. Tabelle der Mikroschmelzpunkte und besonderen Kennzeichen.
— Namen- und Sachverzeichnis.

S e c h s t e r B a n d : **Enzyme.** In Vorbereitung

Künstliche radioaktive Isotope, in Physiologie, Diagnostik und Therapie

Radioactive Isotopes in Physiology, Diagnostics and Therapy

Siehe Seite 107

Jacobs, Dr. Werner, Professor für Zoologie an der Universität München

Fliegen, Schwimmen, Schweben

Z w e i t e , neubearbeitete Auflage. 6.—11. Tausend. (Verständliche Wissenschaft, Band 36.) Mit 97 Abbildungen. VII, 136 Seiten Kl.-8°.

Ganzleinen DM 7,80

Vierter internationaler Kongress für Elektronenmikroskopie

Siehe Seite 10

Krebs, H. A., and H. L. **Kornberg,** Medical Research Council Unit for
Research in Cell Metabolism, Department of Biochemistry, University
of Oxford, Great Britain

Energy Transformations in Living Matter

A Survey. With an Appendix by K. B u r t o n. (Sonderabdruck aus Ergebnisse
der Physiologie, biologischen Chemie und experimentellen Pharmakologie,
49. Band.) In englischer Sprache. Mit 21 Abbildungen. III, 87 Seiten (Seite
212—298) Gr.-8°. 1957. DM 4,80

Kühn, Dr. Alfred, Direktor am Max-Planck-Institut für Biologie,
Tübingen

Vorlesungen über Entwicklungsphysiologie

Mit 477 Textabbildungen. IX, 506 Seiten Gr.-8°. 1955. Ganzleinen DM 43,60

Langenbeck, Dr. Wolfgang, o. Professor an der Universität Rostock

Die organischen Katalysatoren

und ihre Beziehungen zu den Fermenten.
Z w e i t e Auflage. Mit 8 Textabbildungen. VIII, 136 Seiten Gr.-8°. 1949.

DM 15,—

LeFevre, Paul G.

Protoplasmatologia

Band VIII/7/a. (W) Siehe Seite 266

Lehnartz, Professor Dr. Emil, Direktor des Physiologisch-Chemischen Instituts der Universität Münster i. W.

Einführung in die chemische Physiologie

E l f t e Auflage. Mit 144 Abbildungen. XVI, 627 Seiten Gr.-8°. 1959.

Ganzleinen DM 48,—

A u s   d e n   B e s p r e c h u n g e n   d e r   f r ü h e r e n   A u f l a g e n : „Die Einführung von Lehnartz ist seit über 10 Jahren wohl das beliebteste Lehrbuch der chemischen Physiologie der deutschen Medizinstudenten ... Das Buch ist sehr gut ausgestattet — wie bisher sind die klaren Formelbilder besonders einprägsam — und hervorragend geeignet, Mediziner und Naturwissenschaftler in dieses Gebiet einzuführen. Aber genau so gut orientiert es den fertigen Arzt, Biologen und Chemiker über den jetzigen Stand der physiologischen Chemie. Dazu hilft das reichhaltige Schlagwortverzeichnis und die Literaturhinweise auf die wichtigsten zusammenfassenden Arbeiten über die einzelnen Gebiete." *Münchener Medizinische Wochenschrift*

Lehrbuch der Physiologie

in zusammenhängenden Einzeldarstellungen. Unter Mitarbeit einer Reihe von Fachmännern herausgegeben von Professor Dr. Wilhelm **Trendelenburg** † und Professor Dr. Erich **Schütz,** Münster i. W.

Die Hormone. Von Dr. med. Rudolf **Abderhalden,** Dozent für Physiologie und Pathologie der Hormone, Vitamine und Fermente an der Universität Basel. Mit 46 Abbildungen im Text. VIII, 203 Seiten Gr.-8°. 1952.

Ganzleinen DM 29,70

Nierentätigkeit und Wasserhaushalt. Von Dr. med. Ernst **Frey,** emer. o. Professor der Pharmakologie, ehem. Direktor des Pharmakologischen Instituts der Universität Göttingen. Mit 33 Abbildungen im Text. VIII, 178 Seiten Gr.-8°. 1951. Ganzleinen DM 24,—

Der intermediäre Stoffwechsel. Von Dr. Dr. Konrad **Lang,** o. ö. Professor der physiologischen Chemie, Direktor des Physiologisch-Chemischen Instituts der Universität Mainz. Mit 29 Abbildungen. VIII, 423 Seiten Gr.-8°. 1952.

Ganzleinen DM 39,60

Stoffwechsel und Ernährung. Von Dr. Dr. Konrad **Lang,** o. ö. Professor für physiologische Chemie, Direktor des Physiologisch-Chemischen Instituts der Universität Mainz, und Dr. Otto F. **Ranke,** o. ö. Professor für Physiologie, Direktor des Physiologischen Instituts der Universität Erlangen. Mit 35 Abbildungen im Text. IX, 289 Seiten Gr.-8°. 1950. Ganzleinen DM 19,80

Physiologie des Gehörs. Von Dr. Otto F. **Ranke,** o. ö. Professor der Physiologie, Direktor des Physiologischen Instituts der Universität Erlangen. Mit

(Lehrbuch der Physiologie)
132 Abbildungen. — **Physiologie der Stimme und Sprache.** Von Dr. Hans **Lullies,** o. Professor der Physiologie, Direktor des Physiologischen Instituts der Universität des Saarlandes. Mit 78 Abbildungen. IX, 302 Seiten Gr.-8°. 1953.
Ganzleinen DM 39,60

Muskelphysiologie. Von Professor Dr. Hans **Reichel,** Physiologisches Institut der Universität München. Mit 157 Abbildungen. Etwa 300 Seiten Gr.-8°. 1960.
Ganzleinen etwa DM 58,—

I n h a l t s ü b e r s i c h t : A. Einleitung. B. Chemische Zusammensetzung. Anorganische Bestandteile. Proteine. Energieliefernde Stoffe. C. Struktureller Aufbau. Elementarfibrillen. Muskelfasern. D. Elastische Eigenschaften des ruhenden Muskels. Methoden. Statische, dynamische Eigenschaften. Struktur- und Zustandsänderungen des Muskels bei Dehnung. Thermoelastische Eigenschaften. E. Die Erregung. Eigenschaften der unerregten Membran. Fortgeleitete Erregung. Übertragung der Erregung in der Endplatte. Nichtfortgeleitete lokale Erregung. Spontane Erregung. F. Die Kontraktion. Einzelzuckung. Tetanus. Elastizität des kontrahierten Muskels. Kraft-Geschwindigkeitsrelation. „Release-Recovery"-Phänomen. Dauer des vollen aktiven Zustandes. Theorie der Muskelmechanik. Zustandsänderungen während der Kontraktion. G. Kopplung zwischen Erregung und Kontraktion. Fortgeleitete; nicht fortgeleitete Kontraktion. Spontankontraktion. Mechanik des innervierten Muskels. H. Chemische Umsetzungen. Energieliefernde; energieverbrauchende Reaktionen. O_2-Verbrauch des Muskels. Kontraktur und Starre als Folge von Stoffwechselstörungen. Ermüdung. J. Thermodynamik. Wärmebildung. Arbeit und Wirkungsgrad. Kontraktionstheorien. — Namen- und Sachverzeichnis.

Geschichte der Physiologie. Von Dr. med. K. E. **Rothschuh,** a. o. Professor am Physiologischen Institut der Universität Münster. Mit 123 Abbildungen im Text. XI, 249 Seiten Gr.-8°. 1953.
Ganzleinen DM 29,60

Physiologie des Herzens. Von Professor Dr. med. Erich **Schütz,** Direktor des Physiologischen Instituts der Universität Münster. Mit 229 Abbildungen. VIII, 570 Seiten Gr.-8°. 1958.
Ganzleinen DM 88,—

In Vorbereitung befinden sich folgende Bände:

Vergleichende Physiologie. Von Dr. phil. H. **Autrum,** o. Professor für Zoologie und Vergleichende Anatomie an der Universität München.

Zentralnervensystem. Von Privatdozent Dr. H. **Caspers,** Münster/Westf.

Vestibularapparat. Von Dr. Dr. M.-H. **Fischer,** o. Professor der Physiologie, Direktor des Physiologischen Instituts der Freien Universität Berlin.

Allgemeine Sinnesphysiologie und Physiologie der niederen Sinne. Von Professor Dr. H. **Hensel,** Direktor des Physiologischen Instituts Marburg/Lahn.

Physiologie des Verdauungsapparates. Von Dr. J. **Kühnau,** o. Professor der Physiologie, Direktor des Physiologisch-Chemischen Instituts der Universität Hamburg, Professor Dr. E. **Heinz,** Boston, und Professor Dr. F. **Bramstedt,** Hamburg.

Baustoffe des Organismus und Organchemie. Von Professor Dr. E. **Lehnartz,** Direktor des Physiologisch-Chemischen Instituts der Universität Münster i. W.

(Lehrbuch der Physiologie)

Physiologie des Blutes und der Atmung. Von Dr. H. **Loeschcke,** apl. Professor der Physiologie an der Universität Göttingen.

Allgemeine Nervenphysiologie. Von Dr. H. **Lullies,** o. Professor der Physiologie, Direktor des Physiologischen Instituts der Neuen Universität Kiel.

Der Gesichtssinn. Grundzüge der Physiologischen Optik. Von Wilhelm **Trendelenburg †.** Zweite Auflage bearbeitet von Professor Dr. Dr. M. **Monjé,** Kiel, Professor Dr. I. **Schmidt,** Bloomington, Indiana, USA, und Professor Dr. E. **Schütz,** Direktor des Physiologischen Instituts Münster/Westf.

Lindberg, Olov, and **Lars Ernster**

Protoplasmatologia

Band III/A/4. (W) Siehe Seite 262

Linser, Dr. phil. Hans, Privatdozent an der Technischen Hochschule und an der Hochschule für Bodenkultur, Wien; Leiter des Biologischen Laboratoriums der „Österr. Stickstoffwerke Aktiengesellschaft", Linz, und Dr. phil. Oswald **Kiermayer,** Biologisches Laboratorium der „Österr. Stickstoffwerke Aktiengesellschaft", Linz

Methoden zur Bestimmung pflanzlicher Wuchsstoffe

Mit 98 Textabbildungen. VII, 181 Seiten Gr.-8°. 1957. (W)

Ganzleinen DM 33,—

Aus den Besprechungen: „Die beiden Verfasser des vorliegenden Buches haben sich mit Erfolg bemüht, die sehr umfangreichen, in der wissenschaftlichen Weltliteratur zerstreuten Angaben über Gewinnung, Trennung sowie über chemische und physiologische Nachweisverfahren von pflanzlichen Wuchsstoffen zu sammeln und kritisch zu vergleichen. Neben modernsten chemischen Methoden, wie z. B. Papierchromatographie, Papierelektrophorese, Anwendung von Radioindikatoren usw., werden über 60 verschiedene physiologische Tests (z. B. Avena-Test, Erbsentest, Weizenwurzeltest usw.) genau beschrieben und vergleichend gewürdigt ... Das vorzüglich ausgestattete, vorbildlich abgefaßte Buch ist für biologische Forschungslaboratorien unentbehrlich; es wird aber auch vielen Laien eine Fülle von Anregungen bringen." *Kosmos*

Lungenfunktionsprüfungen

Von H. Bartels, E. Bücherl, C. W. Hertz, G. Rodewald, M. Schwab.

Siehe Seite 112

Monnier, Dr. Marcel, tit. Professor am Physiologischen Institut der Universität Zürich, z. Z. Leiter des Laboratoriums für angewandte Neurophysiologie in Genf

Topographische Tafeln des Hirnstamms der Katze und des Affen für experimental-physiologische Untersuchungen

(A Short Atlas of the Brain Stem of the Cat and Rhesus Monkey for Experimental Research. Atlas du tronc cérébral du chat et du singe à l'usage de la neurophysiologie expérimentale.)

(Monnier, Topographische Tafeln des Hirnstamms der Katze und des Affen)

In deutscher, englischer und französischer Sprache.

Mit 95 Abbildungen auf 14 Tafeln und 60 Schemata zum Eintragen von experimentellen Befunden. VI, 46 Seiten Gr.-8°. 1949. (W) Steif geheftet DM 32,—

Monographien aus dem Gesamtgebiet der Physiologie der Pflanzen und der Tiere

Herausgegeben von M. **Gildemeister**, R. **Goldschmidt**, C. **Neuberg**, J. **Parnas**, W. **Ruhland**.

31. H e f t : **Carotinoide.** Ein biochemischer Bericht über pflanzliche und tierische Polyenfarbstoffe. Von L. **Zechmeister.** Mit 85 Abbildungen. XII, 338 Seiten Gr.-8°. 1934. DM 22,—

Müller, L. R.

Lebensnerven und Lebenstriebe

Siehe Seite 190

Müller-Limmroth, Dr. med. Wolf, Dozent für Physiologie an der Universität Münster i. Westf.

Elektrophysiologie des Gesichtssinns. Theorie und Praxis der Elektroretinographie

Mit 94 Abbildungen in 110 Einzeldarstellungen. VII, 331 Seiten Gr.-8°. 1959.
Steif geheftet DM 59,—

I n h a l t s ü b e r s i c h t : I. Der funktionelle Aufbau der optischen Bahn. Die Retina. Das Corpus geniculatum laterale. Die Sehsphäre. II. Die Transformation der Lichtenergie in spezifische Sinnesenergien. Der Sehmechanismus und die Quantenstruktur des Lichtes. Die absolute Schwelle des Auges. Umwandlung der Lichtenergie in elektrische Energie. III. Die Erregung. Die Entstehung bioelektrischer Potentiale. Die Methodik zur elektrophysiologischen Untersuchung der Retina. Das Ruhepotential des Auges. Richtung, Höhe, Örtliche Verteilung des Ruhepotentials · Die zeitlichen Schwankungen der Ruhepotentialhöhe · Veränderungen des Ruhepotentials durch Pharmaka, durch physikalische Faktoren · Ruhepotential und Donnanpotential · Die Herkunft des Ruhepotentials · Elektrooculographie (EOG) — Elektronystagmographie (ENG). Das Elektroretinogramm. Der Verlauf, Die Phasenanalyse, Die Potentialhöhe des ERG · Änderungen des ERG durch nichtoptische Einflüsse · Die örtliche Verteilung des ERG und der Einfluß der Ableitungsart auf die Form des ERG · Die Abhängigkeit des ERG von der Größe des belichteten Areals · Die Einflüsse der Lichtintensität auf das ERG · Beziehungen zwischen Reizfeldgröße und Reizintensität im ERG · Die Abhängigkeit des ERG von der Reizdauer · ERG und Adaptation · Die Duplizitätstheorie und das ERG bei Reizlichtern verschiedener Wellenlängen · Das ERG bei Flimmerbelichtung, bei Doppellichtreizen · Die ontogenetische Entwicklung des ERG · Der Ursprung des ERG und Mikroelektrodenuntersuchungen zur Frage nach dem Entstehungsort seiner Komponenten · Das klinische ERG. Die Elektrophysiologie der Sehbahn und der Sehsphäre. Das elektrotonische Potential · Die Elektrophysiologie des Sehnerven · Die Elektrophysiologie des Corpus geniculatum laterale · Die Elektrophysiologie der Sehsphäre. IV. Schlußbetrachtung. Literaturverzeichnis. Nachtrag zum Literaturverzeichnis. Sachverzeichnis.

Muralt, Dr. med. et phil. Alexander v., Professor der Physiologie und
Direktor des Hallerianum, Bern

Einführung in die praktische Physiologie

D r i t t e, unveränderte Auflage. Mit 151 Abbildungen, davon zwei farbige
auf Tafeln. XI, 274 Seiten Gr.-8°. 1948.   Halbleinen DM 19,50

Muralt, Dr. med. et phil. Alexander v., Professor der Physiologie und
Direktor des Hallerianum, Bern

Neue Ergebnisse der Nervenphysiologie

Sechs Vorträge. Mit einem methodischen Anhang gemeinsam bearbeitet mit
Professor Dr. med. Silvio Weidmann. Mit 158 Abbildungen. XI, 269 Seiten
Gr.-8°. 1958.   Ganzleinen DM 49,80

A u s   d e n   B e s p r e c h u n g e n : „Mit diesem Buch hat von Muralt die neurologische
Literatur sehr bereichert. Durch seinen lebendigen Stil und der zum Teil originellen Art
der Fassung von Frage und Antwort gelingt das Einarbeiten in die komplizierten
Fragen der Nervenleitung leicht. Das Buch beginnt mit einer gut illustrierten Übersicht
der Geschichte der Elektrophysiologie und bespricht dann mit ausführlichem Literatur-
nachweis die modernen Vorstellungen der Erregungsleitung. Die Bedeutung des Vitamin
B₁ für den Nervenstoffwechsel, ein besonderes Arbeitsgebiet des Verfassers, ist eingehend dargestellt. Das wertvolle Kapitel über die Methodik und die guten Abbildungen
ergänzen das Buch in vortrefflicher Weise. Das Werk wird für den Medizin- und
Biologie-Studenten von großem Nutzen sein und auch dem Fachkollegen viele Anregungen geben." *Deutsche Medizinische Wochenschrift*

Netter, Dr. Hans, o. ö. Professor der Physiologischen Chemie an der
Universität Kiel

Theoretische Biochemie

Physikalisch-chemische Grundlagen der Lebensvorgänge

Mit 243 Textabbildungen. IX, 816 Seiten Gr.-8°. 1959. Ganzleinen DM 88,—

I n h a l t s ü b e r s i c h t : Einleitung: Vom Sinn der physikalisch-chemischen Analyse
biologischer Erscheinungen. 1. Teil: Statik. Teilchen und Kräfte in molekularen Dimen-
sionen. Wasser, Diffusion, Osmose. Die Elektrolyte. Phasen und Grenzflächen. Hoch-
molekulare Strukturbildner. 2. Teil: Dynamik. Energetische Grundlagen der Lebensvorgänge. Physikalische Grundlagen der biologischen Oxydationen. Biologische Verwendung
und Schaffung freier chemischer Energie. Die Steuerung der Geschwindigkeit biochemischer Reaktionen. Schlußkapitel. Dynamische und strukturelle Funktionseinheiten. Anhang. Literaturverzeichnis. Sachverzeichnis.

Kondensierte Phosphate in Lebensmitteln

Symposion am 5. und 6. April 1957 in Mainz. Mit 34 Textabbildungen. III,
183 Seiten 8°. 1958.   Steif geheftet DM 27,—

I n h a l t s ü b e r s i c h t : Eröffnungsansprache. Von K. Lang, Mainz. — Chemie und
Nomenklatur der kondensierten Phosphate. Von E. Thilo, Berlin. — Über das Vorkommen kondensierter Phosphate in Lebewesen. Von K. Lohmann, Berlin. — Auf
kondensierte Phosphate wirkende Enzyme. Von H. Mattenheimer, Berlin-Dahlem. —

(Kondensierte Phosphate in Lebensmitteln)
Über die Analytik kondensierter Phosphate in Lebensmitteln. Von K. GASSNER, Wiesbaden. — Über die Analytik kondensierter Phosphate in Lebensmitteln. Von W. NIELSCH, Ludwigshafen/Rh. — Die Verwendung von kondensierten Phophaten in der Fleischwirtschaft. Von R. GRAU, Kulmbach. — Über die Wirkung kondensierter Phosphate auf das Aktomyosin-System. Von L. KOTTER, München. — Anwendung und Wirkung kondensierter Phosphate in Milcherzeugnissen. Von H. MAIR-WALDBURG, Kempten/Allgäu. — Über die Verwendung von Polyphosphaten in der Wasseraufbereitung und über die Bekömmlichkeit und Genußfähigkeit phosphatbehandelten Wassers. Von P. HÖFER, Berlin. — Verhalten der kondensierten Phosphate im Stoffwechsel. Von K. LANG, Mainz. — Die Pharmakologie der kondensierten Phosphate im Zusammenhang mit der Anwendung dieser Stoffe als Lebensmittelzusätze. Von H. VAN GENDEREN, Utrecht. — Die Beeinflussung des Mineralhaushaltes durch kondensierte Phosphate. Von C. H. SCHWIETZER, Berlin. — Schlußansprache. Von K. LANG, Mainz. — Diskussionsbemerkungen zu den Referaten.

Ponder, Eric

Protoplasmatologia

Band X/2. (W) Siehe Seite 267

Precht, Professor Dr. phil. Herbert, Zoologisches Institut der Universität Kiel, Dr. phil. Jes **Christophersen,** Bakt. Institut der Bundes-Forschungsanstalt für Milchwirtschaft, Kiel, und Professor Dr. Herbert **Hensel,** Physiologisches Institut der Universität Marburg/Lahn

Temperatur und Leben

3 Teile in einem Band. Mit 182 Abbildungen. XII, 514 Seiten Gr.-8°. 1955.
Ganzleinen DM 78,—

Probleme des Hypophysen-Nebennierenrindensystems Siehe Seite 115

Rauen, Privatdozent Dr. H. M., und Dr. W. **Stamm,**

Gegenstromverteilung

(Anleitungen für die chemische Laboratoriumspraxis, Band VI.) Mit 65 Abbildungen. VII, 81 Seiten Gr.-8°. 1953. Steif geheftet DM 12,80

Reichert, Professor Dr. Benno, Verden/Aller

Harnanalytisches Praktikum

D r i t t e Auflage. Mit 9 Abbildungen. IV, 39 Seiten 8°. 1948. DM 2,70

Rein †, Hermann

Einführung in die Physiologie des Menschen

D r e i z e h n t e Auflage. Herausgegeben von Mr. Max **Schneider,** o. Professor der Physiologie, Direktor des Instituts für normale und pathologische Physiologie der Universität Köln. Unter der Presse.

Richterich, Dr. med. Roland, Medizinische Universitätsklinik Basel

Enzymopathologie

Enzyme in Klinik und Forschung.   Mit 132 Abbildungen.   XVI, 703 Seiten
Gr.-8°. 1958.   Ganzleinen DM 128,—

Aus den Besprechungen: „Es ist von klinischer Seite besonders begrüßenswert, wenn RICHTERICH, dem wir bereits zahlreiche Arbeiten auf dem Gebiete der Enzymforschung verdanken, sich der wichtigen Aufgabe unterzogen hat, eine Enzymopathologie aufzubauen. Das Buch, das sich in drei Teile aufgliedert, gibt in ansprechender und gut verständlicher Form zunächst eine Darstellung von der Biologie der Enzyme, besonders deren Effekt auf einzelne Lebensvorgänge und deren zusammenwirkende Form von Systemen, die einer zentralen Steuerung unterworfen sind. Weitere Abschnitte des Buches befassen sich mit der Bedeutung enzymenischer Prozesse bei krankhaften Vorgängen. Die Darstellung der herederofamiliären Hyp- und Anenzymien gibt dem Pädiater Einblick in die neuerdings chemisch abgrenzbaren Mißbildungen. Die Bedeutung der Enzyme bei Endokrinopathien, bei Entzündung und Krebsbildung wird systematisch dargestellt. Kurze Abschnitte über die heute erfaßbaren Fermentvorgänge bei Krankheiten der einzelnen Organe beschließen das Buch. Jedem der einzelnen Kapitel ist eine kurze Einführung vorangestellt, und wertvoll ist auch das jedem Kapitel angefügte umfangreiche Literaturverzeichnis. Zusammenfassend darf man von einem gelungenen Versuch einer umfassenden Darstellung der mit der Enzymologie verbundenen medizinischen Probleme sprechen, die dem wissenschaftlich interessierten Kliniker und Forscher eine erwünschte Übersicht bietet." *Monatsschrift für Kinderheilkunde*

Rippel-Baldes, Dr. August, o. Professor an der Universität Göttingen

Grundriß der Mikrobiologie

Dritte Auflage. Mit 160 Abbildungen. VI, 418 Seiten Gr.-8°. 1955.
                                                    Ganzleinen DM 45,—

Rothstein, Aser, and **E. Newton Harvey**

Protoplasmatologia

Band II/E/4,5. (W)   Siehe Seite 262

Schaefer, H.

Das Elektrokardiogramm   Siehe Seite 118

Scheminzky, Dr. med. Ferdinand, o. ö. Professor für Physiologie und
    Vorstand des Physiologischen Institutes an der Universität in Innsbruck

Physiologisches Praktikum

Vierte, neubearbeitete Auflage. Mit 107 Textabbildungen. VII, 271 Seiten
8°. 1947. (W)   Steif geheftet DM 15,—

Scherer, F.

Die Behandlung peripherer Durchblutungsstörungen mit der Sauerstoffinsufflation
                                                    Siehe Seite 155

Schramm, Professor Dr. phil. Gerhard, Max-Planck-Institut für Virusforschung, Tübingen

Die Biochemie der Viren

(Organische Chemie in Einzeldarstellungen, herausgegeben von Hellmut Bredereck und Eugen Müller, Band V.) Mit 67 Abbildungen. VIII, 276 Seiten Gr.-8°. 1954.   Ganzleinen DM 36,—

Schwab, M., und K. **Kühns**

Die Störungen des Wasser- und Elektrolytstoffwechsels   Siehe Seite 119

Sitzungsberichte der Heidelberger Akademie der Wissenschaften,
Mathematisch-naturwissenschaftliche Klasse

Jahrgang 1948.

1. Abhandlung: **Über ein Farbenphänomen.** (Polyphäne Farben.) Von P. C h r i s t i a n und R. H a a s. 28 Seiten Gr.-8°. 1948.   DM 1,50

4. Abhandlung: **Die Willkürbewegung im Umgang mit beweglichen Mechanismen.** Von P. C h r i s t i a n. Mit 5 Textabbildungen. 28 Seiten Gr.-8°. 1948.   DM 1,50

Jahrgang 1949.

13. Abhandlung: **Die Schwellenregeln in der Sinnesphysiologie und das Psychophysische Problem.** Von Y. R e e n p ä ä. Mit 1 Textabbildung. 16 Seiten Gr.-8°. 1949.   DM 1,60

Jahrgang 1950.

7. Abhandlung: **Die Dualität des Verstandes.** Von Y. R e e n p ä ä. 76 Seiten Gr.-8°. 1950.   DM 6,80

Jahrgang 1951.

1. Abhandlung: **Wilhelm Ostwalds Auslösungslehre.** Von A. M i t t a s c h. Mit einem Bildnis. 119 Seiten Gr.-8°. 1951.   DM 11,20

Jahrgang 1953.

1. Abhandlung: **Über die Struktur der Sinnesmannigfaltigkeit und der Reizbegriffe.** Von Y. R e e n p ä ä. 28 Seiten Gr.-8°. 1953.   DM 3,50

Small, James

Protoplasmatologia

Band II/B/2/c. (W)   Siehe Seite 259

Zentrale Steuerung der Sexualfunktionen. — Die Keimdrüsen des Mannes
Siehe Seite 121

Stoffwechselwirkungen der Steroidhormone   Siehe Seite 121

Biochemisches Taschenbuch

Herausgegeben von Privatdozent Dr. H. M. **Rauen,** Münster/Westf. Bearbeitet
von R. Abderhalden, H. Aebi, H. H. Baer, S. Beckmann, M. Behrens, B. Berde,
K. Bernhauer, H. Bramsel, R. Bütler, H. D. Cremer, H. Debuch, H. Dengler,
E. Dietzel, F. Duspiva, A. Ebert, W. Esselborn, E. Fischer, W. Friedrich, H. Fritz,
P. Gedigk, W. Gesierich, W. Grab, A. Grüne, K. Hannig, H. Holzer, L. Jaenicke,
R. Junk, V. Klingmüller, E. Kofrányi, S. Koller, F. Korte, I. Korte, H. Kraut,
H. Lettré, F. Lindner, G. Matz, H.-G. Meyer-Brunot, L. Meyer-Schützmeister,
E. Negelein, H. Netter, K.-H. Neumann, W. Otting, D. Palm, G. Pfleiderer,
H. W. Raudonat, H. M. Rauen, F. Reitmayer, R. Reuber, E. Rothlin, W. Rum-
mel, J. Rutschmann, H. Schmidt, J. Schmidt-Thomé, G. Siebert, W. Siedel,
R. Signer, H. Simon, G. Snatzke, H. Sontheimer, W. Stamm, Hj. Staudinger,
J. Stauff, K. Traumann, O. Trösken, H. E. Voss, A. Wacker, W. Walter, H. Weil-
Malherbe, E. Werle, Fr. Weygand, W. Wirths, H. Zahn, R. K. Zahn. Mit einem
Geleitwort von Professor Dr. R. K u h n , Heidelberg. Mit 352 Abbildungen.
XVI, 1332 Seiten 8°. 1956. Ganzleinen DM 69,—

Tschermak-Seysenegg, Armin von

Einführung in die physiologische Optik. (W)

Siehe Seite 225

Weidel, W.

Virus

Siehe Seite 67

Witt, P. N.

Die Wirkung von Substanzen auf den Netzbau der Spinne

Siehe Seite 76

Zimmermann, W.

Chemische Bestimmungsmethoden von Steroidhormonen in Körperflüssigkeiten

Siehe Seite 126

Pflügers Archiv für die gesamte Physiologie des Menschen und der Tiere.

Siehe Seite 287

Zeitschrift für vergleichende Physiologie.

Siehe Seite 287

**Internationale Zeitschrift für angewandte Physiologie einschließlich Arbeits-
physiologie.**

Siehe Seite 287

**Berichte über die gesamte Biologie.
Abteilung A:**

Berichte über die wissenschaftliche Biologie.

Siehe Seite 287

(Berichte über die gesamte Biologie)

Abteilung B:

Berichte über die gesamte Physiologie und experimentelle Pharmakologie.
Siehe Seite 287

Biochemische Zeitschrift. Siehe Seite 286

Zeitschrift für Lebensmittel-Untersuchung und -Forschung. Siehe Seite 286

Virchow^s Archiv für pathologische Anatomie und Physiologie und für klinische Medizin. Siehe Seite 287

Zeitschrift für die gesamte experimentelle Medizin. Siehe Seite 290

Psychopharmacologia. Siehe Seite 294

Acta Neurovegetativa. (W) Siehe Seite 296

Pathologie / Pathologische Anatomie

Spezielle pathologische Anatomie

Ein Lehr- und Nachschlagebuch.

Herausgegeben von Professor Dr. Wilhelm **Doerr**, Direktor des Pathologischen Instituts der Universität Kiel, und Professor Dr. Erwin **Uehlinger**, Zürich. In fünf Bänden. In Vorbereitung

I. B a n d , 1. Teil: Herz und Herzbeutel. Von W. Doerr, Kiel. — Blut und Lymphgefäße. Von G. Kahlau, Frankfurt/M. — Knochenmark und Milz. Von F. Stein, Berlin. — Lymphknoten. Von J. R. Rüttner, Zürich. — 2. Teil: Nase und Nasennebenhöhlen. Von K. Köhn, Berlin. — Mißbildungen von Trachea und Lunge. Von G. Töndury, Zürich. — Kehlkopf, Luftröhre und große Bronchien. Von K. Köhn, Berlin. — Lungen und Bronchien. Von E. Uehlinger, Zürich. — Brust und Rippenfell. Von E. Uehlinger, Zürich. — Mediastinum. Von G. Froboese, Berlin.

II. B a n d , 1. Teil: Mundhöhle (mit Ausschluß des Zahnsystems), Kopfspeicheldrüsen, Gaumentonsillen und Rachen. Von G. Seifert, Münster/W. — Zähne, Paradentium, Kiefer und Kiefergelenke. Von K. Häupl, Düsseldorf. — Mißbildungen des Magen-Darm-Tractus. Von G. Töndury, Zürich. — Speiseröhre, Magen und Darm sowie Bauchfell und Gekröse. Von H. Chiari, L. Kucsko und J. Zeitlhofer, Wien. — Hernien und Hernienwege. Von G. Töndury, Zürich. — 2. Teil: Leber, Gallenblase und Gallenwege. Von F. Bolck, Jena. — Bauchspeicheldrüse einschl. Inselapparat. Von W. Doerr und V. Becker, Kiel. — Hypophyse. Von F. Stein, Berlin. — Nebennieren. Von R. Siebenmann, z. Z. Boston/Mass. — Schilddrüse. Von B. Walthard, Bern. — Epithelkörperchen. Von E. Uehlinger, Zürich. — Epiphyse. Von V. Becker, Kiel. — Thymus. Von K. Köhn, Berlin. — Paraganglien. Von M. Ratzenhofer, Graz.

III. B a n d : Niere. Von H. Zollinger, St. Gallen. — Ableitende Harnwege. Von H. Zollinger, St. Gallen. — Männliche Geschlechtsorgane. Von C. Hedinger, Winterthur. — Weibliche Geschlechtsorgane. Von V. Becker, Kiel. — Gynäkologische Cytodiagnostik. Von H. Smolka, Kiel. — Brustdrüse. Von M. Ratzenhofer, Graz. — Knochen und Gelenke. Von E. Uehlinger, Zürich, und M. Aufdermaur, Luzern. — Muskeln und Sehnen. Von B. Walthard, Bern.

IV. B a n d : Pathologische Anatomie des Zentralnervensystems. Von H. Noetzel, Freiburg i. Br., S. Scheidegger, Basel, G. Ule, Kiel, Wildi, Genf. — Gehörorgan. Von R. Link, Berlin. — Auge. Von E. Schreck, Erlangen. — Haut- und Anhangsgebilde. Von N. N.

V. B a n d : Morbus Basedow. Von E. Uehlinger, Zürich. — Diabetes mellitus. Von E. Uehlinger, Zürich. — Multiple Blutdrüsensklerose. Von E. Uehlinger, Zürich. — Der sogenannte Stress. Von N. N. — Spezielle Pathologie der Infektionskrankheiten. Von W. Doerr, Kiel. — Ausgewählte Kapitel aus der Pathologie der Tropenkrankheiten. Von B. C. Maegraith, Liverpool. — Grundzüge einer vergleichenden Pathologie. Von N. N. — Grundzüge einer historischen und geographischen Pathologie. Von F. Henschen, Stockholm. — Pathologie der Lebensalter. Von W. Selberg, Hamburg.

Arbeiten (Mitteilungen) aus dem Pathologischen Institut der Universität Istanbul (Folia Pathologica)

Herausgegeben von Professor Dr. Philipp **Schwartz**, Istanbul. (W)

I. Band: **Die automatische, endogene, lymphadeno-bronchogene Reinfektion in der Initialperiode der Tuberkulose.** Von Professor Dr. Ph. **Schwartz**, Direktor des Instituts für Allgemeine Pathologie und Pathologische Anatomie der Universität Istanbul. Mit 106 Abbildungen. 172 Seiten Gr.-8°. 1948.

Steif geheftet DM 18,—

II. Band: **Neue Beiträge zur Morphologie und Pathogenese der Lungenschwindsucht.** Von Professor Dr. Ph. **Schwartz**, Direktor des Instituts für Allgemeine Pathologie und Pathologische Anatomie der Universität Istanbul. Mit 81 Abbildungen. IV, 277 Seiten Gr.-8°. 1952.   Steif geheftet DM 24,—

Bauer, Karl Heinrich, o. ö. Professor für Chirurgie an der Universität Heidelberg

Das Krebsproblem

Einführung in die allgemeine Geschwulstlehre. Für Studierende, Ärzte und Naturwissenschaftler. Z w e i t e Auflage.   Unter der Presse

Bauer, Karl Heinrich, o. ö. Professor für Chirurgie an der Universität Heidelberg

Über Fortschritte der modernen Chirurgie und andere akademische Reden

Siehe Seite 138

Bay, E.

Agnosie und Funktionswandel

Eine hirnpathologische Studie. Siehe Monographien aus dem Gesamtgebiete der Neurologie und Psychiatrie, 73. Heft.   Siehe Seite 186

Böhmig, R., und P. **Klein**

Pathologie und Bakteriologie der Endokarditis   Siehe Seite 89

Borst †, Dr. Max, o. ö. Professor der Allgemeinen Pathologie und der Pathologischen Anatomie an der Universität München

Pathologische Histologie

Ein Unterrichtskurs für Studierende und Ärzte. V i e r t e , verbesserte und erweiterte Auflage. Mit 405 meist farbigen Abbildungen im Text. XII, 539 Seiten Gr.-8°. 1950. (B)   DM 94,50; Ganzleinen DM 98,70

Das Bronchuscarcinom

Von G. **Salzer**, M. **Wenzl**, R. H. **Jenny**, A. **Stangl**. (W)   Siehe Seite 89

Curtius, F.
Individuum und Krankheit
Grundzüge einer Individualpathologie.

Siehe Seite 90

Diezel, P. B.
Die Stoffwechselstörungen der Sphingolipoide
Siehe Monographien aus dem Gesamtgebiete der Neurologie und Psychiatrie, 80. Heft.

Siehe Seite 187

Ecklin, U.
Die Altersveränderungen der Halswirbelsäule

Siehe Seite 2

Eppinger, Professor Dr. Hans, Wien
Die Permeabilitätspathologie als die Lehre vom Krankheitsbeginn
Mit 145 großenteils mehrfarbigen Textabbildungen. VI, 755 Seiten Gr.-8°. 1949. (W)   Ganzleinen DM 98,—

Ergebnisse der allgemeinen Pathologie und pathologischen Anatomie
Herausgegeben von Professor Dr. R. **Rössle,** Berlin, und Professor Dr. E. **Letterer,** Tübingen.
Ab Band 38 herausgegeben von Professor Dr. P. **Cohrs,** Hannover, Professor Dr. W. **Giese,** Münster i. W., und Professor Dr. H. **Meessen,** Düsseldorf.

Siebenunddreißigster Band. Mit 123 Abbildungen. IV, 483 Seiten Gr.-8°. 1954.   DM 98,—

Inhaltsübersicht: Parenchymschädigungen der Leber. Von L. H. KETTLER, Berlin. — Die Ernährungsunterbrechungen am Knochen. Von G. AXHAUSEN, Berlin. — Der Lungenkrebs. Von G. KAHLAU, Frankfurt a. M. — Namen- und Sachverzeichnis.

Achtunddreißigster Band. Mit 96 Abbildungen. IV, 219 Seiten (davon 73 Seiten in englischer Sprache) Gr.-8°. 1958.   DM 69,—

Inhaltsübersicht: Die funktionelle Bedeutung des Eisenpigmentes. Von P. GEDIGK, Bonn. — Der elektronenmikroskopische Nachweis von Eisen im Gewebe. Von E. LINDNER, Düsseldorf. — Aufnahme und Ablagerung von Fremdstoffen in der Lunge nach elektronenoptischen Untersuchungen. Von R. GIESEKING, Münster i. W. — The significance of nuclear size in physiological and pathological processes. By L. J. RATHER, San Francisco, USA. — Namen- und Sachverzeichnis.

Neununddreißigster Band. Mit 94 zum Teil farbigen Abbildungen. IV, 288 Seiten Gr.-8°. 1960.   DM 98,—

Inhaltsübersicht: Histopathologie der Kala-Azar. Von D. DE PAOLA, und J. R. DA SILVA, Rio de Janeiro Brasilien. — Technik der postmortalen Angiographie mit Berücksichtigung verwandter Methoden postmortaler Gefäßdarstellung. Von J. SCHOENMACKERS, Düsseldorf. — Anatomie und Pathologie der Arteria bronchialis. Von W. FLO-

(Ergebnisse der allgemeinen Pathologie und pathologischen Anatomie)
RANGE, Strasbourg/Frankreich. — Biochemische, funktionelle und morphologische Organ-veränderungen durch Beeinflussung des 5-Hydroxytryptamin-Stoffwechsels. Von G. ZBINDEN, z. Z. Nutley, N. J./USA. — Namen- und Sachverzeichnis.

Vierzigster Band.   In Vorbereitung

Inhaltsübersicht: Die Pfaundler-Hurlersche Krankheit. Von H. A. HIENZ, Heidelberg. — Die pathologische Anatomie der Südamerikanischen Blastomykose. Von A. FIALHO, Rio de Janeiro. — Die Nordamerikanische Blastomykose. Von E. W. CHICK, H. J. PETERS, J. F. DENTON und W. D. BORING, Augusta. — Orthologie und Pathologie der heterotopen Haemopoese. Von O. FRESEN, Düsseldorf.

Frauchiger, E., und R. Fankhauser

Vergleichende Neuropathologie des Menschen und der Tiere

Siehe Seite 179

Gestaltwandel klassischer Krankheitsbilder

Eine kritische Studie zur therapeutisch bedingten Pathomorphose aus der Sicht des pathologischen Anatomen. Von Kurt **Köhn**, Priv.Doz. Dr. med., Oberarzt, Hans Helmut **Jansen,** Dr. med., vorm. wiss. Assistent. Mit einem Beitrag von Karl **Freudenberg,** Professor Dr. phil. et med. Herausgegeben von Wilhelm **Doerr,** o. Professor, Dr. med., Direktor des Pathologischen Institutes der Freien Universität Berlin. Mit 61 Abbildungen. VIII, 249 Seiten Gr.-8°. 1957.

Steif geheftet DM 38,—

Grundlagen und Praxis chemischer Tumorbehandlung

Zweites Freiburger Symposion an der Medizinischen Universitätsklinik vom 17. bis 19. Juli 1953. Schriftleitung: Dr. med. J. **Pirwitz,** Freiburg i. Br. Mit 82 Textabbildungen. IV, 289 Seiten Gr.-8°. 1954.   Steif geheftet DM 45,—

Inhaltsübersicht: Vorwort. A. Zur Carcinogenese: Die Grundlagen der Krebs-entstehung. Von H. DRUCKREY, Freiburg i. Br. — Frühstadien maligner Prozesse. Von G. SCHUBERT, Hamburg. — Die Abgrenzung gut- und bösartiger Geschwülste. Von W. BÜNGELER, Kiel. — B. Die biochemischen Grundlagen: Biochemie der normalen und der malignen Zelle. Von G. SIEBERT, Mainz. — Biochemische Eigenschaften der intakten Zellen und der Zellkerne in normalen und leukämischen Leukocyten. Von E. E. POLLI, Mailand. — C. Die Wirkung cytostatischer Substanzen: Die Schädigung von Zelle und Zellkern und ihre Bedeutung für einige Probleme der Tumorforschung. Von H. MAR-QUARDT, Freiburg i. Br. — Cytostatische Substanzen und ihre Wirkung. Von H. LETTRÉ, Heidelberg. — Eigenschaftsänderungen von Tumorzellen. Von H. LETTRÉ, Heidelberg. — D. Chemotherapie in der inneren Medizin: Grundlagen chemischer Krebsbehandlung. Von J. PIRWITZ, Freiburg i. Br. — Chemische Krebsbehandlung. Von L. HEILMEYER, Freiburg i. Br. — E. Chemotherapie in der Chirurgie: Die Kombination der chirur-gischen mit der chemischen Krebstherapie. Von H. KRAUSS, Freiburg i. Br. — Gezielte Chemotherapie beim metastasierenden Prostata-Krebs. Von S. RAABE, Freiburg i. Br. — Exogene Krebsursachen und die Grundlagen der Krebsprophylaxe. Von K. H. BAUER, Heidelberg. — Autorenverzeichnis. — Diskussionsbemerkungen zu jedem Referat.

Hafferl, A.

Die Anatomie der Pleurakuppel

Siehe Seite 143

Hamperl, Dr. Herwig, o. ö. Professor, Direktor des Pathologischen Instituts der Universität Bonn

Lehrbuch der allgemeinen Pathologie und der pathologischen Anatomie

Auf Grundlage des R i b b e r t schen Lehrbuches seit der zwölften Auflage bearbeitet. V i e r u n d z w a n z i g s t e und f ü n f u n d z w a n z i g s t e Auflage.

Unter der Presse

Hamperl, Dr. Herwig, o. ö. Professor, Direktor des Pathologischen Instituts der Universität Bonn

Pathologisch-histologisches Praktikum

F ü n f t e Auflage. Mit 185 Abbildungen, davon 9 farbige auf zwei Tafeln. VIII, 260 Seiten 8°. 1958.   Steif geheftet DM 12,60

A u s d e n B e s p r e c h u n g e n : „... Das Praktikum ist für den Studenten geschrieben und soll ihm während des Kurses und bei der wiederholenden Betrachtung der mikroskopischen Präparate helfend zur Seite stehen. Auf 253 Seiten werden 186 charakteristische Präparate beschrieben. Das Buch ist aus der Praxis des Lehrers entstanden. Der Verfasser verzichtet deshalb bewußt auf jedes Beiwerk und beschreibt in knapper und eindringlicher Art die wesentlichen Befunde, die der Student in den Kurspräparaten mit schwacher und starker Vergrößerung tatsächlich erkennen kann. Die 176 guten schematisierten Strichzeichnungen und die 9 farbigen Bilder prägen sich optisch leicht und dauerhaft ein und treffen in fast allen Beispielen das Wesentliche. Da in dem Buch sehr viel mehr steckt, als man nach Umfang und Preis vermuten würde, kann man dem Studenten nur empfehlen, Text und Bild in bleibende Engramme zu verwandeln."

Klinische Wochenschrift

Hamperl, Dr. Herwig, o. ö. Professor, Direktor des Pathologischen Instituts der Universität Bonn

Leichenöffnung, Befund und Diagnose

Eine Einführung in den pathologisch-anatomischen Seziersaal und Demonstrationskurs. Mit 24 Abbildungen und 1 Beilage. VII, 78 Seiten und Beilage 12 Seiten 8°. 1956.   Steif geheftet DM 7,80

Fortgesetzt wird:

Handbuch der speziellen pathologischen Anatomie und Histologie

Herausgegeben von Professor Dr. O. **Lubarsch** †, Professor Dr. F. **Henke** † und Professor Dr. R. **Rössle** †. Fortgeführt von Professor Dr. E. **Uehlinger**, Zürich. In 13 Bänden.

(Handbuch der speziellen pathologischen Anatomie und Histologie)

I. Band: Blut, Knochenmark, Lymphknoten, Milz.

1. Teil: B l u t , L y m p h k n o t e n. Mit 133 Abbildungen. X, 372 Seiten Gr.-8°. 1926. DM 56,70

2. Teil: M i l z , K n o c h e n m a r k. Mit 272 zum Teil farbigen Abbildungen. VII, 789 Seiten Gr.-8°. 1927. DM 172,80

3. Teil: L y m p h k n o t e n. Diagnostik in Schnitt und Ausstrich. Von Professor Dr. K. **Lennert**, Frankfurt a. M.

a) Die entzündlichen Erkrankungen.
b) Die Geschwülste. In Vorbereitung

II. Band: Herz und Gefäße. Mit 292 zum Teil farbigen Abbildungen. XII, 1159 Seiten Gr.-8°. 1924. DM 140,40

III. Band: Atmungswege und Lungen.

1. Teil: Mit 308 Abbildungen. X, 974 Seiten Gr.-8°. 1928. DM 148,50

2. Teil: Mit 249 zum großen Teil farbigen Abbildungen. VIII, 593 Seiten Gr.-8°. 1930. DM 129,60

3. Teil: Mit 269 zum großen Teil farbigen Abbildungen. VIII, 701 Seiten Gr.-8°. 1931. DM 185,—

IV. Band: Verdauungsschlauch.

1. Teil: R a c h e n   u n d   T o n s i l l e n ,   S p e i s e r ö h r e ,   M a g e n   u n d D a r m ,   B a u c h f e l l. Mit 377 zum großen Teil farbigen Abbildungen. XIV, 1127 Seiten Gr.-8°. 1926. DM 140,40

2. Teil: Mit 682 Abbildungen. X, 1226 Seiten Gr.-8°. 1928. DM 174,60

3. Teil: Mit 488 zum großen Teil farbigen Abbildungen. XI, 1076 Seiten Gr.-8°. 1929. DM 174,60

V. Band: Verdauungsdrüsen.

1. Teil: L e b e r. Mit 374 zum großen Teil farbigen Abbildungen. VIII, 1086 Seiten Gr.-8°. 1930. DM 210,60

2. Teil: K o p f s p e i c h e l d r ü s e n . B a u c h s p e i c h e l d r ü s e . G a l l e n - b l a s e   u n d   G a l l e n w e g e. Mit 416 zum großen Teil farbigen Abbildungen. X, 950 Seiten Gr.-8°. 1929. DM 175,50

VI. Band: Harnorgane. Männliche Geschlechtsorgane.

1. Teil: N i e r e. Mit 354 zum Teil farbigen Abbildungen. VIII, 792 Seiten Gr.-8°. 1925. DM 167,40

2. Teil: N i e r e u n d a b l e i t e n d e H a r n w e g e. Mit 442 zum Teil farbigen Abbildungen. XII, 1007 Seiten Gr.-8°. 1934. DM 218,—

3. Teil: M ä n n l i c h e G e s c h l e c h t s o r g a n e. Mit 465 zum Teil farbigen Abbildungen. X, 913 Seiten Gr.-8°. 1931. DM 165,60

VII. Band: Weibliche Geschlechtsorgane.

1. Teil: U t e r u s u n d T u b e n. Mit 447 zum großen Teil farbigen Abbildungen. X, 931 Seiten Gr.-8°. 1930. DM 175,50

(Handbuch der speziellen pathologischen Anatomie und Histologie)

2. Teil: Krankheiten der Brustdrüsen und der Gebärmutterbänder. Mit 298 zum großen Teil farbigen Abbildungen. X, 675 Seiten Gr.-8°. 1933. DM 142,—

3. Teil: Die Krankheiten des Eierstockes. Mit 146 zum Teil farbigen Abbildungen und 19 Tafeln. IX, 1047 Seiten Gr.-8°. 1937. Vergriffen

4. Teil: Dermatosen der Vulva. Von J.-J. Herzberg, Hamburg. Vulva. Von H. Limburg, Homburg/Saar, und J.-J. Herzberg, Hamburg. In Vorbereitung

5. Teil: Vagina und Harnröhre. Von H. Limburg, Homburg/Saar. Pathologie der Placenta. Von K. Thomsen, Hamburg. In Vorbereitung

6. Teil: Eierstockstumoren. Von N. N. In Vorbereitung

VIII. Band: **Drüsen mit innerer Sekretion.** Mit 358 zum Teil farbigen Abbildungen. XII, 1147 Seiten Gr.-8°. 1926. DM 148,50

IX. Band: **Bewegungsapparat.**
1. Teil: Knochen, Muskeln, Sehnen, Sehnenscheiden, Schleimbeutel. Mit 195 zum Teil farbigen Abbildungen. VIII, 678 Seiten Gr.-8°. 1929. DM 131,40

2. Teil: Gelenke und Knochen. Mit 419 zum Teil farbigen Abbildungen. X, 680 Seiten Gr.-8°. 1934. DM 156,—

3. Teil: Knochen und Gelenke. Mit 522 zum Teil farbigen Abbildungen. XII, 824 Seiten Gr.-8°. 1937. Vergriffen

4. Teil: Spezielle Pathologie des Skelets und seiner Teile: Unspezifische Entzündungen. Metastatische Geschwülste. Parasiten. Wirbelsäule. Becken. Mit 356 zum Teil farbigen Abbildungen. XII, 612 Seiten Gr.-8°. 1939. DM 135,—

5. Teil: Spezielle Pathologie des Skelets und seiner Teile: Die primären Knochengeschwülste. Mit 232 zum Teil farbigen Abbildungen. VIII, 483 Seiten Gr.-8°. 1944. DM 120,—

6. Teil: Die Entwicklungsstörungen der Extremitäten. Von A. Werthemann, o. Professor der Pathologie in Basel, Direktor des Pathologischen Institutes der Universität. Mit 270 Abbildungen in 526 Einzeldarstellungen. VIII, 424 Seiten Gr.-8°. 1952. DM 98,—; Ganzleinen DM 103,60

7. Teil: Pathologische Anatomie des Schädels in seiner Beziehung zum Inhalt und in bezug auf die spezielle Pathologie seiner Knochen. Von L. **Burkhardt**, München. In Vorbereitung

X. Band: **Pathologische Anatomie und Histologie der Vergiftungen.** Mit 96 zum großen Teil farbigen Abbildungen. XI, 724 Seiten Gr.-8°. 1930. DM 129,60

(Handbuch der speziellen pathologischen Anatomie und Histologie)

XI. B a n d : Auge.

1. Teil: Mit 628 zum Teil farbigen Abbildungen. XIII, 1042 Seiten Gr.-8°.
1928.   DM 237,60

2. Teil: Mit 236 zum Teil farbigen Abbildungen. X, 546 Seiten Gr.-8°. 1931.
                                                                   DM 127,80

3. Teil: Mit 380 zum Teil farbigen Abbildungen. X, 654 Seiten Gr.-8°. 1937.
                                                                   DM 165,—

XII. B a n d : Gehörorgan. Mit 640 Abbildungen. XII, 802 Seiten Gr.-8°. 1926.
                                                                   DM 122,40

XIII. B a n d : Nervensystem. Herausgegeben von Professor Dr. W. **Scholz,**
Direktor des Hirnpathologischen Institutes der Deutschen Forschungsanstalt
für Psychiatrie, Max-Planck-Institut, München. In fünf Teilen.

1. Teil: E r k r a n k u n g e n   d e s   z e n t r a l e n   N e r v e n s y s t e m s   I. Be-
arbeitet von G. Bodechtel, München, A. von Braunmühl, Haar bei München,
St. Cobb, Boston, W.-J. Eicke, Marburg/Lahn, F. Erbslöh, München, G. Friedrich, Berlin, J. Hallervorden, Gießen, W. Haymaker, Washington, H. Jacob,
Hamburg, W. Krauland, Münster/Westf., R. Lindenberg, Baltimore, Th. Lüers,
Berlin, H. Meessen, Düsseldorf, H. Noetzel, Freiburg i. Br., M. Nordmann, Hannover, M. Reichardt, Würzburg, W. Scholz, München, H. Spatz, Gießen, O.
Stochdorph, Düsseldorf, H. Strughold, Randolph Field, G. Ule, Kiel, B. Walt-
hard, Bern, K. M. Walthard, Genf.

Bandteil A: Mit 466 zum Teil farbigen Abbildungen. 10, XVI, 1070 Seiten
Gr.-8°. 1957.

Bandteil B: Mit 356 zum Teil farbigen Abbildungen. X, 753 Seiten (davon
127 Seiten in englischer Sprache) Gr.-8°. 1957.
In zwei Bandteilen   Ganzleinen DM 596,—

A u s   d e n   B e s p r e c h u n g e n : „... Im ganzen betrachtet, repräsentiert dieser 1. Teil
durch die Qualität der Einzelbeiträge, die Güte der Abbildungen und durch die Zu-
sammenstimmung im Stil der Betrachtung und Darstellung auf einzigartige Weise den
gesamten Erkenntnisstand der behandelten neuropathologischen Themen. Dem Herausgeber und dem Verlag ist zum Gelingen dieses für die einschlägige wissenschaftliche
Arbeit ungemein wertvollen Unternehmens vorbehaltlose Anerkennung zu zollen.“
                                                Wiener klinische Wochenschrift

2. Teil: E r k r a n k u n g e n   d e s   z e n t r a l e n   N e r v e n s y s t e m s   II.
Bearbeitet von: R. Bieling, Wien, H. Bochnik, Hamburg, G. Bodechtel, Mün-
chen, L. van Bogaert, Berchem-Anvers, H. Brandis, Frankfurt a. M., P. Cohrs,
Hannover, H.-J. Colmant, Bonn, F. Erbslöh, München, R. Fankhauser, Bern,
E. Frauchiger, Bern, O. Gagel, Nürnberg, I. Gylstorff-Sassenhoff, München,
H. Jacob, Hamburg, W. Klöne, Marburg/Lahn, K. Link, München, E. E.
Manuelidis, New Haven, A. Pentschew, Sofia z. Z. Washington, G. Peters, Bonn,
H. Pette, Hamburg, G. Poetschke, München, S. Scheidegger, Basel, H. Schleussing,
München, H. Schlossberger, Frankfurt a. M., O. Seifried †, E. Sträussler, Wien,
I. Sükrü Aksel, Istanbul, W. Volland, Köln-Lindenburg, B. Walthard, Bern, K.
M. Walthard, Genf, F. J. Wohlwill, Brookline, W. Zeman, Columbus.

(Handbuch der speziellen pathologischen Anatomie und Histologie)

Bandteil A: Mit 565 zum Teil farbigen Abbildungen. XXIX, 1326 Seiten (davon 35 Seiten in englischer und 187 Seiten in französischer Sprache) Gr.-8°. 1958.

Bandteil B: Mit 634 zum Teil farbigen Abbildungen. XVI, 1575 Seiten Gr.-8°. 1958.

In zwei Bandteilen, die nur zusammen abgegeben werden.

Ganzleinen DM 872,50

3. Teil: E r k r a n k u n g e n   d e s   z e n t r a l e n   N e r v e n s y s t e m s   III. Bearbeitet von: G. Döring, Hamburg, W. Fischer, Jena, F. Henschen, Stockholm, H. Jacob, Hamburg, W. Krauland, Münster i. W., K. Link, München, B. Ostertag, Tübingen, G. Peters, Bonn, G. Ricker †, H. Schleussing, München, H. Siegmund †, W. Zeman, Little Rock. Mit 610 zum Teil farbigen Abbildungen. XVI, 1098 Seiten Gr.-8°. 1955.

Ganzleinen DM 298,—

4. Teil: E r k r a n k u n g e n   d e s   z e n t r a l e n   N e r v e n s y s t e m s   IV. Bearbeitet von: G. Biondi, Mendrisio, N. Gellerstedt †, H. Hager, München, J. Hallervorden, Gießen, H. Jacob, Hamburg, W. Krücke, Frankfurt a. M., J.-E. Meyer, München, B. Ostertag, Tübingen, G. Peters, Bonn, A. Schmincke †, W. Scholz, München. Mit 451 zum Teil farbigen Abbildungen und 5 Bildtafeln. X, 947 Seiten Gr.-8°. 1956.

Ganzleinen DM 294,—

5. Teil: E r k r a n k u n g e n   d e s   p e r i p h e r e n   N e r v e n s y s t e m s. E r k r a n k u n g e n   d e s   v e g e t a t i v e n   N e r v e n s y s t e m s. Bearbeitet von: G. Döring, Hamburg, E. Herzog, Concepción, W. Krücke, Frankfurt a. M., H. Orthner, Göttingen. Mit 314 zum Teil farbigen Abbildungen. XVI, 1026 Seiten Gr.-8°. 1955.

Ganzleinen DM 284,50

Handbuch der Allgemeinen Pathologie

Herausgegeben von Professor Dr. F. **Büchner**, Freiburg i. Br., Professor Dr. E. **Letterer**, Tübingen, und Professor Dr. F. **Roulet**, Basel. In 12 Bänden. Jeder Band oder Bandteil ist einzeln käuflich.

Subskriptionspreise werden gewährt bei Verpflichtung zur Abnahme des gesamten Handbuches.

I. B a n d : **Prolegomena einer allgemeinen Pathologie.** Redigiert von F. **Büchner**.

In Vorbereitung

Der Begriff der Krankheit in Vergangenheit und Gegenwart. Von P. Diepgen, Mainz, und G.-B. Gruber, Göttingen. — Die pathogenetischen Prinzipien. Von F. Büchner, Freiburg i. Br. — Gesundheit und Krankheit. Von E. Letterer, Tübingen. — Das Problem des Lebendigen. Von A. Portmann, Basel. — Das Problem des Todes. Von F. Roulet, Basel. — Medizinische und philosophische Anthropologie. Von V.-E. Freiherr von Gebsattel, Bamberg.

II. B a n d : **Die Zelle.** Redigiert von F. **Büchner**. In 3 Teilen. 1. Teil: D a s   C y t o p l a s m a. Mit 246 Abbildungen. XII, 735 Seiten Gr.-8°. 1955.

Ganzleinen DM 174,—

Subskriptionspreis Ganzleinen DM 139,—

(Handbuch der Allgemeinen Pathologie)
Inhaltsübersicht: Zur Geschichte der Zellforschung und ihrer Begriffe. Von K. ZEIGER, Hamburg. — Morphologie des Cytoplasmas. Von K. ZEIGER, Hamburg. — Submikroskopische Morphologie des Cytoplasmas. Von A. FREY-WYSSLING, Zürich. — Allgemeine Stoffwechselmorphologie des Cytoplasmas. Von G. C. HIRSCH, Göttingen. — Zellen mit spezialen Funktionen. (Sekretorische, exkretorische, resorbierende, motorische, receptorische und erregende Zellen.) Von M. WATZKA, Mainz. — Allgemeine Physiologie und Pathologie der Enzyme. Von E. A. ZELLER, Chicago. — Der Mineralstoffwechsel der Zelle. (Eisen, Calcium und Phosphor.) Von G. C. HIRSCH, Göttingen. — Die Pathologie des Mineralstoffwechsels (Schwermetall- und Ionenstoffwechsel) der Zelle. Von A. GOEBEL, Köln. — Allgemeine morphologische Pathologie des Cytoplasmas. Die Pathobiosen. Von H. W. ALTMANN, Freiburg i. Br. — Der Zelltod. Von E. MÜLLER, Erlangen. — Jeder Beitrag enthält ein Literaturverzeichnis. — Namen- und Sachverzeichnis.

2. Teil: D e r Z e l l k e r n.   In Vorbereitung

Die Morphologie des Zellkerns. Von H. W. ALTMANN, Würzburg und H. MARQUARDT, Freiburg i. Br. — Die Chemie des Zellkerns. Von H. FRIEDRICH-FREKSA, Tübingen.

3. Teil: U l t r a s t r u k t u r.   In Vorbereitung

Biochemie der Ultrastrukturen der Zelle. Von G. SIEBERT, Mainz. — Die Pathologie der Zelle im elektronenmikroskopischen Bild. Von E. MÖLBERT, Freiburg i. Br. — Enzymatische Histochemie der Zell- und Gewebspathologie. Von W. GÖSSNER, Tübingen. — Die Orthologie und Pathologie der Zelle im Autoradiogramm. Von W. MAURER und W. OEHLERT, Köln.

III. B a n d : Zwischensubstanzen, Gewebe, Organe. Redigiert von F. **Roulet.** In 3 Teilen.

1. Teil: Z w i s c h e n s u b s t a n z e n u n d G e w e b e.   In Vorbereitung
Die Zwischensubstanzen. Von F. ROULET, Basel, und M. RATZENHOFER, Graz. — Parenchyme und Mesenchyme. Von W. SELBERG, Hamburg. — Das nervale Gewebe. Von N. N.

2. Teil: D i e O r g a n e. D i e O r g a n s t r u k t u r a l s G r u n d l a g e d e r O r g a n l e i s t u n g e n u n d O r g a n e r k r a n k u n g. I. Mit 220 zum Teil farbigen Abbildungen. XII, 733 Seiten (davon 126 Seiten in englischer Sprache) Gr.-8°. 1960.   Ganzleinen DM 248,—
          Subskriptionspreis Ganzleinen DM 198,—
Inhaltsübersicht: Das Blut als Organ. Von H. BEGEMANN, Freiburg i. Br. — Der Verdauungstrakt und die großen Drüsen. Von F. BOLCK, Jena. — General pathology of the musculo-skeletal system. By W. G. J. PUTSCHAR, Charleston/W. Va./USA. — Die Organstruktur des Genitaltractus als Grundlage der Organleistung und Organerkrankung. Von F. J. LANG und H. SCHNEIDER, Innsbruck. — Die Struktur der Haut als Grundlage ihrer Leistung und Erkrankung. Von G. K. STEIGLEDER, Frankfurt a. M. — Jeder Beitrag enthält ein Literaturverzeichnis. — Namen- und Sachverzeichnis.

3. Teil: D i e O r g a n e. D i e O r g a n s t r u k t u r a l s G r u n d l a g e d e r O r g a n l e i s t u n g u n d O r g a n e r k r a n k u n g II.   In Vorbereitung

Die Atmungsorgane. Von G. KÖNN, Freiburg i. Br. — Die Kreislauforgane. Von W. DOERR, Kiel. — Die Niere. Von E. RANDERATH und H. BOHLE, Heidelberg. — Das zentrale und periphere Nervensystem. Von H. NOETZEL, Freiburg i. Br.

IV. B a n d : Der Stoffwechsel. Redigiert von E. **Letterer.** In 2 Teilen
1. Teil: D e r S t o f f w e c h s e l I.   In Vorbereitung

(Handbuch der Allgemeinen Pathologie)
Die Chemie des Eiweißstoffwechsels. Von CH. WUNDERLY, Zürich. — Die Pathologie des Eiweißstoffwechsels. Von E. LETTERER und G. SCHNEIDER, Tübingen. — Die Chemie des Fett- und Lipoidstoffwechsels. Von E. KLENK, Köln. — Die Pathologie des Fett- und Lipoidstoffwechsels. Von E. LETTERER, Tübingen, und W. EGER, Göttingen. — Die Biochemie des Kohlenhydratstoffwechsels. Von E. FRANK †, Istanbul. — Die Pathologie des Kohlenhydratstoffwechsels. Von W. EGER, Göttingen. — Die Physiologie des Mineralstoffwechsels. Von E. SCHÜTTE, Berlin. — Die Pathologie des Mineralstoffwechsels. Von W. EGER, Göttingen. — Die Physiologie und Pathologie des Wasserstoffwechsels. Von E. SCHÜTTE, Berlin.

2. Teil: Der Stoffwechsel II. Mit 177 Abbildungen. XII, 861 Seiten Gr.-8°. 1957.   Ganzleinen DM 198,—
                                        Subskriptionspreis Ganzleinen DM 158,40

Inhaltsübersicht: Funktion und Stoffwechsel der Schwermetalle. Von L. HEILMEYER und L. WEISSBECKER, Freiburg i. Br. — Die Pathologie des Stoffwechsels der Schwermetalle. Von W. VOLLAND und W. PRIBILLA, Köln. — Biochemie und Funktion des Hämoglobins und verwandter Stoffe. Von W. STICH, München. — Pathologie des Hämoglobins und verwandter Stoffe. Von K. PLÖTNER und K. BETKE, Freiburg i. Br. — Die Biochemie des intermediären Stoffwechsels. Von K. LANG, Mainz. — Allgemeine Physiologie der Zell- und Gewebsatmung. Von E. OPITZ † und D. LÜBBERS, Kiel. — Der Gesamtorganismus im Sauerstoffmangel. Von J. PICHOTKA, Freiburg i. Br. — Die Pathologie der cellulären und geweblichen Oxydationen. Die Hypoxydosen. Von F. BÜCHNER, Freiburg i. Br. — Elektrobiologie des Stoffwechsels. Von H. SCHAEFER, Heidelberg. — Nachträge von F. WÖHLER, Freiburg i. Br., zum Beitrag Heilmeyer und Weißbecker, „Funktion und Stoffwechsel der Schwermetalle". — Jeder Beitrag enthält ein Literaturverzeichnis. — Namen- und Sachverzeichnis.

V. Band: **Hilfsmechanismen des Stoffwechsels.** Redigiert von E. **Letterer.** In 2 Teilen.
1. Teil: Hilfsmechanismen des Stoffwechsels I.
                                                          In Vorbereitung

Inhaltsübersicht: The normal physiology of the digestive system. By J. E. THOMAS, Loma Linda, and H. F. FRIEDMAN, Philadelphia (USA). — Die Pathologie der Verdauung und Resorption. Von E. JECKELN, Lübeck. — Die parenterale Verdauung. Von H. HEINLEIN, Köln. — Der Stofftransport. Von H.-H. BENNHOLD und H. OTT, Tübingen. — Die Physiologie der Atmung. Von U.-C. LUFT, Albuquerque, New Mexico (USA). — Die Atmungsregulation. Von W. SCHOEDEL, Göttingen. — Die pathologische Physiologie der Atmung. Von H.-W. KNIPPING und W. BOLT, Köln. — Die äußere Atmung. Von W. GIESE, Münster. — Die Physiologie des Kreislaufs. Von F. GROSSE-BROCKHOFF, Düsseldorf und W. SCHOEDEL, Göttingen. — Die Pathologie des Kreislaufs. Von F. BÜCHNER, Freiburg i. Br.

2. Teil: Hilfsmechanismen des Stoffwechsels II. Mit 164 zum Teil farbigen Abbildungen. XI, 689 Seiten Gr.-8°. 1959.
                                              Ganzleinen DM 178,—
                                        Subskriptionspreis Ganzleinen DM 142,40

Inhaltsübersicht: Funktionelle Orthologie und Pathologie der Nierenausscheidung. Von H. SARRE, Freiburg i. Br. und J. GAYER, Marburg/Lahn. — Die Pathomorphologie der Nierenausscheidung. Von E. RANDERATH und A. BOHLE, Heidelberg. — Die funktionelle Orthologie der Lebersekretion. Von E. GROGG und H. STAUB, Basel. —

(Handbuch der Allgemeinen Pathologie)
Funktionelle Orthologie der Gallenblase und der Gallenwege. Von E. GROGG und H. STAUB, Basel. — Funktionelle Orthologie der Colonsekretion. Von E. GROGG und H. STAUB, Basel. — Die Pathologie der Leberausscheidung. Von H. A. KÜHN, Lübeck. — Die Pathologie der Ausscheidung des Colon. Von H. A. KÜHN, Lübeck. — Die Orthologie und Pathologie der Ausscheidung durch die Lunge. Von A. GOEBEL, Köln-Lindenthal. — Orthologie und Pathologie der Ausscheidung der Haut. Von A. MARCHIONINI und H. W. SPIER, München. — Jeder Beitrag enthält ein Literaturverzeichnis. — Namen- und Sachverzeichnis.

VI. B a n d : **Entwicklung, Wachstum, Geschwülste.** Redigiert von F. **Büchner.** In 3 Teilen.

1. Teil: E n t w i c k l u n g , W a c h s t u m I. Mit 233 Abbildungen. X, 542 Seiten Gr.-8°. 1955.

Ganzleinen DM 122,50

Subskriptionspreis Ganzleinen DM 98,—

I n h a l t s ü b e r s i c h t : Die embryonale Entwicklung. Entwicklungsphysiologie und experimentelle Teratologie. Von F. E. LEHMANN, Bern. — Allgemeine Teratologie mit besonderer Berücksichtigung der Verhältnisse beim Menschen. Von A. WERTHEMANN, Basel. — Biologie des Wachstums. Von J. W. HARMS, Marburg/Lahn. — Quantitative Biologie und Morphologie des Wachstums einschließlich Hypertrophie und Riesenzellen. Von A. J. LINZBACH, Berlin (jetzt Marburg/Lahn). — Biochemie des Wachstums und der Differenzierung. Von F. DUSPIVA, Heidelberg. — Regenerationen bei Pflanzen. Von E. BÜNNING, Tübingen. — Die Regeneration in der Zoologie. Von M. LÜSCHER, Bern. — Die physiologische Regeneration. Von W. MASSHOFF, Tübingen. — Jeder Beitrag enthält ein Literaturverzeichnis. — Namen- und Sachverzeichnis.

2. Teil: E n t w i c k l u n g , W a c h s t u m II. In Vorbereitung

Pathologische Regeneration, Wundheilung, Organisation. Von W. MASSHOFF, Stuttgart. — Blutersatz. Von W. MASSHOFF, Stuttgart. — Die Transplantationen. Von W. SCHULZE, Kaiserslautern. — Die allgemeine Morphologie des Alterns. Von S. SCHEIDEGGER, Basel. — Die physikalische Biochemie und Chemie des Alterns. Von A. BUTENANDT, München.

3. Teil: G e s c h w ü l s t e . Mit 98 Abbildungen. VII, 493 Seiten Gr.-8°. 1956.

Ganzleinen DM 120,—

Subskriptionspreis Ganzleinen DM 96,—

I n h a l t s ü b e r s i c h t : Allgemeine Systematik der Geschwülste. Von A. v. ALBERTINI, Zürich. — Die Morphologie der Tumoren. Von H. HAMPERL, Bonn. — Die Biochemie der Geschwülste. Von A. BUTENANDT und H. DANNENBERG, München. — Die experimentelle Geschwulstforschung. Von G. DOMAGK, Wuppertal-Elberfeld. — Die Ätiologie der Geschwülste. Von W. FISCHER, Jena. — Nachtrag. Von E. GRUNDMANN, Freiburg i. Br. — Jeder Beitrag enthält ein Literaturverzeichnis. — Namen- und Sachverzeichnis.

VII. B a n d : **Reaktionen.** Redigiert von F. **Roulet.** In 2 Teilen.

1. Teil: E n t z ü n d u n g u n d I m m u n i t ä t . Mit 164 Abbildungen. X, 742 Seiten Gr.-8°. 1956.

Ganzleinen DM 188,—

Subskriptionspreis Ganzleinen DM 150,40

I n h a l t s ü b e r s i c h t : Die Entzündung. Von W. E. EHRICH, Philadelphia. — Die infektiösen „spezifischen" Granulome. Von F. ROULET, Basel. — Die allergisch-hyperergische Entzündung. Von E. LETTERER, Tübingen. — Resistenz und Immunität. Von R. BIELING, Wien. — Jeder Beitrag enthält ein Literaturverzeichnis. — Namen- und Sachverzeichnis.

(Handbuch der Allgemeinen Pathologie)

2. Teil: A l l e r g i e. In Vorbereitung

Morphologische Grundlagen der Allergie. Von E. LETTERER, Tübingen. — The immuno-chemical basis of allergy and immunity. By EDWARD E. FISCHEL, New York, USA. — Die Biochemie der Allergene und der Allergie. Von O. WESTPHAL, Freiburg i. Br., und F. SCHEIFFARTH, Erlangen.

VIII. B a n d : **Regulationen.** Redigiert von F. **Büchner.** In 2 Teilen.

1. Teil: I n k r e t o r i s c h e R e g u l a t i o n e n. In Vorbereitung

Die Physiologie und Biochemie der inkretorischen Regulationen. Von J. KÜHNAU, Hamburg. — Die funktionelle Morphologie der inkretorischen Regulationen. Von W. BARG-MANN, Kiel. — Die morphologische Pathologie der inkretorischen Regulationen. Von E. UEHLINGER und R. SIEBENMANN, Zürich.

2. Teil: N e u r o v e g e t a t i v e R e g u l a t i o n e n. In Vorbereitung

Die spezielle Physiologie der neurovegetativen Regulationen. Von S. BÜRGI, Bern. — Die pathologische Morphologie der neurovegetativen Regulationen. Von E. HERZOG, Concepción. — Allgemeine Physiologie der neurovegetativen Regulationen. Von R. JUNG, Freiburg i. Br. — Allgemeine Morphologie der neurovegetativen Regulationen. Von A. HOPF, Gießen.

IX. B a n d : **Erbgefüge.** Redigiert von E. **Letterer.** In Vorbereitung

Die Cytologie der Vererbung. Von H. LAVEN, Tübingen. — Chemie der Gene und der Genwirkung. Von H. FRIEDRICH-FREKSA und F. KAUDEWITZ, Tübingen. — Allgemeine Biologie und Pathologie der Vererbung. Von H. NACHTSHEIM und F. VOGEL, Berlin.

X. B a n d : **Umwelt I.** Redigiert von F. **Roulet.** In 2 Teilen.

1. Teil: S t r a h l u n g u n d W e t t e r. Mit 283 Abbildungen. IX, 434 Seiten

Gr.-8°. 1960. Ganzleinen DM 180,—

Subskriptionspreis Ganzleinen DM 144,—

I n h a l t s ü b e r s i c h t : Allgemeine Strahlenbiologie. Von H. FRITZ-NIGGLI, Zürich. — Radio-Histologie und Radio-Histopathologie. Von H. U. ZOLLINGER, St. Gallen. — Biologie und Pathologie des sichtbaren Lichtes, des Ultravioletts und des Infrarots. Von G. MIESCHER, Zürich. — Die durch elektrischen Strom bedingten Veränderungen am menschlichen Körper. Von F. SCHWARZ, Zürich. — Wetter, Jahreszeit und Klima als pathogenetische Faktoren. Von B. DE RUDDER, Frankfurt a. M. — Jeder Beitrag enthält ein Literaturverzeichnis. — Namen- und Sachverzeichnis.

2. Teil: W a s s e r, L u f t d r u c k, · T e m p e r a t u r, G i f t e.

In Vorbereitung

Physiologie und Pathologie des Wassers als Umweltfaktor. Von G. LIEBEGOTT, Wuppertal. — Normale und pathologische Physiologie des Luftdrucks. Von J. PICHOTKA, Berlin. — Pathologie des Luftdrucks. Von· J. PICHOTKA, Berlin. — Normale und pathologische Physiologie von Kälte- und Wärmeeinwirkung. Von J. PICHOTKA, Berlin und W. ROT-TER, Gießen. — Pathologie von Kälte- und Wärmeeinwirkung. Von W. ROTTER, Gießen. — Allgemeine Biologie und Morphologie der Giftwirkungen. Von W. SCHMID und M. SIESS, Marburg/Lahn.

XI. B a n d : **Umwelt II.** Redigiert von F. **Roulet.** In 2 Teilen.

1. Teil: E r n ä h r u n g. In Vorbereitung

Die Grundstoffe der Nahrung. Von H. GLATZEL, Dortmund. — Die Pathologie des Nahrungsmangels. Von W. GIESE, Münster/Westf. — Die Physiologie der Vitamine.

(Handbuch der Allgemeinen Pathologie)
Von K. Lang, Mainz. — Die Pathologie der Avitaminosen. Von E. Uehlinger, Zürich,
A. Studer und G. Zbinden, z. Z. Nutley, N. Y., USA.

2. Teil: B e l e b t e U m w e l t f a k t o r e n.   In Vorbereitung
Symbiose und Parasitismus. Von G. Piekarski, Bonn. — Morphologie und pathologische
Physiologie der Infektionskrankheiten. Von H. Heinlein, Köln. — Protozoen als
Krankheitserreger. Von E. G. Nauck, Hamburg. — Bakterien und Spirochäten als
Krankheitserreger. Von R. E. Bader und Jacherts, Tübingen. — Rickettsien als Krank-
heitserreger. Von E. G. Nauck, Hamburg. — Viren als Krankheitserreger. Von S. Schei-
degger, Basel, G. Poetschke und E. Kovács, München. — Metazoen als Krankheits-
erreger. Von J. Vogel, Hamburg.

XII. B a n d : Leib und Seele. Redigiert von F. Büchner.   In Vorbereitung
Die physiologische Seite des Problems der Psychosomatik. Von U. Ebbecke, Bonn. —
Die klinische Seite des Problems der Psychosomatik. Von Th. v. Uexküll, Gießen. —
Das Problem der Psychosomatik vom Standpunkt der Neuropathologie. Von K. Kleist,
Frankfurt/Main. — Die Problematik der Konstitution. Von W. Selberg, Hamburg. —
Somatische Konstitution und Psyche. Von E. Kretschmer, Tübingen.

Köhn, Privatdozent Dr. Kurt, Pathologisches Institut der Freien Universität Berlin im Städt. Krankenhaus Westend, Berlin-Charlottenburg

Der primäre Leberkrebs
Mit 20 Abbildungen und 3 Kurven. IV, 85 Seiten Gr.-8°. 1955.
Steif geheftet DM 15,60

Vierter Internationaler Kongreß für Elektronenmikroskopie
Siehe Seite 10

Ostertag, Professor Dr. med. Berthold, Tübingen

Die Sektion des Gehirns und Rückenmarks und ihrer Hüllen
Z w e i t e Auflage. Mit 17 Abbildungen. V, 47 Seiten 8°. 1949.   DM 6,60

Pathologie und Klinik in Einzeldarstellungen
Herausgegeben von L. Aschoff, H. Elias, H. Eppinger, C. Sternberg, K. F.
Wenckebach.
Ab Band VIII herausgegeben von R. Hegglin, Zürich, F. Leuthardt, Zürich,
R. Schoen, Göttingen, H. Schwiegk, München, H. U. Zollinger, St. Gallen.
V. B a n d : Maß und Zahl in der Pathologie. Von R. Rössle und F. Roulet.
Mit 27 Abbildungen. VII, 144 Seiten Gr.-8°. 1932.   DM 16,—
VII. B a n d : Der endemische Kretinismus. Von F. de Quervain und C. Wegelin.
Mit 120 Abbildungen. VII, 206 Seiten Gr.-8°. 1936.   DM 24,—
VIII. B a n d : Klinik der subakuten bakteriellen Endocarditis (Endocarditis
lenta). Von F. Schaub. Mit 8 Abbildungen. IX, 207 Seiten Gr.-8°. 1960.
Ganzleinen DM 49,60

(Pathologie und Klinik in Einzeldarstellungen)

Inhaltsübersicht: Einleitung. Historisches. Definition, Klassifikation und Nomenklatur. Häufigkeit und Vorkommen. Ätiologie. I. Erreger der subakuten bakteriellen Endocarditis. II. Erregernachweis. III. Resistenzprobleme. IV. Abakteriämische Formen der Endocarditis lenta. Pathogenese. I. Herkunft der Erreger. II. Prädisponierende Faktoren. III. Mechanismus der Klappeninfektion. Pathologische Anatomie. I. Herz. II. Gefäße. III. Nieren. IV. Andere Befunde. Klinik. I. Anamnese, Krankheitsbeginn. II. Das klinische Bild. III. Laborbefunde. IV. Besondere Verlaufsformen. V. Rezidive. VI. Diagnose und Differentialdiagnose. Behandlung. I. Behandlungsprinzipien. II. Theoretische Voraussetzungen der antibiotischen Therapie. III. Resistenzbestimmungen. IV. Eigene Behandlungsergebnisse. V. Allgemeine Richtlinien zur Wahl und Dosierung der einzelnen Antibiotica. VI. Die klinische Reaktion auf die Antibiotica. VII. Behandlungsprogramm für die häufigeren Typen der subakuten bakteriellen Endocarditis. VIII. Prophylaxe. IX. Chirurgische Behandlung. X. Glucocorticoide. XI. Allgemeine und symptomatische Therapie. Prognose. I. Allgemeine Prognose. II. Todesursachen. III. Verlauf bei den geheilten Patienten. IV. Prognostische Beurteilung. V. Zustand der geheilten Patienten. Schlußbetrachtungen. Literatur. — Namen- und Sachverzeichnis.

IX. B a n d : **Embryopathien.** Von G. **Töndury.** In Vorbereitung

Pathologie der Laboratoriumstiere

Herausgegeben von Professor Dr. P. **Cohrs,** Hannover, Professor Dr. R. **Jaffé,** Caracas (Venezuela), und Professor Dr. H. **Meessen,** Düsseldorf. In zwei Bänden, die nur zusammen abgegeben werden.

1. Band: Mit 356 zum Teil farbigen Abbildungen. XX, 799 Seiten Gr.-8°. 1958.

2. Band: Mit 256 zum Teil farbigen Abbildungen. XVI, 803 Seiten Gr.-8°. 1958.

Ganzleinen DM 298,—

Aus den Besprechungen: „Es gibt heute auf dem gesamten Gebiet der Naturwissenschaften kaum eine Disziplin, die in ihren Forschungsaufgaben und experimentellen Studien das Versuchstier entbehren könnte. Jeder, der auf diesem Sektor arbeitet, weiß, welchen Zufälligkeiten er ausgesetzt ist und welche Schwierigkeiten in der Deutung der Versuchsergebnisse auftreten, wenn bei seinen Versuchstieren spontane Krankheitsfälle oder Erkrankungen seuchenhaften Charakters vorkommen.

Es ist daher ein großes Verdienst der Herren Jaffé, Cohrs und Meessen, in dem zweibändigen Handbuch „Pathologie der Laboratoriumstiere" ein Werk geschaffen zu haben, das den Experimentator bei seinen Arbeiten beraten und leiten kann ... Das in vorzüglicher Ausstattung vom Springer-Verlag herausgebrachte Werk kann allen auf tierexperimentellem Gebiet tätigen Forschern wärmstens empfohlen werden, ganz besonders aber ist es für jedes Laboratorium, das sich mit diagnostischen oder sonst irgendwie anfallenden Routineuntersuchungen zu beschäftigen hat, insofern dabei Tierversuche durchzuführen sind, geradezu unentbehrlich."

Professor Sedlmeier, München, in Münchener Medizinische Wochenschrift

Pathologie, Diagnostik und Therapie der Leberkrankheiten

Siehe Seite 113

Reimer, L.

Elektronenmikroskopische Untersuchungs- und Präparationsmethoden

Siehe Seite 268

Richterich, R.
Enzymopathologie   Siehe Seite 37

Rössle, Professor Dr. Robert, Direktor des Pathologischen Instituts der Universität Berlin

Sektionstechnik

S i e b e n t e Auflage. Mit 7 Abbildungen. III, 51 Seiten 8°. 1949. DM 2,70

Schulz, Dr. Heribert, Assistent am Pathologischen Institut der Medizinischen Akademie in Düsseldorf

Die submikroskopische Anatomie und Pathologie der Lunge — The Submicroscopic Anatomy and Pathology of the Lung

In zweisprachiger Ausgabe. Englische Übersetzung von Dr. F. Dallenbach. Mit 95 Abbildungen in 205 Einzeldarstellungen. IX, 199 Seiten 4°. 1959.
Ganzleinen DM 178,—

I n h a l t s ü b e r s i c h t : A. Material und Methode. B. Die submikroskopische Anatomie der Lunge. Die Lungenalveole. Die vergleichende submikroskopische Anatomie der Lungen und des Blut-Luft-Weges. Die Lungengefäße. Das Lungengerüst. Die Tracheal- und Bronchialschleimhaut. Die embryonale Lunge. C. Die submikroskopische Pathologie der Lunge. Die Pathologie der Mitochondrien. Die Pathologie der Cytosomen in den Alveolarmakrophagen der Lunge. Das experimentelle Lungenödem. Die pulmonalen hyalinen Membranen. Die plasmacelluläre und eosinophile Entzündung des Alveolarseptums. Die leukocytäre Alveolitis. Die Lunge bei extrakorporalem Kreislauf. Thrombocyten und Thrombose. Die Lunge bei Mitralstenose. Die Ultrastruktur der nichtdurchströmten Lungencapillare. Die Lunge im Winterschlaf. Die Atelektase der Lunge. Die experimentelle akute Überblähung der Lunge. Transport und Ablagerung von Schwermetallen sowie von Tusche in der Lunge. Die Ablagerung von Ferritin und Hämosiderin in Alveolarmakrophagen. Die Pneumokoniosen. Die Ultrastruktur der Pneumocystis Carinii. Die Lungentuberkulose. Die Ultrastruktur und Entwicklung von lungenpathogenen Viren. — Literaturverzeichnis. Namenverzeichnis. Sachverzeichnis.

C o n t e n t s : A. Material and Methods. B. The Submicroscopic Anatomy of the Lung. The Pulmonary Alveolus. The Comparative Submicroscopic Anatomy of the Lung and of the Blood-Air-Pathway. The Pulmonary Vessels. The Pulmonary Stroma. The Tracheal and Bronchial Mucous Epithelium. The Embryonal Lung. C. The Submicroscopic Pathology of the Lung. The Pathology of the Mitochondria. The Pathology of the Cytosomes in the Alveolar Macrophages of the Lung. The Experimental Lung Edema. The Pulmonary Hyaline Membranes. Inflammatory Infiltrates of the Alveolar Septum by Plasma Cells and Eosinophilic Leucocytes. The Polymorphonuclear Leucocytic Alveolitis. The Lung during Extra-corporeal Circulation. Thrombocytes and Thrombosis. The Lung in Mitral Stenosis. The Ultrastructure of the Non-perfused Resting Pulmonary Capillary. The Lung during Hibernation. Atelectasis of the Lung. Experimental Acute Hyperinflation of the Lung. Transport and Deposition of Heavy Metals and India Ink in the Lung. The Deposition of Ferritin and Hemosiderin in Alveolar Macrophages. The Pneumoconioses. The Ultrastructure of the Pneumocystis Carinii. Pulmonary Tuberculosis. The Ultrastructure and Development of Pathogenic Viruses of the Lung. — Bibliography. Author Index. Subject Index.

Schwartz, Professor Dr. Philipp, Direktor des Instituts für Pathologische Anatomie und Allgemeine Pathologie der Universität Istanbul

Entzündung, Entzündungsbereitschaft und Immunität
Eine morphologisch-pathogenetische Studie

Mit 21 Textabbildungen. VI, 142 Seiten Gr.-8°. 1953. (Acta Neurovegetativa / Supplementum III.) (W)   DM 22,—

       Vorzugspreis für Abonnenten der „Acta Neurovegetativa" DM 19,80

Schwartz, Ph.

Arbeiten (Mitteilungen) aus dem Pathologischen Institut der Universität Istanbul. (Folia Pathologica.) (W)   Siehe „Arbeiten" Seite 42

Sitzungsberichte der Heidelberger Akademie der Wissenschaften
Mathematisch-naturwissenschaftliche Klasse

Jahrgang 1949.
7. Abhandlung: **Pathologische Anatomie der Glykolvergiftung und des Alloxandiabetes.** Von W. D o e r r. Mit 18 Textabbildungen. 112 Seiten Gr.-8°. 1949.
                                                                    DM 9,80

Jahrgang 1956.
3. Abhandlung: **Über den alternsbedingten Formwandel elastischer und muskulärer Arterien.** Von G. H i e r o n y m i. Mit 68 Textabbildungen. 134 Seiten Gr.-8°. 1956.   DM 23,—

Virchows Archiv für pathologische Anatomie und Physiologie und für klinische Medizin.   Siehe Seite 287

Frankfurter Zeitschrift für Pathologie. (B)   Siehe Seite 288

Zeitschrift für Krebsforschung. (B)   Siehe Seite 288

Naunyn-Schmiedebergs Archiv für experimentelle Pathologie und Pharmakologie.   Siehe Seite 289

Berichte über die allgemeine und spezielle Pathologie.   Siehe Seite 288

Zeitschrift für die gesamte experimentelle Medizin.   Siehe Seite 290

Acta Neurovegetativa. (W)   Siehe Seite 296

Hygiene / Bakteriologie / Serologie / Allergie Infektionskrankheiten / Tropenkrankheiten

Abhandlungen aus dem Bundesgesundheitsamt

Heft 1: Zur Grippe-Pandemie 1957. Referate und Diskussionen auf einer Sachverständigen-Tagung am 25. und 26. 11. 1957 in Berlin. Mit 22 Abbildungen und 13 Tabellen. IV, 49 Seiten Gr.-8°. 1958. Steif geheftet DM 9,60

Inhaltsübersicht: Einleitung. I. Klinik. Zur Klinik der Influenzaerkrankungen 1957. Von F. O. HÖRING. — II. Kulturelle und serologische Diagnostik bei Influenza A/Asia/57. Anzüchtungen aus Krankenmaterial. Von E. EGGERT. Anzüchtung von Influenzavirusstämmen im Robert Koch-Institut 1957. Von G. HENNEBERG. — Bewertung der Komplementbindungsreaktion und Auswahl der Antigene. Von A. KOEHN. — Die serologische Diagnostik mit Hilfe des Haemagglutinationshemmtestes (visuelle Ablesung). Von G. HENNEBERG. — Photometrische Untersuchungen zur Haemagglutination des Virus A/Asia/57. Von J. DRESCHER. — III. Epidemiologie. Epidemiologie der Influenza 1957 in Mitteleuropa. Von H. RAETTIG. — IV. Influenzaimpfstoffe und Schutzimpfungen. Impfstoffe und Impfungen. Von G. HENNEBERG. — Über A/Asia/57-γ-Aluminiumoxyd-Impfstoffe. Von J. DRESCHER. — Diskussionen zu einzelnen Beiträgen.

Heft 2: Gutachten des Bundesgesundheitsamtes über die Durchführung des Impfgesetzes unter Berücksichtigung der bisherigen Erfahrungen und neuer wissenschaftlicher Erkenntnisse. Mit 6 Abbildungen und 20 Tabellen. VIII, 171 Seiten Gr.-8°. 1959. Steif geheftet DM 27,—

Inhaltsübersicht: I. Vorgeschichte des Reichsimpfgesetzes vom 8. April 1874. Ergebnisse des Impfgesetzes. Verbreitung der Pocken. — II. Impfschäden. Organisation und Durchführung der Pockenschutzimpfung. Pocken-Impfstoffe. Berichterstattung. — III. Zusammenfassung. Literatur. — Anhang 1: 1. Gesetze über die Pockenschutzimpfung und ihre Durchführung in den europäischen und außereuropäischen Staaten sowie Angaben über das Vorkommen der Pocken seit 1948. 2. Übersicht über das Vorkommen der postvakzinalen Enzephalomyelitis (pvE) in den europäischen und außereuropäischen Staaten. Literatur. — Anhang 2: 1. Entwurf einer Neufassung der VO des RMdI zur Ausführung des Impfgesetzes vom 22. Januar 1940 (Reichsgesetzbl. I, S. 214). 2. Entwurf einer Neufassung des Runderlasses des RMdI zur Durchführung des Impfgesetzes vom 19. April 1940 (RMBliV S. 835). — Anhang 3: Entschädigungsregelungen der Länder bei Impfschäden.

Heft 3: Zweites Gutachten über den Stand der Schutzimpfung gegen die spinale Kinderlähmung. Erstattet vom Bundesgesundheitsamt nach dem Stand vom 31. März 1958. Mit 18 Abbildungen und 10 Tabellen. IV, 164 Seiten Gr.-8°. 1959. Steif geheftet DM 26,60

Inhaltsübersicht: Hauptgutachten. Wissenschaftliche Abhandlungen. Herstellung von inaktivierten Poliomyelitis-Impfstoffen. Prüfung von inaktivierten Poliomyelitis-Impfstoffen auf Unschädlichkeit und Wirksamkeit. Die praktische Anwendung von inaktivierten Poliomyelitis-Impfstoffen und deren Ergebnisse.

Fünfte Österreichische Ärztetagung

Salzburg, 6.—8. September 1951. (W)

Siehe Seite 88

Böhmig, R., und P. Klein

Pathologie und Bakteriologie der Endokarditis

Siehe Seite 89

Brumpt, E., und M. Neveu-Lemaire

Praktischer Leitfaden der Parasitologie des Menschen

Für Biologen, Ärzte, Tropenhygieniker und Studierende. Z w e i t e Auflage.
Übersetzt und bearbeitet nach der vierten französischen Auflage von Dozent
Dr. A l b e r t E r h a r d t , Lehrbeauftragter für Parasitologie und Angewandte
Zoologie an der Universität Münster i. W., Leiter der Parasitologischen Ab-
teilung der Asta-Werke A.-G., Chem. Fabrik, Brackwede i. W. Mit 234 Ab-
bildungen. X, 326 Seiten Gr.-8°. 1951.   Ganzleinen DM 27,—

Ehrlich, P.

Gesammelte Arbeiten

Siehe Seite 23

Ergebnisse der Hygiene, Bakteriologie, Immunitätsforschung und experimentellen Therapie

Fortsetzung des Jahresberichtes über die Ergebnisse der Immunitätsforschung.
Begründet von Professor Dr. med. Wolfgang Weichardt †. Herausgegeben von
Professor Dr. E. G. **Nauck**, Hamburg, und Professor Dr. H. **Schlossberger**,
Frankfurt a. M.

S e c h s u n d z w a n z i g s t e r B a n d. Mit 45 Abbildungen und einem Porträt. VI, 393 Seiten Gr.-8°. 1949.   DM 68,—

I n h a l t s ü b e r s i c h t : Wolfgang Weichardt †. Von R. DOERR, Basel, und H. SCHLOSS-
BERGER, Frankfurt a. M. — Dichlordiphenyltrichloraethan als Insektizid und seine Bedeutung für die Human- und Veterinärhygiene. Von P. MÜLLER, R. DOMENJOZ, R. WIES-
MANN und A. BUXTORF, Basel. — Das serologische und biologische Verhalten der für den
Menschen pathogenen Streptokokken. Von G.-B. ROEMER, Düsseldorf. — Bacterium
bifidum und seine Bedeutung. Von K. BOVENTER, Düsseldorf. — Die Typhus-Paraty-
phus-Enteritis-Gruppe. (Die Salmonella-Gruppe). Von R.-E. BADER, Heidelberg. —
Zum Problem des Bakterienzellkerns. Von G. PIEKARSKI, Bonn. — Namen- und Sachverzeichnis.

S i e b e n u n d z w a n z i g s t e r B a n d. Mit 71 Abbildungen. III, 605 Seiten
Gr.-8°. 1952.   DM 108,—

I n h a l t s ü b e r s i c h t : Die Toxoplasmose. Von J. WINSSER, Cincinnati/Ohio (USA).
— Zur Epidemiologie der Ruhr in Deutschland. Von W. DONLE, München. — Cellulose-
Abbau durch Bakterien. Von H. OSTERTAG, Hamburg. — Die Leptospiren unter be-
sonderer Berücksichtigung ihrer antigenen Eigenschaften. Von E. WIESMANN, St. Gallen.

(Ergebnisse der Hygiene, Bakteriologie, Immunitätsforschung und experimentellen Therapie)
— Der moderne Stand der biologischen und chemotherapeutischen Malariaforschung. Von L. MUDROW-REICHENOW, Wuppertal-Elberfeld. — Die Viren der Coxsackie-Gruppe. Von O. VIVELL und R. GÄDEKE, Freiburg i. Br. — Namen- und Sachverzeichnis.

Achtundzwanzigster Band. Mit 25 Abbildungen. III, 481 Seiten (davon 25 Seiten in englischer Sprache) Gr.-8°. 1954.   DM 88,—

Inhaltsübersicht: Die Meningokokkeninfektionen. Von W. GOETERS, Norderney. — Die Haemagglutinationsreaktion nach Middlebrook und Dubos (Ein kurzer Überblick). Von H. BRODHAGE, Luzern. — Über die Promunität (Depressionsimmunität). Von H. BRANDIS, Frankfurt a. M. — Über die Natur des unvollständigen Antikörpers und seine immunbiologische und klinische Bedeutung. Von W. SPIELMANN, Frankfurt a. M. — Deutung und weitere Entwicklung der Haemagglutination nach Thomsen. Von F. H. CASELITZ, Hamburg. — Serologische Grundlagen der Rh-Forschung. Von A. W. SCHWENZER, Frankfurt a. M. — The Protein Molecule as a Multicatalytic Entity. By M. G. SEVAG, Philadelphia. — Namen- und Sachverzeichnis.

Neunundzwanzigster Band. Mit 91 Abbildungen. III, 736 Seiten Gr.-8°. 1955.   DM 134,—

Inhaltsübersicht: Zum gegenwärtigen Stand der Mumpsforschung. Von H. LIPPELT und F. MÜLLER, Hamburg. — Studien über den Bacillus mesentericus. Von W. BOESE, Moers. — Die Transfusionsstörung. Von P. DAHR, Göttingen. — Zur älteren Geschichte der Recurrens im europäischen Raum. Von E. MARTINI, Hamburg. — Bakteriologische Studien über die Resistenz des Mycobacterium tuberculosis gegen Streptomycin und andere Tuberculostatica. Von F.-J. POTHMANN, Düsseldorf. — Serologische, biochemische und biologische Untersuchungen an Stämmen aus boviner Colimastitis mit spezieller Berücksichtigung der Coli-Säuglingsenteritis. Von H. FEY, Zürich. — Die Variationen S/R und O/o insbesondere bei gramnegativen Darmbakterien (zur Variabilität, Differenzierung, Chemie, Toxikologie und Immunologie der Formtypen.) Von E. KRÖGER, Göttingen. — Zum Problem der Luftdesinfektion unter besonderer Berücksichtigung neuerer physikalischer und chemischer Verfahren. Von L. GRÜN, Düsseldorf. — Namen- und Sachverzeichnis.

Ergebnisse der Mikrobiologie, Immunitätsforschung und experimentellen Therapie

Fortsetzung der Ergebnisse der Hygiene, Bakteriologie, Immunitätsforschung und experimentellen Therapie. Herausgegeben von W. **Kikuth**, Düsseldorf, K. F. **Meyer**, San Francisco, E. G. **Nauck**, Hamburg, A. M. **Pappenheimer** jr., Cambridge/Mass., J. **Tomcsik**, Basel.

Dreißigster Band. Mit 63 Abbildungen. III, 343 Seiten (davon 95 Seiten in englischer und 63 Seiten in französischer Sprache) Gr.-8°. 1957.   DM 68,—

Inhaltsübersicht: Multicellularity in Bacteria. By K. A. BISSET, Birmingham. — Bacterial Flagella and Motility. By A. PIJPER, Pretoria. — Die Anwendung von Phagen in der bakteriologischen Diagnostik mit besonderer Berücksichtigung der Typisierung von Typhus- und Paratyphus B-Bakterien sowie Staphylokokken. Von H. BRANDIS, Frankfurt a. M. — Das Kauffmann-White-Schema (Diagnostisches Salmonella-Antigenschema). Von F. KAUFFMANN, Kopenhagen. — Activités bactériolytiques des microorganismes. Par M. WELSCH, Liège. — Die Bakteriencytologie im Vergleich zum Feinbau höher differenzierter Zellen. Von H. RUSKA, Albany, N. Y. — Die serologische Diagnostik der Viruserkrankungen des Menschen. Von W. HENNESSEN, Düsseldorf. — Literatur zu jedem Beitrag. — Namen- und Sachverzeichnis.

(Ergebnisse der Mikrobiologie, Immunitätsforschung und experimentellen Therapie)

Einunddreißigster Band. Mit 43 Abbildungen. III, 256 Seiten Gr.-8°. 1958. DM 54,—

Inhaltsübersicht: Allgemeine Morphologie menschen- und tierpathogener Virusarten. Von W. SCHÄFER, Tübingen. — Die enzymatische Anpassung bei Mikro-Organismen ohne Veränderung des Erbgutes. Von M. LEINER, Mainz. — Alte und neue Probleme der Staphylokokken. Von L. GRÜN, Düsseldorf. — Die Rückfallfieber. Von H. MOOSER, Zürich. — Literatur zu jedem Beitrag. — Namen- und Sachverzeichnis.

Zweiunddreißigster Band. Mit 26 Abbildungen. IV, 424 Seiten (davon 22 Seiten in englischer und 112 Seiten in französischer Sprache) Gr.-8°. 1959. DM 88,—

Inhaltsübersicht: On the Mechanism Underlying Initiation of Influenza Virus Infection. By A. GOTTSCHALK, Melbourne, Australia. — Das kulturell-biochemische und serologische Verhalten der Cryptococcus-Gruppe. Von H. P. R. SEELIGER, Bonn. — Ätiologie und Epidemiologie der Rickettsiosen des Menschen. Von F. WEYER, Hamburg. — Zur Epidemiologie der Salmonelleninfektion. Von W. FROMME, Witten a. d. Ruhr. — Pasteurella pseudotuberculosis unter besonderer Berücksichtigung ihrer humanmedizinischen Bedeutung. Von W. KNAPP, Tübingen. — L'immunisation active contre le tétanos. Par R.-H. REGAMEY, Berne, Suisse. — Literatur zu jedem Beitrag. — Namen- und Sachverzeichnis.

Dreiunddreißigster Band. Mit 69 Abbildungen. IV, 444 Seiten (davon 79 Seiten in englischer und 48 Seiten in französischer Sprache) Gr.-8°. 1960. DM 98,—

Inhaltsübersicht: Les corynébactérioses anaérobies. Par A. R. PRÉVOT, Paris/France. — Die experimentelle Poliomyelitis und ihre Bedeutung für das Studium der Pathogenese. Von J. D. VERLINDE, Leiden/Holland. — Die L-Phase der Bakterien. Von O. KANDLER und G. KANDLER, Weihenstephan/Obb. — Die Resistenzbildung bei Mikroorganismen. Von G. GILLISSEN und I.-M. GILLISSEN, Mainz. — The Use of Fluorescent Antibody in the Diagnosis and Study of Viral and Rickettsial Infections. By CHIEN LIU, Kansas City, Kansas/USA. — Die Zellstruktur und die Serologie der Leptospiren. Von B. BABUDIERI, Rom/Italien. — Haemophilus Influenzae and its Pathogenicity. By K. ZINNEMANN, Leeds/England. — Neuere Aspekte der Virus-Interferenz. Von J. LINDENMANN, Zürich/Schweiz. — Literatur zu jedem Beitrag. — Namen- und Sachverzeichnis.

Gädeke, Dr. Roland, Dozent der Kinderheilkunde, Freiburg i. Br.

Die inapparente Virusinfektion und ihre Bedeutung für die Klinik

Mit 6 Abbildungen in 36 Einzeldarstellungen. VIII, 158 Seiten Gr.-8°. 1957.
Steif geheftet DM 24,80

Handbuch der sozialen Hygiene und Gesundheitsfürsorge

Herausgegeben von A. **Gottstein,** Berlin, A. **Schlossmann,** Düsseldorf, und L. **Teleky,** Düsseldorf.

I. **Band : Grundlagen und Methoden.** Mit 37 Abbildungen. XII, 512 Seiten Gr.-8°. 1925. Vergriffen

II. **Band : Gewerbehygiene und Gewerbekrankheiten.** Bearbeitet von A. Alexander, E. Beintker, R. Bernstein, H. Betke, A. Bogdan, E. Brezina, H. Bruns,

(Handbuch der sozialen Hygiene)

B. Chajes, R. Cords, A. Czech, M. Epstein, H. Fischer, R. Fischer, G. Frey, H. Gerbis, B. Heymann, G. Hohmann, F. Holtzmann, G. Joachimoglu, R. Kaufmann, E. Koch, F. Koelsch, W. Mager, K. Mendel, A. Neumann, M. Oppenheim, A. Peyser, K. Sannemann, W. Schürmann, B. Sellner, O. Spitta, M. Sternberg, L. Teleky, A. Thiele, H. Zangger. Mit 56 Abbildungen. VIII, 816 Seiten Gr.-8°. 1926.   DM 48,—

III. B a n d : **Wohlfahrtspflege. Tuberkulose. Alkohol. Geschlechtskrankheiten.** Bearbeitet von E. G. Dresel, A. Goetzl, H. Haustein, H. Maier, S. Peller, G. Simon, L. Teleky, R. Volk. Mit 37 Abbildungen. VIII, 794 Seiten Gr.-8°. 1926.   DM 42,—

IV. B a n d : **Gesundheitsfürsorge. Soziale und private Versicherung.** Mit 42 Abbildungen. XII, 874 Seiten Gr.-8°. 1927.   Vergriffen

V. B a n d : **Soziale Physiologie und Pathologie.** Bearbeitet von R. Allers, A. Beythien, A. Czellitzer, A. Gottstein, A. Korff-Petersen, O. Krummacher, F. Lönne, A. Mallwitz, O. Neugebauer, A. Peyser, H. Rautmann, W. Schnell, O. Spitta, E. Stier, C. v. Tyszka, J. Zappert. Mit 77 Abbildungen. X, 807 Seiten Gr.-8°. 1927.   DM 45,—

VI. B a n d : **Krankenhauswesen, Rettungswesen, Bäderwesen usw.** Mit 70 Abbildungen. X, 600 Seiten Gr.-8°. 1927.   Vergriffen

Handbuch der Virusforschung

Herausgegeben von Professor Dr. R. **Doerr,** Basel, und Professor Dr. C. **Hallauer,** Bern. (W)

1. B a n d :

1. H ä l f t e : Mit 71 zum Teil farbigen Abbildungen im Text. XII, 546 Seiten Gr.-8°. 1938.   Vergriffen

2. H ä l f t e : Mit 19 Abbildungen im Text. XVI, 1384 Seiten Gr.-8°. 1939.
                                                                        Vergriffen

2. B a n d (I. E r g ä n z u n g s b a n d) : Mit 62 Abbildungen im Text. VIII, 535 Seiten Gr.-8°. 1944.   Vergriffen

3. B a n d (II. E r g ä n z u n g s b a n d) : 3 Beiträge in deutscher und 5 Beiträge in englischer Sprache. Mit 187 Abbildungen im Text. VIII, 425 Seiten Gr.-8°. 1950.   DM 66,—; Ganzleinen DM 69,—

I n h a l t s ü b e r s i c h t : A. E. FELLER, Cleveland, Ohio: Technic and Application of Roller Tube Cultures. — E. W. FLOSDORF, Forest Grove, Pa.: Technic and Application of Drying of Viruses in the Frozen State. — M. KAISER, Wien, und P. VONWILLER, Rheinau: Die Auflicht- und Dunkelfeldmikroskopie in der Virusforschung. — F. M. BURNET, Melbourne: Variation in Influenza Viruses. — TH. FRANCIS Jr., Ann Arbor, Mich.: Immunity and Vaccination in Influenza. — M. D. EATON, Boston, Mass.: Virus Pneumonia and Pneumonitis Viruses of Man and Animals. — C. HALLAUER, Bern: Die Haemagglutination durch Virusarten (Phaenomen von G. K. HIRST). — H. RUSKA, Berlin-Dahlem: Die Elektronenmikroskopie in der Virusforschung. — Literatur. — Sachverzeichnis.

(Handbuch der Virusforschung)

4. B a n d (III. E r g ä n z u n g s b a n d): 3 Beiträge in deutscher, 6 Beiträge in englischer und 2 Beiträge in französischer Sprache. Begründet von Professor Dr. R. **Doerr**, Basel, und Professor Dr. C. **Hallauer**, Bern. Herausgegeben von Professor Dr. C. **Hallauer**, Bern, und Professor Dr. K. F. **Meyer**, San Francisco. Mit 61 Abbildungen (109 Einzelbildern) im Text. XV, 688 Seiten Gr.-8°. 1958.
Ganzleinen DM 148,—

I n h a l t s v e r z e i c h n i s : Allgemeiner Teil: F. M. BURNET, Melbourne: Genetics of Animal Viruses. — P. FREDERICQ, Liège: Génétique des Bactériophages. — G. H. BERGOLD, Sault Ste. Marie, Ontario: Viruses of Insects. — K. M. SMITH, Cambridge: Arthropods as Vectors and Reservoirs of Phytopathogenic Viruses. — W. C. REEVES, Berkeley, Calif.: Arthropods as Vectors and Reservoirs of Animal Pathogenic Viruses. — W. KLÖNE, Hamburg-Eppendorf: Der Nachweis menschenpathogener Virusarten mittels der Gewebekultur. — Spezieller Teil: P. LÉPINE et P. GOUBE DE LAFOREST, Paris: Les encéphalites saisonnières. — H. RÖHRER und G. PYL †, Insel Riems bei Greifswald: Das Maul-und-Klauenseuche-Virus. — C. W. JUNGEBLUT, New York City: Columbia SK Group of Viruses (Polioencephalomyelitis, Parapoliomyelitis, Encephalomyocarditis). — S. GARD, Stockholm: The Virus of Poliomyelitis. — H. LÖFFLER, Bern: Die Coxsackievirus-Gruppe. — Literatur. — Sachverzeichnis.

Höring, F. O.

Klinische Infektionslehre

Siehe Seite 104

Die Immunitätsforschung

Ergebnisse und Probleme in Einzeldarstellungen. Herausgegeben von Professor Dr. R. **Doerr**, Basel. (W)

I. B a n d : **Antikörper.** 1. Teil: Definition; Zellularer Ursprung; Versuche, antikörperartig wirkende Stoffe in vitro zu erzeugen; Antikörperbildung als Reaktion bestimmter Zellen auf den Antigenreiz; Antikörper als Serumproteine; Der Antikörper, vom Antigen aus betrachtet; Antigen-Antikörperreaktionen in vitro. Von Professor Dr. R. **Doerr**, Basel. Mit 19 Textabbildungen. IX, 259 Seiten Gr.-8°. 1947. DM 33,50

II. B a n d : **Das Komplement.** Von Professor Dr. R. **Doerr**, Basel. Mit 2 Textabbildungen. VI, 74 Seiten Gr.-8°. 1947. DM 10,—

III. B a n d : **Die Antigene.** Von Professor Dr. R. **Doerr**, Basel. Mit 3 Textabbildungen. VII, 375 Seiten Gr.-8°. 1948. DM 47,80

IV. B a n d : **Antikörper.** 2. Teil: Einleitung; Neuere Forschungen über die Entstehung der Immunglobuline; Haemagglutinierende Wirkung der Virusarten; Natürliche Antikörper; Schlußwort. Von Professor Dr. R. **Doerr**, Basel. Mit 12 Textabbildungen. VI, 252 Seiten Gr.-8°. 1949. DM 32,30

V. B a n d : **Die Gewöhnung an nichtantigene Gifte.** Von Professor Dr. K. **Bucher**, Basel, und Professor Dr. R. **Doerr**, Basel. Mit 2 Textabbildungen. VI, 96 Seiten Gr.-8°. 1950. DM 12,60

(Die Immunitätsforschung)

VI. B a n d : **Die Anaphylaxie.** Von Professor Dr. R. **Doerr,** Basel. Mit 6 Textabbildungen. VII, 210 Seiten Gr.-8°. 1950.   DM 30,—

VII. B a n d : **Die Anaphylaxie II.** Immunitätsreaktion und endogene Ver-
giftung. Von Professor Dr. R. **Doerr,** Basel. Mit 6 Textabbildungen. V,
102 Seiten Gr.-8°. 1951.   DM 15,50

VIII. B a n d : **Allergie.** Von Professor Dr. R. **Doerr,** Basel. IX, 214 Seiten
Gr.-8°. 1951.   DM 29,40

Die neuroviralen Infektionen

Herausgegeben von H. **Pette** und E. **Pette,** Hamburg.   In Vorbereitung

Infektionskrankheiten

Siehe Handbuch der inneren Medizin, v i e r t e Auflage, I. Band, Seite 101.

Kämmerer, H., und H. Michel

Allergische Diathese und allergische Erkrankungen

D r i t t e Auflage. (B)   Siehe Seite 109

Kaiser, M.

Pocken und Pockenschutzimpfung (W)   Siehe Seite 239

Klein, Dr. med. Paul, Dozent für Hygiene und Mikrobiologie an der Medizinischen Akademie Düsseldorf

Bakteriologische Grundlagen der chemotherapeutischen Laboratoriums-praxis

Mit 52 Abbildungen. X, 210 Seiten Gr.-8°. 1957.   Ganzleinen DM 39,60

Klingmüller, V.

Ergebnisse der Lepraforschung seit 1930   Siehe Seite 218

Klöne, Dr. med. Wilhelm, Laboratorium der Stiftung zur Erforschung der spinalen Kinderlähmung, Universitätskrankenhaus Hamburg-Eppen-dorf

Laboratoriumsdiagnose menschlicher Virus- und Rickettsieninfektionen

Ein Leitfaden. Mit 10 Abbildungen. VII, 161 Seiten Gr.-8°. 1953.
                                                       Steif geheftet DM 16,80

Klut-Olszewski

Untersuchung des Wassers an Ort und Stelle

seine Beurteilung und Aufbereitung. Von Dr. rer. nat. Wolf Olszewski †, approbierter Lebensmittel- und Dipl.-Chemiker, Leiter der chemisch-hygienischen Abteilung der Dresdener Wasserwerke. N e u n t e , vermehrte und verbesserte Auflage. Mit 10 Abbildungen. VII, 281 Seiten 8°. 1945.　　　　DM 15,—

Konstitution. Allergische Krankheiten. Krankheiten der Knochen, Gelenke und Muskeln. Krankheiten aus äußeren physikalischen Ursachen. Ernährungskrankheiten. Vitamine und Vitaminkrankheiten

Siehe Handbuch der inneren Medizin, v i e r t e Auflage, VI. Band, Seite 102

Löffler, W., D. L. Moroni und W. Frei

Die Brucellose als Anthropo-Zoonose

(Febris undulans). Siehe Seite 111

Mayer, M.

Exotische Krankheiten

Ein Lehrbuch für die Praxis. Z w e i t e Auflage. Mit 252 zum Teil farbigen Abbildungen und 3 farbigen Tafeln. VII, 368 Seiten Gr.-8°. 1929.　　DM 28,—

Meyer, August F., ehem. Direktor der Chemnitzer Wasserwerke, Oberbaurat a. D. Fritz **Langbein,** ehem. Direktor der Berliner Stadtentwässerung, und Regierungsbaumeister a. D. Hellmuth **Möhle,** Verbandsdirektor des Wupperverbandes

Trinkwasser und Abwasser in Stichwörtern

Mit einem Anhang: Die wichtigsten fremdsprachlichen Fachausdrücke. Mit 152 Abbildungen. IV, 487 Seiten 8°. 1949.　　DM 24,—; Ganzleinen DM 26,—

Piekarski, Dr. Gerhard, apl. Professor der med. Parasitologie und Mikrobiologie, Abteilungsleiter am Hygiene-Institut der Universität Bonn

Lehrbuch der Parasitologie

unter besonderer Berücksichtigung der Parasiten des Menschen. Mit 411 zum Teil farbigen Abbildungen. XII, 760 Seiten Gr.-8°. 1954. Ganzleinen DM 108,—

Rippel-Baldes, A.

Grundriß der Mikrobiologie

D r i t t e Auflage.　　　　Siehe Seite 37

Rodenwaldt, Professor Dr. Ernst, Heidelberg, und Professor Dr. Richard-Ernst **Bader,** Heidelberg

Lehrbuch der Hygiene

Mit 102 zum Teil farbigen Abbildungen. IX, 823 Seiten Gr.-8°. 1951.

Ganzleinen DM 68,70

Rodenwaldt, E.

Pest in Venedig 1575—1577

Siehe Sitzungsberichte Seite 281

Rodenwaldt, E.

Die Gesundheitsgesetzgebung des Magistrato della sanità Venedigs

1486—1550.

Siehe Sitzungsberichte Seite 281

Rost, Dr. Georg Alexander, emer. ord. Professor der Dermatologie, derz. dirig. Arzt der Dermatologischen Klinik am Städt. Krankenhaus Berlin-Spandau, Honorarprofessor an der Freien Universität Berlin

Allergie und Praxis

Eine Einführung in die Allergielehre für Ärzte und Studierende. Mit 16 Abbildungen. VI, 191 Seiten Gr.-8°. 1950.

Steif geheftet DM 15,60

Schramm, Professor Dr. phil. Gerhard, Max-Planck-Institut für Virusforschung, Tübingen

Die Biochemie der Viren

(Organische Chemie in Einzeldarstellungen. Herausgegeben von H e l l m u t B r e d e r e c k und E u g e n M ü l l e r, Band V.) Mit 67 Abbildungen. VIII, 276 Seiten Gr.-8°. 1954.

Ganzleinen DM 36,—

Schürmann, Professor Dr. W., ord. Honorarprofessor an der Universität Münster/Westf.

Repetitorium der Hygiene, Bakteriologie und Serologie

in Frage und Antwort. S i e b e n t e, umgearbeitete und erweiterte Auflage. VII, 237 Seiten 8°. 1949.

DM 9,60

Sierp, Dr. Friedrich, Essen-Stadtwald

Die gewerblichen und industriellen Abwässer

Entstehung, Schädlichkeit, Verwertung, Reinigung und Beseitigung. Z w e i t e, neubearbeitete Auflage. Mit 251 Abbildungen. XI, 660 Seiten Gr.-8°. 1959.

Ganzleinen DM 59,40

Stich, C.

Bakteriologie, Serologie und Sterilisation im Apothekenbetriebe

Siehe Seite 75

E. von Esmarchs Hygienisches Taschenbuch

Ein Ratgeber der praktischen Hygiene für Medizinal- und Verwaltungsbeamte, Ärzte, Techniker, Schulmänner, Architekten und Bauherren. S e c h s t e , vollständig neubearbeitete Auflage. Unter Mitwirkung von H. Kliewe, Mainz, W. Liese, Berlin, B. Schmidt, Frankfurt a. M., F. Schütz, Lübeck, R. Weldert, Berlin, herausgegeben von Dr. H. **Schlossberger**, o. Professor der Hygiene an der Universität Frankfurt a. M., und Dr. G. **Wildführ**, o. Professor der Hygiene an der Universität Leipzig. Mit 36 Textabbildungen. V, 657 Seiten 8°. 1950.

Ganzleinen DM 29,70

Weidel, Professor, Dr. rer. nat., Dr. med. Wolfhard, Direktor am Max-Planck-Institut für Biologie in Tübingen

Virus

Die Geschichte vom geborgten Leben. (Verständliche Wissenschaft, Band 60.) 1.—6. Tausend. Mit 27 Abbildungen. VIII, 186 Seiten Kl.-8°.

Ganzleinen DM 7,80

Zeitschrift für Hygiene und Infektionskrankheiten.   Siehe Seite 288

Zeitschrift für Parasitenkunde.   Siehe Seite 288

Archiv für die gesamte Virusforschung. (W)   Siehe Seite 288

Archiv für Mikrobiologie.   Siehe Seite 289

Archiv für Gewerbepathologie und Gewerbehygiene.   Siehe Seite 289

Bundesgesundheitsblatt.   Siehe Seite 289

Zeitschrift für die gesamte experimentelle Medizin.   Siehe Seite 290

Pharmakologie und Pharmazie

Neunte Österreichische Ärztetagung — Salzburg
2.—4. September 1955.
Tagungsbericht. Herausgegeben für die Van Swieten-Gesellschaft von Professor Dr. F. **Brücke** und Professor Dr. E. **Domanig**. Mit 25 Textabbildungen.
VIII, 343 Seiten 8°. 1956. (W)   Steif geheftet DM 15,—

41 Referate. Hauptthemen: **1. Schädigungen durch Medikamente, ihre Verhütung und Behandlung. 2. Moderne Ophthalmologie und Otologie. Fortschritte und Problematik.**

Arends, Dr. Johannes, Apotheker, Wanne-Eickel

Einführung in die Praktische Pharmazie

für Apothekerpraktikanten. Mit 167 Abbildungen. IV, 260 Seiten Gr.-8°.
1957.   Ganzleinen DM 24,—

Arends, Dr. Johannes, Apotheker, Wanne-Eickel

Volkstümliche Namen der Arzneimittel, Drogen, Heilkräuter und Chemikalien

Eine Sammlung der im Volksmund gebräuchlichen Benennungen und Handelsbezeichnungen. Vierzehnte, vermehrte und verbesserte Auflage. V, 411 Seiten
8°. 1958.   Ganzleinen DM 15,—

Arends, Dr. Johannes, Chemnitz

Die Tablettenfabrikation und ihre maschinellen Hilfsmittel

F ü n f t e , durchgearbeitete und wesentlich vermehrte Auflage. Mit 72 Abbildungen. IV, 262 Seiten 8°. 1950.   Vergriffen

Bett, W. R., L. H. **Howells** und A. D. **Macdonald**

Amphetamin in der klinischen Medizin   Siehe Seite 89

Biechele, M.

Anleitung zur Erkennung und Prüfung der Arzneimittel des Deutschen Arzneibuches

Zugleich ein Leitfaden für Apothekenvisitatoren. S i e b z e h n t e Auflage bearbeitet von Professor Dr.-Ing. habil. Hans Kaiser, Stuttgart. Auf Grund der

(Biechele, Anleitung zur Erkennung und Prüfung der Arzneimittel des Deutschen Arzneibuches)
6. Ausgabe des Deutschen Arzneibuches, einschließlich der amtlichen Nachträge, vollständig neu bearbeitet und mit Erläuterungen, Hilfstafeln und Zusammenstellungen über Reagenzien und Geräte sowie über die Aufbewahrung der Arzneimittel versehen. A c h t z e h n t e Auflage. In Vorbereitung

Bodendorf, Professor Dr. K., Direktor des Pharmazeutisch-Chemischen Instituts der Technischen Hochschule Karlsruhe

Kurzes Lehrbuch der pharmazeutischen Chemie

Auch zum Gebrauch für Mediziner. F ü n f t e , verbesserte Auflage. VII, 490 Seiten Gr.-8°. 1958. Ganzleinen DM 34,50
Ausführliche Angaben siehe Katalog Mathematik / Physik / Chemie.

Bonhoff, G., und H. Lewrenz
Über Weckamine

(Pervitin und Benzedrin). Siehe Monographien aus dem Gesamtgebiete der Neurologie und Psychiatrie. 77. Heft, Seite 186

Boor, W. de
Pharmakopsychologie und Psychopathologie

Siehe Seite 177

Czetsch-Lindenwald, H. von, und F. Schmidt-La Baume
Die äußeren Heilmittel 1950—1955

Siehe Seite 208

Czetsch-Lindenwald, H. von, und F. Schmidt-La Baume
Salben, Puder, Externa

Siehe Seite 208

Czetsch-Lindenwald, Dr. et Mr. Pharm. Hermann v., Geschäftsführer der Austria Pan-Chemie, Wolfsberg in Kärnten
Pharmazeutische Technologie

Ein Leitfaden der galenischen und industriellen Herstellung von Arzneimitteln. Z w e i t e , neubearbeitete und erweiterte Auflage. Mit 119 Textabbildungen. VII, 277 Seiten Gr.-8°. 1953. (W) Ganzleinen DM 24,—

Dechant, Dr. Dr. Hans, Wien
Die Sulfonamidtherapie

Anzeigen, Grenzen, Medikation. IV, 126 Seiten 8°. 1949. (W) Steif geheftet DM 6,—

Diurese und Diuretica — Diuresis and Diuretics
Ein internationales Symposion — An International Symposium

Herrenchiemsee, vom 17.—20. Juni 1959. Veranstaltet mit Unterstützung der CIBA. Leitung Herbert **Schwiegk**, München. Herausgegeben von Eberhard **Buchborn**, München, und Klaus-Dietrich **Bock**, Basel. Mit 88 Abbildungen. XII, 382 Seiten (davon 92 Seiten in englischer Sprache) 8°. 1959.   Ganzleinen DM 25,50

Inhaltsverzeichnis: Einleitung. Von H. Schwiegk, München. — Nierendurchblutung und Diurese. Von B. Ochwadt, Göttingen. — Physiologie der Harnkonzentrierung und -verdünnung. Von K. J. Ullrich, Göttingen, z. Z. Durham N. C./USA. — Klinik der Harnkonzentrierung und -verdünnung. Von E. Buchborn, München. — Ionenverteilung und Zellwassergehalt. Experimentelle und klinische Untersuchungen an Erythrocyten. Von G. Riecker und M. v. Bubnoff, München. — Enzymatische Vorgänge bei der Harnbereitung: Biochemie. Von R. Richterich, Bern. — Die histochemische Analyse enzymatischer Vorgänge im Nierentubulus. Von R. Hess, Basel. — Physiologie und Pharmakologie des Ionenaustausches in der Niere. Von R. F. Pitts, New York, N. Y./USA. — Comparative studies on the pharmacological effects of new diuretics. By R. Gaunt, Summit, N. J./USA. — Allgemeine Nebenwirkungen der diuretischen Therapie. Von H. Jahrmärker, München. — The use of diuretics in heart disease. By Ch. K. Friedberg, New York, N. Y./USA. — Diuretics in liver disease. By S. Sherlock, London/England. — Die Anwendung von Diuretica bei Nierenkranken. Von F. Reubi, Bern. — The antihypertensive actions of mercurial, thiazide, and spirolactone diuretics. By W. Hollander, A. V. Chobanian and R. W. Wilkins, Boston, Mass./USA. — Antihypertensive Wirkung der Diuretica. Von H. Losse und H. Wehmeyer, Münster/Westf. — Diuretica in der Geburtshilfe. Von V. Friedberg, Mainz. — Kochsalzentzug bei Ödemkrankheiten. Von H. J. Holtmeier, Bonn. — Diskussionsthema: Optimale Kombinations- und Dauertherapie. — Schlußwort. Von H. Schwiegk, München. — Jeder Beitrag enthält ein Literaturverzeichnis, sowie eine Zusammenfassung in deutscher, englischer und französischer Sprache. — Namen- und Sachverzeichnis.

Drogisten-Lexikon

Ein Lehr- und Nachschlagebuch für Drogisten und verwandte Berufe, Chemotechniker, Laboranten, Großhandel und Industrie. Herausgegeben von Apotheker Hans **Irion**, ehem. Direktor der Staatl. anerk. Drogisten-Akademie Braunschweig, öffentlich bestellter und vereidigter Sachverständiger in Berlin. Jeder Band ist einzeln käuflich.

I. B a n d : **Die wissenschaftlichen Grundlagen der Drogistenpraxis.** Mit 587 Abbildungen. XIX, 1088 Seiten Gr.-8°. 1955.   Ganzleinen DM 68,—

II. B a n d : **Chemikalien, Drogen, wichtige physikalische Begriffe in lexikalischer Ordnung.** Mit 346 Abbildungen. 1. T e i l : Stichwörter A—K. III, 788 Seiten Gr.-8°. 1955. 2. T e i l : Stichwörter L—Z. Nachtrag. Literaturverzeichnis und Sachverzeichnis für Band I und II. III, 789—1635 Seiten Gr.-8°. 1955.   Ganzleinen DM 98,—

III. B a n d : **Fachtechnik, Kosmetik, Vorschriften.** Mit 234 Abbildungen. VIII, 876 Seiten Gr.-8°. 1958.   Ganzleinen DM 66,—
Nähere Angaben siehe Katalog Mathematik / Physik / Chemie.

Eichholtz, Dr. med. Fritz, Professor der Pharmakologie, Direktor des Pharmakologischen Instituts der Universität Heidelberg

Lehrbuch der Pharmakologie

im Rahmen einer allgemeinen Krankheitslehre. Für praktische Ärzte und Studierende. N e u n t e , verbesserte Auflage. Mit 135 Abbildungen. X, 605 Seiten Gr.-8°. 1957.　　　　　　　　　　　　　　Ganzleinen DM 48,—

Eichholtz, Dr. med. Fritz, Professor der Pharmakologie, Direktor des Pharmakologischen Instituts der Universität Heidelberg

Die toxische Gesamtsituation auf dem Gebiet der menschlichen Ernährung

Umrisse einer unbekannten Wissenschaft. Mit 5 Textabbildungen. VII, 178 Seiten Gr.-8°. 1956.　　　　　　　　　　　　　Steif geheftet DM 19,80

Eichler, O.

Kaffee und Koffein

Mit 24 Abbildungen im Text. V, 160 Seiten 8°. 1938.　　　　　DM 6,80

Fischer, Dr. Robert, a. o. Professor und Direktor des Pharmakognostischen Instituts an der Universität Graz

Praktikum der Pharmakognosie

Unter Mitarbeit von tit. a. o. Professor Dr. W. **Hauser**, Graz. D r i t t e , neubearbeitete und vermehrte Auflage. Mit 404 Abbildungen im Text. VII, 428 Seiten Gr.-8°. 1952. (W)　　　　　　　　Ganzleinen DM 33,60

Fischler, Professor Dr. med. et phil. Franz, Institut für Pharmazie und Lebensmittelchemie, München, und Deutsche Forschungsanstalt für Lebensmittelchemie, München, und Professor Dr. phil. Ferdinand **Schlemmer**, Deutsches Arzneiprüfungsinstitut, München

Anleitung zur Harnuntersuchung

D r i t t e , verbesserte Auflage. Mit 30 Abbildungen. XI, 107 Seiten Gr.-8°. 1956. (B)　　　　　　　　　　　　　Steif geheftet DM 6,90

Fleckenstein, Albrecht, apl. Professor am Pharmakologischen Institut der Universität Heidelberg

Der Kalium-Natrium-Austausch als Energieprinzip in Muskel und Nerv

Zugleich ein Grundriß der allgemeinen Elektropharmakologie. Mit 101 Textabbildungen. VIII, 157 Seiten Gr.-8°. 1955.　　　　Ganzleinen DM 33,—

Gstirner, Dr. Fritz, Dozent für Angewandte Pharmazie an der Universität Bonn

Prüfung und Verarbeitung von Arzneidrogen

I. B a n d : **Chemische Prüfung.** Mit 41 Abbildungen und einer Tafel. XI, 377 Seiten Gr.-8°. 1955.   Ganzleinen DM 36,—
II. B a n d : **Verarbeitung.** Mit 16 Abbildungen. V, 249 Seiten Gr.-8°. 1955.
Ganzleinen DM 24,—

Haas, Dr. H., Professor der Pharmakologie, Leiter des pharmakologischen Laboratoriums der Knoll-A.G., Ludwigshafen a. Rh.

Spiegel der Arznei

Ursprung, Geschichte und Idee der Heilmittelkunde. VIII, 256 Seiten Gr.-8°. 1956.   Ganzleinen DM 19,80

Hagers Handbuch der Pharmazeutischen Praxis

Für Apotheker, Arzneimittelhersteller, Drogisten, Ärzte und Medizinalbeamte. Unter Mitwirkung von E. Rimbach †, E. Mannheim †, L. Hartwig, C. Baghem †, W. Hilgers, vollständig neu bearbeitet und herausgegeben von G. **Frerichs, G. Arends, H. Zörnig.**

I. B a n d : (A—J). Mit 284 Abbildungen. Z w e i t e r , berichtigter Neudruck (1938). Unveränderter Nachdruck 1949. XII, 1573 Seiten Gr.-8°. 1949.
Ganzleinen DM 75,—
II. B a n d : (K—Z). Mit 426 Abbildungen. Z w e i t e r , berichtigter Neudruck (1938). Unveränderter Nachdruck 1949. VI, 1579 Seiten Gr.-8°. 1949.
· Ganzleinen DM 75,—

E r g ä n z u n g s b a n d . Unter Mitwirkung von mehreren Fachleuten herausgegeben von B. **Reichert,** G. **Frerichs** †, G. **Arends,** H. **Zörnig** †. Mit 248 Abbildungen. 1944. Unveränderter Nachdruck 1949. VIII, 1610 Seiten Gr.-8°. 1949.   Ganzleinen DM 75,—

Z w e i t e r Ergänzungsband. In zwei Teilen. Unter Mitwirkung von mehreren Fachleuten herausgegeben in Gemeinschaft mit Professor Dr. H. Auterhoff (Pharmazeutische Chemie und Lebensmittelchemie), Professor Dr. F. Neuwald (Pharmakognosie und Homöopathie), Professor Dr. W. Schmid (Pharmakologie) von Professor Dr.-Ing. Walther **Kern.** Mit 207 Abbildungen.
I. Allgemeiner Teil. Spezieller Teil A—H. XVI, 1216 Seiten Gr.-8°. 1958.
II. Spezieller Teil I—Z. Anhang (Sonderkapitel). Sachverzeichnis für Hauptwerk und beide Ergänzungsbände. IV, 1217—2544 Seiten Gr.-8°. 1958.
Ganzleinen DM 224,—
Die beiden Teile werden nur zusammen abgegeben.
Nähere Angaben siehe Katalog Mathematik / Physik / Chemie.

Fortgesetzt wird:

Handbuch der experimentellen Pharmakologie

Hauptwerk. Begründet von A. **Heffter**. Fortgeführt von Wolfgang **Heubner**. **Ergänzungswerk**. Herausgegeben von Wolfgang **Heubner** und J. **Schüller**.

Ab Band XI herausgegeben von Dr. O. **Eichler**, Professor der Pharmakologie an der Universität Heidelberg, und A. **Farah**, M. D., Professor der Pharmakologie an der State University of New York.

Z e h n t e r B a n d : **Die Pharmakologie anorganischer Anionen.** Die Hofmeistersche Reihe. Von Dr. Oskar **Eichler**, Professor der Pharmakologie, Heidelberg. Mit 94 Abbildungen. XX, 1206 Seiten Gr.-8°. 1950.   DM 186,—

E l f t e r B a n d : **Lobelin und Lobeliaalkaloide.** Von Dr. Walther **Graubner**, Ingelheim/Rh., und Dr. Georg **Peters**, Privatdozent am Pharmakologischen Institut der Universität Mainz. VIII, 74 Seiten Gr.-8°. 1955.   DM 14,80

Z w ö l f t e r B a n d : **Morphin und morphinähnlich wirkende Verbindungen.** Von Professor Dr. Otto **Schaumann**, Vorstand des Pharmakognostischen Instituts der Universität Innsbruck. Mit 19 Abbildungen. VIII, 367 Seiten Gr.-8°. 1957.
DM 72,—

D r e i z e h n t e r B a n d : **The Alkali Metal Ions in Biology.**
Part I. The Alkali Metal Ions in Isolated Systems and Tissues. By Professor Dr. Hans H. **Ussing**, Institute of Biological Chemistry, University of Copenhagen. Part II. The Alkali Metal Ions in the Organism. By Dr. Poul **Kruhøffer**, Institute of Medical Physiology Copenhagen, Dr. Jørn Hess **Thaysen**, Medical Department A, Rigshospitalet Copenhagen, and Dr. Niels A. **Thorn**, Institute of Medical Physiology Copenhagen. In englischer Sprache. Mit 47 Abbildungen. XII, 598 Seiten Gr.-8°. 1960.   DM 128,—

C o n t e n t s : Part I: The alkali metal ions in isolated systems and tissues. By H. H. Ussing. — General introduction. Physical and chemical properties of the alkali metal ions. Role of alkali metal ions in enzymatic processes. Effect of alkali metal ions on mitochondria. Metabolic effects on tissues and tissue slices. Distribution of the alkali metal ions between cells and their surroundings. Active and passive transport of the alkali metal ions. Relation of the alkali metal ions to bioelectric phenomena. Role of the alkali metal ions in muscular contraction. — Part II: The alkali metal ions in the organism. By P. Kruhøffer, J. Hess Thaysen and N. A. Thorn. — Introduction. Distribution of alkali metals in body compartments and tissues. By N. A. Thorn. — Total body contents of sodium and potassium. Total exchangeable sodium and potassium. By N. A. Thorn. — Handling of alkali metal ions by the kidney. By P. Kruhøffer. — Handling of alkali metals by exocrine glands other than the kidney. By J. Hess Thaysen. — Intestinal absorption of alkali metal ions. By P. Kruhøffer and J. Hess Thaysen. — Intakes and general turnovers. By N. A. Thorn. — Effects of excesses and deficits. By N. A. Thorn. — Internal shifts and displacements of alkali metal ions. By N. A. Thorn. — Author Index. Subject Index.

Herrmann, R., und **C. T. J. Alkemade**

Flammenphotometrie

Z w e i t e Auflage.   Siehe Seite 250

Kaufmann, Professor Dr. H. P., Direktor des Instituts für Pharmazie und Chemische Technologie der Universität Münster und des Chemischen Landes-Untersuchungsamtes Nordrhein-Westfalen

Arzneimittel-Synthese

Mit 26 Abbildungen und einer Tafel. VII, 834 Seiten Gr.-8°. 1953.
Ganzleinen DM 87,—

Lendle, Professor Dr. L., und Professor Dr. R. **Schoen,** Göttingen

Wichtige Vergiftungen und ihre Behandlung
In Vorbereitung

Linz, Armin

Die Deutsche Opiumgesetzgebung

Zusammengestellt und mit Hinweisen auf die derzeitige Durchführung versehen. IV, 60 Seiten 8°. 1948. DM 3,—

Marchionini, A., und H. **Götz**

Penicillinbehandlung der Hautkrankheiten
Siehe Seite 219

Meyler, Dr. med. L., Internist in Groningen (Holland)

Schädliche Nebenwirkungen von Arzneimitteln

Deutsche, nach der zweiten holländischen Auflage erweiterte und neu bearbeitete Ausgabe. XII, 313 Seiten Gr.-8°. 1956. (W) Ganzleinen DM 29,50
A u s d e n B e s p r e c h u n g e n : „Es ist eine Tatsache, daß allergische und toxische Reaktionen bei der immer größer werdenden Anzahl neuer synthetischer Präparate komplizierter Struktur bei den Patienten immer häufiger beobachtet werden. Bei dieser Sachlage ist das Erscheinen einer neu bearbeiteten Auflage des vorliegenden Werkes in deutscher Sprache außerordentlich zu begrüßen. Es ist dem Verfasser gelungen, das umfangreiche Sachgebiet in umfassender, prägnanter Form darzustellen. Die einzelnen Heilmittel werden teils nach ihren Indikationsgebieten, teils nach Stoffklassen gegliedert ... Das Buch bietet dem Arzt die Möglichkeit, sich innerhalb kurzer Zeit zu orientieren, ob neue Symptome, die im Verlauf einer Erkrankung auftreten, der Krankheit selbst zugehörig sind oder als Nebenwirkung eines Medikamentes gewertet werden müssen." *Kongreßzentralblatt für die gesamte innere Medizin*

Orthner, H.

Die Methylalkoholvergiftung

mit besonderer Berücksichtigung neuartiger Hirnbefunde. Siehe Monographien aus dem Gesamtgebiete der Neurologie und Psychiatrie, 74. Heft, Seite 186

Reichert, Dr. phil. Benno, apl. Professor an der Universität München

Die Mannich-Reaktion

VIII, 195 Seiten Gr.-8°. 1959. Ganzleinen DM 36,—

(Reichert, Die Mannich-Reaktion)

Inhaltsübersicht: Geschichtliche Entwicklung der Mannich-Reaktion. Die Mannich-Reaktion und ihr Reaktionsmechanismus. Durchführung der Mannich-Reaktion: Einfluß des Lösungsmittels. Wahl der Mittelkomponente. Wahl der Aminkomponente. Mannich-Reaktion mit CH-acider Komponente: Ketone als acide Komponente. Mannich-Reaktion mit Aldehyden. Mannich-Reaktionen mit Alkinen. Mannich-Reaktion mit Monocarbonsäuren. Mannich-Basen mit Dicarbonsäuren und ihren Estern. Mannich-Basen mit Tri- und Tetracarbonsäuren und ihren Estern. Mannich-Reaktion mit Ketodicarbonsäureestern. Mannich-Basen mit Phenolen. Mannich-Basen mit Nitroverbindungen. Mannich-Basen mit Heterocyclen. Mannich-Basen mit NH-acider Komponente (N-Mannich-Basen): N-Mannich-Basen von offenkettigen Verbindungen mit Carbonamidstruktur. N-Mannich-Basen von Verbindungen mit cyclischer Carbonamidstruktur. Reaktionen mit Mannich-Basen: Allgemeine Umsetzungen. Spezielle Reaktionen. Übersicht über die C- und N-Mannich-Basen: Mannich-Basen mit CH-acider Komponente. Mannich-Basen mit NH-acider Komponente. Sachverzeichnis.

Schenk, Dr. D.

Pharmazeutisch-chemisches Praktikum

Herstellung, Prüfung und theoretische Ausarbeitung pharmazeutisch-chemischer Präparate. Ein Ratgeber für Apothekerpraktikanten. D r i t t e , verbesserte und erweiterte Auflage. Mit 58 Abbildungen. VII, 235 Seiten 8°. 1949.

DM 15,—

Schlossberger, H.

Chaulmoograöl

Geschichte. Herkunft. Zusammensetzung. Pharmakologie. Chemotherapie. (S.-A. aus Heffter, Handbuch der Pharmakologie. Erg.-Werk, Band 5.) Mit 1 Abbildung. IV, 141 Seiten Gr.-8°. 1938. DM 15,—

Sitzungsberichte der Heidelberger Akademie der Wissenschaften

Mathematisch-naturwissenschaftliche Klasse.
Jahrgang 1948.
3. Abhandlung: **Entwicklung und Ergebnisse der Chemotherapie.** Von P. U h l e n h u t h. Mit 23 Textabbildungen. 37 Seiten 8°. 1948. DM 2,—

Stich, Dr. Conrad, Leipzig

Bakteriologie, Serologie und Sterilisation im Apothekenbetriebe

Mit eingehender Berücksichtigung der Herstellung steriler Lösungen in Ampullen in Apotheke und Industrie. S e c h s t e , völlig neubearbeitete Auflage. Mit 122 zum Teil farbigen Abbildungen. X, 294 Seiten 8°. 1950.

Ganzleinen DM 24,—

Teleky, L.

Gewerbliche Vergiftungen

Siehe Seite 240

Trendelenburg, Paul

Grundlagen der allgemeinen und speziellen Arzneiverordnung

S i e b e n t e , neubearbeitete Auflage. Herausgegeben von Otto **Krayer**, Professor der Pharmakologie an der Harvard Medical School, Boston/Mass., und Manfred **Kiese**, Professor der Pharmakologie an der Philipps-Universität Marburg/Lahn. VII, 279 Seiten Gr.-8°. 1952.   Vergriffen

Verhandlungen der Deutschen Pharmakologischen Gesellschaft

22. Tagung. Graz vom 4. bis 7. September 1955. (Naunyn-Schmiedebergs Archiv für experimentelle Pathologie und Pharmakologie, 228. Bd. 1./2. H.) Mit 52 Textabbildungen. VI, 250 Seiten Gr.-8°. 1956.   DM 35,90

23. Tagung. Freiburg/Br. vom 13. bis 15. Juni 1957. (Naunyn-Schmiedebergs Archiv für experimentelle Pathologie und Pharmakologie, 232. Bd. 1. H.) Mit 31 Textabbildungen. IV, 368 Seiten Gr.-8°. 1957.   DM 58,—

24. Tagung. Berlin vom 23. bis 27. September 1958. (Naunyn-Schmiedebergs Archiv für experimentelle Pathologie und Pharmakologie, 236. Bd. 1. H.) VIII, 324 Seiten und 21 Seiten Gr.-8°. 1959.   DM 58,70

25. Tagung. Basel vom 29. September bis 2. Oktober 1959. (Naunyn-Schmiedebergs Archiv für experimentelle Pathologie und Pharmakologie, 238. Bd. 1.H.) VIII, 234 und 21 Seiten Gr.-8°. 1960.   DM 42,—

Will, Apotheker Dr. Hanns, Diplom- und Nahrungsmittelchemiker, Berlin

Neues Manual für die praktische Pharmazie

Als f ü n f t e , verbesserte Auflage des Manuals der Pharmazeutischen Zeitung neubearbeitet. V, 346 Seiten 8°. 1953.   Ganzleinen DM 18,—

Witt, Dr. Peter N., Privatdozent für Pharmakologie an der Universität Bern

Die Wirkung von Substanzen auf den Netzbau der Spinne als biologischer Test

Mit 49 Abbildungen. III, 79 Seiten Gr.-8°. 1956.   Steif geheftet DM 15,60

Naunyn-Schmiedebergs Archiv für experimentelle Pathologie und Pharmakologie.   Siehe Seite 289
Archiv für Toxikologie.   Siehe Seite 290
Berichte über die gesamte Physiologie und experimentelle Pharmakologie.
                    Siehe Seite 287
Psychopharmacologia.   Siehe Seite 294
Zeitschrift für Krebsforschung.   Siehe Seite 288
Archiv für die gesamte Virusforschung. (W)   Siehe Seite 288
Zeitschrift für die gesamte experimentelle Medizin.   Siehe Seite 290
Der Anaesthesist.   Siehe Seite 293
Acta Neurovegetativa. (W)   Siehe Seite 296

Physikalische Medizin/Röntgenologie
Radiologie/Strahlentherapie
und andere physikalische Heilverfahren

Abhandlungen aus dem Gebiet der Bäder- und Klimaheilkunde
Herausgegeben von H. **Vogt** und H. **Knoch.**

2. Heft: Die typischen Eigenschaften der Peloide und deren Bedeutung für die Badewirkungen. Von W. Z ö r k e n d ö r f e r. Mit 12 Abbildungen. IV, 34 Seiten Gr.-8°. 1938. DM 1,80

Assmann, H.
Die klinische Röntgendiagnostik der inneren Erkrankungen

Siehe Seite 89

Bernert, Dr. Traude, Institut für Radiumforschung, Wien
Die künstliche Radioaktivität in Biologie und Medizin

Eine gemeinverständliche Einführung. Mit 27 Textabbildungen. VI, 83 Seiten Gr.-8°. 1949. (W) Steif geheftet DM 6,—

Betatron und Telekobalttherapie

Internationales Symposion am Czerny-Krankenhaus für Strahlenbehandlung der Universität Heidelberg, vom 1. bis 3. Juli 1957. Herausgegeben von J. **Becker** und K. E. **Scheer,** Heidelberg. Mit 151 Abbildungen. IV, 204 Seiten (davon 26 Seiten in englischer und 42 Seiten in französischer Sprache) Gr.-8°. 1958. Steif geheftet DM 39,80

A u s   d e n   B e s p r e c h u n g e n : „Die vollständig (in deutscher, englischer und französischer Sprache) mit allen Abbildungen wiedergegebenen Vorträge und Diskussionsbemerkungen geben einen ausgezeichneten Überblick über den neuesten Stand unserer klinischen Erfahrungen mit energiereichen Photonen und schnellen Elektronen, über die Methodik der Betatron- und Telekobalttherapie, die experimentellen Ergebnisse über die biologische Wirkung energiereicher Strahlung und die besonderen Probleme der Dosimetrie auf diesem Gebiete. Das Buch vermittelt dem Fachmann eine Fülle wertvoller Informationen und Anregungen."

Klinische Wochenschrift

Bradtke, Dr. phil. habil. Franz, Berlin, und Professor Dr. Walther **Liese**, Berlin

Hilfsbuch für raum- und außenklimatische Messungen

für hygienische, gesundheitstechnische und arbeitsmedizinische Zwecke. Mit Berücksichtigung des Katathermometers. Z w e i t e, verbesserte Auflage. Mit 37 Abbildungen. VII, 108 Seiten 8°. 1952. Ganzleinen DM 15,—

Errera, M.

Protoplasmatologia

Band X/3. (W) Siehe Seite 267

Ficker, Heinrich, o. Professor für Meteorologie und Geophysik an der Universität Wien

Wetter und Wetterentwicklung

V i e r t e, verbesserte und vermehrte Auflage. (Verständliche Wissenschaft, Band 15.) 16.—21. Tausend. Mit 42 Abbildungen und 11 Karten. VII, 140 Seiten Kl.-8°. Ganzleinen DM 7,80

Glasser, Dr. phil. Otto, Professor der Biophysik, Cleveland Clinic Foundation, Cleveland/Ohio (USA)

Wilhelm Conrad Röntgen und die Geschichte der Röntgenstrahlen

Mit einem Beitrag „Persönliches über W. C. Röntgen" von Dr. M a r g r e t B o v e r i, Berlin. Zweite Auflage. Mit 112 Abbildungen und einem Porträt. XI, 381 Seiten Gr.-8°. 1959. Ganzleinen DM 58,—

Zur Zeit der ersten Auflage des längst vergriffenen Buches „Wilhelm Conrad Röntgen und die Geschichte der Röntgenstrahlen" von Glasser (1931) existierten noch mancherlei fabelhafte Gerüchte über die Entdeckung der Röntgenstrahlen sowie über deren Entdecker selbst. Manche Berichte über Wilhelm Conrad Röntgen, insbesondere seine Schulzeit in Holland und seine Studienjahre in Zürich, waren noch unsicher oder sogar unrichtig. Bemühungen, solche Berichte richtigzustellen, waren dank der Hilfe einer Reihe von freiwilligen Mitarbeitern weitgehend erfolgreich, und so gibt die zweite Auflage des „Wilhelm Conrad Röntgen" eine eingehendere und genauere Darstellung des Entdeckers der Strahlen, der Art, wie die Entdeckung geschah, und der Begeisterung, mit der die Entdeckung in der ganzen Welt empfangen wurde. Die ungeheure Entwicklung der Radiologie und der Atomphysik in den letzten Jahrzehnten hat auch das Interesse an jene Wissenschaftler wieder wachgerufen, welche die grundlegenden Entdeckungen machten. Und unter diesen steht Wilhelm Conrad Röntgen mit an erster Stelle. Das vorliegende Buch umfaßt neben einer eingehenden Biographie des Entdeckers die erstaunliche Geschichte des Jahres I (1896) der Röntgenstrahlen.

Handbuch der medizinischen Radiologie — Encyclopedia of Medical Radiology

Herausgegeben von / Edited by Professor Dr. O. **Olsson**, Lund, Schweden, Professor Dr. F. **Strnad**, Frankfurt a. M., Professor Dr. H. **Vieten**, Düsseldorf, und Professor Dr. A. **Zuppinger**, Bern, Schweiz. In 15 Bänden. In Vorbereitung

(Handbuch der medizinischen Radiologie / Encyclopedia of Medical Radiology)

I. B a n d : **Physikalische Grundlagen und Technik.** Redigiert von H. **Vieten,** Düsseldorf.

Bearbeitet von H. Berger, Erlangen; K. Bischoff, Erlangen; H. Brunnberg, Stockholm; W. Fehr, Hamburg; W. Gellinek, Erlangen; O. Haxel, Heidelberg; A. Kuntke, Hamburg; K. Lidén, Lund; G. A. Magni, Stockholm; F. W. Spiers, Leeds; F. Wachsmann, Erlangen; E. Zieler, Hamburg.

II. B a n d : **Strahlenbiologie.** Redigiert von A. **Zuppinger,** Bern, und H.-J. **Maurer,** Homburg/Saar.

Bearbeitet von P. Alexander, London; A. Catsch, Karlsruhe; H. Cottier, Bern; F. S. Dainton, Leeds; W. M. Dale, Manchester; W. Dittrich, Hamburg; F. P. Ellinger, Washington; U. Feine, Tübingen; H. J. Heite, Marburg; O. Hug, München; R. Koch, Freiburg i. Br.; H. Marquardt, Freiburg i. Br.; H.-J. Maurer, Homburg/Saar; H. J. Melching, Freiburg i. Br.; W. Minder, Bern; J. S. Mitchell, Cambridge; A. Morczek, Leipzig; H. Muth, Homburg/Saar; H. B. Newcombe, Chalk River; H. Oeser, Berlin, E. C. Pollard, New Haven; W. Rübe, Berlin; R. Rugh, New York; R. M. Sievert, Stockholm; A. Zuppinger, Bern.

III. B a n d : **Strahlendiagnostische Technik.** Redigiert von H. **Vieten,** Düsseldorf.

Bearbeitet von W. Bergerhoff, Köln; A. Bouwers, Delft; H. Büchner, Erlangen; A. Engström, Stockholm; G. Fredzell, Stockholm; H. Gajewski, Erlangen; H. Gremmel, Düsseldorf; R. Haubrich, Karlsruhe; G. Hecht, Wuppertal-Elberfeld; K. Heckmann, München; W. Horst, Hamburg; H. Köhnle, Düsseldorf; Ledin, Stockholm; K. Lidén, Lund; G. A. Magni, Stockholm; O. Olsson, Lund; H. Schober, München; Fr.-E. Stieve, München; F. Strnad, Frankfurt; G. Viehweger, Würzburg; E. S. Wasser, Stockholm; C. Wegelius, Stockholm.

IV. B a n d : **Röntgendiagnostik des Skelets (Knochen, Gelenke), der Weichteile, der Ohren und Nasennebenhöhlen I.** Redigiert von F. **Strnad,** Frankfurt, und L. **Diethelm,** Kiel.

Bearbeitet von R. Amprino, Bari; I. Bernard, Paris; A. Engström, Stockholm; E. Fischer, Tübingen; A. Frantzell, Upsala; J. Gershon-Cohen, Philadelphia; R. Graf, Kiel; J. Henssge, Kiel; F. Heuck, Kiel; A. Hulth, Upsala; J. Iball, Dundee; Johansson, Malmö; E. Jonasch, Wien; D. v. Keiser, Jena; K. H. Knese, Kiel; G. Lemke, Nürnberg; R. Maatz, Berlin; A. Neiß, Kiel; K. Pfeiffer, Münster/Westf.; E. Schütte, Berlin; P. W. Springorum, Gelsenkirchen; G. Viehweger, Würzburg; S. Welin, Malmö; H. Werner, Kiel; Z. Zsebök, Budapest.

V. B a n d : **Röntgendiagnostik des Skelets (Knochen, Gelenke), der Weichteile, der Ohren und Nasennebenhöhlen II.** Redigiert von F. **Strnad,** Frankfurt a. M., und L. **Diethelm,** Kiel.

Bearbeitet von W. Bergerhoff, Köln; A. Beutel, Dortmund; E. Bierling, Berlin; E. Bürgel, Berlin; H. Brunswic, Paris; L. Diethelm, Kiel; H. Ellegast, Wien; H. Erbsen, Saarbrücken; M. Erdélyi, Budapest; H. Etter, Luzern; H. Fischgold, Paris; G. Friedmann, Köln; H. Fritz, Dresden; W. Gassmann, Berlin; G. Giovanelli, Parma; Gött, Bonn; F. Heuck, Kiel; W. Höffken, Köln; K. Hollmann,

(Handbuch der medizinischen Radiologie / Encyclopedia of Medical Radiology)
Wien; H. Junge, Sanderbusch; H. Kamieth, Neunkirchen/Saar; J. Kolár, Prag; J. Kosmowski, Bydgoszcz; E. Kotscher, Wien; F. P. Lessmann, Buffalo; R. Loren, Hamburg; Mardersteig, Malente; W. Marquardt, Stuttgart; E. Mosekilde, Aarhus; R. D. Moseley, Chicago; E. Muntean, Graz; F. Perassi, Nuoro; O. Perey, Stockholm; W. Pfeifer, Sanderbusch; M. Pöschl, München; L. Psenner, Wien; K. L. Ranniger, Chicago; K. Reinhardt, Völklingen/Saar; W. Rübe, Berlin; H. Schoberth, Erlangen; R. Seyss, Neunkirchen (Österreich); F. Sommer, Homburg/Saar; A. Sonesson, Malmö; G. Steinhardt, Würzburg; H. J. Süsse, Marburg; V. Svab, Prag; W. Swoboda, Wien; A. Tänzer, Dortmund; K. Theiler, Zürich; G. Töndury, Zürich; G. Tori, Bologna; A. Uehlinger, Zürich; R. Vrabec, Prag; H. Weicker, Bonn; K. Weiß, Wien; H. Weyers, Bonn; H. Wolfers, Köln; W. Zaunbauer, Wien; G. Zubiani, Mailand.

VI. B a n d : Röntgendiagnostik der oberen Speise- und Atemwege, der Atemorgane (Lunge und Bronchialsystem, Pleura, Zwerchfell, Brustwand) und des Mediastinum. Redigiert von Fr. Strnad, Frankfurt a. M.

Bearbeitet von H. Blaha, Frankfurt a. M.; K. E. Borgström, Lund; A. Gebauer, Frankfurt a. M.; R. Haubrich, Karlsruhe; S. Hofmann, Frankfurt a. M.; R. Kraus, Frankfurt a. M.; J. Lissner, Frankfurt a. M.; A. Lunderquist, Lund; J. Matzker, Mainz; K. L. Radenbach, Frankfurt a. M.; P. Rubinstein, Buenos Aires; F. Schmid, Heidelberg; W. Schulze, Münster; H.-J. Sielaff, Heidelberg; H.-S. Stender, Marburg/Lahn; F. Strnad, Frankfurt a. M.; H. Trübestein, Frankfurt a. M.; E. Wiedemann, Frankfurt a. M.; G. Worth, Moers.

VII. B a n d : Röntgendiagnostik des Herzens und der Gefäße. Redigiert von H. Vieten, Düsseldorf.

Bearbeitet von H. Anacker, Gießen; I. Bergstrand, Lund; J. Emmrich, Freiburg i. Br.; H. Gillmann, Düsseldorf; F. Grosse-Brockhoff, Düsseldorf; L. di Guglielmo, Pavia; A. Gullmo, Lund; R. Haubrich, Karlsruhe; K. Heckmann, München; W. Höffken, Köln; K. Kaiser, Düsseldorf; E. Lindgren, Stockholm; H. Löhr, Düsseldorf; F. Loogen, Düsseldorf; K. A. Musshoff, Freiburg i. Br.; L. Oliva, Palermo; H. Reindell, Freiburg i. Br.; R. Rippert, Düsseldorf; E. Rossi, Bern; H. Scheunemann, Düsseldorf; P. Schölmerich, Marburg; J. Schoenmackers, Düsseldorf; J. Schrudde, Düsseldorf; S. Seldinger, Stockholm; P. Thurn, Bonn; H. Vieten, Düsseldorf; E. Vogler, Graz; K. H. Willmann, Düsseldorf; W. Zylka, Köln.

VIII/1. B a n d : Röntgendiagnostik des Digestionstraktes und des Abdomen. Redigiert von F. Strnad, Frankfurt a. M.

Bearbeitet von J. Bücker, Hamburg; W. Frik, Erlangen; H. Casper, Frankfurt a. M.; J. Frimann-Dahl, Oslo; W. Knothe, Hamburg; K. Lindblom, Stockholm; W. Michailow, Sofia; R. Prévôt, Hamburg; A. Roijer, Karlskrona; H. Stein; G. Thomsen, Kopenhagen; S. Věšín, Prag.

VIII/2. B a n d : Röntgendiagnostik der Leber, der Gallenwege, des Pankreas und der Milz. Redigiert von O. Olsson, Lund.
Bearbeitet von O. Norman, Lund.

(Handbuch der medizinischen Radiologie / Encyclopedia of Medical Radiology)

IX. B a n d : **Röntgendiagnostik des Urogenitalsystems.** Redigiert von
O. Olsson, Lund.

Bearbeitet von O. Olsson, Lund.

X. B a n d : **Röntgendiagnostik des Zentralnervensystems.** Redigiert von
O. Olsson, Lund.

Bearbeitet von E. Lindgren, Stockholm.

XI. B a n d : **Allgemeine strahlentherapeutische Methodik.** Redigiert von
H. **Vieten**, Düsseldorf, und F. **Wachsmann**, Erlangen.

Bearbeitet von G. Barth, Erlangen; O. Dahl, Stockholm; L. E. Farr, Upton;
G. Fletcher, Houston; W. Gahlen, Düsseldorf; P. F. Hahn, Nashville; U. K.
Henschke, New York; K. H. Kärcher, Heidelberg; R. Loevinger, Stanford;
L. D. Marinelli, Lemont; H.-J. Maurer, Homburg/Saar; A. Perussia, Mailand;
G. J. van der Plaats, Maastricht; K. H. Rießbeck, Berlin; K. E. Scheer, Heidel-
berg; W. Teschendorf, Köln; H. Vieten, Düsseldorf; F. Wachsmann, Erlangen;
T. A. Watson, Saskatoon; G. Weitzel, Heidelberg; G. P. Welch, Berkeley; H.
Wichmann, Hamburg.

XII. B a n d : **Spezielle Strahlentherapie gutartiger Erkrankungen.** Redigiert
von A. **Zuppinger**, Bern, und E. **Ruckensteiner**, Innsbruck.

Bearbeitet von Ch. M. Gros, Straßburg; H. J. Heite, Marburg; R. Keiling,
Straßburg; E. Kleeberger, Berlin; W. Oelssner, Leipzig; H. Oeser, Berlin; G. von
Pannewitz, Bielefeld; W. S. Reichel, Berlin; A. Reisner, Stuttgart; J. K. Ries,
München; E. Scherer, Marburg; W. Schlungbaum, Berlin; P. Sträuli, Zürich;
H. Trübestein, Frankfurt a. M.; E. Uehlinger, Zürich; W. Weisswange, Hom-
burg v. d. Höhe.

XIII. B a n d : **Allgemeine Strahlentherapie maligner Tumoren.** Redigiert von
A. **Zuppinger**, Bern, und J. **van der Plaats**, Maastricht.

Bearbeitet von R. Bauer, Tübingen; N. Berg, Lund; J. Clemmesen, Kopen-
hagen; G. Dulac, Genf; L. H. Garland, San Francisco; D. Hofmann, Gießen;
S. Hultberg, Stockholm; R. Kepp, Gießen; M. Ledermann, London; J. Maisin,
Louvain; H. Oeser, Berlin; R. Sarasin, Genf.

XIV. B a n d : **Spezielle Strahlentherapie maligner Tumoren I.** Redigiert von
A. **Zuppinger**, Bern, und E. M. **Uhlmann**, Chicago.

Bearbeitet von K. Decker, München; F. Edsmyr, Stockholm; R. Gibb,
Manchester; K. Hohl, St. Gallen; S. Hultberg, Stockholm; F. Jacobsson, Stock-
holm; H. Kuttig, Heidelberg; B. Lindemann, Hamburg; R. McWhirter, Edin-
burgh; H.-J. Maurer, Homburg/Saar; J. Nielsen, Kopenhagen; H. Oeser, Berlin;
G. J. van der Plaats, Maastricht; R. S. C. Pointon, Manchester; K. Schärer,
Solothurn; E. Scherer, Marburg; W. Schlungbaum, Berlin; H. Storck, Zürich;
E. M. Uhlmann, Chicago; K. Werner, Heidelberg; A. Zuppinger, Bern.

XV. B a n d : **Spezielle Strahlentherapie maligner Tumoren II.** Redigiert von
A. **Zuppinger**, Bern, und H.-J. **Maurer**, Homburg/Saar.

(Handbuch der medizinischen Radiologie / Encyclopedia of Medical Radiology)
Bearbeitet von H. Billion, Bad Oeynhausen; H. J. G. Bloom, London; G. Candardjis, Lausanne; U. Cocchi, Zürich; W. Dietz, Freiburg i. Br.; Fr. Gauwerky, Hamburg; H. F. Hare, Los Angeles; W. Hellriegel, Frankfurt a. M.; W. Horst, Hamburg; H. L. Kottmeier, Stockholm; H.-J. Maurer, Homburg/Saar; P. Maurice, Genf; H. R. Renfer, Bern; R. Sarasin, Genf; W. Schlungbaum, Berlin; D. Wallace, London; B. W. Windeyer, London; A. Zuppinger, Bern.

Haubrich, Professor Dr. med. Richard, Karlsruhe

Klinische Röntgendiagnostik innerer Krankheiten   In Vorbereitung

Haubrich, Dr. med. Richard, apl. Professor für Röntgenologie und Strahlenheilkunde an der Universität Bonn

Zwerchfellpathologie im Röntgenbild

Mit 210 Abbildungen. VII, 303 Seiten 4°. 1956.   Ganzleinen DM 98,40

Heckmann, Dr. Karl, apl. Professor für Röntgenologie an der Universität München

Elektrokymographie

Mit 140 Abbildungen. VIII, 123 Seiten 4°. 1959.   Ganzleinen DM 49,80

I n h a l t s ü b e r s i c h t : Einleitung. Der Elektrokymograph: Die Einrichtung des Elektrokymographen. Physikalische Eigenschaften des Gerätes. Die Technik der Kurvenschreibung. Gebräuchliche Ableitungen. Synchronisierung der Pulsationskurve mit der Herzaktion. Amplituden der Kurven. Eichung. — Die Phasenanalyse: Prinzip der Methode. Der Phasenanalysator. Darstellung des Bewegungsvorganges mit der Phasenanalyse. Horizontale Phasenanalyse. — Die Pulsation der Ventrikel: Der Einfluß der Lokomotionsbewegung des Herzens. Kurvenformen in der Systole. Kurvenformen in der Diastole. — Die Pulsation der Vorhöfe: Ableitungspunkte. Dynamik der Vorhöfe. Kurvenformen. — Die Pulsation der großen Gefäße: Die Aortenkurve. Die Kurve der Arteria pulmonalis. Die Kurve der Pulmonalisäste und der Lungenperipherie. Die Bestimmung der Pulswellengeschwindigkeit (PWG) an der Arteria pulmonalis und ihren Ästen. — Pathologische Bewegungsformen der Ventrikel: Systole. Diastole. Der Ventrikelseptumdefekt. „Maladie de Roger". Eisenmenger-Komplex. Pathologische Lokomotionsbewegungen des Herzens. Rhythmusstörungen. — Pathologische Bewegungsformen der Vorhöfe: Linker Vorhof bei Mitralinsuffizienz. Linker Vorhof bei Mitralstenose. Vorhofskurven bei Flimmern und Flattern. Rechter Vorhof bei erschwerter Entleerung (Rückstauung). Vorhofseptumdefekt. Ebsteinsche Tricuspidalklappen-Anomalie. — Pathologische Bewegungsformen an den großen Gefäßen: Die Dauer der Anpassungszeit gemessen an der Aorta und Arteria pulmonalis. Die Dauer der systolischen Kontraktion. Aorta. Arteria pulmonalis. — Literatur. — Namen- und Sachverzeichnis.

Künstliche radioaktive Isotope in Physiologie, Diagnostik und Therapie
Radioactive Isotopes in Physiology, Diagnostics and Therapy

Siehe Seite 107

Janker, Dr. med. Robert, Professor an der Universität Bonn, und Dr. med. Karl **Roßmann,** Bad Kreuznach

Grundriß der Röntgentherapie

Mit 162 zum Teil zweifarbigen Abbildungen. XI, 190 Seiten Gr.-8°. 1958.
Flexibler abwaschbarer Plastikeinband DM 38,—

Kautzky, R., und K. J. **Zülch**

Neurologisch-neurochirurgische Röntgendiagnostik

und andere Methoden zur Erkennung intrakranialer Erkrankungen.
Siehe Seite 205

Vierter Internationaler Kongreß für Elektronenmikroskopie

Siehe Seite 10

Kowarschik, Dr. Josef, Univ.-Professor für physikalische Medizin, Wien

Die Diathermie

S i e b e n t e , verbesserte Auflage. Mit 145 Abbildungen. VIII, 243 Seiten
Gr.-8°. 1930. DM 10,—

Kowarschik, Dr. Josef, Univ.-Professor für physikalische Medizin, Wien

Physikalische Therapie

Z w e i t e , vollkommen neugestaltete Auflage. Mit 285 Textabbildungen. XII,
338 Seiten Gr.-8°. 1957. (W) Ganzleinen DM 48,—

A u s   d e n   B e s p r e c h u n g e n : „Der Name des Altmeisters und verdienten Pioniers auf dem Gebiet der physikalischen Therapie bürgt für den übersichtlichen, gedrängten, dabei umfassenden Inhalt des reich illustrierten Buches. Die modernen physikalischen Behandlungsmethoden, wie Mikrowellentherapie und die Reizstromtherapie usw., sind berücksichtigt. ... Das Buch ist ein ausgezeichneter Leitfaden für den Allgemeinpraktiker und den Facharzt jeder Disziplin. ...“
Zeitschrift für ärztliche Fortbildung

Kowarschik, Dr. Josef, Univ.-Professor für physikalische Medizin, Wien

Kurzwellentherapie

F ü n f t e Auflage. Mit 132 Textabbildungen. VI, 145 Seiten Gr.-8°. 1945. (W)
Steif geheftet DM 14,—

Kurorte- und Heilquellenkunde

Herausgegeben von Dr. F. **Scheminzky,** Universitätsprofessor, Innsbruck, Vorstand des Physiologischen Instituts der Universität, Leiter des Forschungsinstituts Gastein. (W)

(Kurorte- und Heilquellenkunde)

I. B a n d : **Die natürlichen Heilkräfte von Bad Gastein.** Von Dr. Alois **Windischbauer,** Bad Gastein. Mit 2 Textabbildungen und 16 Bildtafeln. X, 116 Seiten 8°. 1948. DM 8,—

II. B a n d : **Bad Gleichenberg, seine Heilquellen und Kuren.** Von Alfred **Graf Brusselle,** Dr. rer. nat. Gustav **Leopold,** Dr. med. Franz **Blumauer,** Dr. med. Alfred **Bartussek,** alle Bad Gleichenberg. Mit 4 Textabbildungen und 8 Bildtafeln. VIII, 134 Seiten 8°. 1950. DM 7,50

Liechti †, Dr. med. Adolf, Professor für medizinische Radiologie, Direktor des Röntgeninstituts der Universität Bern

Die Röntgendiagnostik der Wirbelsäule und ihre Grundlagen

Z w e i t e , neubearbeitete und ergänzte Auflage. Durchgesehen von Dr. med. A. **Eggli,** Bern. Mit 234 Textabbildungen. XI, 364 Seiten Gr.-8°. 1948. (W) DM 48,—

Liechti †, Dr. med. Adolf, Professor für medizinische Radiologie, Direktor des Röntgeninstituts der Universität Bern

Röntgenphysik

Z w e i t e , vollständig neubearbeitete Auflage von Dr. phil. Walter **Minder,** Dozent für physikalische Grundlagen der medizinischen Radiologie, Leiter des Radium-Instituts Bern. Mit 264 Textabbildungen. IX, 306 Seiten Gr.-8°. 1955. (W) Ganzleinen DM 54,—

Lindgren, E.

Röntgenologie

einschließlich Kontrastmethoden. Siehe Handbuch der Neurochirurgie, II. Band, Seite 204

Link, R., und F. **Strnad**

Tumoren des Bronchialsystems

unter besonderer Berücksichtigung bronchoskopischer und röntgenologischer Untersuchungsmethoden. Siehe Seite 229

Mayer, Professor Dr. Ernst G., Vorstand des Zentral-Röntgeninstitutes (Guido-Holzknecht-Institut) der Universität Wien

Diagnose und Differentialdiagnose in der Schädelröntgenologie

Mit 376 Abbildungen (584 Einzelbildern) und ausführlichen Erläuterungen dazu in deutscher, englischer, spanischer und französischer Sprache. VI, 600 Seiten 4°. 1959. (W) Ganzleinen DM 194,—

(Mayer, Diagnose und Differentialdiagnose in der Schädelröntgenologie).

A u s d e n B e s p r e c h u n g e n : „ . . . Zu Beginn werden die typischen Röntgenaufnahmen des Schädels besprochen, erläuternde Skizzen sind beigefügt. Es folgen die Besprechung anatomischer Varianten und Anomalien, die Kapitel über den röntgenologischen Befund bei endokraniellen Erkrankungen und einigen anderen Erkrankungen des Hirnschädels, bei Erkrankungen der Nase, der Nebenhöhlen und des Nasenrachens, bei retrobulbären Erkrankungen, Enzephalo-Meningozelen, otologische Röntgendiagnostik sowie über traumatische Veränderungen im Bereich des Schädels. Der Text ist in gut verständlicher Form abgefaßt, und es spricht aus ihm die reiche Erfahrung des Autors auf diesem Spezialgebiet, die mit durch lange Vorlesungstätigkeit geübter Gabe des Lehrens gepaart ist. In den Text an den entsprechenden Stellen eingestreut finden sich die Hinweise auf die jeweiligen Röntgenabbildungen. 362 Röntgenbilder enthält der zwei Drittel des Buches umfassende gesonderte Bildteil, die in übersichtlicher Weise von Fall zu Fall durch beigefügte Skizzen erläutert sind. Jedem Röntgenbild ist eine klare Legende zugeordnet, aus der neben einer kurzen klinischen Angabe die wesentlichen pathoanatomischen Veränderungen eindeutig hervorgehen und sich auch ein Hinweis auf die dem Bilde zugrunde liegende Einstelltechnik findet. Gleichzeitig wird stets auf den jeweils in Frage kommenden ausführlichen Text im ersten Teil des Buches durch Angabe der entsprechenden Seitenzahl verwiesen. Hierdurch wird der Stoff lebendig gestaltet und bleibt nicht bei der Bildbeschreibung stehen. Die Bildlegende ist bei allen Abbildungen und Figuren durch eine Übersetzung in die englische, spanische und französische Sprache ergänzt, was der verdienten Verbreitung dieses Buches in diesen Sprachgebieten sehr zustatten kommt . . .“ *Strahlentherapie*

Minder, Dr. phil. Walter, Dozent für physikalische Grundlagen der medizinischen Radiologie, Leiter des Radium-Instituts Bern

Dosimetrie der Strahlungen radioaktiver Stoffe (W)   In Vorbereitung

Röntgendiagnostik der Leber

Von Hermann **Anacker,** Francesco **Morino,** Josef **Rösch,** Werner **Schumacher,** Adolf **Zuppinger.** Mit 79 Abbildungen. VI, 113 Seiten Gr.-8°. 1959.
Ganzleinen DM 43,—

I n h a l t s ü b e r s i c h t : Einleitung. Die Splenoportographie als röntgenologische Untersuchungsmethode in der Leberdiagnostik. Von H. ANACKER, Gießen. — Lebercirrhose und portale Hypertension im Splenoportogramm. Von H. ANACKER, Gießen. — Lebertumoren und Leberabscesse im Splenoportogramm. Von J. RÖSCH, Prag. — Die Arteriographie der Arteria hepatica. Von F. MORINO, Turin. — Die Hepatographie mit radioaktivem Gold. Von A. ZUPPINGER, Bern. — Das Photogammagramm der Leber. Von W. SCHUMACHER, Berlin. — Literatur zu jedem Beitrag. — Sachverzeichnis.

Rudder, Professor Dr. Bernhard de, Direktor der Universitäts-Kinderklinik Frankfurt a. M.

Grundriß einer Meteorobiologie des Menschen

Wetter- und Jahreszeiteneinflüsse. D r i t t e , neubearbeitete Auflage. Mit 56 Abbildungen. VII, 303 Seiten Gr.-8°. 1952.   Ganzleinen DM 29,80

Schmeiser, Dr. Kurt, Knapsack-Griesheim A.G. Werk Knapsack bei Köln, früher Institut für Physik am Max-Planck-Institut für med. Forschung, Heidelberg

Radioaktive Isotope

ihre Herstellung und Anwendung. Mit 193 Abbildungen. XI, 246 Seiten Gr.-8°. 1957. Ganzleinen DM 48,60
Ausführliche Angaben siehe Katalog Mathematik/Physik/Chemie.

Schmid, F., und H. Moll

Atlas der normalen und pathologischen Handskeletentwicklung

Siehe Seite 132

Schmid, F., und G. Weber

Röntgendiagnostik im Kindesalter (B)

Siehe Seite 132

Strahlentherapie von Hautkrankheiten

Herausgegeben von A. **Marchionini** und C. G. **Schirren.** (Handbuch der Haut- und Geschlechtskrankheiten, Ergänzungswerk Bd. V/2.) Siehe Seite 216

Tönnis, W., und W. **Schiefer**

Zirkulationsstörungen des Gehirns im Serienangiogramm

Siehe Seite 207

Vogt, Professor Dr. med. H., Bad Pyrmont, und Professor Dr. med. W. **Amelung,** Königstein i. Taunus

Einführung in die Balneologie und medizinische Klimatologie

(Bäder- und Klimaheilkunde.) Z w e i t e Auflage. Mit 29 Abbildungen und 40 Tabellen. VII, 266 Seiten Gr.-8°. 1952. Vergriffen

Wichmann, Dr. rer. nat. Heinz und Dr. med. Fritz **Heinzel,** Hamburg

Leitfaden der Bewegungsbestrahlung

In zwei Teilen.
E r s t e r T e i l : Physikalische und methodische Grundlagen. Mit 107 Abbildungen. VII, 104 Seiten Gr.-8°. 1959. Plastikeinband DM 42,—
I n h a l t s ü b e r s i c h t : Bestrahlungsmethodik bei Bewegungsbestrahlung. Dosisverteilung bei Bewegungsbestrahlung. Bestrahlungsbedingungen bei Stehfeld- und Bewegungsbestrahlung. Gesetzmäßigkeiten der Tiefendosiskurven bei Bewegungsbestrahlung. Dosisermittlung bei Bewegungsbestrahlung. Dosismessungen bei Bewegungsbestrahlung. Begriffe und Definitionen bei Bewegungsbestrahlung.

Z w e i t e r T e i l : In Vorbereitung

Windischbauer, Dr. Alois, Bad Gastein

Die Gasteiner Kurfibel

Z w e i t e , neubearbeitete und vermehrte Auflage. IV, 19 Seiten Kl.-8°.
1957. (W)   Steif geheftet DM 3,—

Zdansky, Professor Dr. Erich, Vorstand des Zentralröntgeninstituts am Allgemeinen Krankenhaus in Wien

Die Entwicklung der Lungentuberkulose im Röntgenbild

Mit 70 Abbildungen im Text. V, 67 Seiten Gr.-8°. 1949. (W)
                                        Steif geheftet DM 12,—

Zdansky, Professor Dr. Erich, Vorstand des Zentralröntgeninstituts am Allgemeinen Krankenhaus in Wien

Röntgendiagnostik des Herzens und der großen Gefäße

D r i t t e , erweiterte Auflage. (W)   In Vorbereitung

Archiv für Meteorologie, Geophysik und Bioklimatologie. Serie B:
Allgemeine und biologische Klimatologie. (W)   Siehe Seite 290
Zentralblatt für die gesamte Radiologie.   Siehe Seite 290

Innere Medizin

Abderhalden, R.

Die Hormone

Siehe Lehrbuch der Physiologie, Seite 31

Dritte Österreichische Ärztetagung — Salzburg

5.—7. September 1949. Tagungsbericht. Herausgegeben von Professor Dr.
Leopold **Arzt**. Mit 47 Textabbildungen. VII, 361 Seiten 8°. 1950. (W)
Steif geheftet DM 13,40
34 Referate. Hauptthemen: **1. Die Erkrankungen der Schilddrüse. — 2. Die
Geschwülste der Lunge.**

Fünfte Österreichische — Salzburg

6.—8. September 1951. Tagungsbericht. Herausgegeben für die Van Swieten-
Gesellschaft von Professor Dr. Leopold **Arzt**. Mit 36 Textabbildungen. VIII,
567 Seiten 8°. 1952. (W) Steif geheftet DM 15,60
68 Referate. Hauptthemen: **1. Neue Erkenntnisse der Infektforschung. — 2. Die
Vitamine in der Prophylaxe und Therapie.**

Achte Österreichische — Salzburg

3.—5. September 1954. Tagungsbericht. Herausgegeben für die Van Swieten-
Gesellschaft von Professor Dr. Leopold **Arzt**. Mit 36 Textabbildungen. VIII,
373 Seiten 8°. 1955. (W) Steif geheftet DM 13,—
47 Referate. Hauptthemen: **1. Die medikamentöse Therapie bösartiger Geschwülste. — 2. Die Krampfkrankheiten und ihre Behandlung.**

Zehnte Österreichische — Wien

28.—30. September 1956. Tagungsbericht. Herausgegeben für die Van Swieten-
Gesellschaft von Professor Dr. E. **Domanig**. Mit 11 Textabbildungen. VII,
268 Seiten 8°. 1957. (W) Steif geheftet DM 12,—
25 Referate. Hauptthemen: **1. Fortschritte in der Forschung und Behandlung
maligner Tumoren. — 2. Aktuelle diagnostische und therapeutische Probleme.
— 3. Das entwicklungsgestörte Kind.**

Allgöwer, M., und J. **Siegrist**

Verbrennungen Siehe Seite 138

Assmann, Professor Dr. Herbert, Oldenburg

Die klinische Röntgendiagnostik der inneren Erkrankungen

S e c h s t e Auflage. Zwei Teile.
1. Teil: Mit 501 Abbildungen und 10 Tafeln. VII, 419 Seiten 4°. 1949.
2. Teil: Mit 859 Abbildungen. III, 603 Seiten 4°. 1950.
Beide Teile werden nur zusammen abgegeben.   Ganzleinen DM 135,20

Betke, Klaus

Der menschliche rote Blutfarbstoff

bei Fetus und reifem Organismus.   Siehe Seite 127

Bett, W. R., M.R.C.S., L.R.C.P., F.R.S.L., Leonard H. **Howells**, B.Sc.,
M.D., F.R.C.P., Physician, United Cardiff Hospitals, and A. D. **Macdonald**, M.A., M.D., M.Sc., Leech Professor of Materia Medica, Thera-
peutics and Pharmacology, University of Manchester

Amphetamin in der klinischen Medizin

Eigenschaften und praktische Verwendung. IV, 63 Seiten 8°. 1956.
                                                  Ganzleinen DM 7,50

Böhmig, Professor Dr. R., Karlsruhe, und Dr. P. **Klein**, Düsseldorf

Pathologie und Bakteriologie der Endokarditis

Mit 104 Abbildungen. VII, 312 Seiten Gr.-8°. 1953.   Ganzleinen DM 66,—

Das Bronchuscarcinom

Von Doz. Dr. G. **Salzer**, Doz. Dr. M. **Wenzl**, Dr. R. H. **Jenny**, Assistenten, und
Dr. Anna **Stangl**, Leiterin des Röntgeninstituts der II. Chirurgischen Universi-
tätsklinik in Wien. Mit einem Beitrag von Dr. O. Mayrhofer, Anästhesist der
Klinik. Mit 143 Abbildungen (367 Einzelbildern). VIII, 243 Seiten 4°. 1952. (W)
                                                  Ganzleinen DM 78,—

Bühlmann, Dr. A., Zürich

Direkte Blutdruckmessung beim Menschen

Methoden und Ergebnisse im Körper- und Lungenkreislauf. Mit 56 Abbildungen. VII, 80 Seiten Gr.-8°. 1958.   DM 19,80

A u s d e n B e s p r e c h u n g e n : „Die direkte Bestimmung von arteriellen und venösen
Drucken im Körperkreislauf gilt seit der Einführung des Herzkatheterismus als eine
wichtige kardiologische Untersuchungsmethode. Es ist daher zu begrüßen, daß Verfasser
die mit dieser Methode erzielbaren Befunde im Körper- und Lungenkreislauf unter
physiologischen wie pathophysiologischen Gesichtspunkten zusammenfassend darstellt und

(Bühlmann, Direkte Blutdruckmessung beim Menschen)
die für die Druckmessung wichtigen physikalischen wie physiologischen Grundlagen der Hämodynamik erörtert. Während die arterielle Druckmessung für die Diagnose einer Aortenstenose, Aorteninsuffizienz und Aortenisthmusstenose nur eine Bereicherung der diagnostischen Möglichkeiten darstellt, ist die Druckmessung im Lungenkreislauf diagnostisch und prognostisch für die Berechnung von Klappenöffnungsflächen und zur Messung des Lungencapillardruckes unentbehrlich geworden. Es lassen sich dadurch angeborene Herzfehler mit normalem oder nur leicht erhöhtem Strömungswiderstand von solchen mit primär stark erhöhtem Strömungswiderstand im Lungen-Kreislauf voneinander abgrenzen. Besondere Bedeutung gewinnt die intrakardiale Druckmessung weiterhin bei den verschiedenen Formen des Cor pulmonale, wobei es zum Teil möglich ist, die Ursache der Widerstandserhöhung im kleinen Kreislauf zu erfassen. Die Monographie ist prägnant abgefaßt, zahlreiche instruktive Abbildungen geben eine klare Vorstellung von den Möglichkeiten der Methode ..." *Zentralblatt Kinderheilkunde*

Curtius, Professor Dr. med. Friedrich, Chefarzt der Medizinischen Klinik des Städtischen Krankenhauses Ost, Lübeck

Individuum und Krankheit

Grundzüge einer Individualpathologie. Mit 58 zum Teil farbigen Abbildungen. VIII, 467 Seiten Gr.-8°. 1959. Ganzleinen DM 88,—

Inhaltsübersicht: A. Einleitung. B. Theoretische Grundlagen. I. Typologie und Individualität. II. Methode der Individualpathologie. C. Individualität und Krankheitsentstehung. I. Die Krankheitsverursachung: Plurikausalität. II. Der prämorbide Zustand. III. Die individuelle Reaktionsweise. IV. Die Organdisposition. D. Individualität und Krankheitsgestaltung. I. Morbus compositus. II. Pathoplastik. III. Komplikationen. IV. Krankheit und Persönlichkeit. E. Individualität und Krankheitsbeurteilung. I. Nosologie und Symptomatologie im Lichte der Individualität. II. Individualdiagnose. III. Individualpathologie und Begutachtung. IV. Individualität und Prognose. F. Individualität und Therapie. G. Rück- und Ausblick. Literaturverzeichnis. Namenverzeichnis. Sachverzeichnis.

Curtius, F.

Klinische Konstitutionslehre

Siehe Seite 15

Biologische Daten für den Kinderarzt

Herausgegeben von J. Brock.

Siehe Seite 127

Depisch, Dr. Franz, Privatdozent an der Universität in Wien

Die Diät- und Insulinbehandlung der Zuckerkrankheit

Für Studierende und Ärzte. Vierte, vermehrte Auflage. Mit 10 Textabbildungen. VIII, 176 Seiten 8°. 1949. (W) Steif geheftet DM 8,—

Depisch, Dr. Franz, Privatdozent an der Universität in Wien

Klinik und Therapie der Magen-Darmkrankheiten

Mit 16 Textabbildungen. VII, 297 Seiten 8°. 1951. (W) Ganzleinen DM 16,80

Deutsch, Dr. Erwin, Assistent der I. Medizinischen Universitätsklinik Wien

Die Hemmkörperhämophilie

Mit 8 Textabbildungen und 1 Ausschlagtabelle. VIII, 112 Seiten Gr.-8°. 1950. (W) DM 16,—

Diurese und Diuretica — Diuresis and Diuretics

Ein internationales Symposion — An International Symposium
Herausgegeben von E. **Buchborn** und K.-D. **Bock.**   Siehe Seite 70

Dönhardt, Dr. Axel, Privatdozent, Oberarzt der medizinischen Abteilung des Allgemeinen Krankenhauses Hamburg-Altona

Künstliche Dauerbeatmung

Ein Beitrag zur Klinik und Therapie der Atem- und Kreislaufstörungen bei der Poliomyelitis. Mit einem Vorwort von Professor Dr. R. Aschenbrenner, Hamburg-Altona. Mit 54 Abbildungen. VIII, 149 Seiten Gr.-8°. 1955.
Steif geheftet DM 27,—

Dohrmann, R.

Einführung in die prä- und postoperative Wasser- und Elektrolyttherapie
Siehe Seite 139

Domarus, Alexander v.

Grundriß der inneren Medizin

Z w e i u n d z w a n z i g s t e Auflage. Seit der 20. Auflage bearbeitet von Dr. med. Hans Frhr. von **Kress,** o. Professor der Inneren Medizin an der Freien Universität Berlin. Mit 47, davon 2 farbigen Abbildungen. XII, 699 Seiten Gr.-8°. 1957. Ganzleinen DM 39,—

Moderne Entwicklungen auf dem Gestagengebiet. Hormone in der Veterinärmedizin
Siehe Seite 167

Ergebnisse der inneren Medizin und Kinderheilkunde

Herausgegeben von H. **Assmann,** Oldenburg, A. **Schittenhelm,** Rottach am Tegernsee, R. **Schoen,** Göttingen, E. **Glanzmann,** Bern, B. **de Rudder,** Frankfurt a. M.
Ab Band XII herausgegeben von L. **Heilmeyer,** Freiburg i. Br., R. **Schoen,** Göttingen, B. **de Rudder,** Frankfurt a. M.
Neue Folge.

(Ergebnisse der inneren Medizin und Kinderheilkunde)

Erster Band : Mit 123 Abbildungen. III, 495 Seiten (davon 22 Seiten in englischer Sprache) Gr.-8°. 1949.   DM 36,—
Einbanddecke zum 1. Band DM   5,60

Inhaltsübersicht: Feldnephritis. Von H. Assmann, Oldenburg. — The Mode of Action and Clinical Uses of the Thiouracil Group of Drugs. By W. R. Trotter, London, and H. P. Himsworth, London. — Die Urethanbehandlung der Leukämien. Von E. Schulze, Göttingen. — Die arteriographische Diagnose intrakranialer Erkrankungen. Von R. Kautzky, Wien. — Der plötzliche Tod im Kindesalter. Von R. Garsche, Kiel. — Die Handskeletossifikation als Indikator der Entwicklung. Von F. Schmid, Heidelberg. — Die Behandlung tuberkulosekranker Kinder und Jugendlicher. Von O. Wiese, Marburg/Lahn. — Die Milz als Organ des Pfortadersystems und ihr Versagen. Von H. Ewerbeck, Köln. — Klinik der Leptospirenerkrankungen (Leptospirosen in Europa mit Ausnahme der L. icterohaemorrhagiae). Von O. Gsell, St. Gallen. — Namen- und Sachverzeichnis.

Zweiter Band : Mit 236 Abbildungen. III, 857 Seiten Gr.-8°. 1951.
DM 76,—; Ganzleinen DM 80,—

Inhaltsübersicht: Herbert Assmann †. Von H. H. Berg, Hamburg. — Die Behandlung der Thrombose mit gerinnungshemmenden Mitteln. Von J. E. Jorpes, Stockholm. — Die Klinik und Chemie der Proteinasen des menschlichen und tierischen Organismus, ihre besondere Bedeutung in seinen Abwehrleistungen und in der klinischen Diagnostik. Von R. Merten, Köln. — Der Hirnabsceß. Von R. Kautzky, Hamburg. — Cytodiagnostik des Lymphknotenpunktates. Von W. Tischendorf, Göttingen. — Ischias und Discushernie. Klinische und chirurgische Gesichtspunkte. Von G. Norlén, Stockholm. — Discusrupturen und Lumbagoischias. Eine anatomische und röntgenologische Studie. Von K. Lindblom, Stockholm. — Endocarditis lenta. Pathogenese und Beziehung zwischen Verlaufsform, Erregerart und Ausheilungsmöglichkeit. Von W. D. Germer, Tübingen. — Über die Hepatitis contagiosa und ihre Folgeerscheinungen. Von F. Meythaler und R. Schick, Nürnberg. — Viscerale Bilharziase (Schistosoma haematobium und Mansoni). Von Fr. Mainzer, Alexandrien (Ägypten). — Der Status Bonnevie-Ullrich im Rahmen anderer „Dyscranio-Dysphalangien". Von O. Ullrich, Bonn. — Die Blutungskrankheiten des Neugeborenen. Von H. Willi, Zürich. — Die Rolle des Kathepsins bei der Eiweißverdauung. Von S. Buchs und E. Freudenberg, Basel. — Epidemiographie der Poliomyelitis in Deutschland. Von A. Windorfer, Stuttgart. — Die frühkindliche, interstitielle plasmacelluläre Viruspneumonie. Von Karla Weisse, Frankfurt a. M. — Über Interferenzerscheinungen bei Infektionskrankheiten. Von O. Vivell, Freiburg i. Br. — Klinische Pharmakologie und Toxikologie des Streptomycins. Von Kl. Wechselberg und Edelgard Weidenbusch, Köln. — Anhang. Nachtrag zur Literatur im Beitrag Merten, Die Klinik und Chemie der Proteinasen. — Namen- und Sachverzeichnis.

Dritter Band : Mit 261 Abbildungen. III, 885 Seiten Gr.-8°. 1952.
DM 94,—; Ganzleinen DM 98,70

Inhaltsübersicht: Die Sympathektomie beim Hochdruck und ihre Ergebnisse. Von R. Zenker, Marburg/Lahn, H. Sarre, Freiburg i. Br., K. H. Pfeffer, Mannheim, H. H. Löhr, Marburg/Lahn, unter Mitarbeit von E. Koppermann und P. Wisser. — Interne Klinik der Herzsteckschüsse. Von W. Amelung, Königstein/Taunus, und H. Luther, Frankfurt a. M. Mit einem Anhang: Die Operationsverfahren beim Herzsteckschuß. Von H. H. Westermann, Frankfurt a. M.-Hanau. — Die Therapie der Endocarditis lenta und ihre Grundlagen. Von E. Fritze, Göttingen. — Polyostotische fibröse Dysplasie. Von F. Boenheim, Leipzig, und Th. H. McGavack, New York. — Die Ostitis

(Ergebnisse der inneren Medizin und Kinderheilkunde)
deformans Paget unter Berücksichtigung ihrer Vererbung. Von W. STEMMERMANN, Nürnberg. — Die Pathophysiologie des Diabetes mellitus. Von F. X. HAUSBERGER, Philadelphia. — Neues vom Cholesterinstoffwechsel. Von G. SCHETTLER, Marburg/Lahn. — Die klinischen Verlaufsformen der Pyelonephritis. Von H. BERNING und R. PRÉVÔT, Hamburg. — Das Retothelsarkom und die Retothelsarkomatose. Von E. MUNDT, Bonn. — Die akute Erythroleukämie. Von H.-G. HARWERTH, Freiburg i. Br. — Die Phonokardiographie, ihre Bedeutung für die sinnesphysiologischen Grundlagen der Herzauskultation und ihre diagnostische Verwendung. Von K. HOLLDACK, Heidelberg. — Die Prognose des Coma diabeticum. Ein Sofort-Severitätsindex. Von A. F. ESSELLIER, R. L. JEANNERET und B. J. KOSZEWSKI, Zürich. — Die fetalen Erythroblastosen und der Rhesusfaktor. Von L. BALLOWITZ, Berlin. — Toxoplasmosis. Mit besonderer Berücksichtigung der Embryopathia toxoplasmotica. Von F. BAMATTER, Genf. — Namen- und Sachverzeichnis.

V i e r t e r B a n d : Mit 306 Abbildungen. IV, 1137 Seiten Gr.-8°. 1953.

DM 168,—; Ganzleinen DM 173,—

I n h a l t s ü b e r s i c h t : Über die dritte Phase der Blutgerinnung und über die Funktion der Strukturelemente der Thrombocyten. Von A. FONIO, Bern. — Das Problem der Pathogenität von Escherichia coli im Säuglingsalter. Von O. H. BRAUN, Heidelberg. — Die pathogenetische Bedeutung der Allergie für Blut- und Knochenmarksschäden. Von P. PETRIDES, Düsseldorf. — Die Panmyelophthise und verwandte Zustände der Knochenmarksinsuffizienz. Von KARL H. BUTZENGEIGER, Mülheim/Ruhr. — Kinder diabetischer Mütter. Von J. B. MAYER, Homburg/Saar. — Das Syndrom Mauriac (Diabetes im Kindesalter mit sekundärer Glykogenose). Von A. WINDORFER, Stuttgart. — Die Klinik der Capillarfunktionen. Von H. KÜCHMEISTER, Hamburg. — Die kongenitalen Mißbildungen am venösen Anteil des Herzens. Von A. SCHAEDE, Bonn. — Zur funktionellen Analyse der Leistungsfähigkeit des gesunden und kranken Herzens unter Arbeit. Von H. C. LANDEN, Düsseldorf. — Niere und Sepsis lenta. Von G. HEUCHEL, Jena. — Die Autoallergie in der Pathogenese der diffusen Glomerulonephritis. Von E. F. PFEIFFER und H. E. BRUCH, Frankfurt a. M. — Der Eisenstoffwechsel des wachsenden Organismus. Von K. H. SCHÄFER, Hamburg. — Die Bedeutung des Kupfers in Biologie und Pathologie unter besonderer Berücksichtigung des wachsenden Organismus. Von W. BRENNER, Bonn. — Pathophysiologie, Klinik und Behandlung der Hypophysenadenome. Von K. OBERDISSE, Bochum, und W. TÖNNIS, Köln. — Namen- und Sachverzeichnis.

F ü n f t e r B a n d : Mit 236 Abbildungen. III, 836 Seiten Gr.-8°. 1954.

DM 134,—; Ganzleinen DM 139,60

I n h a l t s ü b e r s i c h t : Poliomyelitis-ähnliche Krankheitsbilder und ihre Erreger beim Menschen (Eine Übersicht über den gegenwärtigen Stand der Forschung auf dem Gebiet der Para- und Pseudopoliomyelitis- [Coxsackie-] Viren). Von W. KELLER und O. VIVELL, Freiburg i. Br. — Das Wolhynische Fieber. Von W. MOHR und W. HIRTE, Hamburg. — Über den kindlichen Kreislauf. Von H. W. KIRCHHOFF, Kiel. — Das Q-Fieber. Von R. HENGEL, G. A. KAUSCHE, A. LAUR und K. RABENSCHLAG, Heidelberg. — Das Sportherz. Von H. REINDELL, R. WEYLAND, H. KLEPZIG, K. MUSSHOFF und E. SCHILDGE, Freiburg i. Br. — Neuzeitliche Sicherungen bei Bluttransfusionen. Von A. W. SCHWENZER, Frankfurt a. M. — Pharmakodynamische Grundlagen der Therapie mit herzwirksamen Glykosiden. Von E. ROTHLIN und R. BIRCHER, Basel. — Die hämophilie-ähnlichen hämorrhagischen Diathesen. Von E. DEUTSCH, Wien. — Das großfollikuläre Lymphoblastom (die Brill-Symmerssche Krankheit). Von R. BILGER, Freiburg i. Br. — Fortschritte auf dem Gebiet des Blutfarbstoffes. Von K. BINGOLD und W. STICH, München. — Namen- und Sachverzeichnis.

(Ergebnisse der inneren Medizin und Kinderheilkunde)

S e c h s t e r B a n d : Mit 272 Abbildungen. III, 880 Seiten Gr.-8°. 1955.
DM 150,—; Ganzleinen DM 156,60

I n h a l t s ü b e r s i c h t : Die Differentialdiagnose der Gerinnungsstörungen. Von P. DE NICOLA, Pavia. — Die Phenylpyruvische Oligophrenie. Von K. LANG, Bonn. — Der heutige Stand der Liquordiagnostik im Kindesalter. Von H. SCHÖNENBERG, Münster i. W. — Diabetes insipidus und primäre Oligurie (Antidiabetes insipidus). Von H. RODECK, Düsseldorf. — Die Pathogenese der Arteriosklerose als Stoffwechselproblem. Von G. SCHETTLER, Marburg/Lahn. — Extrarenale Azotämie und extrarenales Nierensyndrom. Von R. HEINTZ, Frankfurt a. M. — Die Nasennebenhöhlen und ihre Bedeutung für die innere Medizin. Von H. UTHGENANNT, Lübeck, und H. H. KLOSE, Lübeck. — Die Lungenverschattungen im Ablauf der Primärtuberkulose des Kindes. Von H. BRÜGGER, Wangen i. Allgäu. — Lebererkrankungen im Kindesalter. Von H. EWERBECK, Köln-Lindenthal. — Parenterale Ernährung. Mit einem Anhang: Rectale Ernährung. Von H. GLATZEL, Flensburg. — Pulmonale Hypertonie und chronisches Cor pulmonale. Von P. H. ROSSIER, A. BÜHLMANN, F. SCHAUB und P. LUCHSINGER, Zürich. — Der heutige Stand der Elektrokymographie. Von R. HAUBRICH, Bonn. — Die Diagnostik der Schilddrüsen-Erkrankungen mit radioaktivem Jod. Von H. VETTER, Wien. — Namen- und Sachverzeichnis.

S i e b e n t e r B a n d : Mit 169 Abbildungen. III, 646 Seiten (23 Seiten in englischer Sprache) Gr.-8°. 1956.   DM 134,—; Ganzleinen DM 140,—

I n h a l t s ü b e r s i c h t : Die Glykoproteide des Blutes. Von H. BERGSTERMANN, München. — Störungen der Sprachentwicklung. Von J. BERENDES, Mannheim. — Die Listeriose. Von P. KREPLER und H. FLAMM, Wien. — Wilson's Disease. By A. G. BEARN and H. G. KUNKEL, New York. — Immunohämatologie der Thrombocyten und Leukocyten. Von P. MIESCHER, Basel. — Die progressive Sklerodermie. Von R. PFISTER und E. NÄGELE, Freiburg i. Br. — Das klinische Bild der Myokarditis in den Tropen (Venezuela). Von H. BERNING, Hamburg. — Die Tetanie des Erwachsenen und ihre Grenzzustände. Von H. JESSERER, Wien. — Der viscerale Lupus erythematosus (Kaposi-Libman-Sacks-Syndrom). Von W. SIEGENTHALER und R. HEGGLIN, St. Gallen. — Das Bifidum-Problem. Von J. B. MAYER, Homburg a. d. Saar. — Osteoporose als Krankheitsgeschehen. Von H. BARTELHEIMER und J. M. SCHMITT-ROHDE, Berlin. — Namen- und Sachverzeichnis. Inhalt der Bände 1 bis 7 der Neuen Folge.

A c h t e r B a n d : Mit 115 Abbildungen. III, 585 Seiten Gr.-8°. 1957.
DM 128,—; Ganzleinen DM 136,—

I n h a l t s ü b e r s i c h t : Das spätdiabetische Syndrom — Angiopathia diabetica. Von K. LUNDBAEK, Aarhus. — Die Katzenkratzkrankheit (Maladie des griffes de chat. Cat scratch disease, „non bacterial regional lymphadenitis"). Von O. GSELL und M. GSELL-BUSSE, Basel. — Cholangitis und cholangitische Hepatopathien. Von N. MARKOFF, Chur. — Aminoacidurie. Von J. H. P. JONXIS, Groningen. — Die Cytologie und Biopsie der Magenschleimhaut und ihre diagnostische Bedeutung. Von H. BROICHER, Bonn. — Therapie der Schilddrüse mit Radiojod. Von W. KEIDERLING, Freiburg i. Br. — Die sogenannte cystische Pankreasfibrose („Mucoviscidosis"). Von K.-D. BACHMANN, Köln-Lindenthal. — Tuberkulin und Tuberkulindiagnostik. — Von K.-E. HAASE, München. — Mykosen der inneren Organe. Von T. WEGMANN, Zürich. — Namen- und Sachverzeichnis. — Inhalt der Bände 1 bis 8 der Neuen Folge.

N e u n t e r B a n d : Mit 188 Abbildungen. III, 736 Seiten Gr.-8°. 1958.
DM 178,—; Ganzleinen DM 186,—

(Ergebnisse der inneren Medizin und Kinderheilkunde)
Inhaltsübersicht: Das Herz bei Myxödem und Hypothyreose. Von F. Schaub, Zürich (Schweiz). — Zur pathologischen Anatomie und Nosologie der Lymphogranulomatose. Von O. Fresen, Düsseldorf. — Die Virämie — ihre pathogenetische und klinische Bedeutung bei menschlichen Virusinfektionen. Von F. Müller, Hamburg. — Die tubulären Nierensyndrome. Von F. Reubi, Bern (Schweiz). — Die cerebralen „kleinen Anfälle" des Kindes. Anfallsmorphe, EEG und Differentialdiagnostik. Von R. Garsche, Kiel-Hassee. — Celluläre und humorale „Abwehr"-Systeme und -Reaktionen. Von E. Fritze, Göttingen. — Über die extrarenale Reinigung des Organismus von retinierten Harnfixa bei Niereninsuffizienz (sog. künstliche Niere). Von J. Frey und H. Kiefer, Freiburg i. Br. — Hämatologie der ersten Lebenszeit. Von K. Betke, Freiburg i. Br. — Das adrenogenitale Syndrom im Kindesalter. Von J. R. Bierich, Hamburg. — Die Makroglobulinämie. Von J. Waldenström, Malmö (Schweden). — Die glucosurische Osteopathie (Das sogenannte Fanconi-Syndrom beim Erwachsenen). Von F. Kuhlencordt, Hamburg. — Namen- und Sachverzeichnis. — Inhalt der Bände 1 bis 9 der Neuen Folge.

Zehnter Band: Mit 205 Abbildungen. III, 699 Seiten (19 Seiten in englischer Sprache) Gr.-8°. 1958.   DM 178,—; Ganzleinen DM 186,—

Inhaltsübersicht: Die Ileitis regionalis. (Crohn's disease). Von N. Henning und L. Demling, Erlangen. — Das Lipoidsyndrom und die essentielle Hyperlipämie. Von G. Schulze, Göttingen. — Vergiftungen mit esteraseblockierenden Insecticiden aus der Gruppe der organischen Phosphorsäure-Ester (E 605 und Verwandte). Von W.-D. Erdmann und L. Lendle, Göttingen. — Störungen des Kaliumstoffwechsels und ihre klinische Bedeutung. Von K. Kühns, Göttingen, und H. Weber, Gießen. — Die Bedeutung der Spirographie für die Beurteilung der Lungeninsuffizienz, speziell des Emphysems. Von J. Hamm, Marburg/Lahn. — Biologische Strahlengefährdung. Von A. Zuppinger, Bern (Schweiz). — Über das Wesen malacischer Knochenveränderungen infolge innerer Krankheiten. Von J. M. Schmitt-Rohde, Berlin-Charlottenburg. — Dermatomyositis. Von H. Schuermann, Bonn. — Cystinosis. Von E. Freudenberg, Basel (Schweiz). — Cytologie und Klinik der Lymphogranulomatose. Von F. Heckner, Göttingen. — Hormonal Functions of the Hypothalamus. By M. Saffran, Montreal (Canada). — Namen- und Sachverzeichnis. Inhalt der Bände 1 bis 10 der Neuen Folge.

Elfter Band: Mit 96 Abbildungen. IV, 700 Seiten Gr.-8°. 1959.
                                        DM 186,—; Ganzleinen DM 194,—

Inhaltsübersicht: Die Myoglobinurien. Von H. J. Kähler, Freiburg i. Br. — Der Stoffwechsel des Herzens. Von R. J. Bing, St. Louis, Mo. (USA), und A. Beuren, Baltimore, Md. (USA). — Das „Marfan-Syndrom" (Dystrophia mesodermalis congenita Typ Marfan; Arachnodaktylie). Von H. Versé, Köln. — Physiologie und Stoffwechsel des D-Vitamins. Von O. Hövels und D. Reiss, Erlangen. — Die Adenovirusgruppe. Von C. Mumme und H. Budde, Hamburg. — Die Paramyloidose. Von W. Krücke, Frankfurt a. M. — Über die Bedeutung von Streptokokkeninfektionen in der Pathogenese der akuten Polyarthritis und der akuten Nephritis. Von P. Christ, Frankfurt a. M. — Serologie und Klinik der autoimmunhämolytischen Erkrankungen. Von H. Schubothe, Freiburg i. Br. — Namen- und Sachverzeichnis. — Inhalt der Bände 1 bis 11 der Neuen Folge.

Zwölfter Band: Mit 120 Abbildungen. III, 717 Seiten Gr.-8°. 1959.
                                        DM 188,—; Ganzleinen DM 196,—

Inhaltsübersicht: Die Therapie der Schlafmittelvergiftungen. Von A. Dönhardt, Hamburg. — Moderne Probleme der Humangenetik. Von F. Vogel, Berlin. —

(Ergebnisse der inneren Medizin und Kinderheilkunde)
Meningoencephalitis tuberculosa chronica und Spätschäden nach tuberkulöser Meningitis. Von E. G. Janssen, Düsseldorf. — Der heutige Stand der chirurgischen Behandlung der Lungentuberkulose (Indikationen, Kontraindikationen und Ergebnisse der Resektionsbehandlung. Abgrenzung der Kollapstherapie). Von M. Schamaun, Zürich (Schweiz). — Der Hypogonadismus im Knaben- und Mannesalter. Von H. Nowakowski, Hamburg. — Die Endokard-Fibroelastose. Von H. Lehndorff, New Rochelle (USA). — Erblicher Zwergwuchs. Von H. Grebe, Frankenberg/Eder. — Periarteriitis nodosa (Kussmaulsche Krankheit). Von F. Portwich, Kiel. — Die nichtdiabetischen Melliturien. Von K. Schreier, Heidelberg. (Unter Mitarbeit von U. Porath, Heidelberg). — Das transitorische Cushing-Syndrom (passagerer Hyperkortizismus). Von R. Schwab und K. Denninger, Würzburg. — Die Whipplesche Krankheit (Lipodystrophia intestinalis). Von H. Chr. Drube, Kiel. — Namen- und Sachverzeichnis. — Inhalt der Bände 1 bis 12 der Neuen Folge.

Dreizehnter Band: Mit 94 Abbildungen. IV, 490 Seiten Gr.-8°. 1960. DM 140,—; Ganzleinen DM 148,—

Inhaltsübersicht: Zur Klinik der Kalkstoffwechselstörungen des Erwachsenenalters. Von H. Losse, A. Bäumer, W. Strobel, Münster/Westf. und M. Fritsch, Bielefeld. — Neuroleptica und Antihistaminica. Ihre erwünschten und unerwünschten Arzneimittelwirkungen. Von H. J. Kahler, Freiburg i. Br. — Die Letterer-Christiansche Erkrankung. Von E. Rewald, Mar del Plata (Argentinien). — Poliomyelitis-Epidemien auf Inseln. Von W. Donle, München. — Die Tuberkulose des Menschen durch den Typus bovinus und das Mycobacterium avium. Von R. W. Müller, Köln. — Die Bornholmer-Krankheit. Myalgia epidemica (Sylvest). Von A. Windorfer, und D. Reiss, Erlangen. — Die Anwendung pharmakodynamisch-neutraler Substanzen: Das sogenannte Placebo-Problem. Von G. Clauser und W. Arnhold, Freiburg i. Br. — Behandlung der benignen und malignen Hypertonie. Von H. Sarre und P. von Dittrich, Freiburg i. Br. — Namen- und Sachverzeichnis. — Inhalt der Bände 1 bis 13 der Neuen Folge.

Vierzehnter Band: In Vorbereitung

Außerdem sind noch lieferbar:

Vierundsechzigster Band: 2. Teil: Mit 95 Abbildungen. III, 649 Seiten Gr.-8°. 1945.   DM 68,—
(1. Teil Vergriffen)
Inhaltsverzeichnis: Pathogenese der Nierenschädigungen bei Hämoglobinurien und Myoglobinurien. Von B. zu Jeddeloh, Erlangen. — Degenerative Nierenerkrankungen. — Von H. Oettel, Berlin. — Untersuchungen zur Harnfarbe im Kindesalter. Von G. Brakhage, Stettin. — Das Körperbild im Reifungsalter. Von J. Schmidt-Voigt, Frankfurt a. M. — Die intravitale Blutgerinnung. Teil IV. Die Thrombose. Von K. Apitz, Berlin. — Tularämie. Von H. Schulten, Köln. — Die Frauenmilch, ihre Eigenschaften und Zusammensetzung. Von F. Zaribnicky, Wien. — Namen- und Sachverzeichnis.

Fünfundsechzigster Band: 1. Teil: Mit 67 Abbildungen. III, 352 Seiten Gr.-8°. 1945.   DM 48,—
Inhaltsverzeichnis: Die intraventrikulären Leitungsstörungen des Herzens unter besonderer Berücksichtigung des klinischen Verlaufs und der Prognose. Von H. W.

Die Ernährung

Physiologie, Pathologie, Therapie. Herausgegeben von K. **Lang**, Mainz, und R. **Schoen**, Göttingen. Siehe Seite 25

Fischer, Dr. Anton, Privatdozent an der Universität Budapest, und Dr. Camillo **Sellei**, Privatdozent an der Universität Budapest

Funktionelle Diagnostik innerer Erkrankungen

Mit 26 Textabbildungen. VIII, 154 Seiten Gr.-8°. 1950. (W)
Steif geheftet DM 11,50

Frey, Dr. med. Ernst, em. o. Professor der Pharmakologie und Toxikologie, ehem. Direktor des Pharmakologischen Instituts der Universität Göttingen, und Dr. med. Joachim **Frey**, apl. Professor der inneren Medizin, Oberarzt der Medizinischen Universitätsklinik Freiburg i. Br. (Direktor: Professor Dr. med. L. Heilmeyer)

Die Funktionen der gesunden und kranken Niere

Mit 33 Abbildungen. VIII, 168 Seiten Gr.-8°. 1950.   DM 19,60

Frey, E.

Nierentätigkeit und Wasserhaushalt

Siehe Lehrbuch der Physiologie, Seite 31

Die Funktionsdiagnostik des Herzens

Fünftes Freiburger Symposion an der Medizinischen Universitätsklinik vom 6. bis 8. Juni 1957. Schriftleitung: Dozent Dr. med. Helmut **Klepzig**, Medi-

Gädeke, R.
Die inapparente Virusinfektion und ihre Bedeutung für die Klinik
Siehe Seite 61

Bad Oeynhausener Gespräche I

Bad Oeynhausener Gespräche II

(Bad Oeynhausener Gespräche)

blutung. Von A. ALELLA, Turin/Italien. — Die Gewebsatmung der Herzmuskelfaser. Von D. LÜBBERS, Kiel. — Über den Mechanismus der hypoxischen Coronarerweiterung. Von H. J. BRETSCHNEIDER, Göttingen. — Der Einfluß von Pharmaka auf die Sauerstoffversorgung des Herzmuskels. Von H. MERCKER, Göttingen. — Nervöse Beeinflussung der Coronardurchblutung. Von E. WITZLEB, Bad Oeynhausen. — Hämodynamik und Kreislaufreflexe bei akutem Coronarverschluß. Von J. SCHMIER, Heidelberg — Herzdynamik und Coronardurchblutung bei akutem Coronarverschluß. Von W. MEESMANN, Heidelberg. — 2. Tag: Zur Anatomie und Pathologie der Coronargefäße. Von J. SCHOEN-MACKERS, Düsseldorf. — Kollateralkreisläufe im Coronarsystem bei Coronarsklerose. Von W. GIESE, Münster/Westf., und H. MÜLLER-MOHNSSEN, Homburg/Saar. — Die Strömungsverhältnisse in den Coronararterien und ihre Bedeutung für die Manifestierung der Coronarsklerose. Von H. MÜLLER-MOHNSSEN, Homburg/Saar. — Das elektronenmikroskopische Bild der Herzmuskelzelle nach akuter Hypoxie. Von E. MÖLBERT, Freiburg i. Br. — Pathophysiologische Probleme bei Coronardurchblutungsstörungen. Von W. H. HAUSS, Münster/Westf. — Über das Sludge-Phänomen in seiner Beziehung zur Coronarpathologie. Von H. HARDERS, Hamburg. — Klinik der coronaren Durchblutungsstörungen. Von K. MATTHES, Heidelberg. — Zur Problematik der Coronarinsuffizienz im Elektrokardiogramm. Von L. DELIUS, Bad Oeynhausen.

Bad Oeynhausener Gespräche III

31. Oktober bis 1. November 1958

Herzinsuffizienz und Digitaliswirkungen. Zusammengestellt von W. **Lochner,** Göttingen, und E. **Witzleb,** Bad Oeynhausen. Mit 92 Abbildungen. IV, 159 Seiten Gr.-8°. 1959. Steif geheftet DM 42,—

Inhaltsverzeichnis: 1. Tag: Herzinsuffizienz: Druckvolumdiagramm der Ventrikel und dynamische Faktoren der Herztätigkeit im intakten Kreislauf. Von K. KRAMER, Göttingen. — Morphologische Gesichtspunkte der Herzdynamik. Von A. J. LINZBACH, Marburg/Lahn. — Begriff und Formen der Herzinsuffizienz. Von E. WOLL-HEIM, Würzburg. — Kritische Bemerkungen zum Problem des Myokardstoffwechsels vom Standpunkt des Klinikers. Von R. HEGGLIN, Zürich. — Herzgröße bei Herzinsuffizienz. Von H. REINDELL, K. MUSSHOFF, K. KÖNIG, D. BURCHARD und J. KEUL, Freiburg i. Br. — Störungen des Elektrolyt- und Wasserhaushaltes bei Herzinsuffizienz. Von H. P. WOLFF, München. — 2. Tag: Digitaliswirkungen: Einführung. Von L. LENDLE, Göttingen. — Digitalis und Ionentransporte. Von W. WILBRANDT, Bern. — Digitalis und Elektrolytkonzentrationen des Herzmuskels. Von K. KÜHNS, Göttingen. — Elektrophysiologische Befunde unter Digitalis. Von W. TRAUTWEIN, Heidelberg. — Herzglykoside und oxydativer Myokardstoffwechsel. Von A. WOLLENBERGER, Berlin. — Koppelungsvorgänge des Stoffwechsels unter Digitalis. Von M. BOGATZKI, Basel. — Einfluß der Digitalisstoffe auf die Herzdynamik. Von KJ. BLUMBERGER, Aschaffenburg. — Digitalisglykoside und Vaguswirkung. Von H. MERCKER, Göttingen. — Blutmenge und Digitalis. Von J. ZISSLER, Würzburg.

Gestaltwandel klassischer Krankheitsbilder Siehe Seite 44

Glatzel, Professor Dr. Hans, Flensburg

Krankenernährung

Ein diätetisches Lehrbuch. Mit 7 Abbildungen und 44 Tabellen. VIII, 475 Seiten Gr.-8°. 1953. Ganzleinen DM 29,70

Glatzel, Professor Dr. Hans, Flensburg

Nahrung und Ernährung

Altbekanntes und Neuerforschtes vom Essen. Z w e i t e , verbesserte und erweiterte Auflage. 6.—11.Tausend. (Verständliche Wissenschaft, 39. Band.) Mit 22 Abbildungen. VIII, 152 Seiten Kl.-8°. Ganzleinen DM 7,80

Grafe, Professor Dr. med., Dr. h. c. Erich, ehem. Direktor der Medizinischen und Nervenklinik der Universität Würzburg

Ernährungs- und Stoffwechselkrankheiten und ihre Behandlung

Z w e i t e , wesentlich ergänzte und erweiterte Auflage. Mit 85 Abbildungen, davon 9 farbig. XII, 1062 Seiten Gr.-8°. 1958. Ganzleinen DM 118,—

A u s d e n B e s p r e c h u n g e n : „... Das Werk gliedert sich in drei Hauptabschnitte, von denen der erste Grundsätzliches über den allgemeinen und den Ernährungsstoffwechsel und über die Sonderaufgaben der einzelnen Nahrungsbestandteile auf knappstem Raume aussagt. Der zweite Abschnitt beschäftigt sich in klarster und übersichtlichster Weise mit den Mangelernährungszuständen. Der weitaus umfangreichste Abschnitt ist den Stoffwechselkrankheiten und ihrer Behandlung gewidmet, wobei auf den Kohlenhydratstoffwechsel allein an die 350 Seiten, auf den Fettstoffwechsel nahezu 200 Seiten entfallen. Alle Gebiete sind erschöpfend in blendender Diktion abgehandelt, und überall ist die profunde und reiche Erfahrung des Autors zu spüren, die dem ganzen Werk das Profil des hervorragenden Forschers und Lehrers gibt. Das Buch, vom Verlag druck- und reproduktionstechnisch auf das Trefflichste ausgestattet, sollte in keiner Ärzte-, Spitals- oder Klinikbibliothek fehlen ...“

Medizinische Klinik

Grosse-Brockhoff, F.

Einführung in die pathologische Physiologie Siehe Seite 26

Grundlagen und Praxis chemischer Tumorbehandlung

Zweites Freiburger Symposion an der Medizinischen Universitätsklinik vom 17. bis 19. Juli 1953. Siehe Seite 44

Hämolyse und hämolytische Erkrankungen

Siebentes Freiburger Symposion an der Medizinischen Universitätsklinik vom 22. bis 24. Oktober 1959. Schriftleitung: Dozent Dr. Helmut **Schubothe**, Freiburg i. Br. In Vorbereitung

Handbuch der inneren Medizin

Begründet von L. **Mohr** und R. **Staehelin**.

V i e r t e Auflage. Herausgegeben von Professor Dr. G. von **Bergmann** †, Professor Dr. W. **Frey**, Oberhofen/Schweiz, und Professor Dr. H. **Schwiegk**, München. In 9 Bänden.

Jeder Band ist einzeln käuflich. Teile eines Bandes werden nur zusammen abgegeben.

(Handbuch der inneren Medizin)

I. **B a n d : Infektionskrankheiten.** In zwei Teilen. Bearbeitet von R. Aschenbrenner, H. Baur, K. Bingold, I. Eckart, K. Enigk, H. Eyer, G. Fanconi, L. Fischer, E. Glanzmann, O. Gsell, F. O. Höring, H. Hormann †, A. Hottinger, H. Kleinschmidt, F. Linder, H. Lippelt, W. Löffler, F. Lüthy, R. Massini, W. Minning, W. Mohr, D. Moroni, E. G. Nauck, E. Reichenow, H. Schlossberger, H. Schulten, H. Vogel, G. Walther, F. Weyer.

1. Teil: Mit 417 zum Teil farbigen Abbildungen. XVII, 1536 Seiten Gr.-8°. 1952.

2. Teil: Mit 293 zum Teil farbigen Abbildungen. XV, 1225 Seiten Gr.-8°. 1952.

Ganzleinen DM 374,—

II. **B a n d : Blut und Blutkrankheiten.** Neubearbeitet von Dr. med. Ludwig Heilmeyer, o. ö. Professor, Direktor der Medizinischen Universitätsklinik Freiburg i. Br., und Dr. med. Herbert Begemann, Leiter des Hämat. Laborat. der Medizinischen Universitätsklinik Freiburg i. Br. Mit 474 meist farbigen Abbildungen. XV, 1179 Seiten Gr.-8°. 1951.   Ganzleinen DM 198,—

III. **B a n d : Verdauungsorgane.** In zwei Teilen. Bearbeitet von W. Baumann, K. Beckmann, A. Gigon, M. Gülzow, N. Henning, G. Katsch, M. Lüdin, H. Pickert.

1. Teil: Mit 283 zum Teil farbigen Abbildungen. XVI, 941 Seiten Gr.-8°. 1953.

2. Teil: Mit 229 zum Teil farbigen Abbildungen. XIV, 1293 Seiten Gr.-8°. 1953.

Ganzleinen DM 328,—

IV. **B a n d : Erkrankungen der Atmungsorgane.** In vier Teilen. Bearbeitet von W. Behrens jr., W. Bollag, A. Brunner, A. Bühlmann, U. Cocchi, F. Escher, A. F. Essellier, H. Gessner, W. Gloor-Meyer, K. Graf, H. Grunze, E. Haefliger, E. Hanhart, R. Hegglin, D. Högger, R. Hoigné, G. Hossli, G. Jaccard, P. Jeanneret, R. L. Jeanneret, M. Kartagener, F. Koller, H. Löffler, W. Löffler, K. Lottenbach, R. Luchsinger, G. Mark, K. Mülly, B. Noelpp, I. Noelpp-Eschenhagen, A. Ott, E. Rossi, P. H. Rossier, L. Rüedi, H. J. Schmid, E. Schwarz, O. Spühler, D. Staehelin, E. Tanner, G. Töndury, E. Uehlinger, T. Wegmann, E. Wiesmann, R. Wolfer, A. Zuppinger.

1. Teil: Allgemeiner Teil. Mit 264 zum Teil farbigen Abbildungen. LXVI, 668 Seiten Gr.-8°. 1956.

2. Teil: Spezieller Teil I. Mit 477 zum Teil farbigen Abbildungen. XXVII, 1548 Seiten Gr.-8°. 1956.

3. Teil: Spezieller Teil II. Mit 270 zum Teil farbigen Abbildungen. XXI, 932 Seiten Gr.-8°. 1956.

4. Teil: Spezieller Teil III. Mit 233 zum Teil farbigen Abbildungen. XIV, 1032 Seiten Gr.-8°. 1956.   Ganzleinen DM 729,—

V. **B a n d : Neurologie.** In drei Teilen. Bearbeitet von E. Bay, P. E. Becker, G. Bodechtel, R. Brun, H. Demme, O. Gagel, H. W. Gruhle, J. Hallervorden, R. Hassler, F. Hiller, H. Jantz, R. Jung, H. Kalm, J. Klaesi, F. Laubenthal,

F. Lüthy, R. Mallison, H. Pette, T. Riechert, H. Ruf, W. Scheid, H. Scheller, A. Schrader, B. Schulz, H. Selbach.

1. Teil: Mit 591 zum Teil farbigen Abbildungen. LV, 1543 Seiten Gr.-8°. 1953.

2. Teil: Mit 286 zum Teil farbigen Abbildungen. XII, 966 Seiten Gr.-8°. 1953.

3. Teil: Mit 388 zum Teil farbigen Abbildungen. XXIV, 1531 Seiten Gr.-8°. 1953. Ganzleinen DM 656,—

VI. B a n d : **Konstitution. Allergische Krankheiten. Krankheiten der Knochen, Gelenke und Muskeln. Krankheiten aus äußeren physikalischen Ursachen. Ernährungskrankheiten. Vitamine und Vitaminkrankheiten.** In zwei Teilen. Bearbeitet von W. H. Adolph, F. Curtius, H. Glatzel, F. Grosse-Brockhoff, G. Höhne, H. Kämmerer, A. v. Muralt, R. Schoen, G. Schubert, W. Tischendorf, H. Zellweger.

1. Teil: Konstitution. Allergische Krankheiten. Krankheiten der Knochen, Gelenke und Muskeln. Mit 466 zum Teil farbigen Abbildungen. XII, 1042 Seiten Gr.-8°. 1954.

2. Teil: Krankheiten aus äußeren physikalischen Ursachen. Ernährungskrankheiten. Vitamine und Vitaminkrankheiten. Mit 77 zum Teil farbigen Abbildungen. XIII, 1026 Seiten Gr.-8. 1954. Ganzleinen DM 325,—

VII. B a n d : **Innersekretorische und Stoffwechselkrankheiten.** In zwei Teilen. Bearbeitet von F. Bahner, H. W. Bansi, G. Fanconi, E. Grafe, A. Jores, F. Koller, J. Kühnau, W. Löffler, G. Schettler, K. Schreier, A. Vannotti, W. Zimmermann.

1. Teil: Innersekretorische Krankheiten. Fettsucht, Magersucht. Mit 190 zum Teil farbigen Abbildungen. XIII, 1163 Seiten Gr.-8°. 1955.

2. Teil: Stoffwechselkrankheiten. Mit 168 zum Teil farbigen Abbildungen. XIV, 1171 Seiten Gr.-8°. 1955. Ganzleinen DM 360,—

VIII. B a n d : **Nieren und ableitende Harnwege.** Die Hämatogenen Nierenerkrankungen. Die ein- und beidseitig auftretenden Nierenkrankheiten. Erkrankungen der Blase, der-Prostata, der Hoden und Nebenhoden, der Samenblasen. Funktionelle Sexualstörungen. Bearbeitet von Professor Dr. med. Walter Frey, Direktor der Medizinischen Universitätsklinik Bern, und Professor Dr. med. Friedrich Suter, Basel. Mit 193 zum Teil farbigen Abbildungen. XI, 1167 Seiten Gr.-8°. 1951. Ganzleinen DM 139,—

IX. Band: **Herz und Kreislauf.** In sechs Teilen. Mit etwa 1700 zum Teil farbigen Abbildungen. Etwa 7500 Seiten Gr.-8°. 1960. Ganzleinen DM 1370,—

I n h a l t s ü b e r s i c h t : Teil 1: Pathophysiologie der Herzinsuffizienz. Von H. Schwiegk und G. Riecker, München. — Therapie der Herzinsuffizienz. Von H. Schwiegk und H. Jahrmärker, München. — Wirkung und Indikation der Bäderbehandlung bei Herzkranken. Von R. Knebel, Bad Nauheim. — Die pathologische Anatomie der Herzinsuffizienz. Von A. J. Linzbach, Göttingen. — Physiologische und pathophysiologische Grundlagen der Größen- und Formänderung des Herzens. Von

(Handbuch der inneren Medizin)
H. REINDELL, K. MUSSHOFF und H. KLEPZIG, Freiburg i. Br. — Das Sportherz. Von
H. REINDELL, H. KLEPZIG und K. MUSSHOFF, Freiburg i. Br. — Schock und Kollaps. Von
E. BUCHBORN, München. — Teil 2: Die Rhythmusstörungen des Herzens (einschließlich
der intramuralen Leitungsstörungen und des Alternans). Von M. HOLZMANN, Zürich. —
Herzschädigung durch stumpfe Gewalteinwirkung. Von F. GROSSE-BROCKHOFF und K.
KAISER, Düsseldorf. — Erkrankungen des Endokard, Myokard, Perikard. Herz- und
Perikardtumoren. Von P. SCHOLMERICH, Marburg/Lahn. — Spezielle Untersuchungs-
methoden bei angeborenen und erworbenen Herzfehlern. Von F. GROSSE-BROCKHOFF,
F. LOOGEN und A. SCHAEDE, Düsseldorf. — Erworbene Herzklappenfehler. Von F. GROSSE-
BROCKHOFF, K. KAISER und F. LOOGEN, Düsseldorf. — Teil 3: Pathologische Anatomie
der angeborenen Herzfehler. Von W. DOERR, Kiel. — Angeborene Herz- und Gefäß-
mißbildungen. Von F. GROSSE-BROCKHOFF, F. LOOGEN und A. SCHAEDE, Düsseldorf. —
Die Coronarinsuffizienzen (Coronarinsuffizienz, Angina pectoris und Herzinfarkt). Von
G. SCHIMERT, W. SCHIMMLER, H. SCHWALB und J. EBERL, München. — Teil 4: Herz und
Kreislauf bei atmosphärischem Unterdruck und Überdruck. Von K. MATTHES, Heidelberg, unter Mitarbeit von M. STAMMBERGER, Hof/Saale. — Cor pulmonale. Von K.
MATTHES, Heidelberg, W. ULMER, Bochum, und D. WITTEKIND, Heidelberg; mit Teil-
beiträgen von G. FRIESE und J. E. KRUMP, Heidelberg. — Herz und Kreislauf bei chronischer Unterernährung. Von K.-D. BOCK, Basel, und K. MATTHES, Heidelberg. — Herz
und Kreislauf bei Störungen der Schilddrüsenfunktion. Von K. MATTHES, Heidelberg;
die elektrokardiographischen Abschnitte wurden von G. FRIESE, Heidelberg, bearbeitet. — Herz und Kreislauf bei Hypophysenvorderlappeninsuffizienz und nach Hypo-
physektomie. Von D. WITTEKIND, Heidelberg. — Herz und Kreislauf bei Erkrankungen
des Stoffwechsels. Von H.-G. LASCH und K. MATTHES, Heidelberg; die elektrokardiographischen Abschnitte wurden von G. FRIESE, Heidelberg, bearbeitet. — Mineralstoffwechsel und Kreislauf. Von A. GRUNDNER-CULEMANN, Heidelberg. — Herz- und
Kreislaufstörungen in der Schwangerschaft. Von O. H. ARNOLD, Essen. — Herz- und
Kreislaufstörungen bei Infektionskrankheiten. Von O. H. ARNOLD, Essen. — Herz und
Kreislauf bei Operationen. Von H. HARTERT und K. MATTHES, Heidelberg. — Herz und
Kreislauf bei Erkrankungen des Blutes und der blutbildenden Organe. Von A. LINKE
und K. MATTHES, Heidelberg, unter Mitarbeit von B. FREUDENBERGER, Heidelberg. —
Vegetative Herz- und Kreislaufstörungen. Von K. MECHELKE und P. CHRISTIAN, Heidel-
berg. — Teil 5: Hypertonie. Von E. WOLLHEIM und J. MOELLER, Würzburg. — Hypo-
tonie. Von E. WOLLHEIM und J. MOELLER, Würzburg. — Teil 6: Krankheiten der Gefäße.
Von E. WOLLHEIM und J. ZISSLER, Würzburg — Generalsachregister für Teil 1 bis 6.
Jeder Beitrag enthält ein Literaturverzeichnis.

Hartert, Professor Dr. Hellmut, Heidelberg
Die Blutgerinnung in Physiologie und Klinik   In Vorbereitung

Haubrich, R.
Klinische Röntgendiagnostik innerer Krankheiten   Siehe Seite 82

Hauswirth, Otto
Vegetative Konstitutionstherapie. (W)   Siehe Seite 183

Heilmeyer, Ludwig, und Herbert **Begemann**

Atlas der klinischen Hämatologie und Cytologie

in deutscher, englischer, französischer und spanischer Sprache. Mit Beiträgen von W. M o h r und W. L a n g r e d e r.

T e x t b a n d : Mit 10 Textabbildungen. XXVIII, 383 Seiten 4°. 1955.

B i l d b a n d : Mit 257 farbigen und 4 einfarbigen Abbildungen. Gezeichnet von Hans D e t t e l b a c h e r und Thea B a r n e r - D e t t e l b a c h e r. XX, 20 Seiten und 156 Tafeln 4°. 1955. Ganzleinen DM 195,—

Höring, Professor Dr. med. Felix O., Oberarzt der Medizinischen Klinik und Leiter der Medizinischen Poliklinik Tübingen (Direktor: Professor Dr. H. H. Bennhold)

Klinische Infektionslehre

Einführung in die Pathogenese der Infektionskrankheiten. Z w e i t e Auflage. VII, 245 Seiten Gr.-8°. 1948. DM 18,—

Hormone und Psyche. Die Endokrinologie des alternden Menschen

F ü n f t e s Symposion der Deutschen Gesellschaft für Endokrinologie, Freiburg i. Br., 7. bis 9. März 1957. Schriftleitung: Dozent Dr. Henryk **Nowakowski**, II. Med. Univ.-Klinik und Poliklinik Hamburg-Eppendorf. Mit 191 Abbildungen. VII, 355 Seiten (davon 52 Seiten in englischer Sprache) Gr.-8°. 1958.

Steif geheftet DM 69,—

I n h a l t s v e r z e i c h n i s : Hormone und Psyche: Hormone und Psyche. Von A. Jores, Hamburg-Eppendorf. — Das endokrine Psychosyndrom. Von M. Bleuler, Zürich/Schweiz. — Das endokrine und das amnestische Psychosyndrom bei Morbus Addison. Von W. A. Stoll, Zürich/Schweiz. — Die Psychopathologie des Sheehan-Syndroms und ihre Abgrenzung von der Anorexia nervosa. Von H. Kind, Zürich/Schweiz. — Psychologische Befunde bei der Pubertas praecox und beim adrenogenitalen Syndrom bei kongenitaler Nebennierenrindenhyperplasie. Von H. Lange-Cosack, Berlin-Charlottenburg. — Psychische Faktoren bei der männlichen Keimdrüseninsuffizienz. Von H. G. Manthey, Hamburg-Eppendorf. — Über den Einfluß des Genitalcyclus auf die Psyche der Frau. Von G. K. Döring, München. — Die Psychiatrie der Geschlechtshormone. Von G. Benedetti, Zürich/Schweiz. — Komplexhormon bei Menopause und Hypertonie. Von H. G. Silló, New York, N. Y./USA. — Zur hormonalen Behandlung der prä- und postmenstruellen ovariellen Psychosen. Von G. Mall, Klingenmünster. — Durch Oestrogene experimentell erzeugtes anomales Geschlechtsverhalten bei Haustieren. Von W. Koch, Berlin-Dahlem. — Die Wirkung der Hormonkombination Testosteronpropionat/Choriongonadotropin auf die Hodenfunktion und das Sexualverhalten des Rattenmännchens. Von W. Hohlweg, Berlin. — Psychische Wirkungen und Nebenwirkungen von ACTH und Cortison. Von C. Dieck, Hamburg-Eppendorf. — Psychosen bei Funktionsstörungen der Schilddrüse. Von F. J. M. Winzenried, Hamburg-Eppendorf. — Endokrinologische Untersuchungen bei Schizophrenie. Von M. Reiss, New York, N. Y./USA.

Die Endokrinologie des alternden Menschen (Biomorphose des Endokriniums): Die Biomorphose des Endokriniums. Von M. Bürger und K. Seidel, Leipzig. — Steroid Hormones and Ageing. By R. I. Dorfman, Shrewsbury, Massachusetts/USA. — Die Umstellung der innersekretorischen Drüsen bei der alternden Frau und ihre Folgen für den Organismus. Von R. WENNER und G. A. HAUSER, Basel/Schweiz. — Zur Altersabhängigkeit der Ausscheidung von 17-Ketosteroiden bei der Frau (unter besonderer Berücksichtigung der Ovarialfunktion). Von A. WÜRTERLE, Marburg a. d. Lahn. — Über den pathologischen Cyclus der Frau nach dem 30. Lebensjahr. Von R. KAISER, München. — Die Wechselbeziehungen zwischen Klimakterium und inneren Krankheiten. Von F. H. SCHULZ, Leipzig. — Steroid Hormones and the Ageing Skeleton. By E. C. REIFENSTEIN JR., New Brunswick, N. J./USA. — Das Altern der männlichen Keimdrüsen. Von H. NOWAKOWSKI und H. SCHMIDT, Hamburg-Eppendorf. — Oestrogenexcretion im Urin bei normalen Männern in verschiedenen Lebensaltern im Vergleich zur Androgenausscheidung. Von H. RUHRMANN und K. H. SCHULTEN, Düsseldorf. — Altersveränderungen der Schilddrüse. Von E. KLEIN, Düsseldorf. — Alters- und Geschlechtsverteilung endokrinologischer Erkrankungen. Von K. SEIDEL, Leipzig.

Freie Vorträge: Über die Einflußnahme des Hypothalamus auf die corticotrope Partialfunktion der Adenohypophyse. Von E. TONUTTI, Gießen. — Veränderungen am supraoptico-hypophysären System nach Koagulationen im Tuber cinereum der Ratte. Von FR. ENGELHARDT, Hamburg, und R. DIEPEN, Gießen. — Über den Leberstoffwechsel von Cortison und verwandten antirheumatisch wirksamen Steroiden. Von W. KORUS, H. SCHRIEFERS und W. DIRSCHERL, Bonn. (Vorgetragen von W. Korus). — Biologische Wirkungen von N-haltigen Steroiden. Von K.-D. VOIGT und G. KALLISTRATOS, Hamburg-Eppendorf. — Therapeutische und diagnostische Anwendung von Cortison und Cortisol bei Kranken mit NNR-Hyperplasie. Von E. KOCH und H. W. PIA, Gießen. — Chromatographie der Steroidhormone im Harn des Kindes (Frühgeborene bis Adoleszenten). Von H. ZEISEL, Würzburg. — Weitere Untersuchungen über neutrale Blutsteroide des Menschen. Von J. TAMM, I. BECKMANN und K.-D. VOIGT, Hamburg-Eppendorf. — Ernährung und 17-Ketosteroide. Von H. KURTH, Rostock. — Über die Bedeutung der Wasserstoffionenaktivität für die Aufnahme saurer und basischer Farbstoffe in der Histologie der Nebennierenrinde. Von K. W. SCHAUMKELL und H.-H. STANGE, Kiel. — Zur hormonalen Therapie. Von H. BERNHARDT, Berlin-Spandau. — Die Erhaltung der Schwangerschaft durch verschiedene gestagene Steroide. Von G. SUCHOWSKY und K. JUNKMANN, Berlin. — Untersuchungen über die vegetative Wirkung bestimmter Steroidhormone. Von H. WAGNER, Gießen. — Direkte und indirekte Oestrogenwirkung auf die männliche Keimdrüse. Von R. ELERT, Düsseldorf. — Über die Wirkungsbeeinflussung gonadotroper Hormone durch unspezifische Substanzen. Von K. W. EICKSTEDT und A. HASSELBLATT, Göttingen. — Orale Antidiabetica und Inselzellsystem. Von J. KRACHT, Hamburg-Eppendorf. — Chemische und cytologische Untersuchungen bei einigen Endokrinopathien. Von H. RUHRMANN und W. SCHÖLDGEN, Düsseldorf. — Melanophorotrope Wirkstoffe im Säugetierorganismus und ihre mögliche Bedeutung. Von W. JÖCHLE, München. — Diskussionsbemerkungen zu den Referaten. — Alphabetisches Verzeichnis der Referenten und Diskussionsredner.

Hormone und ihre Wirkungsweise

Siehe 5. Colloquium der Gesellschaft für Physiologische Chemie, Seite 21

Die partielle Hypophysenvorderlappen-Insuffizienz. — Implantation von endokrinen Drüsen und ihre Wirkungen bei Tier und Mensch

V i e r t e s Symposion der Deutschen Gesellschaft für Endokrinologie, Berlin, den 1. bis 3. März 1956. Schriftleitung: Dozent Dr. Henryk **Nowakowski**, II. Med. Univ.-Klinik Hamburg-Eppendorf. Mit 175 Abbildungen. VIII, 320 Seiten Gr.-8°. 1957. Steif geheftet DM 58,—

Künstliche radioaktive Isotope in Physiologie, Diagnostik und Therapie
Radioactive Isotopes in Physiology, Diagnostics and Therapy

Herausgegeben von / Edited by Herbert **Schwiegk**, München und Friedrich **Turba**, Würzburg. Zweite, erweiterte und zum Teil neu bearbeitete Auflage.

Unter der Presse

(Künstliche radioaktive Isotope in Physiologie, Diagnostik und Therapie)
J. H. LAWRENCE and D. C. VAN DYKE, Berkeley. — Metabolism of N and S methyl groups. By C. G. MACKENZIE and W. R. FRISELL, Denver. — Stoffwechsel der Purine, Pyrimidine und Nucleinsäuren. 1. The use of isotope technique in studies of purine and pyrimidine metabolism. By C. E. CARTER, New Haven. — 2. Biosynthesis of nucleic acids. By S. OCHOA, New York. — The Biosynthesis of porphyrins. By D. SHEMIN, New York. A. Stoffwechseluntersuchungen an Wirkstoffen. 1. Isotope bei Untersuchungen an Vitaminen. Von C. VON HOLT und H. C. HEINRICH, Hamburg. — 2. Anwendung von radioaktiven Isotopen in der Enzymforschung. Von K. WALLENFELS und H. SUND, Freiburg i. Br. — 3. Isotope bei Untersuchungen an Hormonen: a) Proteohormone. Von P. KARLSON, München. — b) Metabolism of adrenaline and related compounds. By R. W. SCHAYER, Rahway. — c) Biochimie des hormones thyroïdiennes. Par J. ROCHE et R. MICHEL, Paris. — d) Steroid hormone metabolism. By R. I. DORFMAN, Shrewsbury. B. Isotope bei Untersuchungen des Mineralstoffwechsels. 1. Isotope bei Untersuchungen des Mineral- und Wasserhaushaltes (außer Schwermetallen und Spurenelementen). Von H. NETTER, Kiel. — 2. Beryllium, Yttrium, Strontium, Fluor, Chlor, Brom, Kupfer, Silber, Gold, Zink, Quecksilber, Gallium, Hafnium, Selen, Blei, Arsen, Molybdän, Mangan. Von H. P. WOLFF und R. FISCHER, München. — 3. Kobalt. Von N. LANG, Marburg/Lahn. — 4. Eisenstoffwechsel. Von W. KEIDERLING, Freiburg i. Br.

Aktuelle Probleme der Muskelphysiologie und ihre Analyse mit Isotopen. Von A. FLECKENSTEIN, Freiburg i. Br. — Biochemical basis of nerve activity. By D. NACHMANSOHN, New York. — Isotopes in studies on the metabolism of bones and teeth. By P. M. JOHNSTON, Fayetteville. — Use of radioactive isotopes in studying the metabolism of mitochondria. By PH. SIEKEVITZ, New York. — Stoffwechsel der Mikroorganismen. Von L. JAENICKE, München. — Isotope studies on viruses and bacteriophages. By G. KOCH, Long Island. — Isotope bei genetischen Untersuchungen. Von F. KAUDEWITZ, Tübingen. — Radioactive isotopes in immunology. By P. H. MAURER, Pittsburgh. — Biochemie der Tumoren. Von H. LETTRÉ und CHR. SCHOLTISSEK, Heidelberg. — The use of radioactive isotopes for pharmacological research. By D. E. DUGGAN, and E. O. TITUS, Bethesda. — Photosynthesis. By J. A. BASSHAM, Berkeley. — Isotopes in studies with antimetabolites. By S. B. BINKLEY, Chicago, Ill. — Isotope in der klinischen Diagnostik. 1. Kreislaufdiagnostik mit Hilfe radioaktiver Isotope. Von P. WASER, Zürich. — 2. Tumordiagnostik. Von J. H. MÜLLER, Zürich. — 3. Schilddrüsendiagnostik mit Radiojod. Von H. W. BANSI, Hamburg. — 4. Radio-Vitamin B_{12} in der klinischen Diagnostik. Von H. C. HEINRICH, Hamburg. — III. Teil: Therapie mit radioaktiven Isotopen. Die lokalisierte Applikation künstlich radioaktiver Isotope. Von J. BECKER und K. E. SCHEER, Heidelberg. — Interne Tumortherapie mit künstlichen radioaktiven Isotopen. Von J. H. MÜLLER, Zürich. — Hypophysectomy with nuclear radiations. By J. H. LAWRENCE, J. L. BORN, C. A. TOBIAS, R. CARLSON, F. SANGALLI and G. WELCH, Berkeley. — Blutkrankheiten. Von L. HEILMEYER und W. KEIDERLING, Freiburg i. Br. — Radiojod in Diagnostik und Therapie der Schilddrüsenneoplasmen. Von W. HORST, Hamburg. — Die Behandlung der Hyperthyreose mit Radiojod. Von H. OESER, Berlin, H. BILLION, Bad Oeynhausen, P. KÜHNE, Berlin.

Jores, Professor Dr. Arthur, Direktor der II. Medizinischen Universitätsklinik Hamburg-Eppendorf

Klinische Endokrinologie

Ein Lehrbuch für Ärzte und Studierende. D r i t t e , umgearbeitete und ergänzte Auflage. Mit 90 zum Teil farbigen Abbildungen. X, 428 Seiten Gr.-8°. 1949.   DM 36,—; Ganzleinen DM 39,60

Kämmerer, Dr. Hugo, Professor der Universität München, ehemal. Chefarzt der Inneren Abteilung des Nymphenburger Krankenhauses München, und Dr. Hermann **Michel,** ehemal. Oberarzt des Berufsgenossenschaftlichen Unfallkrankenhauses Murnau/Obb., wissenschaftlicher Assistent der Medizinischen Universitäts-Poliklinik Marburg/Lahn

Allergische Diathese und allergische Erkrankungen

D r i t t e , vermehrte und verbesserte Auflage. Mit 31 Abbildungen. IX, 756 Seiten Gr.-8°. 1956. (B) Ganzleinen DM 98,—

Kahler, Dr. Hermann, Wien

Diagnostik durch Sehen und Tasten

Eine Semiotik der Inspektion und Palpation. Mit 18 Textabbildungen. IX, 253 Seiten Gr.-8°. 1949. (W) Steif geheftet DM 9,—

Klöne, W.

Laboratoriumsdiagnose menschl.cher Virus- und Rickettsieninfektionen

Siehe Seite 64

Fünfter Kongreß der Europäischen Gesellschaft für Hämatologie — Cinquième Congrès de la Société Européenne d'Hématologie

Freiburg i. Br., 20. bis 24. September 1955. Colloquium über aktuelle Probleme des Transfusionswesens und der Immun-Hämatologie. Schriftleitung: H. **Begemann,** Dr. med., Dozent für innere Medizin, Oberarzt der Medizinischen Universitätsklinik Freiburg i. Br. In deutscher, englischer, französischer und italienischer Sprache. Mit 344 Abbildungen. XXVIII, 921 Seiten Gr.-8°. 1956.

Steif geheftet DM 148,—

I n h a l t s ü b e r s i c h t : Isotope und Cytostatica in der Hämatologie. Isotopes and Cytostatics in Hematology. Isotopes et cytostatiques en hématologie. Isotopi e Citostatici nell'Ematologia. — Eisen- und Kupferstoffwechsel, Spurenelemente. Metabolism of Iron and Copper, Trace Elements. Metabolisme du Fer et du Cuivre, Oligoéléments. Metabolismo del Ferro e del Rame, Oligoelementi. — Neurohumorale Regulation des Blutes. Neuro-humoral Regulation of the Blood. Régulation neuro-humorale du sang. Regolazione neuro-umorale del sangue. — Hepatolienale Erkrankungen in ihrer Beziehung zur Hämatologie. Hepatolienal Diseases and their Relations to Hematology. Affections hépato-liénales en relation avec l'hématologie. Malattie epatolienali in relazione con l'Ematologia. — Die Therapie und Prophylaxe der arteriellen Thrombosen mit Anticoagulantien. Anticoagulant Therapy and Prophylaxis of Arterial Thromboses. La thérapeutique et la prophylaxie des thromboses artérielles à l'aide des anticoagulants. Terapia e profilassi delle trombosi arteriose con Anticoagulanti. — Die hereditären hämorrhagischen Diathesen. The heredetary Hemorrhagic Diatheses. Les diathèses hémorragiques héréditaires. Le diatesi emorragiche ereditaire. — Blutbildung und Knochenstruktur. Hematopoiesis and Bone Structure. Hématopoïèse et structure osseuse. Ematopoiesi e struttura ossea. — Varia. — Therapeutisches Colloquium: Die Behandlung

(Fünfter Kongreß der Europäischen Gesellschaft für Hämatologie)
der akuten und chronischen Leukämien. Panel Session of Therapy: The Treatment of
Acute and Chronic Leukemias. Colloque thérapeutique: Le traitement des leucémies
aiguës et chroniques. Colloquio terapeutico: La cura delle leucemie acute e chroniche. —
Gerinnungs-Colloquium: Beginn und Auslösung des Gerinnungsvorganges. Panel Discussion of Coagulation: The early Stages of the Coagulation Process. Colloque sur la
coagulation: Les stades initiaux du processus de la coagulation. Colloquio sulla
coagulazione: Cominciamento e liberazione del processo della Coagulazione. — Wissenschaftliche Filme. Scientific Films. Pellicules scientifiques. Pellicule scientifiche. — Wissenschaftliche Ausstellung. Scientific Exhibition. Exposition scientifique. Esposizione scienti-
fica. — Colloquium über aktuelle Probleme des Transfusionswesens und der Immun-
hämatologie. Colloquium on Current Problems of Blood Transfusion and Immuno-
Hematology. Colloque concernant les problèmes actuels de transfusion et d'immuno-
hématologie. Colloquio sui problemi attuali della trasfusione e dell'immuno-ematologia.
— Sachverzeichnis. Jedes Kapitel enthält Diskussionsbeiträge.

Kraucher, Dr. Guido, K., Primarius, Facharzt für innere Krankheiten in
Wien

Die intravenöse Anwendung der Lokalanästhetika in der inneren Medizin

Mit 12 Textabbildungen. V, 116 Seiten Gr.-8°. 1951. (W)   DM 7,50

Labhart, Alexis

Klinik der inneren Sekretion

Unter Mitarbeit von G. R. Constam, Chr. Hedinger, K. G. Ober, A. Prader,
P. H. Rossier, G. Töndury, M. Wernly, J. Zander. Mit 372 zum Teil farbigen
Abbildungen in 614 Einzeldarstellungen. XXIV, 1101 Seiten Gr.-8°. 1957.

Ganzleinen DM 99,80

A u s   d e n   B e s p r e c h u n g e n : „Die Lehre von der inneren Sekretion durchdringt
fortschreitend alle Disziplinen der medizinischen Wissenschaft und Praxis, nachdem in
den Kriegs- und Nachkriegsjahren auch der Einfluß der Hormone auf die Regulation
des Stoffwechsels und die Abwehrvorgänge bekanntgeworden ist. Das vorliegende Buch
wird in seiner breiten Anlage der Bedeutung dieser Wissenschaft voll gerecht und bleibt
andererseits durch Beschränkung auf das Wesentliche und Gesicherte von handlichem
Umfang. . . .

Es ist den Autoren in beispielhafter Weise gelungen, Morphologie, Biochemie und die
Klinik der endokrinen Funktionssysteme zu einer einheitlichen Betrachtung zusammen-
zuführen, die sich durch subtile Bearbeitung, Klarheit der Darstellung und Kritik aus-
zeichnet. Das Erscheinen dieses Buches entspricht dem echten Bedürfnis nach einer
modernen, deutschsprachigen Darstellung dieses Wissensgebietes und wird von allen
Interessierten begrüßt und mit Genuß gelesen werden." *Medizinische Klinik*

Lang, K.

Der intermediäre Stoffwechsel   Siehe Lehrbuch der Physiologie, Seite 31

Lauda, Dr. Ernst, o. ö. Professor, Vorstand der I. Medizinischen Universitätsklinik Wien

Lehrbuch der inneren Medizin

In drei Bänden. (W)

I. **B a n d :** **Die Krankheiten des Herzens und der Gefäße. Die Krankheiten der Atmungsorgane.** Mit 98 Textabbildungen. XIV, 569 Seiten Gr.-8°. 1949.
Ganzleinen DM 27,—

II. **B a n d :** **Die Krankheiten der Verdauungsorgane. Die Blutkrankheiten.** Mit 47 teils farbigen Textabbildungen. X, 624 Seiten Gr.-8°. 1949.
Ganzleinen DM 30,—

III. **B a n d :** **Innere Sekretion, Stoffwechsel, Niere, Muskeln, Gelenke, Knochen, Infektionen, Intoxikationen.** Mit 32 Textabbildungen. XIV, 715 Seiten Gr.-8°. 1951.
Ganzleinen DM 35,—
Vorzugspreis bei Abnahme des Gesamtwerkes Ganzleinen DM 83,—

Lehrbuch der inneren Medizin

Bearbeitet von H. Begemann, G. Clauser, J. Frey, I. v. Hattingberg, L. Heilmeyer, H. W. Kirchhoff, H. Klepzig, H. A. Kühn, H. Reindell, W. Schaich, H. Schubothe, A. M. Walter, L. Weißbecker, K. Wurm. Herausgegeben von Professor Dr. Ludwig **Heilmeyer,** Direktor der Medizinischen Universitätsklinik Freiburg i. Br. Mit 197 einfarbigen und 44 farbigen Textabbildungen. XX, 1326 Seiten Gr.-8°. 1955.
Ganzleinen DM 68,—

Lehrbuch der inneren Medizin

Von H. Assmann, G. v. Bergmann, R. Doerr, E. Grafe, L. Heilmeyer, F. Hiller, F. O. Höring, A. Jores, G. Katsch, H. v. Kress, C. Oehme, R. Schoen, H. Schwiegk, R. Siebeck, W. Stepp. S e c h s t e und s i e b e n t e neubearbeitete Auflage. Herausgegeben von Professor Dr. Herbert **Schwiegk,** Heidelberg, und Professor Dr. Arthur **Jores,** Hamburg. Zwei Bände. Mit 360 Abbildungen. I. **B a n d :** XV, 1003 Seiten Gr.-8°. II. **B a n d :** XVI, 981 Seiten Gr.-8° 1949.
Zusammen Ganzleinen DM 88,—

Link, R., und F. **Strnad**

Tumoren des Bronchialsystems

unter besonderer Berücksichtigung bronchoskopischer und röntgenologischer Untersuchungsmethoden. Siehe Seite 229

Löffler, W., Direktor der Med. Univ.-Klinik Zürich, D. L. **Moroni,** Med. Univ.-Klinik Zürich, und W. **Frei,** ehemal. Direktor des Vet.-Path. Institutes der Universität Zürich

Die Brucellose als Anthropo-Zoonose

(Febris undulans). Eine zusammenfassende Darstellung für Ärzte und Tierärzte Mit 67 Abbildungen. XII, 193 Seiten Gr.-8°. 1955. Steif geheftet DM 29,60

Lungenfunktionsprüfungen

Methoden und Beispiele klinischer Anwendung. Von Professor Dr. H. **Bartels,** Tübingen, Privatdozent Dr. E. **Bücherl,** Berlin, C. W. **Hertz,** Tönsheide, Dr. G. **Rodewald,** Hamburg, Dozent Dr. M. **Schwab,** Göttingen. Mit 222 Abbildungen. XI, 426 Seiten Gr.-8°. 1959. Ganzleinen DM 98,—

I n h a l t s ü b e r s i c h t : Einleitung. Grundzüge der normalen und pathologischen Physiologie der Atmung. Methoden zur Untersuchung der Ventilation. Methoden zur Gewinnung und Gasanalyse von Gas- und Blutproben. Methoden zur Messung des pH-Wertes in Vollblut und Plasma. Methoden zur Bestimmung des CO_2-Druckes in Blut und Plasma. Methoden zur Bestimmung des Bicarbonatgehaltes in Blut und Plasma. Übersicht über die Störungen des Säure-Basen-Stoffwechsels. Graphische Darstellungen kombinierter O_2-CO_2-Dissoziationskurven des Blutes und des O_2-CO_2-Verhältnisses der Atemluft. Methoden zur Bestimmung der Kurzschlußdurchblutungsmenge. Methoden zur Bestimmung des Diffusionsvermögens der Lunge für Sauerstoff. Methoden zur Druckmessung im rechten Herzen und Pulmonalkreislauf einschließlich der Pulmonalarterienblockade. Klinische Beispiele für die Verwendung der verschiedenen Untersuchungsmethoden zur Beurteilung der Lungenfunktion. Anhang. — Sachverzeichnis.

Mark, Dr. Robert E., o. Professor für innere Medizin und Direktor der Medizinischen Poliklinik an der Universität Rostock

Klinik und Therapie der vegetativen Dystonie

Mit 131 Textabbildungen. XI, 329 Seiten Gr.-8°. 1954. (W)
Ganzleinen DM 44,80

Martini, Dr. Paul, o. ö. Professor, Direktor der Medizinischen Klinik der Universität Bonn

Die unmittelbare Kranken-Untersuchung

D r i t t e , umgearbeitete Auflage mit einem Anhang **Neurologische Untersuchung** von Dr. Eduard **Welte,** Privatdozent an der Universität Bonn. Mit 48 Textabbildungen. VIII, 362 Seiten 8°. 1950. (B) Ganzleinen DM 16,50

Martini, Dr. Paul, o. ö. Professor, Direktor der Medizinischen Klinik der Universität Bonn

Methodenlehre der therapeutisch-klinischen Forschung

D r i t t e , verbesserte Auflage. Mit 30 Abbildungen. VIII, 324 Seiten Gr.-8°. 1953. DM 27,60

Matthes †, Professor Dr. Max

Lehrbuch der Differentialdiagnose innerer Krankheiten

Fortgeführt und neubearbeitet von Professor Dr. Hans **Curschmann,** emer. Direktor der Medizinischen Universitätsklinik in Rostock i. M. D r e i z e h n t e , neubearbeitete Auflage. Mit 130 zum Teil farbigen Abbildungen. VII, 815 Seiten Gr.-8°. 1950. Ganzleinen DM 42,—

Mayer, M.

Exotische Krankheiten   Siehe Seite 65

Müller-Seifert

Taschenbuch der Medizinisch-Klinischen Diagnostik

Herausgegeben von Dr. med. Hans Frhr. von **Kress**, o. Professor der Inneren Medizin an der Freien Universität Berlin. S i e b e n u n d s e c h z i g s t e, völlig neubearbeitete Auflage. Mit 185 zum Teil farbigen Abbildungen und 4 farbigen Tafeln. XVI, 762 Seiten 8°. 1959. (B)   Ganzleinen DM 39,60

I n h a l t s ü b e r s i c h t : Die Krankengeschichte. Körpertemperatur. Respirationsorgane. Zirkulationsapparat. Verdauungsorgane. Der Urogenitaltrakt. Das Blut. Punktionsflüssigkeiten. Das Nervensystem. Vegetatives System. Vegetatives Nervensystem. Drüsen mit innerer Sekretion. Der Wasser- und Elektrolythaushalt. Die Pathologie des Porphyrinstoffwechsels. Parasiten und Infektionskrankheiten. Sachverzeichnis.

Oberdalhoff, H., H. Vieten und H. Karcher

Klinische Röntgendiagnostik chirurgischer Erkrankungen   Siehe Seite 150

Pathologie, Diagnostik und Therapie der Leberkrankheiten

V i e r t e s Freiburger Symposion an der Medizinischen Universitätsklinik vom 29. 6. bis 1. 7. 1956. Schriftleitung: Professor Dr. med. Hans Adolf **Kühn**, Freiburg i. Br. Mit 143 Abbildungen. V, 328 Seiten (davon 16 Seiten in englischer und 13 Seiten in französischer Sprache) Gr.-8°. 1957.   Steif geheftet DM 66,—

I n h a l t s ü b e r s i c h t : Vorwort. Von L. HEILMEYER, Freiburg i. Br. — Hans Eppinger zum Gedächtnis. Von W. BEIGLBÖCK, Buxtehude. — Die Biochemie der Leber als Grundlage ihrer Funktionsprüfung. Von K. FELIX, Frankfurt a. M. — Assessment of Clinical Liver Function. By S. SHERLOCK, London, Great Britain. — Einige Besonderheiten aus der Hepatologie des Kindes. Von J. STRÖDER, Würzburg. — Über hydrolytische Serumfermente bei Lebererkrankungen. Von K. HINSBERG, Düsseldorf. — Über glykolytische Enzyme und Transaminasen des Blutserums bei Erkrankungen der Leber. Von F. H. BRUNS, Düsseldorf. — Ferritin bei experimentellen Leberschäden und Lebererkrankungen. Von L. HEILMEYER, Freiburg i. Br. — Plasmaeiweißkörper und Serumlabilitäts-Reaktionen in der Leberdiagnostik. Von R. EMMRICH, Magdeburg. — Über besondere Serumeiweißbefunde bei der ausheilenden Hepatitis epidemica. Von G. HEUCHEL und D. JORKE, Jena. — Über die sekretorische und exkretorische Leberfunktion und ihre Prüfung. Von H. A. KÜHN, Freiburg i. Br. — Aldosteron und Adiuretin bei Leberkranken. Von H. P. WOLFF, E. BUCHBORN, München, und KH. R. KOCZOREK, Marburg/Lahn. — Les acides aminés au cours de la cirrhose éthylique. Par M. BOULANGÉ, Nancy, France. — Die posthepatitischen Narbenprozesse. Von F. BÜCHNER, Freiburg i. Br. — Bioptische Diagnostik mit besonderer Berücksichtigung der Beziehung zwischen Struktur und Funktion. Von H. KALK, Kassel. — Bemerkungen zur Entstehung der toxischen Lebernekrose und ihren Beziehungen zum Properdinsystem. Von W. EGER, Göttingen. — Die Erzeugung experimenteller Lebercirrhose durch Thioacetamid. Von C. H. SCHWIETZER und G. SCHAETZ, Berlin. — Physiologie und Klinik des Urobilinstoff-

(Pathologie, Diagnostik und Therapie der Leberkrankheiten)

wechsels. Von R. Duesberg, Mainz. — Über neuere Ergebnisse der Urobilinforschung. Von T. K. With, Svendborg, Dänemark. — Diskussionsbemerkung zum Urobilin- und Bilirubinstoffwechsel. Von W. Stich, München. — Die Urobilin- und Urobilinogen-Gruppe. Von C. J. Watson, Minneapolis (Minn.), USA. — Trennung, Nachweis und klinische Bedeutung der Abbauprodukte des Bilirubins, insbesondere von Urobilin(ogen) und Stercobilin(ogen). Von H. Gohr, Köln. — Über die Konstitution des D-Urobilins und des Stercobilins. Von W. Siedel, Frankfurt a. M. — Über Lippia-Ikterus und andere Formen von Ikterus infolge toxischer Lähmung der exkretorischen Leberfunktion. Von T. K. With, Svendborg, Dänemark. — Untersuchungen über die Entstehung des hepatischen Ikterus. Von D. Jorke und G. Steiner, Jena. — Über die Indicatornatur der Azoverbindungen des Bilirubins. Von J. Fog, Oslo, Norwegen. — Les ictères par inhibition fonctionelle de la sécrétion biliaire. Par I. Pavel, Bucarest, Roumanie. — Zur Therapie diffuser hepatocellulärer Erkrankungen (Hepatitis, Cirrhose usw.). Von H. Staub, Basel, Schweiz. — Über hepatische Porphyrien und ihre Behandlung. Von W. Stich, München. — Zur heutigen Lebertherapie an Hand experimenteller Untersuchungen. Von W. Eger, Göttingen. — Versuche zur Therapie der Lebercirrhose mit Orotsäure und Purinen. Von C. H. Schwietzer, Berlin. — Klinische und experimentelle Untersuchungen zur Wirkung von Cortison auf Lebercirrhosen. Von W. Creutzfeldt und H. A. Kühn, Freiburg i. Br. — Störungen des Pfortaderkreislaufes im Splenoportogramm. Von L. Wannagat, Bad Mergentheim. — Veränderungen der Haut bei Lebererkrankungen. Von G. A. Martini, Hamburg-Eppendorf. — Diskussionsbemerkungen zu den Referaten. — Autorenverzeichnis.

Pathologische Physiologie und Klinik der Nierensekretion

Drittes Freiburger Symposion an der Medizinischen Universitätsklinik vom 27. bis 29. Juni 1954. Schriftleitung: Professor Dr. Joachim **Frey**, Freiburg i. Br. Mit 143 Textabbildungen. V, 262 Seiten (davon 18 Seiten in französischer Sprache) Gr.-8°. 1955.   Steif geheftet DM 48,—

Inhaltsverzeichnis: Heutige Ansichten der Nierenphysiologie. Von H. Wirz, Basel. — Nierenfunktion bei veränderten Kreislaufverhältnissen. Von E. Selkurt, Cleveland/Ohio. — Neue pathologisch-anatomische Befunde bei Nierenkrankheiten. Von H. U. Zollinger, St. Gallen. — Funktionsprüfungen bei Nierenkrankheiten und ihre Kritik. Von A. Kleinschmidt, Mainz. — Die renale Rückresorption und Ausscheidung von Bicarbonat. Von R. F. Pitts, New York. — Troubles des électrolytes et du métabolisme de l'eau au cours de l'insuffisance rénale. Par J. Crosnier, Paris, France. — Pathophysiologische Fragen über Tubulusfunktionen. Von J. Frey, Freiburg i. Br. — Klinik der Nierenkrankheiten. Von H. Sarre, Freiburg i. Br. — Analyse des Reststickstoffes mit Hilfe des Hochspannungspherogramms. Von L. Heilmeyer, Freiburg i. Br. — Zur Pathogenese der klinischen Nephrose als dysadrenorenales Syndrom. Von H. Küchmeister, Hamburg. — Über den Bau und die Anwendung einer künstlichen Niere. Von H. Sartorius, Freiburg i. Br. — Über die Entwicklung einer künstlichen Niere und ihre Anwendung. Von C. Moeller, Hamburg. — La perfusion intestinale, méthode d'épuration extra-rénale. Par J. Hamburger et J. Barzibet, avec la collaboration de MM. Alagille, Bessis, Crosnier, Mathé et Richet, Paris, France. — Diskussionsbemerkungen zu jedem Referat. — Autorenverzeichnis.

Ponder, Eric

Protoplasmatologia

Band X/2. (W)   Siehe Seite 267

Probleme der fetalen Endokrinologie

D r i t t e s Symposion der Deutschen Gesellschaft für Endokrinologie, Bonn, den 4. und 5. März 1955. Schriftleitung: Dozent Dr. Henryk **Nowakowski,** II. Med. Univ.-Klinik Hamburg-Eppendorf. Mit 137 Abbildungen. V, 225 Seiten (davon 25 Seiten in französischer Sprache) Gr.-8°. 1956.

Steif geheftet DM 42,—

I n h a l t s v e r z e i c h n i s : Probleme der fetalen Endokrinologie: Über Entwicklung und Differenzierung der glandotrop gesteuerten inkretorischen Gewebe beim Menschen. Von E. TONUTTI und S. FETZER, Gießen. — L'analyse expérimentale de l'endocrinologie foetale. Par A. JOST, Paris, France. — Fetale hormonale Störungen bei Tieren. Von W. KOCH, Berlin. — Zur pathologischen Anatomie embryonaler Fehlbildungen endokriner Organe. Von K. KLOOS, Kiel. — Endokrinologische Fragen des Hermaphroditismus. Von C. OVERZIER, Mainz. — Entstehung und Symptomatik des kongenitalen adrenogenitalen Syndroms. Von J. R. BIERICH, Hamburg-Eppendorf. Klinische Beiträge zur Differentialdiagnose des adrenogenitalen Syndroms der Frau. Von A. WÜRTERLE, Leipzig. — Das chromosomale Geschlecht von Patienten mit „ovarieller Agenesie". Von W. EHRENGUT, München. — Wechselbeziehungen zwischen mütterlichem und fetalem Endokrinium. Von A. JORES, Hamburg-Eppendorf. — Embryopathia diabetica und die Diagnostik des mütterlichen Diabetes mittels Sektion ihres totgeborenen Kindes. Von C. VAN BEEK, Leiden/Holland. — Die inkretorische Funktion der Placenta und ihre Wirkung auf den mütterlichen und fetalen Organismus. Von E. PHILIPP, Kiel. — Das Verhalten von Choriongonadotropin und Oestrogenen in der menschlichen Placenta. Von E. DICZFALUSY, Stockholm/Schweden. — Experimentelle Untersuchungen über den biologischen und chemischen Charakter der Choriongonadotropine. Von J. DRESCHER, Kiel. — Das Verhalten des Schwangerschaftshormones Progesteron in der Placenta. Von J. ZANDER, Köln. — Das Wachstumshormon im retroplacentären Blut und im Nabelschnurblut. Von C. A. GEMZELL, Stockholm/Schweden. — Die Bedeutung der Placenta für den hypophysär-adrenalen Funktionskreis. Von H.-J. STAEMMLER, Kiel. — Die Funktion der Nebennierenrinde bei Frühgeburten. Von H. ZEISEL, Würzburg. — Wechselbeziehungen zwischen Placenta, mütterlichen und fetalen Nebennieren. Von R. ELERT, Freiburg i. Br. — Über die Progesteronbildung in der Nebennierenrinde von Feten und von Neugeborenen. Von FR. HOFFMANN und G. UHDE, Essen. — Die Morphologie der Neugeborenenovarien toxicotischer Mütter und ihre Beziehungen zum polycystischen Ovar. Von H.-H. STANGE, Kiel. — Kurzvorträge: Beziehungen zwischen Steroidhormonen und Aldolase (vorgetragen von H. SCHRIEFERS). Von W. DIRSCHERL und H. SCHRIEFERS, Bonn. — Experimentell erzeugte Vergrößerung der Langerhansschen Inseln beim Meerschweinchen. Von H. MASKE, München. — Diskussionsbemerkungen zu jedem Referat.

Probleme des Hypophysen-Nebennierenrindensystems

E r s t e s Freiburger Symposion an der Medizinischen Universitätsklinik vom 8. bis 10. Juni 1952. Schriftleitung: Dozent Dr. Ludwig **Weißbecker,** Oberarzt der Medizinischen Universitätsklinik Freiburg i. Br. Mit 96 Textabbildungen. VIII, 243 Seiten Gr.-8°. 1953.

Steif geheftet DM 36,—

I n h a l t s v e r z e i c h n i s : I. Biochemie der Nebennierenrindensteroide und des ACTH. Von HJ. STAUDINGER, Mannheim. — II. Physiologie des ACTH und der Nebennierenrindensteroide. Von L. LASZT, Fribourg/Schweiz. — III. Pathophysiologie des ACTH und der Nebennierenrinde. Von K. FELLINGER, Wien. — IV. Funktionsproben des Hypophysennebennieren-Systems. Von F. BAHNER, Heidelberg. — V. Allgemeine klinische Bedeutung des Hypophysen-Nebennierenrinden-Systems. Von L. HEILMEYER, Freiburg i. Br.

Die Prognose chronischer Erkrankungen. — Long-term Observations of Chronic Diseases

Herausgegeben von Professor Dr. Friedrich **Linneweh**, Direktor der Universitäts-Kinderklinik Marburg a. d. Lahn. Mit 92 Abbildungen. Etwa 436 Seiten Gr.-8°. 1960 (15 Beiträge in englischer, 69 Beiträge in deutscher Sprache).

Ganzleinen etwa DM 98,—

(Die Prognose chronischer Erkrankungen)
Geneva. Morbus Addison. Von F. Heni, Tübingen. Gonadendifferenzierungsfehler. Von C. Overzier, Mainz. Hodenhochstand. Von J. R. Bierich, Hamburg. Bilateral cryptorchism. By C. G. Bergstrand and O. Qvist, Stockholm. — Nervensystem einschließlich statische und geistige Entwicklung: Epilepsie. Von Ph. Bamberger, Heidelberg. Krampfleiden bei Kindern. Von H. Stutte, Marburg a. d. Lahn. Encephalitiden, Meningitiden. Von Ph. Bamberger, Heidelberg. Meningitis tuberculosa. Von K. Wechselberg, Köln. Paralytic poliomyelitis. By H. C. A. Lassen, Copenhagen. Periphere angeborene Lähmungszustände. Von J. Oehme, Marburg a. d. Lahn. Subdurale Ergüsse. Von Fr. Koch, Gießen. Hirntumoren im Kindesalter. Von H. W. Pia, Gießen. Hydrocephalus. Von J. Strader und E. Geisler, Würzburg. Asphyxia of full term and premature neonates. By A. Minkowski, Paris. Frühgeborene. Von G. A. von Harnack, Hamburg. Toxoplasmose, connatale. Von H. Genz, Berlin. Mongolismus. Von J. Gamstorp, z. Z. Boston/USA. Enuresis. Von H. Asperger, Innsbruck. — Allergische und fakultativ-allergische Erkrankungen: Asthma bronchiale. Von H. Mai, Münster. Das im Kindesalter erworbene Asthma bronchiale. Von G.-A. von Harnack, Hamburg. Asthma bronchiale. Von A. Jores und H. Kahr, Hamburg. Ekzem. Von G. W. Korting, Tübingen. Das kindliche Ekzem. Von H.-J. Heite, Marburg a. d. Lahn. Säuglingsekzem (Eczema infantum und Dermatitis seborrhoides). Von J. Oehme, Marburg a. d. Lahn. Coeliakie. Von W. Rupp, Marburg a. d. Lahn. Celiac Disease. By H. A. Weijers, W. K. Dicke, Dr. J. H. van de Kamer, Utrecht/Holland. Acute rheumatic fever. By P. Hall, Malmö/Schweden. Rheumatische Herzklappenfehler. Von F. Anschütz, Kiel. Die rheumatische Erkrankung bei Kindern. Von F. Graser, Mainz. — Andere entzündliche Erkrankungen: Hepatitis infectiosa (Virushepatitis). Von G. A. Martini, Hamburg. Die primär chronische Polyarthritis. Von J. R. Bierich, Hamburg. Bronchiektasen beim Kind. Von G. Vermeil, Paris. Pleuraempyem. Von H.-J. Peiper, Köln. — Namen- und Sachverzeichnis.

Klinische Psychotherapie innerer Krankheiten

S e c h s t e s Freiburger Symposion an der Medizinischen Universitätsklinik vom 2 bis 4. Mai 1958. Schriftleitung: Dozent Dr. med. Günter **Clauser**, Landhaus Umkirch bei Freiburg i. Br. Mit 6 Abbildungen. VII, 69 Seiten Gr.-8°. 1959.

Steif geheftet DM 16,80

I n h a l t s v e r z e i c h n i s : Klinische Psychotherapie. Von J. H. Schultz, Berlin. — Klinische Psychotherapie aus der Sicht des Psychiaters. Von H. Göppert, Freiburg i. Br. — Klinische Psychotherapie innerer Krankheiten: I. Wissenschaftliche Grundlagen. Von H. Enke, Landhaus Umkirch bei Freiburg i. Br. — II. Klinik und Praxis. Von G. Clauser, Landhaus Umkirch bei Freiburg i. Br. — III. Kasuistik. Die Pubertätsobstipation. Von H. Krause, Freiburg i. Br. — Kurztherapie einer Anfallskranken. Von P. Rotas, Landhaus Umkirch bei Freiburg i. Br.

Richterich, R.
Enzymopathologie

Siehe Seite 37

Röntgendiagnostik der Leber

Von H. Anacker, F. Morino, J. Rösch, W. Schumacher, A. Zuppinger.

Siehe Seite 85

Rossier, Professor Dr. P. H., Direktor der Medizinischen Universitäts-klinik, Zürich, Dr. A. **Bühlmann,** Zürich, und K. **Wiesinger** †

Physiologie und Pathophysiologie der Atmung

Z w e i t e , verbesserte und erweiterte Auflage. Mit 95 Abbildungen. VIII, 395 Seiten Gr.-8°. 1958. Ganzleinen DM 58,60

A u s d e n B e s p r e c h u n g e n : „Die ,Physiologie und Pathophysiologie der Atmung' war in der 1. Auflage schon nach einem Jahr vergriffen; ein Beweis für die Aktualität der Fragestellung und zugleich für den inhaltlichen Wert und die Art, wie die Verfasser mit dem an sich schwierigen Stoff und seiner Darstellung fertig geworden sind. Auch die 2. Auflage zeigt die sehr glückliche Gliederung des Stoffes in ,Normale Physiologie, Untersuchungsmethoden der Lungenfunktion, Pathophysiologie der Atmung und Klinik der Lungeninsuffizienz'. Die einzelnen Abschnitte sind jedoch durch eine Reihe von Kapiteln ergänzt und durch kritische Auswertung neuer Erkenntnisse erweitert ... Bei der Bedeutung und Aktualität der Pathophysiologie der Atmung und der Methodik der Lungenfunktionsuntersuchungen für die Klinik wird das Buch nicht nur für die Tuberkulose, sondern für die gesamte innere Medizin, die Chirurgie und besonders die Alterschirurgie und nicht zuletzt für die Begutachtung von besonderem Wert. Damit darf die erweiterte und ergänzte 2. Auflage mit ihrem ausführlichen und kritisch aus-gewählten Literaturteil sicher mit einem großen interessierten Leserkreis rechnen."

Der Tuberkulosearzt

Salzer, G.

Das Bronchuscarcinom. (W)
Siehe Seite 89

Schaefer, Dr. med. Hans, o. Professor und Direktor des Physiologischen Instituts der Universität Heidelberg, bislang Direktor des W. G. Kerck-hoff-Instituts für Herzforschung in der Max-Planck-Gesellschaft Bad Nauheim

Das Elektrokardiogramm

Theorie und Klinik. Mit 349 Abbildungen. XI, 556 Seiten Gr.-8°. 1951.

Ganzleinen DM 55,—

Scherer, F.

Die Behandlung peripherer Durchblutungsstörungen mit der Sauerstoff-insufflation
Siehe Seite 155

Scherf, David, M.D., F.A.C.P., Professor der klinischen Medizin, New York Medical College, Flower and Fifth Avenue Hospitals, und Linn J. **Boyd,** M.D., F.A.C.P., Professor der Medizin, New York Medical College, Flower and Fifth Avenue Hospitals

Klinik und Therapie der Herzkrankheiten und der Gefäßerkrankungen

S e c h s t e , wesentlich erweiterte und neubearbeitete Auflage. Ins Deutsche übertragen von Primarius Dr. Hans Kofler, Salzburg. Mit 59 Textabbildungen. XXIII, 680 Seiten Gr.-8°. 1955. (W) Ganzleinen DM 48,—

Schmeiser, K.

Radioaktive Isotope

ihre Herstellung und Anwendung.   Siehe Seite 86

Schrader, Ernst-August, Dr. med., ehem. wissenschaftl. Assistent an der
II. Medizinischen Universitätsklinik und Poliklinik Hamburg-Eppendorf

Die Klinik der arteriellen Thrombosen im Beckenbereich

Pathogenese, Untersuchungsmethoden, Diagnostik und Therapie. Mit 51 Abbildungen. VI, 169 Seiten Gr.-8°. 1955.   Ganzleinen DM 39,60

Schütz, E.

Physiologie des Herzens   Siehe Lehrbuch der Physiologie, Seite 32

Schuler, B.

Die Elektrophorese bei inneren Krankheiten

Siehe Die quantitative Elektrophorese in der Medizin Seite 24

Schulz, H.

Die submikroskopische Anatomie und Pathologie der Lunge — The Sub-
microscopic Anatomy and Pathology of the Lung   Siehe Seite 56

Schwab, Max, und Klaus Kühns, Medizinische Universitätsklinik
Göttingen

Die Störungen des Wasser- und Elektrolytstoffwechsels

Mit 54 Abbildungen. XVI, 368 Seiten Gr.-8°. 1959.   Ganzleinen DM 69,—
Inhaltsübersicht: Erster Teil: Physikalisch-chemische Grundbegriffe und Maß-
einheiten. Die Flüssigkeitsräume des Körpers und ihre Elektrolyte. Die Regulations-
mechanismen des Wasser- und Natriumhaushalts. Der Säure-Basen-Stoffwechsel. Zweiter
Teil: Die Störungen des Wasser- und Natriumstoffwechsels. Die Störungen des Kaliumstoffwechsels. Anhang: Der Magnesiumstoffwechsel und seine Störungen. Die Störungen
des Säure-Basen-Stoffwechsels. Diuretica und Kationenaustauscher. Allgemeine diagnostische Überlegungen bei Störungen im Wasser- und Elektrolytstoffwechsel. Allgemeine Behandlungsgrundlagen. Dritter Teil: Herzinsuffizienz. Nierenkrankheiten.
Krankheiten der Nebenschilddrüsen und die Störungen des Calcium- und Phosphorstoff-
wechsels. Magen-, Darm- und Leberkrankheiten. Diabetes mellitus. Diabetes insipidus
und andere zentral-nervös bedingte Störungen des Wasser- und Natriumstoffwechsels.
Krankheiten der Nebennierenrinde. Die Störungen des Wasser- und Elektrolytstoffwechsels in der Chirurgie. Die Störungen des Wasser- und Elektrolytstoffwechsels in der
Pädiatrie. Die Störungen des Wasser- und Elektrolytstoffwechsels in der Frauenheilkunde. Literatur. Monographien und zusammenfassende Darstellungen. Einzelarbeiten.
Sachverzeichnis.

Sigg, K.

Varicen, Ulcus cruris und Thrombose

Siehe Seite 173

Sitzungsberichte der Heidelberger Akademie der Wissenschaften

Mathematisch-naturwissenschaftliche Klasse.

Jahrgang 1949.
4. Abhandlung: **Grenzen der Herzauskultation.** Von K. H o l l d a c k. Mit
21 Textabbildungen (und 7 Tabellen). 43 Seiten Gr.-8°. 1949. DM 4,20

Jahrgang 1952.
2. Abhandlung: **Pest in Venedig 1575—1577.** Ein Beitrag zur Frage der In-
fektkette bei den Pestepidemien West-Europas. Von E. R o d e n w a l d t. Mit
1 Textabbildung. 263 Seiten Gr.-8°. 1953. DM 28,—

Jahrgang 1956.
3. Abhandlung: **Über den alternsbedingten Formwandel elastischer und muskulärer Arterien.** Von G. H i e r o n y m i. Mit 68 Textabbildungen. 134 Seiten
Gr.-8°. 1956. DM 23,—

Steiner, Dr. Hannes, Oberarzt der chirurgischen Universitätsklinik Innsbruck

Das Strumarecidiv

Mit einem Vorwort von Univ.-Prof. Dr. Paul **Huber,** Vorstand der Chirurgischen
Universitätsklinik Innsbruck. Mit 16 Textabbildungen und 9 Tabellen. Etwa
120 Seiten Gr.-8°. 1960. (W) In Vorbereitung

Sowohl an der Chirurgischen Universitätsklinik in Innsbruck als auch am Kaiserin
Elisabeth-Spital in Wien, wo der Verfasser schon früher zu den Mitarbeitern Professor
Hubers, des gegenwärtigen Vorstandes der Chirurgischen Universitätsklinik, Innsbruck,
gehörte, beschäftigt man sich seit langem in besonders intensiver Weise mit den Fragen
der Strumapathologie und -chirurgie. Der Verfasser konnte sich daher auf eine lang-
jährige Erfahrung und ein einzigartiges Beobachtungsgut stützen, als er daranging, das
heute ebenso aktuelle wie schwierige Problem des Strumarecidivs zusammenfassend zu
behandeln. Die Monographie geht ausführlich auf die Komplikationsmöglichkeiten
bei einem Recidiveingriff ein, die gegenüber einer Erstoperation vervielfacht sind, und
diskutiert besonders die Voraussetzungen für eine Recidivverhütung.

I n h a l t s ü b e r s i c h t : Vorwort. — Einleitung. Krankengut, Recidivhäufigkeit. —
Die Indikationsstellung. Die Voruntersuchungen. Die Indikationen. Mechanische Ursachen bei euthyreoter Recidivstruma. Innersekretorische Störungen. Akute oder chronische Entzündungen. Maligne Recidive gutartige Strumen. Fragliche Recidive und Kontraindikationen. — Die Operationstechnik. Die Anaesthesie. Hautschnitt und Freilegung
des Recidivs. Die Frage der Gefäßligaturen. Resektion des Recidivs. Die Tracheomala-
cie. — Die postoperativen Komplikationen. Die Todesfälle. Die Recurrensschädigung.
Die Tetanie. Sonstige Komplikationen. — Altersverteilung der Recidive. — Die Pathophysiologie. Art der Recidive. — Histologie. — Die Recidivverhütung. — Literaturhinweise. — Tafeln.

Zentrale Steuerung der Sexualfunktionen — Die Keimdrüsen des Mannes

E r s t e s Symposion der Deutschen Gesellschaft für Endokrinologie Hamburg, 28. Februar und 1. März 1953. Schriftleitung: Dozent Dr. Henryk Nowakowski, II. Med. Universitätsklinik Hamburg-Eppendorf. Mit 114 Textabbildungen. VII, 242 Seiten Gr.-8°. 1955. Steif geheftet DM 39,80

I n h a l t s v e r z e i c h n i s : I. Zentrale Steuerung der Sexualfunktionen: Das Hypophysen-Hypothalamus-System in Hinsicht auf die zentrale Steuerung der Sexualfunktionen. Von H. SPATZ, Gießen. — Zur vergleichenden Anatomie des Hypophysen-Hypothalamus-Systems. Von R. DIEPEN, Gießen. — Neurohistologische Untersuchungen über die nervöse Verbindung der Pars distalis mit dem Hypothalamus auf dem Wege des Hypophysenstieles. Von J. METUZĀLS, Groningen. — Die Physiologie des Hypophysen-Hypothalamus-Systems unter besonderer Berücksichtigung der Regulation der Sexualfunktionen. Von A. WESTMAN, Stockholm. — Pathologische Anatomie des Hypophysen-Hypothalamus-Systems. Von H. ORTHNER, Göttingen. — Zur Frage der hypothalamischen Pubertas praecox. Von H. LANGE-COSACK, Berlin-Neukölln. — Eineiige Zwillinge mit LAURENCE-MOON-BIEDL-BARDET-Syndrom bei familiärem Vorkommen von fetaler Erythroblastose unter besonderer Berücksichtigung endokriner Besonderheiten. Von A. MOENCH, Freiburg i. Br. — Die Gonadotropine. Von E. VINCKE, Hamburg. — Eine Methode zur chemisch-quantitativen Analyse des Choriongonadotropingehaltes der Placenta. Von J. DRESCHER, Kiel. — II. Die Keimdrüsen des Mannes: Über die Strukturelemente des Hodens und ihr Verhalten unter experimentellen Bedingungen. Von E. TONUTTI, Gießen. — Zur quantitativen Beurteilung menschlicher Hodenbiopsien. Von E. SCHUCHARDT, Göttingen. — Die Biochemie des menschlichen Spermas. Von J. KIMMIG, Hamburg. — Über das Vorkommen von Androgenen im menschlichen Sperma. Von W. DIRSCHERL, Bonn. — Androgene. Chemie, Biochemie und Nachweis. Von K. JUNKMANN, Berlin. — Die Bedeutung der Leber für den Steroidstoffwechsel. Von L. WEISSBECKER, Freiburg i. Br. — Klinik und Therapie der Hodeninsuffizienz. Von H. NOWAKOWSKI, Hamburg-Eppendorf. — Psyche und Sexualhormone. Von A. JORES, Hamburg-Eppendorf. — Diskussionsbemerkungen zu jedem Referat.

Stoffwechselwirkungen der Steroidhormone

Z w e i t e s Symposion der Deutschen Gesellschaft für Endokrinologie, Goslar, den 5. und 6. März 1954. Schriftleitung: Dozent Dr. Henryk Nowakowski, II. Med. Univ.-Klinik Hamburg-Eppendorf. Mit 89 Textabbildungen. VI, 204 Seiten Gr.-8°. 1955. Steif geheftet DM 33,—

I n h a l t s v e r z e i c h n i s : Stoffwechselwirkungen der Steroidhormone: Stoffwechselwirkungen der Steroidhormone. Von K. JUNKMANN, Berlin. — Gewebestoffwechsel und Steroidhormone. Von W. DIRSCHERL, Bonn. — Die Wirkung der Steroidhormone auf Wasser- und Mineralhaushalt. Von H. LANGECKER, Berlin. — Die Bedeutung der Nebennierenrindenhormone für den Stoffwechsel energiereicher Phosphatverbindungen der Nieren und damit für die Nierenfunktion. Von J. FREY, Freiburg i. Br. — Die Wirkung von hochdosierten Oestrogenen auf Säugetiere und Vögel. Von W. KOCH, München. — Zur anabolen Wirkung von Androgenen. Von H. E. Voss, Mannheim. — Klinik der Stoffwechselwirkung der Steroidhormone. Von L. WEISSBECKER, Freiburg i. Br. — Die Wirkungen der Sexualhormone auf das Skelet und den Skeletstoffwechsel. Von H. NOWAKOWSKI, Hamburg-Eppendorf. — Die Wirkung der Sexualhormone auf das Skelet des Kindes. Von H. ZEISEL, Würzburg. — Hormonell bedingte Osteoporosen der Frau. Von H. BÖTTGER, Kiel. — Freie Vorträge: Klinische Erfahrungen bei der Behandlung neurogener Muskelerkrankungen mit hohen Testosterondosen. Von G. MALL, Klingenmünster. — Klinische Beobachtungen über die Wirkung der Testosteronbehandlung bei Frauen

Verhandlungen der Deutschen Gesellschaft für innere Medizin

Herausgegeben von dem ständigen Schriftführer Professor Dr. Fr. **Kauffmann**, Chefarzt der Medizinischen Klinik der Städtischen Krankenanstalten Wiesbaden. (B)

(Verhandlungen der Deutschen Gesellschaft für innere Medizin)

Enthält u. a. nachstehende Referate und Vorträge in vollem Wortlaut sowie das Mitgliederverzeichnis: Die Feinstruktur des Bindegewebes in gegenwärtiger Sicht als Grundlage der Funktionen und der pathologischen Veränderungen. Von F. WASSERMANN (Illinois, USA). — Allgemeine Pathologie des Bindegewebes (unter Einschluß der sogenannten Kollagenosen). Von E. LETTERER (Tübingen). — Das Wesen der gestörten Funktion des Bindegewebes. Von F. HARTMANN (Marburg a. d. Lahn). — Die primär chronische Polyarthritis. Von RUDOLF SCHOEN (Göttingen). — Die Immunpathologie rheumatischer und verwandter Erkrankungen. Von K. O. VORLAENDER (Bonn). — Lupus erythematosus visceralis. Von R. HEGGLIN (Zürich). — Polyarteriitis nodosa. Von F. STROEBE (Bremen). — Dermatomyositis und Sklerodermien. Von H. SCHUERMANN (Bonn). — Die Steroid-Therapie rheumatischer Erkrankungen. Von H. E. BOCK (Marburg a. d. Lahn). — Serologische Diagnostik bei Kollagenkrankheiten. Von N. SVARTZ (Stockholm). — Psychologisch-soziologische Faktoren als Krankheits- und Todesursache. Von A. JORES (Hamburg). — Der Wert der papierchromatographischen Trennung der 17-Ketosteroide im Urin für die Differentialdiagnose der Überfunktion der Nebennierenrinde. Von F. HENI und P. GÖBEL (Tübingen). — Untersuchungen über den Serotoningehalt des Blutes bei hämatologischen Erkrankungen. Von E. SCHMID, S. WITTE, J. STERN und K. TH. SCHRICKER (Erlangen). — Zur Blutmorphologie der infektiösen Mononucleose. Von R. SCHINDLBECK (Herrsching). — Das klinische Bild der Mastocytose (Mastzellenreticulose). Von D. REMY (Hamburg). — Vergleichende Untersuchung zweier Thrombocytenfunktionen: Retraktion und Adhäsivität. Von D. VOSS und A. HELLEM (Oslo). — Differente Zusammensetzung der Aminosäuren des menschlichen Gehirns und des peripheren Nervs. Von K. SEIDEL (Leipzig). — Zur Klinik der hochgradigen Gamma-Globulin-Vermehrung. Von R. A. KÜHN und A. HANUSCH (Jena). — Der Nicotinsäureamidstoffwechsel unter der cytostatischen Therapie. Von N. GERLICH (Bielefeld). — Experimentelle und klinische Ergebnisse mit dem Cytostaticum Endoxan bei Hämoblastosen und Carcinomen. Von H. GERHARTZ (Berlin). — Die Stellung der Niere im Gesamtkreislauf. Von K. KRAMER (Göttingen). — Über die Rolle des Nierenmarks bei der Harnkonzentrierung und Säureexkretion. Von KARL J. ULLRICH (Göttingen). — Morphologische Grundlagen akuter extrarenal bedingter Nierenfunktionsstörungen. Von E. RANDERATH und A. BOHLE (Heidelberg). — Endotoxisch bedingte Nierenfunktionsstörungen. Von H. SARRE (Freiburg i. Br.). — Tubuläre Insuffizienz als sekundäres Syndrom. Von E. WOLLHEIM (Würzburg). — Renale Symptome und Funktionsstörungen bei blastomatösen Erkrankungen. Von G. HEUCHEL (Jena). — Die kreislaufbedingte Niereninsuffizienz. Von A. KLEINSCHMIDT (Mainz). — Hormonale Störungen der Nierenfunktion. Von H. P. WOLFF (München). — Stoffwechselbedingte Nierenfunktionsstörungen. Von J. FREY (Freiburg i. Br.). — Die Nierenfunktionsstörung durch die Harnstauung. Von R. ÜBELHÖR (Wien). — Die Bedeutung der Muskelbiopsie bei den sog. Kollagenosen. Von F. ERBSLÖH und W. DIETEL (München). Kritische Auswertung von 400 L.E.-Zellen-Präparaten eines internistischen Krankengutes. Von A. BEICKERT, H. GEIDEL und H. SIERING (Jena). — Beitrag zur Klinik und Therapie der Periarteriitis nodosa. Von W. T. ZONTSCHEW und T. PILOSSOFF (Sofia). — Hemmkörper der Blutgerinnung bei generalisiertem Lupus erythematosus. Von W. PIPER (Kiel). — Über den Polysaccharidgehalt des Fibrins. Von J. RECHENBERGER (Leipzig). — Der Inhibitoreffekt des Heparins auf verschiedene DPN- und TPN-abhängige Enzyme und auf die Pyruvatkinase. Von H.-D. HORN und F. H. BRUNS (Düsseldorf). — Xanthomatöse Tendinopathien bei Stoffwechselstörungen. Von K. LÖHR und P. NEUFFER (Stuttgart). — Experimentelle Untersuchungen zur Erzeugung und Steuerung einer sterilen „konsensuellen" Entzündung. Von HANS LEY (München). — Über Wirkungsunterschiede oraler, intramuskulärer und intraartikulärer Prednisolongaben. Von R. GÜNTHER (Innsbruck). — Elektronenmikroskopische Untersuchungen des Knorpels zum Kollagenoseproblem. Von N. DETTMER (Berlin). — Isotopenstudien über die Wirkung der Hyaluronidase. Von H. W. PABST und

(Verhandlungen der Deutschen Gesellschaft für innere Medizin)

R. AUER (München). — Der immunologische Mechanismus der Übertragung von experimenteller Glomerulonephritis und Panophthalmitis mit Hilfe des Parabioseversuchs. Von E. F. PFEIFFER, H. DITSCHUNEIT, I. OTTO, W. MENK, W. SANDRITTER und O. SCHULENBURG (Frankfurt a. M.). — Die Wirkung von Sulfonylharnstoff auf das proliferierende Bindegewebe in der Leber. Von H. PETZOLD und K. STÖHR (Magdeburg). — Histopathologie des Reizbildungs- und Reizleitungssystems des Herzens. Von W. DOERR (Kiel). — Experimentelle Rhythmusstörungen des Herzens. Von U. G. BIJLSMA (Utrecht). — Zur Frage der spontanen Erregungsbildung im Herzen und über Faktoren, die diese beeinflussen. Von W. TRAUTWEIN (Heidelberg). — Die paroxysmalen Tachykardien. Von K. SPANG (Stuttgart). — Rhythmusstörungen im Gefolge von Herzkatheterisierung und Herzoperationen und ihre Behandlung. Von F. GROSSE-BROCKHOFF (Düsseldorf). — Zum Nachweis der durch Rhythmusstörungen veränderten Herzdynamik. Von R. ALTMANN (Frankfurt a. M.) — Arrhythmisch bedingte Veränderungen normaler und überzähliger Herztöne. Von R. SCHARF (Jena). — Über paroxysmales Vorhofflimmern im Licht eignen Erlebens. Von ST. LITZNER (Wolfenbüttel). — Untersuchungen über die Empfindungen der Kranken mit Rhythmusstörungen. Von B. LÜDERITZ (Bad Salzuflen). — Infarktbedingte Kammertachykardie bei einem jungen Manne. Von J. HANKISS und M. KESZTHELYI (Debrecen). — Zur Wirkungsweise des Rauwolfia-Alkaloids Ajmalin bei Herzrhythmusstörungen. Von H. KLEINSORGE (Jena). — Untersuchungen zur Inulinausscheidung. Von J. GAYER (Marburg a. d. Lahn). — Neue klinische Erfahrungen über das unterschiedliche Verhalten von Polyvinylpyrrolidon mit Trypanrotmarkierung im Serum und Urin bei Gesunden und glomerulären Nierenkranken. Von R. SCHUBERT (Tübingen). — Über die Urinausscheidung von Kongorot und Evans Blau bei normaler und tubulär geschädigter Nierenfunktion. Von ADOLF A. MÜLLER (Marburg a. d. Lahn). — Die Ausscheidung von endogenem und exogenem Aldosteron in Abhängigkeit von der Leber- und Nierenfunktion bei Gesunden und Kranken. Von KH. R. KOCZOREK und H. P. WOLFF (München). — Elektrokardiographische Befunde bei Urämie und Hämodialyse. Von P. SCHÖLMERICH, H. NIETH, E. STEIN und J. G. SCHLITTER (Marburg a. d. Lahn). — Salzmangelsyndrom nach kochsalzfreier Kost und forcierten Flüssigkeitsverlusten bei chronischer Leberinsuffizienz. Von G. A. MARTINI (Hamburg). — Der Einfluß von Reserpin auf die renale Wasser- und Elektrolytausscheidung und die Plasmaelektrolyte bei Hypertonikern und Normotonikern. Von M. SCHWAB (Göttingen). — Untersuchungen über den Eiweißstoffwechsel bei Niereninsuffizienz. Von D. MÜTING und KIRUMAKKI N. SHIVARAM (Homburg a. d. Saar). — Kritische Bemerkungen zur elektrophoretischen Untersuchung der Proteinurie. Von F. W. ALY, M. EGGSTEIN und K DEHMER (Marburg a. d. Lahn). — Nierenvenenthrombose und nephrotisches Syndrom. Von J. ALSLEV (Kiel). — Sekundäre Niereninsuffizienz bei Porphyrie. Von H. LOSSE (Münster i. Westf.). — Über den Wirkungsmechanismus eines neuen Diuretikums (Hydrochlorothiacid). Von D. P. MERTZ (Stuttgart). — Über eine Infektion mit dem Virus der Hepatitis contagiosa canis beim Menschen. Von W. MOHR und R. SCHINDLER (Hamburg). — Über das Verhalten des Blutammoniaks und seiner Vorläufer bei Leberkrankheiten und über die Beeinflussung dieser Substanzen durch Arginin und Glucose. Von N. ZÖLLNER (München). — Die diagnostische Anwendung von Glukagon bei Leberkrankheiten und bei Diabetes mellitus. Von A. LINKE (Heidelberg). — Posthepatitische Schäden bei Diabetes mellitus. Von K. SEIGE und V. THIERBACH (Leipzig). — Zur Frage der Verwertbarkeit parenteral zugeführten Fettes. Von G. SCHULZE (Göttingen). — Immunologische und chemische Untersuchungen an isolierten Serumfraktionen unter besonderer Berücksichtigung der Lipoproteide. Von G. BERG und H. SCHÖN (Erlangen). — Die Endoradiosondentechnik und ihre Bedeutung für die innere Medizin. Von H. G. NÖLLER (Heidelberg). — Die Epidemiologie und Virusdiagnose der Influenzapandemie 1957/58. Von K. HERZBERG (Frankfurt a. M.). — Die pathologische Anatomie der Grippe. Von H. HEINLEIN (Köln). — Grippe. Von J. JACOBI (Hamburg) unter Mitarbeit von H.-G. ILKER (Hamburg). — Zur Klinik der zentralnervösen Grippekomplikationen. Von H.-F. v. OLDERSHAUSEN

Weber, Professor Dr. Arthur, Direktor des Balneologischen Universitäts-Instituts Bad Nauheim

Die Elektrokardiographie

und andere graphische Methoden in der Kreislaufdiagnostik. V i e r t e Auflage. Mit 150 Abbildungen. XIII, 209 Seiten Gr.-8°. 1948.   DM 18,—

Wedler, H.-W.

Stammhirn und innere Erkrankungen

Siehe Monographien aus dem Gesamtgebiete der Neurologie und Psychiatrie, 76. Heft   Seite 186

Wenger, Dr. Rudolf, Assistent der I. Medizinischen Universitätsklinik Wien

Leitfaden der Diätetik für Ärzte und Diätassistentinnen

Mit einem Geleitwort von Professor Dr. Ernst **Lauda**, Vorstand der I. Medizinischen Universitätsklinik Wien. XI, 165 Seiten 8°. 1955. (W)
Steif geheftet DM 9,50

Wichmann, H. und F. **Heinzel**

Leitfaden der Bewegungsbestrahlung   Siehe Seite 86

Wigand, Dr. med. Hellmut, früher Oberarzt der Medizinischen Klinik und Leiter der Blutspenderzentrale des Städtischen Krankenhauses Berlin-Friedrichshain

Die nicht-hämolytischen Bluttransfusionsstörungen

Mit 20 Abbildungen. IV, 75 Seiten Gr.-8°. 1955.   DM 12,—

Zdansky, Erich

Röntgendiagnostik des Herzens und der großen Gefäße

D r i t t e Auflage. (W)   Siehe Seite 87

Zimmermann, Wilhelm, Diplomchemiker, Dr. med. habil., Dr. phil.,
Dozent für Hygiene an der Universität Breslau, jetzt Medizinalrat und
Direktor des Staatl. Medizinaluntersuchungsamtes Trier

Chemische Bestimmungsmethoden von Steroidhormonen in Körperflüssigkeiten

Mit 14 Abbildungen. VII, 119 Seiten 8°. 1955.   Steif geheftet DM 14,80

Deutsches Archiv für klinische Medizin. (B)   Siehe Seite 290
Zeitschrift für klinische Medizin.   Siehe Seite 290
Zeitschrift für die gesamte experimentelle Medizin.   Siehe Seite 290
Kongreßzentralblatt für die gesamte innere Medizin und ihre Grenzgebiete.
Siehe Seite 291
Der Internist.   Siehe Seite 284
Beiträge zur Klinik der Tuberkulose und spezifischen Tuberkulose-Forschung.
Siehe Seite 291
Zentralblatt für die gesamte Tuberkuloseforschung.   Siehe Seite 292
Virchows Archiv für pathologische Anatomie und Physiologie und für klinische
Medizin.   Siehe Seite 287
Zeitschrift für Krebsforschung. (B)   Siehe Seite 288
Der Nervenarzt.   Siehe Seite 294

Kinderheilkunde

Asperger, Hans

Heilpädagogik

Einführung in die Psychopathologie des Kindes für Ärzte, Lehrer, Psychologen, Richter und Fürsorgerinnen. Z w e i t e Auflage. (W)   Siehe Seite 175

Betke, Dozent Dr. Klaus, Univ.-Kinderklinik Freiburg i. Br.

Der menschliche rote Blutfarbstoff

bei Fetus und reifem Organismus. Eigenschaften, Differenzen und ihre klinische Bedeutung. Mit 35 Abbildungen. IV, 130 Seiten Gr.-8°. 1954.

Steif geheftet DM 18,—

Biologische Daten für den Kinderarzt

Grundzüge einer Biologie des Kindesalters. Z w e i t e Auflage. Neubearbeitet von A. Adam, J. Becker, W. Bolt, W. Brenner, J. Brock, K. Gaede, R. Garsche, H. Hungerland, K. Klinke, H. U. Köttgen, W. Künzer, W. Lenz, L. Ludwig, H. Opitz, A. Peiper, H. Plückthun, E. Püschel, B. de Rudder, L. Sauer, K.-H. Schäfer, K. Schreier, J. Ströder, H. Stutte, E. Thomas, H. Weicker, J. Wolff. Herausgegeben von Professor Dr. med. Joachim **Brock,** Ärztlicher Direktor des Kinderkrankenhauses Rothenburgsort in Hamburg. In zwei Bänden. Die Bände werden nur zusammen abgegeben.

E r s t e r   B a n d : Mit 78 Textabbildungen. XIX, 651 Seiten Gr.-8°. 1954.
Z w e i t e r   B a n d : Mit 177 Textabbildungen. XXXII, 1183 Seiten Gr.-8°.
1954.   Ganzleinen DM 198,—

Die physiologische Entwicklung des Kindes

Vorlesungen über funktionelle Pädologie. — Lectures on Functional Paedology.
Herausgegeben von Professor Dr. Friedrich **Linneweh,** Direktor der Universitäts-Kinderklinik Marburg a. d. Lahn. Mit 236 Abbildungen. VIII, 471 Seiten (davon 118 Seiten in englischer Sprache) Gr.-8°. 1959.   Ganzleinen DM 98,—
I n h a l t s v e r z e i c h n i s : Allgemeiner Teil: Die Faktoren des postnatalen Funktionswandels. Von F. Linneweh, Marburg (Lahn). — Die funktionelle Entwicklung im Lichte der Verhaltensforschung. Von O. Koehler, Freiburg (Breisgau). — Über den Anteil der Stressreaktion am Funktionswandel der ersten Lebenszeit. Von K.-H. Schäfer, Hamburg-Eppendorf. — Über den perinatalen Sauerstoffmangel. Von U. Stave, Marburg (Lahn). — Spezieller Teil: Motorik und Reflexe. Von J. Oehme, Marburg (Lahn). — Electroencephalography in infancy. By C. Dreyfus-Brisac, Paris. — Die Temperaturregelung in den ersten Lebenstagen. Von K. Brück, Marburg (Lahn). — Metabolism and maturation in the developing brain. By Derek Richter, Cardiff (England). — Permeabilität. Von W. Rummel, Homburg (Saar). — The blood-brain barrier system. By

(Die physiologische Entwicklung des Kindes)
R. Zetterström, Göteborg. — Zentrale Atmungsregulation. Von J. Oehme, Marburg (Lahn). — The lung function. By P. Karlberg, Stockholm. — Funktionelle Anatomie des kindlichen Herzens. Von A. J. Linzbach, Marburg (Lahn). — The human foetal circulation and its changes following birth. By J. Lind, Stockholm. — Der Kreislauf vom Säuglings- bis zum Pubertätsalter. Von F. Graser, Mainz. — Der Kohlenhydrat-Stoffwechsel. Von E. Rossi, Bern. — Das Leberglykogen. Von G. Seifert, Münster. — Der Eiweißstoffwechsel. Von K. Schreier, Heidelberg. — Der Fettstoffwechsel. Von K. Schreier, Heidelberg. — Bilirubin und Bilirubinausscheidung. Von K. Betke, Freiburg (Breisgau). — Der Glucuronsäurestoffwechsel Neugeborener. Von F. Iwanami, Tokio. — Die Leberfunktionsteste und Serumenzymaktivitäten. Von U. Stave, Marburg (Lahn). — Changes in body water compartments during growth. By B. Friis-Hansen, Copenhagen. — Glomerular filtration and renal water excretion. By J. Vesterdal, Copenhagen. — Die Änderung der Harnzusammensetzung. Von H. Hungerland, Bonn. — Renal elimination of electrolytes in the newborn. By P. Royer, Paris. — Aspects of calcium excretion by the kidney. By Th. Stapleton, London. — Functional aspects and evolution of aminoacid excretion in early infancy. By J.-P. Dustin, Bruxelles, s. Zt. Marburg (Lahn). — Die Aminosäuren- und Zuckerrückresorption im Tubulus reifer und frühgeborener Kinder. Von H. Bickel, Marburg (Lahn). — Uric acid clearance in newborns and infants. By E. Schwarz-Tiene, Ferrara, and F. Sereni, Ferrara. — Die tubuläre Sekretion von Fremdstoffen. Von U. Stave, Marburg (Lahn) — Zur Entwicklung der motorischen Funktionen des oberen Verdauungstraktes. Von M. A. Lassrich, Hamburg-Eppendorf. — Sekretion und Resorption. Von W. Droese, München, und H. Stolley, München. — Die exokrine Pankreassekretion. Von G. Seifert, Münster. — Wandel und Bedeutung der Darmflora beim wachsenden Kinde. Von O. Braun, Erlangen. — Haemoglobin types in pre- and postnatal life. By T. H. J. Huisman, Groningen. — Hämoglobin. Quantitative Daten, klinische Fragen. Von K. Betke, Freiburg (Breisgau). — Die Plasmaproteine. Von H. Plückthun, Heidelberg. — Blutgerinnung, Thrombocyten und Blutgefäße. Von W. Künzer, Würzburg. — Der altersabhängige Funktionswandel der Blutzellen. Von H. Weicker, Bonn. — Biologisch-physiologische Bemerkungen über Antikörper und Antikörperbildung. Von M. Krüpe, Marburg (Lahn). — Die Immunglobuline beim Embryo, Neugeborenen und Säugling. Von G. von Muralt, Bern, H. Cottier, Bern, E. Gugler, Bern, A. Hässig, Bern. — Development of antibody formation and resistance to infection. By B. C. Vahlquist, Uppsala. — Allergie im Kindesalter. Von G. Erdmann, Rostock. — Die Adenohypophyse. Von A. Prader, Zürich. — Neurohypophyse-Hypothalamus. Von H. Rodeck, Düsseldorf. — The thyroid gland. By K. Kaijser, Eskilstuna (Sweden). — Die Nebenschilddrüsen. Von W. Swoboda, Wien. — Das A-B-Zellsystem des Pankreas. Von G. Seifert, Münster. — Die Nebennierenrinde. Von J. R. Bierich, Hamburg-Eppendorf. — Das Nebennierenmark. Von H. Zeisel, Würzburg. — Die Gonaden. Von A. Prader, Zürich. — Anhang: Arzneimittelwirkung und Wachstum. Von K. Soehring, Hamburg. — Sachverzeichnis.

Ergebnisse der inneren Medizin und Kinderheilkunde Siehe Seite 91

Ewerbeck, H.

Die Elektrophorese in der Pädiatrie

Siehe Die quantitative Elektrophorese in der Medizin, Seite 24

Feer, Professor Dr. Emil, Zürich

Diagnostik der Kinderkrankheiten

mit besonderer Berücksichtigung des Säuglings. Eine Wegleitung für praktische Ärzte und Studierende. S e c h s t e , verbesserte und ergänzte Auflage. Mit 285 zum Teil farbigen Abbildungen. X, 461 Seiten Gr.-8°. 1951. (W)

Ganzleinen DM 37,80

Feldner, Josef

Entwicklungspsychiatrie des Kindes

Aufbau und Zerfall der Persönlichkeit. (W)   Siehe Seite 179

Gädeke, R.

Die inapparente Virusinfektion und ihre Bedeutung für die Klinik

Siehe Seite 61

Glanzmann, Professor Dr. Eduard, Bern

Einführung in die Kinderheilkunde

In 207 Vorlesungen für Studierende und Ärzte. V i e r t e , verbesserte und vermehrte Auflage. Mit 301 Textabbildungen. XI, 1068 Seiten Gr.-8°. 1958. (W)

Ganzleinen DM 75,—

A u s d e n B e s p r e c h u n g e n : „Was dem deutschen Internisten ‚Der Hoff' ist, das bedeutet ‚Der Glanzmann' dem Kinderarzt. Die Zeit der Ein-Mann-Lehrbücher ist vorbei; kaum jemand kann es heutzutage wagen, ein Buch seiner Disziplin allein fachgerecht zu schreiben. Glanzmann gehört zu den heute ganz seltenen, hochgebildeten, sein Fach mit Passion betreibenden, der Theorie wie der Praxis in gleicher Weise hingegebenen Ärzten . . .

Wo man das Buch auch aufschlagen mag, stets wird der Gewinn groß sein, ob der Leser nun Spezialist oder praktischer Arzt ist. Ähnlich den Vorlesungen der Klassiker der Inneren Medizin liegt das Großartige dieses Buches in der Einfachheit der Darstellung, die dem Anfänger ebensoviel zu geben vermag, wie der Inhaltsreichtum dem sogenannten Fachmann . . .

Das ganz besondere Verdienst des Verfassers ist ein ärztlich-therapeutisches. Schematismus ist ihm, wie jedem wirklich begabten Arzt, fremd, ein Resignieren kennt er nicht. Glanzmann ist ein therapeutischer Optimist, es fallen ihm aber auch die Erfolge zu. Dieser Optimismus und sein vorzüglicher klinischer Blick für die Besonderheiten eines Krankheitsgeschehens, den er bei der Beschreibung so mancher ‚neuer' Krankheiten unter Beweis gestellt hat, stempeln ihn, gleich seinem Lehrer Czerny, zu einem der letzten Klassiker der Pädiatrie. Die Kinderheilkunde mag sich glücklich preisen, die Erfahrungen Glanzmanns in diesem umfassenden Buch niedergelegt zu wissen."

Medizinische Klinik

Görgényi-Göttche, Oskar

Tuberkulose im Kindesalter. (W)   Siehe Seite 133

Fortgesetzt wird:

Handbuch der Kinderheilkunde

Ein Buch für den praktischen Arzt. Herausgegeben von Professor Dr. M. von **Pfaundler**, München, und Professor Dr. A. **Schlossmann**, Düsseldorf. V i e r t e Auflage. Die Bände I—IX sind vergriffen.

X. B a n d : **Die Hautkrankheiten des Kindesalters.** Bearbeitet von J. Becker, Bremen, St. R. Brünauer, Wien, A. Buschke, Berlin, H. Finkelstein, Berlin, P. György, Cambridge (England), W. Jadassohn, Zürich, A. Joseph, Berlin, W. Keller, Mainz, O. Kiess, Leipzig, H. Lehndorff, Wien, J. K. Mayr, Münster i. W., C. Moncorps, München, W. Scholtz, Königsberg, R. O. Stein, Wien, K. Steiner, Wien, O. Ullrich, Essen, F. G. M. Wirz, München, L. v. Zumbusch, München. Mit 383 zum großen Teil farbigen Abbildungen. XIII, 884 Seiten Gr.-8°. 1935. DM 169,—

Ergänzungswerk. Herausgegeben von Professor Dr. M. von **Pfaundler**, München. I. B a n d : **Ergänzungen zu den Bänden I—IV des Hauptwerkes.** Mit 139 Abbildungen. XIII, 835 Seiten Gr.-8°. 1942. DM 96,—

Lehrbuch der Chirurgie und Orthopädie des Kindesalters

Herausgegeben von A. **Oberniedermayr.** Siehe Seite 148

Lehrbuch der Kinderheilkunde

Von R. **Degkwitz**, E. **Glanzmann**, Fr. **Goebel**, J. **Jochims**, K. **Klinke**, Fr. **Klose**, E. **Rominger**, B. de **Rudder**. V i e r t e und f ü n f t e neubearbeitete Auflage. Herausgegeben von Professor Dr. Erich **Rominger**, Kiel. Mit 267 zum Teil farbigen Abbildungen. XVI, 971 Seiten Gr.-8°. 1950. Ganzleinen DM 49,80

Löffler, W., D. L. **Moroni** und W. **Frei**

Die Brucellose als Anthropo-Zoonóse

(Febris undulans). Siehe Seite 111

Pädiatrie

Ein Lehrbuch für Studierende und Ärzte.

Bearbeitet von C. Bennholdt-Thomsen, J. Berendes, O. Bossert, H. Ewerbeck, L. Fischer, J. Freund, W. Goeters †, E. Graser, E. Hässler, O. Hövels, J. Jochims, K. Klinke, W. Künzer, F. Küster, E. Lorenz, A. Oberniedermayr, J. Oehme, H. Opitz, A. Peiper, W. Rohrschneider, B. de Rudder, W. Schiefer, F. Schmid, K. Schreier, A. Schwenk, J. Ströder, W. Tönnis, K. Wechselberg, H. Weicker, K. Weisse, H. Weyers, H. Willi, A. Windorfer. Herausgegeben von Professor Dr. H. **Opitz**, Heidelberg, und Professor Dr. B. de **Rudder**, Frankfurt a. M. Mit 527 zum Teil farbigen Abbildungen. XVI, 1220 Seiten Gr.-8°. 1957. Ganzleinen DM 78,—

(Pädiatrie)

A u s d e n B e s p r e c h u n g e n : „So kurz und prägnant einerseits sich der Titel dieses Werkes mit dem Begriff ‚Pädiatrie‘ darstellt, so allumfassend ist andererseits das, was es verkörpert, nämlich eine Abhandlung der Kinderheilkunde, wie sie gründlicher, eingehender und umfassender gar nicht gedacht werden kann. Wenn das Werk im Untertitel ein ‚Lehrbuch für Studierende und Ärzte‘ genannt wird, so scheint es mir dies mindestens zu sein. Rez. würde geneigt sein, den Bogen noch weiter zu spannen und es nicht allein als ein Lehrbuch, sondern auch als ein Handbuch zu bezeichnen, ein Buch also, in dem restlos alles, was zur Kenntnis des gesunden und kranken Kindes gehört, nachgeschlagen und studiert werden kann... Es stellt physiologisches und pathologisches Geschehen in sehr anschaulicher und eindringlicher Weise einander gegenüber und vermittelt so in den einzelnen Kapiteln dem aufmerksamen Leser eine vorzügliche Übersicht über das ganze betreffende Gebiet... Ausgezeichnete Schemen und Tabellen sowie sehr anschaulich-lehrreiche Abbildungen runden das Werk sehr wertvoll ab, das auch hinsichtlich seines neuzeitlichen Standes an die Spitze der heutigen pädiatrischen Literatur gehört.“

Zeitschrift für Geburtshilfe

Zum Problem der Toxoplasmose

Mit 39 Textabbildungen. 112 Seiten Gr.-8°. 1951. (Österr. Zeitschrift für Kinderheilkunde und Kinderfürsorge, Bd. VI, H. 1.) (W)   Preis auf Anfrage

Die Prognose chronischer Erkrankungen — Long-term Observations of Chronic Diseases. Herausgegeben von F. Linneweh. Siehe Seite 116

Rettig, H.

Frakturen im Kindesalter. (B) Siehe Seite 154

Reuss, Professor Dr. August, Vorstand der Universitäts-Kinderklinik in Wien

Säuglingsernährung

D r i t t e , neubearbeitete und vermehrte Auflage. Mit 15 Textabbildungen. VII, 133 Seiten 8°. 1950. (W)   Steif geheftet DM 7,50

Rominger, Professor Dr. Erich, Vorstand der Kieler Universitäts-Kinderklinik

Richtlinien für die Kinderkost

Zum Gebrauch in Säuglings-Milchküchen, Kinderheimen und im Hause. D r i t t e , umgearbeitete und erweiterte Auflage. VI, 110 Seiten Kl.-8° 1947.
DM 4,50

Rudder, Professor Dr. Bernhard de, Direktor der Universitäts-Kinderklinik Frankfurt a. M., und Dr. Karla **Weisse,** Oberarzt der Universitäts-Kinderklinik Frankfurt a. M.

Technischer Wegweiser für die Kinderpflege

Zum Gebrauch für Schwestern in Anstalten und in der Privatpflege. D r i t t e , ergänzte Auflage. V, 81 Seiten 8°. 1948.   DM 3,60

Schmid, Professor Dr. Franz, Universitäts-Kinderklinik, Heidelberg, und Dr. Helmut **Moll,** Städtische Kinderklinik, Wuppertal

Atlas der normalen und pathologischen Handskeletentwicklung

Mit 113 Abbildungen in 203 Einzeldarstellungen. IV, 114 Seiten 4°. 1960.

Ganzleinen DM 78,—

Inhaltsübersicht: I. Norm und Variation der Handskeletentwicklung. Zusammenhänge zwischen Skelet und Entwicklung. Material und Methodik. Atlas. Übersichtstabellen und -abbildungen. II. Embryologische Daten. III. Typische pathologische Varianten der Handskeletentwicklung und ihre diagnostische Bedeutung. Handskeletdysplasien. Carpalia- und Epiphysenkerne. Metaphysen. IV. Die Handskeletossifikation als Indicator der Entwicklung. Das Handskelet als teratologisches Studienobjekt. Endokrine Störungen. Handskelet und Zentralnervensystem. Nutritive Schäden. Entzündliche und allergische Prozesse. Stoffwechselstörungen. Tumoren. Traumatische Skeletschädigungen. Literatur. Sachverzeichnis.

Schmid, Dr. Franz, Privatdozent für Kinderheilkunde an der Universität Heidelberg, und Dr. Gerhard **Weber,** Professor für pädiatrische Poliklinik an der Universität München

Röntgendiagnostik im Kindesalter

Mit 604 Abbildungen in 830 Einzeldarstellungen. XIII, 546 Seiten 4°. 1955. (B)

Ganzleinen DM 147,—

Urology in Childhood. Siehe Handbuch der Urologie, Band XV, Seite 164

Verhandlungen der Deutschen Gesellschaft für Kinderheilkunde

55. Versammlung. Freiburg/Br. 12. bis 14. September 1955. (Monatsschrift für Kinderheilkunde, 104. Bd., 3. H.) 114 Seiten 4°. 1956.   DM 10,—

56. Versammlung. Düsseldorf 16. bis 18. September 1957. (Monatsschrift für Kinderheilkunde, 106. Bd., 3. H.) 128 Seiten 4°. 1958.   DM 10,—

57. Versammlung. Graz 15. bis 17. September 1958. (Monatsschrift für Kinderheilkunde, 107. Bd., 3. H.) 132 Seiten 4°. 1959.   DM 10,—

Monatsschrift für Kinderheilkunde.   Siehe Seite 291
Zeitschrift für Kinderheilkunde.   Siehe Seite 291
Zentralblatt für die gesamte Kinderheilkunde.   Siehe Seite 291

Tuberkulose

Siebente Österreichische Ärztetagung — Salzburg

7.—9. September 1953. Tagungsbericht. Herausgegeben für die Van Swieten-Gesellschaft von Professor Dr. Leopold **Arzt**. Mit 49 Textabbildungen. VIII, 524 Seiten 8°. 1954. (W)   Steif geheftet DM 14,50

61 Referate. Hauptthemen: **1. Die extrapulmonale Tuberkulose. — 2. Die rheumatischen Erkrankungen.**

Arbeiten (Mitteilungen) aus dem Pathologischen Institut der Universität Istanbul (Folia Pathologica)

Herausgegeben von Ph. **Schwartz.** (W)   Siehe Seite 42

Böhm, Dr. Franz, Lungenheilstätte Überruh bei Isny (Allgäu)

Probleme der Darmtuberkulose

Mit 69 Textabbildungen. III, 132 Seiten Gr.-8°. 1949. (W)   DM 16,80

Erkrankungen der Atmungsorgane

Siehe Handbuch der inneren Medizin, v i e r t e Auflage, Band IV, Seite 101

Frisch, Professor Dr. Alfred, Vorstand der II. medizinischen Abteilung des Wilhelminenspitals in Wien

Die Klinik der Tuberkulose Erwachsener

Mit einem Beitrag „Die pathologische Anatomie der Tuberkulose" von Professor Dr. Richard **Wiesner,** Wien. Mit 154 Textabbildungen. VIII, 415 Seiten Gr.-8°. 1951. (W)   DM 45,—; Ganzleinen DM 48,—

Görgényi-Göttche, Professor Dr. Oskar, Primarius des Staatlichen Kindersanatoriums in Budapest

Tuberkulose im Kindesalter

Mit 274 Einzelbildern in 146 Textabbildungen. VII, 338 Seiten Gr.-8°. 1951. (W)   Ganzleinen DM 37,80

Handbuch der Thoraxchirurgie

Herausgegeben von E. **Derra.**   Siehe Seite 144

Hayek, Heinrich v.

Die menschliche Lunge

Siehe Seite 10

Jahresbericht 1950/51 vom Tuberkulose-Forschungsinstitut Borstel

Institut für experimentelle Biologie und Medizin. Mit Beiträgen von H. J. Arndt, H. Bayha, G. Berg, R. Bönicke, W. Diller, E. Fleischer, E. Freerksen, E. Glet, E. Hesse, H. Jensen, C. Klett, H. Kölbel, J. Kracht, U. Kracht, A. Lass, I. Lerch, D. Lübbers, G. Meissner, J. Meissner, E. H. Orlowski, W. Reif, M. Roggenhausen, H. Schober, H. Wojahn. Herausgegeben von Professor Dr. Dr. Enno **Freerksen.** IX, 451 Seiten Gr.-8°. 1953.   Ganzleinen DM 29,60

Jahresbericht 1952/53 vom Tuberkulose-Forschungsinstitut Borstel

Institut für experimentelle Biologie und Medizin. Mit Beiträgen von G. Berg, R. Bönicke, H. D. Buchert, W. Diller, H. Duckwitz, E. Freerksen, G. Herholz, C. Klett, H. Kölbel, J. Kracht, H. Kröger, F. Kropp, F. Lauersen, G. Meissner, J. Meissner, E. H. Orlowski, W. Reif, M. Roggenhausen, M. Rosenfeld, H. Schober, M. Spaethe, H. G. Sudeck, E. Wempe, H. Wojahn, H. Wolter, J. Ziehr. Herausgegeben von Professor Dr. Dr. Enno **Freerksen.** Mit zahlreichen Abbildungen und Tabellen. VII, 874 Seiten Gr.-8°. 1954.   Vergriffen

Jahresbericht 1954/55 vom Tuberkulose-Forschungsinstitut Borstel

Institut für experimentelle Biologie und Medizin. Mit Beiträgen von G. Berg, R. Bönicke, W. Diller, E. Evers, E. Freerksen, C. Klett, H. Kölbel, J. Kracht, E. Krüger-Thiemer, J. Lemke, G. Meissner, J. Meissner, E. H. Orlowski, M. Roggenhausen, H. Schellenberg, K. Schlicht, H. Schober, W. Seide, K. J. Siems, H. Wojahn. Herausgegeben von Professor Dr. Dr. Enno **Freerksen.** D r i t t e r B a n d. VII, 692 Seiten Gr.-8°. 1956.   Vergriffen

Jahresbericht 1956/57 vom Tuberkulose-Forschungsinstitut Borstel

Institut für experimentelle Biologie und Medizin. Mit Beiträgen von G. Berg, R. Bönicke, H. Bürger, E. Freerksen, H. Kölbel, E. Krüger-Thiemer, G. Meissner, J. Meissner, E. H. Orlowski, H. H. Rabe, W. Reif, M. Rosenfeld, H. Schellenberg, H. P. Wachter, H. Wolter. Herausgegeben von Professor Dr. Dr. Enno **Freerksen.** V i e r t e r B a n d. VI, 778 Seiten Gr.-8°. 1957.

Ganzleinen DM 93,—

A u s d e n B e s p r e c h u n g e n : „... Insgesamt ein imponierender Beitrag in einem weit gespannten Bogen zur Grundlagenforschung der Tuberkulose, für den wir Freerksen und seinen Mitarbeitern gerade wegen seiner vorbehaltlosen kritischen Art und Genauigkeit der Durchführung nur zu größtem Dank verpflichtet sind. Dieses Buch kann noch mehr wie seine Vorgänger allen Ärzten, die um wertende Überprüfung althergekommener Begriffe der Tuberkuloseforschung bemüht sind und insbesondere allen in Fragen der Bakteriologie und Chemotherapie der Tuberkulose arbeitenden Kollegen dringend empfohlen werden. Es darf in keinem Haus, das Tuberkuloseforschung oder wissenschaftliche Arbeit an Tuberkulose treiben will, fehlen."
Deutsche Medizinische Wochenschrift

Kutschera-Aichbergen, Professor Dr. Hans, Graz

Die Tuberkulose vom Standpunkt des Internisten

Mit 43 Textabbildungen. XII, 308 Seiten. Gr.-8°. 1949. (W)
DM 22,—; Ganzleinen DM 24,—

Link, R., und F. **Strnad**

Tumoren des Bronchialsystems

unter besonderer Berücksichtigung bronchoskopischer und röntgenologischer Untersuchungsmethoden.   Siehe Seite 229

Lungenfunktionsprüfungen

Von H. **Bartels**, E. **Bücherl**, C. W. **Hertz**, G. **Rodewald**, M. **Schwab**.
Siehe Seite 112

Roloff, Dr. habil. Wilhelm, Chefarzt der Heilstätte Donaustauf bei Regensburg der LVA. Niederbayern-Oberpfalz

Die Lungentuberkulose

Eine Einführung. Mit 31 Abbildungen und 6 Tabellen. IV, 138 Seiten Gr.-8°. 1948.   Halbleinen DM 9,60

Ruziczka, Dr. Otto, Universitäts-Kinderklinik Wien

Streptomycin und die Behandlung haematogener Tuberkuloseformen

Mit 20 Textabbildungen. X, 179 Seiten Gr.-8°. 1949. (W)   DM 16,—

Schulz, H.

Die submikroskopische Anatomie und Pathologie der Lunge — The Submicroscopic Anatomy and Pathology of the Lung   Siehe Seite 56

Tuberkulose

Ein Fortbildungskursus. Herausgegeben von H. **Ulrici** und O. **Koch**. Mit 42 Abbildungen. IV, 147 Seiten Gr.-8°. 1937.   DM 4,50

Die Tuberkulose und ihre Grenzgebiete in Einzeldarstellungen

Beihefte zu den Beiträgen zur Klinik der Tuberkulose und spezifischen Tuberkuloseforschung. Herausgegeben von H. **Wurm**, Wiesbaden, und E. **Gaubatz**, Heidelberg.

Die Bezieher der „Beiträge zur Klinik der Tuberkulose" und des „Zentralblatt für die gesamte Tuberkulose-Forschung" erhalten die Bände dieser Sammlung zu einem gegenüber dem Ladenpreis um 10 % ermäßigten Vorzugspreis.

(Die Tuberkulose und ihre Grenzgebiete in Einzeldarstellungen)

10. B a n d : Segment und Lungentuberkulose. Von Dr. med. E. **Haefliger**, Privatdozent an der Universität Zürich, Chefarzt und Direktor der Zürcher Heilstätte Wald, und Dr. med. G. **Mark**, Facharzt für Lungenkrankheiten, Graz, ehem. Assistent an der Zürcher Heilstätte Wald. Mit 128 Abbildungen in 285 Einzeldarstellungen. V, 217 Seiten Gr.-8°. 1956.   Ganzleinen DM 58,—

11. B a n d : Die Tracheobronchial-Tuberkulose der Erwachsenen. Von Dr. med. Ernst **Tanner**, Privatdozent an der Universität Zürich, Chefarzt und Direktor der Kantonal Zürcherischen Heilstätte Altein, Arosa. Mit 49 Abbildungen in 118 Einzeldarstellungen. VII, 144 Seiten Gr.-8°. 1957.   Ganzleinen DM 39,60

Tuberkulose-Jahrbuch 1950/51

Deutsches Zentralkomitee zur Bekämpfung der Tuberkulose. Zusammengestellt von Professor Dr. Dr. h. c. Franz **Ickert**, Generalsekretär des Deutschen Zentralkomitees zur Bekämpfung der Tuberkulose. Mit 39 Abbildungen. VIII, 244 Seiten Gr.-8°. 1952.   Ganzleinen DM 19,80

Tuberkulose-Jahrbuch 1951/52

Mit 30 Abbildungen. VIII, 212 Seiten Gr.-8°. 1953.   Ganzleinen DM 19,80

Tuberkulose-Jahrbuch 1952/53

Mit 31 Abbildungen. VIII, 229 Seiten Gr.-8°. 1954.   Vergriffen

Tuberkulose-Jahrbuch 1953/54

Herausgegeben von Professor Dr. Rolf **Griesbach**, Generalsekretär des Deutschen Zentralkomitees zur Bekämpfung der Tuberkulose. Mit 66 Abbildungen. VIII, 283 Seiten Gr.-8°. 1956.   Ganzleinen DM 33,—

Tuberkulose-Jahrbuch 1954/55

Herausgegeben von Professor Dr. Rolf **Griesbach**, Generalsekretär des Deutschen Zentralkomitees zur Bekämpfung der Tuberkulose. Mit 110 Abbildungen. VIII, 295 Seiten Gr.-8°. 1957.   Vergriffen

Tuberkulose-Jahrbuch 1956

Herausgegeben von Professor Dr. Rolf **Griesbach**, Generalsekretär des Deutschen Zentralkomitees zur Bekämpfung der Tuberkulose. Mit 71 Abbildungen. VI, 316 Seiten Gr.-8°. 1958.   Ganzleinen DM 39,—

A u s d e n B e s p r e c h u n g e n : „. . . Das sehr vielseitige und im Hinblick auf die statistische Analyse wertvolle Werk bietet vielen behördlichen Stellen die notwendigen Grundlagen und Ärzten verschiedenster Fachrichtungen oder sonst interessierten Personenkreisen aus der Krankenpflege und Fürsorge wichtige Hinweise und Anregungen für die sie umfassende Aufgabe der Tuberkulosebekämpfung.“

Monatsschrift für Kinderheilkunde

Tuberkulose-Jahrbuch 1957

Herausgegeben von Professor Dr. Rolf **Griesbach,** Generalsekretär des Deutschen Zentralkomitees zur Bekämpfung der Tuberkulose. Mit 66 Abbildungen. VIII, 291 Seiten Gr.-8°. 1959. Ganzleinen DM 33,—

Inhaltsübersicht: Vorwort. Einleitung. I. Überblick über das Geschäftsjahr vom 1. 4. 1957—31. 3. 1958. Geschäftsbericht des Deutschen Zentralkomitees. II. Berichte der Arbeitsausschüsse. Arbeitsausschuß für Tuberkulosefürsorge, für BCG-Schutzimpfung, für Milch und Tiertuberkulose, für Tuberkulose bei Studenten, für Desinfektion bei Tuberkulose, für Röntgenschirmbilduntersuchungen und für Röntgentechnik, für Kindertuberkulose, für Arbeitsfürsorge und Rehabilitation bei Tuberkulose, für Tuberkulosegesetzgebung, für Chemotherapie, für Tuberkulose im Rahmen der Unfallversicherung, für extrapulmonale Tuberkulose, für stationäre Behandlung bei Tuberkulose, für Tuberkulosestatistik. III. Übersichten über die Tuberkulosebekämpfung im Bundesgebiet und in West-Berlin. Bevölkerungsverhältnisse. Die Tuberkulosefürsorgestellen, ihr ärztliches und fürsorgerisches Personal, Betrieb der Fürsorgestellen. Die Tuberkulose-Morbidität im Bundesgebiet und in West-Berlin. Extrapulmonale Tuberkulose. Die Tuberkulosesituation in der Sowjetzone. Tuberkulose-Mortalität. Verhältnis der Mortalität zur Morbidität (Letalität). Tuberkulose-Morbidität im Ausland. Die Tuberkulose als Berufskrankheit. Die Tuberkulose in der sozialen Rentenversicherung. Stationäre und ambulante Behandlung. Die bovine Tuberkulose beim Menschen. Umwelt und Tuberkulose. Die BCG-Schutzimpfung. Röntgenschirmbilduntersuchungen. Stand des Tuberkuloseproblems. IV. Tabellenwerk. Anhang. Sachverzeichnis.

Tuberkulose-Jahrbuch 1958 In Vorbereitung

Ulrici, Professor Dr. Hellmuth

Der praktische Arzt und die Tuberkulose

Mit 4 Abbildungen. VIII, 165 Seiten Gr.-8°. 1948. DM 7,50

Verhandlungsbericht der Deutschen Tuberkulosegesellschaft

17. Tagung. Baden-Baden vom 27. bis 29. September 1956. (Beiträge zur Klinik der Tuberkulose und spezifischen Tuberkuloseforschung. 117. Bd., 1. H.) Mit 90 Textabbildungen. 288 Seiten Gr.-8°. 1957. DM 32,80

18. Tagung. Hamburg vom 16. bis 19. September 1958. (Beiträge zur Klinik der Tuberkulose und spezifischen Tuberkuloseforschung. 121. Bd., 1. H.) Mit 117 Textabbildungen. 268 Seiten Gr.-8°. 1959. DM 59,80

Zdansky, Erich

Die Entwicklung der Lungentuberkulose im Röntgenbild. (W)

Siehe Seite 87

Zenker, R., G. Heberer und H. H. Löhr

Die Lungenresektionen

Siehe Seite 158

Beiträge zur Klinik der Tuberkulose und spezifischen Tuberkulose-Forschung.
Siehe Seite 291

Zentralblatt für die gesamte Tuberkuloseforschung. Siehe Seite 292

Chirurgie/Orthopädie

Zweite Österreichische Ärztetagung — Salzburg

6.—8. September 1948. Tagungsbericht. Herausgegeben von Professor Dr. Leopold **Arzt**. Mit 17 Textabbildungen. VIII, 440 Seiten 8°. 1949. (W)

Steif geheftet DM 12,—

35 Referate. Hauptthemen: **1. Die Bluttransfusion. — 2. Der Hochdruck.**

Allgöwer, Privatdozent Dr. Martin, Chefarzt der Chirurgischen Abteilung des Rätischen Kantonsspitals, Chur, Schweiz, und Dr. Jacqueline **Siegrist,** Assistentin der Chirurgischen Universitätsklinik, Bürgerspital, Basel, Schweiz

Verbrennungen

Pathophysiologie, Pathologie, Klinik, Therapie. Mit Beiträgen von J. u. J. Baumann-Grace, A. Bernstein, L. Eckmann, F. Gloor, H. Kapp, J. Oeri, A. Pletscher, G. Saubermann, A. Walser. Mit 133 zum Teil farbigen Abbildungen und 26 Schemata. XI, 318 Seiten Gr.-8°. 1957.

Ganzleinen DM 88,—

Bauer, Karl Heinrich, o. ö. Professor der Chirurgie an der Universität Heidelberg, Direktor der Chirurgischen Universitätsklinik

Über Fortschritte der modernen Chirurgie und andere akademische Reden

VII, 197 Seiten 8°. 1954.

Englische Broschur DM 6,60

Bauer, K. H.

Das Krebsproblem

Siehe Seite 42

Block, Professor Dr. med. Werner, Chefarzt der Chirurgischen Abteilung des St. Gertrauden-Krankenhauses Berlin-Wilmersdorf

Wundheilungsprobleme

Mit 7 Abbildungen. VI, 51 Seiten Gr.-8°. 1959.

Steif geheftet DM 9,60

Inhaltsübersicht: I. Einleitung. II. Begriffsbestimmung und Statistik: „Aseptische" Wundheilung und Wundinfektion. Wunddehiscenzen. III. Normale Wundheilung: Physiologische Bedingungen. Morphologie der Wundheilung. IV. Wundheilungsstörungen: Wunddehiscenzen. Ursachen der Wundheilungsstörungen. Seltenere Formen der Wunddehiscenz. Therapie bei Wunddehiscenzen. Sterblichkeit nach Dehiscenzen der Bauchdeckenwunde. V. Schlußbemerkungen. VI. Literaturverzeichnis.

Bürkle de la Camp, Professor Dr. H., Bochum

Frakturenlehre

In Vorbereitung

Die Deutschen Chirurgenkongresse

seit der 50. Tagung aus der Sicht ihrer Vorsitzenden. Aus Anlaß der 75. Tagung herausgegeben von Karl Heinrich **Bauer,** Heidelberg, Vorsitzender der Deutschen Gesellschaft für Chirurgie für das Jahr 1957/58. Mit 30 Abbildungen. VII, 140 Seiten Gr.-8°. 1958. Englische Broschur DM 9,60

Chirurgenverzeichnis

Im Einvernehmen mit der Deutschen Gesellschaft für Chirurgie herausgegeben von Professor Dr. A. **Hübner.** V i e r t e Auflage. XVI, 1002 Seiten 8°. 1958.
Ganzleinen DM 60,—
Vorzugspreis für Mitglieder der Deutschen Gesellschaft für Chirurgie
Ganzleinen DM 48,—

Denecke, H.-J., und R. **Meyer**

Plastiken an Kopf und Hals

Siehe Seite 227

Diathesen, Hämorraghische (W)

Siehe Symposion, Internationales, Wien, 4.—5. Februar 1955. Siehe Seite 157

Dohrmann, Dr. med. R., Oberarzt der Chirurgischen Klinik der Freien Universität Berlin im Städtischen Krankenhaus Westend

Einführung in die prä- und postoperative Wasser- und Elektrolyttherapie

Mit 33 Abbildungen. IV, 52 Seiten Gr.-8°. 1959. Steif geheftet DM 12,80
I n h a l t s ü b e r s i c h t : Physiologie. Verteilung und Zusammensetzung der Körperflüssigkeit. Wasser- und Elektrolytbilanz. Wasserstoff-Ionen-Konzentration. Regulation der Mineral- und Wasserausscheidung. Einfluß der Operation auf den Wasser- und Elektrolythaushalt. Bei normalem Operationsverlauf. Bei prä- und postoperativen Komplikationen. Therapie. Infusionstechnik. Wasser- und Elektrolytlösungen. Berechnung des Wasser- und Elektrolytbedarfes. Behandlung bei Sonderfällen. Wasser und Elektrolytbilanz bei extremen Altersgruppen. Im Kindesalter. Bei Greisen. Literatur.

Ecklin, U.

Die Altersveränderungen der Halswirbelsäule

Siehe Seite 2

Ender, Dr. Josef, Leitender Arzt der Unfallabteilung des a. ö. Landeskrankenhauses Steyr, Dr. Hans **Krotscheck,** Assistent im Arbeitsunfallkrankenhaus XII der Allgem. Unfallversicherungsanstalt Wien, Dr. Rolf **Simon-Weidner,** Leitender Arzt der Chirurgischen Abteilung der Städt. Krankenanstalten Eßlingen/N., alle früher Unfallkrankenhaus Wien (Vorstand Professor Dr. L. Böhler) der Allgem. Unfallversicherungsanstalt

Die Chirurgie der Handverletzungen

Mit 179 zum Teil farbigen Abbildungen (474 Einzelbildern). XII, 241 Seiten 4°. 1956. (W)   Ganzleinen DM 64,—

Aus den Besprechungen: „... Es ist besonders zu begrüßen, daß die Herausgeber, die sich auf das Krankengut und die Erfahrung Böhlers stützen, ein Werk herausgebracht haben, das sich eingehend mit diesen Verletzungen und ihrer Behandlung beschäftigt. In einem einleitenden Kapitel über ‚Bau und Funktion der Hand‘ werden die anatomischen und physiologischen Grundlagen kurz zusammengefaßt. Es folgen dann die sorgfältig ausgearbeiteten und eindrucksvoll dargestellten Abschnitte über die Behandlung der frischen Hand- und Fingerverletzungen sowie der nicht frischen offenen Hand- und Fingerverletzungen und abschließend die veralteten Verletzungen der Hand und Finger. Hierbei sind die einzelnen Abschnitte denkbar weit gefaßt, so daß auch noch der typische Speichenbruch und die Handgelenksverrenkungen sowie Verrenkungsbrüche bei den frischen Verletzungen, aber andererseits auch die Dupuytrensche Kontraktur, die ischämische Kontraktur sowie die typischen Infektionen der Hand in dem Kapitel: ‚Veraltete Verletzungen‘ besprochen werden. Durch diese sorgfältige Zusammenstellung eines so speziellen und umschriebenen Gebietes und die glückliche und durch ausgezeichnete Abbildungen ergänzte Darstellung wird dem auf diesem Gebiet Interessierten eine rasche Orientierung über die Entwicklung der chirurgischen Behandlungsmöglichkeiten gegeben.“

Zentralblatt für Chirurgie

Ergebnisse der Chirurgie und Orthopädie

Begründet von E. Payr und H. Küttner. Herausgegeben von Professor Dr. Karl Heinrich **Bauer**, Heidelberg, und Professor Dr. Alfred **Brunner**, Zürich.

Fünfunddreißigster Band: Redigiert von Karl Heinrich **Bauer**. Mit 236 Abbildungen. III, 538 Seiten Gr.-8°. 1949.

DM 66,—; Ganzleinen DM 69,60

Inhaltsübersicht: Die Lungenlappen- und Lungenflügel-Entfernung. Von R. Geissendörfer, Frankfurt a. M., früher Heidelberg. — Das akut blutende Magen- und Duodenalgeschwür. Von H. Finsterer, Wien. — Altindische Lehren von den Knochenbrüchen. Von R. F. G. Müller, Einsiedel b. Chemnitz. — Die Elektroresektion bei Veränderungen am Blasenhalse. Von T. Hryntschak, Wien. — Die Elektrokoagulation des Ganglion Gasseri nach Kirschner. Von H. Goepel, Erlangen. — Die chirurgische Behandlung der gewohnheitsmäßigen (habituellen) Schulterluxation. Von O. Kleinschmidt †, Wiesbaden. — Behandlung und Behandlungsergebnisse perilunärer dorsaler Verrenkungen und der Verrenkungen des Mondbeins nach volar. Von A. Perschl, Wien. — Namen- und Sachverzeichnis.

Sechsunddreißigster Band: Redigiert von Karl Heinrich **Bauer**. Mit 169 Abbildungen. III, 480 Seiten Gr.-8°. 1950.

DM 54,—; Ganzleinen DM 58,—

Inhaltsübersicht: Morphogenese und Korrelation chirurgisch wichtiger angeborener Herzfehler. Von W. Doerr, Heidelberg. — Die operative Behandlung der congenitalen Herzfehler. Von F. Linder, Heidelberg. — Curare (d-Tubocurarin-chlorid): Theoretische Betrachtung und praktische Anwendung bei der Narkose. Von B. H. Robbins, Nashville. — Die angeborenen Verbiegungen und Pseudarthrosen des Unterschenkels. Von A. Büttner und K.-G. Eysholdt, Göttingen. — Osteochondrosis vertebrae, hinterer Bandscheibenvorfall und Lumbago-Ischias-Syndrom. Von H. Junge, Kiel. — Untersuchungen und Ergebnisse zur Physiologie des sympathektomierten Armes. Von

renkungen und Hüftgelenksverrenkungsbrüchen. Von E. Trojan und A. Perschl, Wien. — Die Pathophysiologie der postcoenalen Beschwerden (Dumping-Syndrom) bei magenresezierten Geschwürkranken. Von E.-F. Heller, Berlin, jetzt Frankfurt a. M. — Erfahrungen und Behandlungsergebnisse an 57 frischen Hüftpfannenbrüchen mit zentraler Luxation des Oberschenkelkopfes. Von F. Wechselberger, Wien, jetzt Linz. — Die mechanische Hydronephrose und ihre Fähigkeit zur Rückbildung im Experiment. Von E. Holder, Heidelberg. — Über den Kardiospasmus und seine Behandlung. Von R. Berchtold, Zürich, jetzt Marburg a. d. Lahn. — Namen- und Sachverzeichnis.

E i n u n d v i e r z i g s t e r   B a n d : Redigiert von Alfred **Brunner**. Mit 185 zum Teil farbigen Abbildungen in 262 Einzeldarstellungen. III, 562 Seiten Gr.-8°. 1958.   DM 116,—; Ganzleinen DM 124,50

I n h a l t s ü b e r s i c h t : Der traumatische Schock. Von M. Allgöwer, Chur. — Zum derzeitigen Stand der operativen Behandlung des Prostataadenoms. Von E. Schmiedt, Marburg/Lahn, F. Kootz, Marburg/Lahn (jetzt Köln-Lindenthal), und K. F. Albrecht, Marburg/Lahn. — Die Pfannendachplastik nach der Methode Lance, Schede und Spitzy. Von G. Kaiser, Erfurt. —. Der Hyperparathyreoidismus unter besonderer Berücksichtigung der Ostitis fibrosa generalisata (Recklinghausen). Von H. Karcher, Heidelberg. — Knochenbrüche und Verrenkungen im Krampfanfall. Von G. Grundmann, Tübingen (jetzt Offenbach a. M.). — Die Diagnose und Behandlung von Fremdkörpern im Thorax. Von G. Heberer und H. J. Peiper, Marburg/Lahn. — Röntgenologischer Teil von H. H. Löhr, Marburg/Lahn. — Pseudocysten der Lunge. Von H. R. Bosch, Zürich. — Hiatus oesophagus, Hiatushernie und ihre chirurgische Behandlung. Von J. J. Schlegel, Zürich. — Die operative Behandlung der Durchblutungsstörungen des Herzmuskels. Von G. Griesser, Tübingen. — Jeder Beitrag enthält ein Literaturverzeichnis. — Namen- und Sachverzeichnis.

Z w e i u n d v i e r z i g s t e r   B a n d : Redigiert von Karl Heinrich **Bauer**. Mit 286 zum Teil farbigen Abbildungen in 328 Einzeldarstellungen. III, 706 Seiten Gr.-8°. 1959.   DM 188,—; Ganzleinen DM 196,—

I n h a l t s ü b e r s i c h t : Durchblutungsstörungen aus örtlich abgrenzbarer Ursache. Von W. Block, Berlin-Wilmersdorf. — Brüche der Kniescheibe. Von H. R. Schönbauer, Wien. — Die Harnleiter-Darmanastomosen. Von K. Kindler, Iserlohn, und H. Contzen, Frankfurt a. M. — Der Pleurahohlraum nach Pneumonektomie, insbesondere seine Auswirkungen auf das Mediastinum. Von H. Stiller, Gießen. — Über die fibrinolytischen Vorgänge in vitro und in vivo. Von A. Fonio, Chur. — Sonderformen des umschriebenen Riesenwuchses. Von J. Vollmar, Heidelberg. — Parotistumoren. Von G. Kaliampetsos, Marburg/Lahn, jetzt München, und K. H. Bonmann, Marburg/Lahn, jetzt Bochum. — Die Wechselbeziehungen zwischen antibiotischen und gerinnungshemmenden Maßnahmen. Von P. Matis, W. Mayer und W. Nagel, Tübingen. — Chirurgie der Milz. Von H.-J. Streicher, Heidelberg. — Die Chirurgie der Bauchaorta. Von C. G. Rob, London, und J. Vollmar, Heidelberg. — Jeder Beitrag enthält ein Literaturverzeichnis. — Namen- und Sachverzeichnis.

D r e i u n d v i e r z i g s t e r   B a n d.   In Vorbereitung

Fehr, Privatdozent Dr. A. M., Chefarzt der Chirurgischen Abteilung des Kantonspitals Winterthur

Die Chirurgie des praktischen Arztes

Indikation und Technik der kleinen chirurgischen Eingriffe. Mit 71 Abbildungen (99 Einzelbildern). VII, 169 Seiten 8°. 1948. (W) Steif geheftet DM 9,—

Garré - Stich - Bauer

Lehrbuch der Chirurgie

16./17. Auflage, völlig neubearbeitet von Rudolf **Stich,** o. ö. Professor für Chirurgie (em.) an der Universität Göttingen, und Karl Heinrich **Bauer,** o. ö. Professor für Chirurgie an der Universität Heidelberg. Kapitel „Anaesthesie" von Rudolf Frey, apl. Professor für Anaesthesiologie an der Universität Heidelberg. Mit 670 Abbildungen, davon 104 farbig. XIX, 934 Seiten Gr.-8°. 1958.

Ganzleinen DM 78,—

A u s   d e n   B e s p r e c h u n g e n : „Das bekannte und bestens eingeführte Lehrbuch der Chirurgie von Garrè-Stich-Bauer ist nun, von R. Stich und K. H. Bauer völlig neubearbeitet, in 16. und 17. Auflage erschienen. Bei der gewaltigen Ausdehnung, welche die Chirurgie seit dem Erscheinen der letzten Auflage angenommen hat, war es gewiß ein kühnes Unterfangen der Herausgeber, den gesamten, jetzt ganz bedeutend umfangreicheren Stoff wiederum nur in einem Band unterzubringen. Mit Bewunderung kann festgestellt werden, daß dieses Wagnis in großartiger Weise gemeistert wurde. Alle Fortschritte wurden berücksichtigt, jede neue Erkenntnis ist erwähnt. Aus jedem Satz spricht die überreiche Erfahrung des klinischen Lehrers. Unter Weglassung aller Nebensächlichkeiten wird das Wesentliche in klarer, eindrucksvoller Weise gebracht. Ganz ausgezeichnete instruktive Bilder und schöne Farbphotos verdienen als weiterer Vorzug hervorgehoben zu werden. Zur Bearbeitung des Kapitels: ‚Anaesthesie‘, einschließlich der Grundprobleme der Wiederbelebung, der Bluttransfusion, Vorbereitung zum Eingriff und Prämedikation sowie der Komplikationen der Anaesthesie wurde R. Frey, der Leiter der Anaesthesieabteilung der Heidelberger Klinik herangezogen, der seine Aufgabe ebenfalls in vorbildlicher Weise erfüllt hat. Ein Lehrbuch, wie es sein soll, das nicht nur dem Studierenden, sondern auch jedem Chirurgen wärmstens empfohlen werden kann."

Wiener klinische Wochenschrift

Gelderen, Dr. Christian van, Amsterdam

Funktionelle Pathologie in der Chirurgie

Chirurgie und vegetatives System. Eine Einführung in die korrelative Chirurgie. Z w e i t e , neubearbeitete und stark vermehrte Auflage. Mit 40 Textabbildungen. IX, 206 Seiten Gr.-8°. 1949. DM 18,60

Guleke, Nicolai, früherer Direktor der Chirurgischen Universitätsklinik Jena

Fünfzig Jahre Chirurgie

Mit 33 Porträts und 6 Abbildungen. 44 Seiten Gr.-8°. 1955.

Englische Broschur DM 3,60

Hafferl, Anton

Die Anatomie der Pleurakuppel

Ein anatomischer Beitrag zur Thoraxchirurgie. Mit 21 zum Teil farbigen Abbildungen. II, 90 Seiten Gr.-8°. 1939. DM 12,—

Hafferl, A.

Lehrbuch der topographischen Anatomie

Siehe Seite 5

Hackethal, Privatdozent Dr. med. Karl Heinz, Oberarzt an der Chirurgischen Klinik mit Poliklinik, Erlangen

Frakturen und Luxationen

In Vorbereitung

Handbuch der Neurochirurgie

Herausgegeben von Professor Dr. H. **Olivecrona,** Stockholm, und Professor Dr. W. **Tönnis,** Köln.

Siehe Seite 203

Handbuch der Thoraxchirurgie — Encyclopedia of Thoracic Surgery

Herausgegeben von E. **Derra,** Düsseldorf. In drei Bänden.

E r s t e r   B a n d : **Allgemeiner Teil.** Mit 441 zum Teil farbigen Abbildungen. XXII, 838 Seiten (davon 87 Seiten in englischer Sprache) 4°. 1958.

Ganzleinen DM 370,—

I n h a l t s ü b e r s i c h t : Normale Anatomie. Von H. v. HAYEK. — Normale und pathologische Physiologie der Atmung. Von H. W. KNIPPING, W. BOLT, H. VALENTIN und H. VENRATH. — Physiologie und Pathophysiologie des Kreislaufs. Von F. GROSSE-BROCKHOFF und W. SCHOEDEL. — Allgemeine klinische Untersuchungsmethoden. Von W. DICK. — Die röntgendiagnostischen Darstellungs- und Untersuchungsmethoden. Von H. VIETEN. — Elektrokardiographie. Von O. BAYER. — Heart Catheterization and Angiocardiography. By L. WERKÖ and S. R. KJELLBERG. — Anaesthesia. By O. FRIBERG. — Die Unterkühlungsanaesthesie (künstliche Hypothermie). Von M. Zindler. — Extracorporeal Circulation as an Aid to Cardiac Surgery. By P. F. SALISBURY. — Allgemeine Operationstechnik in der Thoraxchirurgie. Von H. FRANKE und W. IRMER. — Jeder Beitrag enthält ein Literaturverzeichnis. — Namen- und Sachverzeichnis. Subject Index.

Z w e i t e r   B a n d : **Spezieller Teil I.** Mit 750 zum Teil farbigen Abbildungen. XXVI, 1207 Seiten (davon 612 Seiten in englischer und 98 Seiten in französischer Sprache) 4°. 1959.

Ganzleinen DM 476,—

I n h a l t s ü b e r s i c h t : Brustwand. Von H. KRAUSS. — Rippenfell. Von F. SPATH unter Mitarbeit von J. Eder. — Erkrankungen des Zwerchfells. Von F. Koss und H. REITTER, unter Mitarbeit von K. H. Willmann. — Surgical Treatment of Atrial Septal Defects. By C. CRAFOORD and V. O. BJÖRK. Anhang: Der operative Verschluß des Vorhofseptumdefektes unter direkter Sicht des Auges mit Hilfe der Hypothermie. Von E. DERRA. — Surgical Treatment of Ventricular Septal Defects. By C. CRAFOORD and V. O. BJÖRK. — Coarctation of the Aorta. By J. KARNELL, C. CRAFOORD and B. BRODÉN. — Patent Ductus Arteriosus. By G. EKSTRÖM. — Defect of the Aortico-Pulmonary Septum. By G. EKSTRÖM. — Anomalies of the Aortic Arch with Compression of the Trachea or Oesophagus. By G. EKSTRÖM. — Chirurgie des affections acquises de l'aorte, de l'artère pulmonaire et de la veine cave. Par CH. DUBOST. — Plaies et traumatismes des gros vaisseaux. Par CH. DUBOST et TH. HOFFMANN. — Diseases of the Pericardium. By L. JOHANSSON. — Mitral Stenosis. By L. WERKÖ. — The Tetralogy of Fallot, Tricuspid

(Handbuch der Thoraxchirurgie)
Atresia, Transposition of the Great Vessels, and Associated Disorders. By D. C. Sabiston jr. and A. Blalock. — Surgery of Pulmonary Valve Stenosis and of Pure Infundibular Stenosis. By Sir Russell C. Brock and B. B. Milstein. Anhang: Valvulotomie der kongenitalen Pulmonalstenose unter direkter Augensicht in Hypothermie. Von E. Derra. — Surgical Operations for Coronary Artery Disease. By C. S. Beck. — Mitral Regurgitation. By H. T. Nichols and C. P. Bailey. — The Surgical Treatment of Aortic Stenosis. By C. P. Bailey, H. E. Bolton, H. T. Nichols and W. Likoff. — Aortic Regurgitation. By C. P. Bailey and J. Zimmerman. — Stenosis of the Tricuspid Valve. By C. P. Bailey. — Tumors of the Heart and Pericardium Diagnosis and Surgical Treatment. By C. P. Bailey, D. P. Morse and F. C. Massey. — Cardiac Aneurysms (and Diverticuli). By C. P. Bailey and R. A. Gilman. — Traumatische Schäden des Herzens und seines Beutels. Von E. Derra. — Jeder Beitrag enthält ein Literaturverzeichnis. — Namen- und Sachverzeichnis. Subject Index.

D r i t t e r B a n d : **Spezieller Teil II.** Mit 741 zum Teil farbigen Abbildungen. XXIII, 1186 Seiten (davon 147 Seiten in englischer Sprache) 4°. 1958.

Ganzleinen DM 470,—

I n h a l t s ü b e r s i c h t : Lunge: Kongenitale Entwicklungsstörungen der Lunge. Von F. Baumgartl. — Angeborenes arteriovenöses Pulmonalisaneurysma. Von H. Major. — Verletzungen der Lunge (einschließlich der endothorakalen Trachea und der Bronchien). Von H. Major. — Eitrige und brandige Erkrankungen der Lunge. Von E. Derra und J. Drewes. — Die Pilzerkrankungen der Lunge. Von J. Drewes. — Parasitäre Erkrankungen der Lunge. Von F. Martin Lagos. — Bronchiectasis. By L. D. Eerland and N. G. M. Orie. — Cystische Lungenveränderungen. Von E. Schwarzhoff und H. Reitter. — Lungentuberkulose: Klinik, künstlicher Pneumothorax, Pneumoperitoneum, Monaldische Saugdrainage. Von A. Heymer. — Die operative Kollapstherapie der Lungentuberkulose. Von W. Denk. — Lung Resection in Pulmonary Tuberculosis. By J. F. Nuboer. — Die Lungenlues. Von J. Drewes. — Benign Tumours of the Lung. By Th. Wiklund, (Collaborators: A. Bergstrand, E. Carlens and B. Holmgren). — Bösartige Lungengeschwülste. Von E. K. Frey und H. Lüdeke. — Die Technik der Lungenresektionen. Von H. Franke und W. Irmer. — Mittelfell: Funktionelle Mediastinalveränderungen (mit Anhang: Eingriffe am vegetativen Nervensystem bei Erkrankungen des Herzens, Störungen der Kreislaufregulation, Erkrankungen der Lunge und Oberbauchschmerzen). Von K. Vossschulte und H. Stiller. — Die Verletzungen des Mediastinums. Von K. Vossschulte. — Mediastinitis. Von K. Vossschulte. — Geschwülste des Mediastinums. Von K. H. Bauer und J. Stoffregen. — Die Chirurgie des Thymus. Von K. Vossschulte. — Speiseröhre. Von R. Nissen. — Die Chirurgie des Ductus thoracicus. Von K. Tauber. — Jeder Beitrag enthält ein Literaturverzeichnis. — Namen- und Sachverzeichnis. Subject Index.

Hass, Professor Dr. Julius, Leiter des Universitäts-Ambulatoriums und der Abteilung für orthopädische Chirurgie im Allgemeinen Krankenhaus in Wien

Konservative und operative Orthopädie

Mit 333 Abbildungen. X, 363 Seiten Gr.-8°. 1934. (W) Halbleinen DM 51,60

Haubrich, R.

Klinische Röntgendiagnostik innerer Krankheiten Siehe Seite 82

Hayek, Heinrich v., Dr. med., Dr. phil., o. Professor an der Universität, Vorstand des Anatomischen Institutes, Wien

Die menschliche Lunge

Mit 267 zum Teil farbigen Abbildungen. VIII, 289 Seiten Gr.-8°. 1953.
Ganzleinen DM 66,—

Heberer, Privatdozent Dr. med. G., Marburg a. d. Lahn, und Dozent Dr. med. H. H. Löhr, Düsseldorf

Klinik, Röntgenologie und Chirurgie der Aorta und der großen Schlagadern
In Vorbereitung

Hefte zur Unfallheilkunde
Siehe Seite 235

Hegemann, Dr. Gerd, Dozent an der Universität Marburg a. d. Lahn

Die individuelle Reaktionsweise bei chirurgischen Infektionsprozessen

III, 126 Seiten Gr.-8°. 1949.
DM 12,—

Heppner, Dr. Fritz, Assistent an der Chirurgischen Universitätsklinik Graz

Die Blutbank

Gewinnung, Behandlung und Übertragung von konserviertem Blut. Mit 12 Textabbildungen. VI, 69 Seiten 8°. 1951. (W)   Steif geheftet DM 4,20

Hohmann, Professor Dr. med. Georg, Direktor der Orthopädischen Universitätsklinik München

Fuß und Bein

ihre Erkrankungen und deren Behandlung. Ein Lehrbuch. F ü n f t e , ergänzte Auflage. Mit 451 Abbildungen. VIII, 514 Seiten Gr.-8°. 1951. (B)
DM 39,60; Ganzleinen DM 42,60

Hohmann, Professor Dr. med. Georg, Direktor der Orthopädischen Universitätsklinik München

Hand und Arm

ihre Erkrankungen und deren Behandlung. Ein Lehrbuch. Mit 199 Abbildungen. VIII, 272 Seiten Gr.-8°. 1949. (B)   DM 21,—; Ganzleinen DM 24,—

Hohmann, G.

Ein Arzt erlebt seine Zeit

Ansprachen, Lebensbilder, Begegnungen. (B)   Siehe Seite 275

Holle, Dr. Fritz, apl. Professor der Chirurgie, Oberarzt der Chirurgischen Universitätsklinik Würzburg

Grundriß der gesamten Chirurgie

Unter Mitarbeit von Hans-Peter **Jensen,** Privatdozent der Chirurgie, insbesondere Neurochirurgie, Assistent der Neurochirurgischen Abteilung der Chirurgischen Universitätsklinik Würzburg. S i e b e n t e, völlig neubearbeitete Auflage des „Grundriß der gesamten Chirurgie", Taschenbuch für Studierende und Ärzte von E. Sonntag. Mit 652 Abbildungen. XII, XXIV, 1957 Seiten Gr.-8°. 1960. In zwei Teile gebunden, die nur zusammen abgegeben werden.

Ganzleinen DM 88,—

I n h a l t s ü b e r s i c h t: I. Teil. Allgemeine Chirurgie. Zeittafel. Entwicklung der Chirurgie seit Hippokrates. Aseptik. Anaesthesie. Wunde, Wundheilung, Wundbehandlung. Plastik und Transplantation. Nekrose. Verletzungen, ausschließlich Frakturen und Luxationen. Pathophysiologie des chirurgischen Eingriffs. Chirurgisch-klinische Funktionsdiagnostik. Chirurgische Erkrankungen der einzelnen Gewebe. Die chirurgischen Infektionskrankheiten. Geschwülste. — II. Teil. Spezielle Chirurgie. Gehirnschädel, Gehirn und Rückenmark, Wirbelsäule, periphere Nerven und vegetatives Nervensystem. Weiche Schädeldecke. Schädelknochen. Anatomie des Zentralnervensystems (Übersicht). Untersuchung und allgemeine Diagnostik des Nervensystems. Gehirn. Rückenmark. Wirbelsäule. Periphere Nerven. Vegetatives Nervensystem. Gesicht: Gesicht und Gesichtsplastiken. Speicheldrüsen: Glandula parotis, submaxillaris (s. submand:bularis), sublingulis und Blandin-Nuhnsche Drüse. Lider, Tränendrüse, Auge, Orbita. Ohr. Zähne und Kiefer. Nase und deren Nebenhöhlen. Mund, Rachen, Hals, Kehlkopf, Trachea: Zunge und Mundhöhle. Rachen. Hals. Schilddrüse und Nebenschilddrüsen. Kehlkopf und Luftröhre. Thorax: Thymus. Mamma. Brustwand. Rippenfell. Lungen. Mediastinum. Herzbeutel, Herz und große Blutgefäße. Oesophagus. Abdomen: Bauchdecken. Peritoneum. Diaphragma (Zwerchfell). Magen und Duodenum. Dünn- und Dickdarm. Rectum und Anus. Leber. Gallenblase und Gallenwege. Pankreas. Milz. Hernien. Becken und Urogenitalsystem: Becken. Niere, Nebenniere und Harnleiter. Harnblase. Urethra. Prostata. Samenblasen. Hoden und seine Hüllen, Samenstrang. Penis. Erkrankungen und Verletzungen der Extremitäten (ausschließlich Frakturen und Luxationen): Allgemeines. Schulter. Oberarm. Ellbogen. Vorderarm. Hand und Finger. Hüfte. Oberschenkel. Knie. Unterschenkel. Fuß und Zehen. Frakturen und Luxationen: Allgemeiner Teil. Spezielle Frakturenlehre. — III. Teil. Dringliche Operationen. Verbandlehre. Unfall- und Rentenbegutachtung. Sachverzeichnis.

Hübner, Professor Dr. Arthur, Berlin

Frakturen und Luxationen

Lehrbuch für Studierende und Ärzte. Mit 133 Abbildungen. VI, 233 Seiten Gr.-8°. 1948.　　　　　　　　　　　　　　　　Halbleinen DM 18,60

Hübner, A., und H. **Drost**

Ärztliches Haftpflichtrecht

Siehe Seite 238

Kleinschmidt †, Otto

Operative Chirurgie

V i e r t e Auflage. Herausgegeben von Professor Dr. Max **Schwaiger,** Marburg a. d. Lahn, und Professor Dr. Fritz **Linder,** Berlin. Bearbeitet von W. Block,

(Kleinschmidt, Operative Chirurgie)
Berlin, E. Gaubatz, Heidelberg, O. Just, Berlin, K. Kindler, Iserlohn i. Westf.,
F. Linder, Berlin. A. H. Rehrmann, Düsseldorf, M. Schwaiger, Marburg
a. d. Lahn, A. Stender, Berlin, A. N. Witt, Berlin.   In Vorbereitung

Köhn, K.

Der primäre Leberkrebs   Siehe Seite 54

Konstitution. Allergische Krankheiten. Krankheiten der Knochen, Gelenke und Muskeln. Krankheiten aus äußeren physikalischen Ursachen. Ernährungskrankheiten. Vitamine und Vitaminkrankheiten

Siehe Handbuch der inneren Medizin, v i e r t e Auflage, VI. Band, Seite 102

Kreiner, Privatdozent Dr. Wolfgang M., Vorstand der Chirurgischen
Abteilung des Landeskrankenhauses Leoben

Zur Technik der Kropfoperation

Mit einem Vorwort von Professor Dr. F. S p a t h , Graz. Mit 33 Textabbildungen. VI, 162 Seiten Gr.-8°. 1952. (W)   Steif geheftet DM 15,70

Lange, Max, Professor an der Universität München, Direktor der Orthopädischen Klinik und Universitätspoliklinik

Orthopädisch-chirurgische Operationslehre

Zweite Auflage. (B)   In Vorbereitung

Lanz, T. von, und W. **Wachsmuth**

Praktische Anatomie   Siehe Seite 12

Lehrbuch der Anaesthesiologie

Bearbeitet von J. Bark, H. Bergmann, F. Chott, V. Feurstein, R. Frey, B. Haid,
H. Holzer †, G. Hossli, W. Hügin, O. Just, R. Kucher, S. J. Loennecken, J. Maurath, O. Mayrhofer, K. Mülly, H. Oehmig, P. Schostok, K. Steinbereithner,
J. Stoffregen, M. Zindler, L. Zürn. Schriftleitung: R. **Frey,** Heidelberg,
W. **Hügin,** Basel. O. **Mayrhofer,** Wien. Mit 279 Abbildungen. XV, 803 Seiten
Gr.-8°. 1955.   Ganzleinen DM 98,—

Lehrbuch der Chirurgie und Orthopädie des Kindesalters

Herausgegeben von Professor Dr. Anton **Oberniedermayr,** Leiter der Chirurgischen und Orthopädischen Abteilung der Kinderklinik der Universität München.
In drei Bänden.

(Lehrbuch der Chirurgie und Orthopädie des Kindesalters)

I. **B a n d : Allgemeiner Teil. Spezieller Teil I.** Bearbeitet von W. Düben, H. Gelbke, K. Idelberger, R. J. Lutz, G. J. Ressel. Mit 268 zum Teil farbigen Abbildungen in 528 Einzelbildern. XI, 375 Seiten Gr.-8°. 1959.

II. **B a n d : Spezieller Teil II.** Bearbeitet von H. Derichsweiler, H. Gelbke, J. Koncz, R. Matzner, A. Oberniedermayr, O. Raisch, H. Singer, E. Weber. Mit 881 zum Teil farbigen Abbildungen in 1695 Einzelbildern. XVI, 1087 Seiten Gr.-8°. 1959.

Band I und II (werden nur zusammen abgegeben)   Ganzleinen DM 535,—

III. **B a n d : Orthopädische Erkrankungen des Kindesalters.** Bearbeitet von K. Idelberger. Mit 103 Abbildungen. VIII, 266 Seiten Gr.-8°. 1959.

Band III (einzeln)   Ganzleinen DM 85,—

Preis des gesamten Lehrbuches   Ganzleinen DM 620,—

I n h a l t s ü b e r s i c h t v o n B a n d I: Allgemeine Chirurgie des Kindesalters. Von R. J. LUTZ, München. Anhang: Transplantationen im Kindesalter: I. Hauttransplantationen beim Kind. Von H. GELBKE, Göttingen. — II. Knochen-, Knorpel-, Fascien- und Sehnentransplantationen beim Kind. Von K. IDELBERGER, Gießen. — Die Anaesthesie im Säuglings- und Kleinkindesalter. Von G. J. RESSEL, Denver, Col. (USA). — Spezielle Chirurgie des Kindesalters: A. Chirurgische Erkrankungen der Haut und Unterhaut. Von W. DÜBEN, Göttingen, jetzt Hannover. — B. Chirurgische Erkrankungen im Bereich von Kopf und Hals. Von H. GELBKE, Göttingen, und W. DÜBEN, Göttingen, jetzt Hannover.

I n h a l t s ü b e r s i c h t v o n B a n d II: C. Chirurgische Erkrankungen im Bereich des Thorax. Von J. KONCZ, Göttingen. — D. Chirurgische Erkrankungen im Bereich des Abdomens: I. Bauchwand. Von O. RAISCH, Stuttgart. — II. Bauchorgane (einschließlich kindlicher Leistenbruch). Von A. OBERNIEDERMAYR, München. Anhang: Pfortaderhochdruck. Von J. KONCZ, Göttingen. — E. Chirurgische Erkrankungen im Bereich des Urogenitaltraktes. Von H. SINGER, München. Anhang: Hypospadien, Epispadien, Strikturen, Stenosen und Fisteln der Harnröhre. Von H. GELBKE, Göttingen. — F. Chirurgische Erkrankungen im Bereich des Bewegungsapparates: Die Frakturen und Luxationen des Kindesalters. Von R. MATZNER, Münster, jetzt Bruchsal. — G. Chirurgie des zentralen und peripheren Nervensystems. Von E. WEBER, München. — H. Kieferorthopädische Aufgaben im Kindesalter. Von H. DERICHSWEILER, München. — Namen- und Sachverzeichnis für Band I und II.

I n h a l t s ü b e r s i c h t v o n B a n d III: Orthopädische Erkrankungen des Kindesalters. Von K. IDELBERGER, Gießen. — Namen- und Sachverzeichnis. Jeder Beitrag enthält ein Literaturverzeichnis.

Link, R., und F. **Strnad**

Tumoren des Bronchialsystems

unter besonderer Berücksichtigung bronchoskopischer und röntgenologischer Untersuchungsmethoden.   Siehe Seite 229

Mandl, Dr. Felix, Universitätsprofessor, Vorstand der Chirurgischen Abteilung des Kaiser-Franz-Josef-Spitals in Wien

Blockade und Chirurgie des Sympathicus

Mit 63 Textabbildungen. X, 388 Seiten Gr.-8°. 1953. (W)

Ganzleinen DM 52,—

Nieren und ableitende Harnwege

Siehe Handbuch der inneren Medizin. V i e r t e Auflage. VIII. Band, Seite 102

Oberdalhoff, Hans, Heinz **Vieten,** Hermann **Karcher**

Klinische Röntgendiagnostik chirurgischer Erkrankungen

In zwei Bänden.

E r s t e r Band. Allgemeiner Teil: **Röntgendiagnostische Darstellungsmethoden. Spezieller Teil I: Klinische Röntgendiagnostik chirurgischer Erkrankungen der inneren Organe.** Von Dr. H. **Vieten,** a. o. Professor, Direktor des Institutes und der Klinik für medizinische Strahlenkunde Düsseldorf. Mit einem Beitrag von Dr. H. **Dettmar,** apl. Professor, Leiter der Urologischen Abteilung der Chirurgischen Klinik Düsseldorf. Mit 698 Abbildungen in 1032 Einzeldarstellungen. XX, 627 Seiten 4°. 1959.

Z w e i t e r Band. Spezieller Teil II: **Klinische Röntgendiagnostik chirurgischer Erkrankungen des Skeletes.** Von Dr. H. **Oberdalhoff,** apl. Professor, Chefarzt der Chirurgischen Abteilung der Städtischen Krankenanstalten Mannheim, und Dr. H. **Karcher,** apl. Professor, Chefarzt der Chirurgischen Abteilung des St. Marien-Krankenhauses Frankfurt a. M. Mit 524 Abbildungen in 865 Einzeldarstellungen. XIII, 423 Seiten 4°. 1959.

Band I und II werden nur zusammen abgegeben.   Ganzleinen DM 398,—

I n h a l t s ü b e r s i c h t   v o n   B a n d   I : Allgemeiner Teil: Röntgendiagnostische Darstellungsmethoden. Röntgendurchleuchtung. Röntgenaufnahme. Spezial-Aufnahmeverfahren. Kontrastmittel-Darstellung. Nachweis und Lokalisation von Fremdkörpern. — Spezieller Teil: Klinische Röntgendiagnostik chirurgischer Erkrankungen der inneren Organe. Speicheldrüsen. Pharynx. Schilddrüse (Struma). Thorax. Thoraxübersichtsaufnahmen. Brustwand. Anhang: Brustdrüse. Lunge. Pleura. Mediastinum. Herz und große endothorakale Gefäße. Zwerchfell. Oesophagus. Abdomen. Peritonealhöhle und Retroperitoneum. Bauchwand. Magen und Zwölffingerdarm. Darm. Gallenblase und Gallengänge. Leber. Pankreas. Milz. Abdominale Gefäße. Periphere Gefäße. Arterien. Venen. — Röntgendiagnostik der Harnorgane. Von H. Dettmar. — Namen- und Sachverzeichnis.

I n h a l t s ü b e r s i c h t   v o n   B a n d   I I : Allgemeine Skeletdiagnostik (A—K). Allgemeine Röntgenologie des Skeletes. Angeborene Wachstumsstörungen. Myelogene Osteopathien (Hämoblastosen, Osteomyelosklerosen). Toxische Osteopathien. Knochenverletzungen. Aseptische Knochennekrosen. Mangelkrankheiten und Stoffwechsel-

(Oberdalhoff, Vieten u. Karcher, Klinische Röntgendiagnostik chirurgischer Erkrankungen)
störungen mit Knochenveränderungen (Osteopathien). Dyszirkulatorische Knochenveränderungen. Entzündliche Knochenerkrankungen. Knochengeschwülste. — Spezielle Diagnostik des Schädels, der Wirbelsäule und der Gelenke (L—N). Röntgendiagnostik des Schädels. Röntgendiagnostik der Wirbelsäule. Röntgendiagnostik der Gelenke. Röntgendiagnostik der Weichteile der Gliedmaßen. — Namen- und Sachverzeichnis.

Oehlecker, Professor Dr. med., Dr. rer. nat. h. c., F., Hamburg

Chirurgische Knochen- und Gelenkerkrankungen

Zugleich ein Versuch einheitlicher Benennung der Krankheitsbilder. Mit einem Geleitwort von Professor Dr. H. Bürkle de la Camp. VII, 155 Seiten Gr.-8°. 1955. Ganzleinen DM 19,80

Olivecrona, H., Stockholm, and J. **Ladenheim,** Stockholm-New York

Congenital Arteriovenous Aneurysms of the Carotid and Vertebral Arterial Systems
Siehe Seite 206

Allgemeine und spezielle chirurgische Operationslehre

Begründet von Martin Kirschner. Z w e i t e Auflage herausgegeben von Professor Dr. N. **Guleke,** Wiesbaden, und Professor Dr. R. **Zenker,** München. In zehn Bänden. Subskriptionspreise werden gewährt bei Verpflichtung zur Abnahme des Gesamtwerkes.

I. B a n d : **Allgemeine Operationslehre.** Von Gerd **Hegemann,** o. ö. Professor der Chirurgie, Direktor der Chirurgischen Klinik der Universität Erlangen. In zwei Teilen. Die beiden Teile werden nur zusammen abgegeben.

Erster Teil: Mit 378 zum großen Teil farbigen Abbildungen. XIX, 420 Seiten Gr.-8°. 1958.

Zweiter Teil: Mit 256 zum großen Teil farbigen Abbildungen. XIV, 747 Seiten Gr.-8°. 1958. Ganzleinen DM 496,—

Subskriptionspreis Ganzleinen DM 396,80

A u s d e n B e s p r e c h u n g e n : „Von der monumentalen Neuerscheinung der Kirschnerschen Operationslehre in zweiter Auflage liegt nun in zwei Teilen der 1. Band vor. Hegemann hat mit wirklich bewundernswertem Fleiß ein Werk geschaffen, das geeignet ist, jedem operativ tätigen Arzt die theoretischen und praktischen Grundlagen zu vermitteln, die die Voraussetzung des Erfolges sind. Im 1. Teil behandelt Hegemann die Einrichtung und Organisation der Operationsabteilung, die allgemeine Operationstechnik, die Operationen an der Haut, an den Gefäßen, an den Nerven, an den Knochen und Sehnen. Im 2. Teil folgt die Darstellung der Allgemeinnarkose, der Lokalanaesthesie, der Wundheilung und Wundbehandlung, die Behandlung von Verbrennungen, die präoperative Untersuchung und Behandlung, die postoperative Überwachung und Behandlung, die Gefahren und Bekämpfung einer Blutung, der Blutersatz, die Bekämpfung chirurgischer Infektionen, der Schock, Thrombose und Embolie, Operationsgefahren bei Besonderheiten im Allgemeinzustand und, in einem besonderen von Goldbach bearbeiteten Abschnitt, das Kapitel „Operation und Recht". Es darf ohne Übertreibung gesagt werden, daß dies die vollständigste und bestillustrierte Darstellung der allgemeinen Lehre von den chirurgischen Eingriffen darstellt, die in deutscher Sprache vorliegt, und es ist damit ein Standardwerk geschaffen, das für lange Zeit einen Ehrenplatz unter den Büchern jedes Chirurgen einnehmen wird ..." *Wiener Klinische Wochenschrift*

II. Band: Die Eingriffe am Gehirnschädel, Gehirn, an der Wirbelsäule und am Rückenmark. Von Dr. N. **Guleke**, o. Professor, ehem. Direktor der Chirurgischen Klinik der Universität Jena. Mit 372 zum großen Teil farbigen Abbildungen. XIV, 589 Seiten Gr.-8°. 1950. Ganzleinen DM 126,—

IV. Band: Gesicht, Gesichtsschädel, Kiefer. Bearbeitet von Professor Dr. K.-E. **Herlyn**, Göttingen, Professor Dr. Dr. R. **Ritter**, Heidelberg, Dr. A. **Rosenthal**, Marburg a. d. Lahn, Professor Dr. E. **Walser**, München, Professor Dr. R. **Zenker**, Marburg a. d. Lahn. Mit 895 zum großen Teil farbigen Abbildungen in zahlreichen Einzeldarstellungen. XVII, 815 Seiten Gr.-8°. 1956.

Ganzleinen DM 318,—
Subskriptionspreis Ganzleinen DM 254,40

V. Band: Die oto-rhino-laryngologischen Operationen. Von H. J. **Denecke**, apl. Professor an der Universität Heidelberg. **Die allgemein-chirurgischen Eingriffe am Halse.** Unter teilweiser Benutzung des Beitrages von O. Kleinschmidt zur ersten Auflage neu bearbeitet von N. **Guleke**, früher o. Professor, Direktor der Chirurgischen Klinik der Universität Jena. Mit 655 zum größten Teil farbigen Abbildungen. XXI, 832 Seiten Gr.-8°. 1953. Ganzleinen DM 296,—
Subskriptionspreis Ganzleinen DM 236,80

VII. Band / 1. Teil: Die Eingriffe in der Bauchhöhle. Von Dr. M. **Kirschner**, weiland o. Professor, Direktor der Chirurgischen Klinik der Universität Heidelberg. Neu bearbeitet von Dr. R. **Zenker**, o. Professor, Direktor der Chirurgischen Klinik der Universität Marburg a. d. Lahn. Mit 556 zum großen Teil farbigen Abbildungen und einem Tabellenanhang. XVIII, 868 Seiten Gr.-8°. 1951. Ganzleinen DM 248,—
Subskriptionspreis Ganzleinen DM 198,—

VII. Band / 2. Teil: Die Eingriffe bei den Bauchbrüchen einschließlich der Zwerchfellbrüche. Von Professor Dr. M. **Kirschner**, weiland o. ö. Professor der Chirurgie, Direktor der Chirurgischen Klinik der Universität Heidelberg. Neu bearbeitet von Dr. R. **Zenker**, o. ö. Professor der Chirurgie, Direktor der Chirurgischen Klinik der Universität Marburg a. d. Lahn. Unter Mitarbeit von Dr. W. **Grill**, Assistent der Klinik. Mit 179 zum großen Teil farbigen Abbildungen. X, 270 Seiten Gr.-8°. 1957. Ganzleinen DM 168,—
Subskriptionspreis Ganzleinen DM 134,40

Aus den Besprechungen: „In der Fortsetzung der Neuherausgabe der Kirschnerschen ‚Allgemeinen und speziellen chirurgischen Operationslehre' durch R. Zenker erschien als neuester Band: ‚Die Eingriffe bei den Bauchbrüchen einschließlich der Zwerchfellbrüche'. Er wurde von R. Zenker gemeinsam mit W. Grill bearbeitet. Die

(Allgemeine und spezielle chirurgische Operationslehre)
Darstellung der operativen Eingriffe erfolgte mit äußerster Sorgfalt unter Berücksichtigung aller bekannten Bruchformen. Besonders klar und ausführlich wurden auch die Operationen bei den Zwerchfellbrüchen beschrieben, die in der 1. Auflage nur kurz erwähnt worden waren, während sie in der 2. Auflage ein Kapitel von mehr als 50 Seiten umfassen. Aber auch sonst läßt sich die neugestaltende Hand überall erkennen, was wohl verständlich ist, sind doch seit dem Erscheinen der 1. Auflage 24 Jahre vergangen, in denen manche wichtige Erfahrung gesammelt wurde. Das Buch ist didaktisch hervorragend, und ebenso vorzüglich sind die höchst instruktiven Bilder und die gesamte Ausstattung." *Klinische Wochenschrift*

X. B a n d : Die Operationen an den Extremitäten. Von Dr. W. **Wachsmuth,** o. ö. Professor der Chirurgie, Direktor der Chirurgischen Universitätsklinik und -Poliklinik, Würzburg.

1. Teil: A l l g e m e i n e r T e i l u n d d i e O p e r a t i o n e n a n d e r o b e r e n E x t r e m i t ä t. Mit 797 zum größten Teil farbigen Abbildungen. XIX, 616 Seiten Gr.-8°. 1956.

2. Teil: D i e O p e r a t i o n e n a n d e r u n t e r e n E x t r e m i t ä t. Mit 660 zum größten Teil farbigen Abbildungen. XXII, 641 Seiten Gr.-8°. 1956. In zwei Teile gebunden, die nur zusammen abgegeben werden.

Ganzleinen DM 580,—
Subskriptionspreis Ganzleinen DM 464,—

A u s d e n B e s p r e c h u n g e n : „Wer die ausgezeichneten Bücher der ‚Praktischen Anatomie' von Lanz und Wachsmuth kennt, durfte erwarten, daß die Darstellung der ‚Operationen an den Extremitäten' durch Wachsmuth mit derselben Klarheit und Sorgfalt erfolgen würde, die die genannten Schriften auszeichnen. — Nun liegt das zweibändige Werk in glänzender Ausstattung vor ... Die riesige Fachliteratur ist weitgehend berücksichtigt, stets sind die neuzeitlichen Methoden der Extremitäten-Chirurgie in Wort und Bild eingehend und übersichtlich dargestellt. Die Unzahl jeweiliger operativer Vorschläge verlangte eine kritische, auf persönlicher Erfahrung beruhende Sichtung. Wohl jede Frage, die in der Praxis auftauchen kann, findet hier ihre klare Beantwortung. — Das schwierige Unterfangen, eine Operationslehre der Extremitäten zu schreiben, ist geglückt. Man darf Autor und Verlag zu der Vollendung dieses vorzüglichen, hervorragend bebilderten Werkes gratulieren." *Klinische Wochenschrift*

Die weiteren Bände werden behandeln:

III. B a n d : Vegetatives und peripheres Nervensystem. Von Privatdozent Dr. K. **Schürmann,** Mainz.

VI. B a n d , 1. Teil: Brust und Brusthöhle a u s s c h l i e ß l i c h d e r O p e r a t i o n e n a m o f f e n e n H e r z e n. Von Professor Dr. A. **Brunner,** Zürich.
2. Teil: O p e r a t i o n e n a m o f f e n e n H e r z e n. Von Professor Dr. R. **Zenker,** München, und Mitarbeitern.

VIII. B a n d : Harnapparat und männliche Geschlechtsorgane. Von Professor Dr. L. **Lurz,** Mannheim.

IX. B a n d : Gynäkologische Eingriffe. Von Professor Dr. C. **Kaufmann,** Köln.

Ponder, Eric

Protoplasmatologia

Band X/2. (W)   Siehe Seite 267

Quervain, F. de

Spezielle chirurgische Diagnostik

Für Studierende und Ärzte. Z e h n t e Auflage. Neubearbeitet von Dr. Karl **Lenggenhager,** o. ö. Professor der Chirurgie und Direktor der Chirurgischen Universitätsklinik in Bern. Mit 956 zum Teil farbigen Abbildungen. XII, 767 Seiten Gr.-8°. 1950.   DM 75,—; Ganzleinen DM 78,60

Rettig, Hans, Oberarzt an der Orthopädischen Klinik und Poliklinik der Freien Universität Berlin im Oskar-Helene-Heim

Frakturen im Kindesalter

Mit 196 Abbildungen in 330 Einzeldarstellungen. IV, 92 Seiten Gr.-8°. 1957. (B)
Steif geheftet DM 26,80

Röntgendiagnostik der Leber

Von H. **Anacker,** F. **Morino,** J. **Rösch,** W. **Schumacher,** A. **Zuppinger.**
Siehe Seite 85

Roth, Dr. Hans, Oberarzt der Chirurgischen Universitätsklinik Basel

Die Konservierung von Knochengewebe für Transplantationen

Mit 147 Textabbildungen (233 Einzelbildern). VI, 222 Seiten Gr.-8°. 1952 (W)
Ganzleinen DM 48,80

Safar, Professor Dr. Karl, Vorstand der Augenabteilung am Krankenhaus der Stadt Wien-Lainz

Elektrochirurgie am Auge

Mit 56 zum Teil farbigen Textabbildungen (116 Einzelbildern). VIII, 170 Seiten Gr.-8°. 1953. (W)   Ganzleinen DM 36,—

Sauerbruch, F.

Die Chirurgie der Brustorgane

I. B a n d : **Die Erkrankungen der Lungen.** Unter Mitarbeit von H. Alexander, H. Chaoul, W. Felix. D r i t t e Auflage.
1. T e i l : Anatomie. Allgemeine pathologische Physiologie. Allgemeine Diagnostik. Allgemeine Technik. Erkrankungen der Brustwand. Verletzungen

(Sauerbruch, Die Chirurgie der Brustorgane)
von Brustfell und Lungen. Eitrige und brandige Entzündungen der Lungen. Bronchektasen. Operation der Embolie der Lungenarterien. Mit 916, darunter zahlreichen farbigen Abbildungen. XXXVII, 916 Seiten 4°. 1928. DM 184,—
2. T e i l : Chirurgische Behandlung der Lungentuberkulose. Geschwülste der Lungen. Echinokokkus der Lungen. Aktinomykose und andere Pilzerkrankungen der Lungen. Chirurgische Behandlung des Astma bronchiale. Syphilis der Lungen. Mit 189 zum Teil farbigen Abbildungen. VIII, 457 Seiten 4°. 1930.
DM 95,—

Scherer, Dozent Dr. med. Friedhelm, Oberarzt der Chirurgischen Universitätsklinik Marburg a. d. Lahn

Die Behandlung peripherer Durchblutungsstörungen mit der Sauerstoffinsufflation

Theoretische Grundlagen und praktische Durchführung. Mit 29 Abbildungen. VII, 57 Seiten Gr.-8°. 1957. Steif geheftet DM 12,80

Schink, Privatdozent Dr. Wilhelm, Oberarzt der Chirurgischen Universitätsklinik München. Mit einem Geleitwort von Professor Dr. Rudolf Zenker, München.

Handchirurgischer Ratgeber

Mit 229 Abbildungen. XII, 287 Seiten Gr.-8°. 1960. Ganzleinen DM 98,—

I n h a l t s ü b e r s i c h t : Geleitwort. — Vorwort. — A. Vorbemerkungen zur Anatomie und Funktion der Hand. — B. Frische Handverletzungen. I. Allgemeine Richtlinien für die Versorgung offener Handverletzungen. II. Spezielle Richtlinien für die Versorgung offener Handverletzungen. III. Allgemeine Richtlinien für die Versorgung geschlossener Handverletzungen. — C. Wiederherstellungschirurgie bei veralteten Handverletzungen. I. Haut. II. Nerven. III. Knochen. IV. Gelenke. V. Sehnen. VI. Ersatzoperationen bei Finger- oder Handverlust. — D. Pyogene Infektionen der Hand. I. Allgemeine Richtlinien für die Behandlung von Handinfektionen. II. Spezielle Richtlinien für die Behandlung von Handinfektionen. E. Ausgewählte Handschäden verschiedener Genese F. Begutachtungsuntersuchung. Gegenüberstellung der alten und neuen anatomischen Nomenklatur. — Literatur- und Sachverzeichnis.

Schmid, F., und H. Moll
Atlas der normalen und pathologischen Handskeletentwicklung
Siehe Seite 132

Schrader, E.-A.
Die Klinik der arteriellen Thrombosen im Beckenbereich   Siehe Seite 119

Schwab, M., und K. Kühns
Die Störungen des Wasser- und Elektrolytstoffwechsels   Siehe Seite 119

Sigg, K.

Varicen, Ulcus cruris und Thrombose

Siehe Seite 173

Sigg, Dr. med. Karl, Binningen, Leiter der Poliklinik für Venenerkrankungen des Frauenspitals Basel, Beratender Arzt für Venenerkrankungen am Kantonsspital in Liestal, und Dr. med. F. **Oesch,** Stadtarzt in Bern

Schuhmode und Gesundheit

Mit 25 Abbildungen. 56 Seiten 8°. 1958. (B) DM 4,—

Aus den Besprechungen: „Der erfahrene Arzt für Venenerkrankungen und Leiter der Poliklinik für diese am Frauenspital Basel, Dr. Sigg, hat zusammen mit dem Stadtarzt von Bern, Dr. Oesch, dieses Büchlein geschrieben, für das alle Ärzte, denen jeder Tag die Folgen unhygienischer Schuhmode in die Sprechstunde bringt, nur dankbar sein können. Denn es ist eine sehr erwünschte Hilfe in dem jahrzehntelangen Kampf, den vor allem die Orthopäden gegen Unverstand des Publikums und die mangelhafte Einsicht vieler Schuhfabrikanten führen. Die Darstellung ist frisch und unmittelbar, aus der täglichen Beschäftigung Siggs in einer den Venenerkrankungen des Beines gewidmeten Tätigkeit immer neu erlebt und angeregt, gegen diese Übel mit Optimismus anzugehen. Möchten alle, die mit dem Fuß zu tun haben, Orthopäden, Beinärzte, Kinderärzte, Amtsärzte, orthopädische Schuhmacher, Orthopädiemechaniker, Schuhzeitschriften an der Hand dieses Büchleins an dem Kampf gegen sinnlose und schädliche Modetorheiten teilnehmen.“
Professor Hohmann, München, in: *Archiv für orthopädische u. Unfallchirurgie.*

Spath, Professor Dr. Franz, Vorstand der Chirurgischen Universitätsklinik Graz

Die chirurgische Therapie des Magen-Duodenal-Ulcus in der Schule von Haberer

Mit 45 Textabbildungen. VIII, 156 Seiten Gr.-8°. 1950. (W) DM 14,70

Steiner, Priv.-Doz. Dr. Hannes, Oberarzt der Chirurgischen Universitätsklinik Innsbruck

Das Strumarecidiv

Mit einem Vorwort von Univ.-Professor Dr. Paul **Huber,** Vorstand der Chirurgischen Universitätsklinik Innsbruck. Mit 16 Textabbildungen und 9 Tabellen. VI, 108 Seiten Gr.-8°. 1960. (W) Unter der Presse

Text siehe auch Seite 120

Stelzner, Dr. med. Friedrich, apl. Professor für Chirurgie an der Universität Hamburg, Oberarzt der Chirurgischen Universitätsklinik Hamburg-Eppendorf .

Die anorectalen Fisteln

Mit 156 zum Teil farbigen Abbildungen. VIII, 257 Seiten Gr.-8°. 1959.
Ganzleinen DM 98,—

Inhaltsübersicht: Die Anatomie des Sphincterorgans. Die Physiologie des Sphincters. Die vergleichende Anatomie des Sphincterorgans vom chirurgischen Stand-

(Stelzner, Die anorectalen Fisteln)
punkt. Die Geschichte der Fistelkrankheit. Untersuchungsmethoden und allgemeine Diagnostik. Allgemeine Symptomatologie und Pathogenese der Fisteln. Allgemeines über die Therapie. Die Systematik der primären, analen und pelvirectalen Abscesse und Fisteln: Die Einteilung der anorectalen Abscesse. Die Einteilung der Fisteln. Die tuberkulöse perianale Fistel. Die Fisteln nach Verletzungen des Anus und des Rectums. Die Fisteln des Rectums mit den Bauchorganen und der Bauchdecke. Die Fisteln beim Lymphogranuloma inguinale. Die Fisteln bei der Colitis gravis ulcerosa. Die Fisteln bei den Mißbildungen des Rectums und des Anus. Die Fisteln, die keine primäre Verbindung mit dem Anus oder dem Rectum haben. Die Schließmuskelinsuffizienz und die Incontinentia alvi. Die postoperativen Maßnahmen nach Eingriffen am Anus und am Rectum. Das Rezidiv. Kasuistik und Ergebnisse. Übersicht des gesamten einheitlich operierten Fistelkrankengutes. Literatur. Sachverzeichnis.

Stucke, Professor Dr. Kurt, Oberarzt der Chirurgischen Universitäts-Klinik Würzburg

Leberchirurgie

Grundlagen. Grenzen. Möglichkeiten. Mit 194 zum Teil farbigen Abbildungen. XI, 305 Seiten Gr.-8°. 1959. Ganzleinen DM 138,—

I n h a l t s ü b e r s i c h t : Vorwort. Allgemeine Betrachtungen zur Leberchirurgie. Renaissance der Leberchirurgie. Physiologie und chirurgische Pathophysiologie der Leber. Spezielle Chirurgie der Leber. Chirurgische Anatomie der Leber. Verletzungen und Rupturen. Resektionen. Chirurgie der örtlichen Hepatopathien, der entzündlichen Erkrankungen, des Echinococcus, des Ikterus, der A. hepatica, der portalen Hypertension, des rechten Subphreniums. Chirurgische Begutachtungsfragen. Literatur zu jedem Abschnitt. Namen- und Sachverzeichnis.

Internationales Symposion

Wien, 4.—5. Februar 1955.
Hämorrhagische Diathesen. Herausgegeben von Rudolf **Jürgens,** Basel, und Erwin **Deutsch,** Wien. Mit 96 Textabbildungen. V, 201 Seiten Gr.-8°. 1955. (W) Steif geheftet DM 39,—

Verdauungsorgane

Siehe Handbuch der inneren Medizin. Vierte Auflage, III. Band, Seite 101

Verhandlungen der Deutschen Gesellschaft für Chirurgie

74. Tagung. München 24. bis 27. April 1957. (Langenbecks Archiv für klinische Chirurgie. 287. Bd.) Mit 433 Textabbildungen in 637 Einzeldarstellungen. CVII, 793 Seiten Gr.-8°. 1957. DM 98,—

75. Tagung. München 9. bis 12. April 1958. (Langenbecks Archiv für klinische Chirurgie. 289. Bd.) Mit 435 Textabbildungen in 684 Einzeldarstellungen. CVI, 736 Seiten Gr.-8°. 1958. DM 98,—

76. Tagung. München 1. bis 4. April 1959. (Langenbecks Archiv für klinische Chirurgie. 292. Bd.) Mit 450 Textabbildungen in 573 Einzeldarstellungen. CXIV, 917 Seiten Gr.-8°. 1959. DM 98,—

Walser, E.
Plastische Chirurgie am Auge. (B)   Siehe Seite 225

Werthemann, A.
Die Entwicklungsstörungen der Extremitäten
Siehe Handbuch der speziellen pathologischen Anatomie und Histologie,
IX. Band, 6. Teil,   Seite 47

Westhues, H.
Fortschrittliche Lagerung und Behandlung Schwerverwundeter
Z w e i t e , verbesserte Auflage. Mit 60 Abbildungen. IX, 101 Seiten 8°. 1944.
DM 7,20

Wichmann, H., und F. Heinzel
Leitfaden der Bewegungsbestrahlung   Siehe Seite 86

Witt, A. N., Privatdozent, Oberarzt des Versorgungskrankenhauses
Bad Tölz
Sehnenverletzungen und Sehnen-Muskeltransplantationen
Mit 122 Textabbildungen. VIII, 164 Seiten Gr.-8°. 1953. (B)
Ganzleinen DM 32,80

Zenker, Dr. med. Rudolf, o. ö. Professor, Direktor der Chirurgischen
Universitätsklinik Marburg a. d. Lahn, Dr. med. G. **Heberer**, Privatdozent und Oberarzt, und Dr. med. H. H. **Löhr**, Assistenzarzt, Marburg a. d. Lahn
Die Lungenresektionen
Anatomie. Indikationen. Technik. Mit 186 zum größten Teil farbigen Abbildungen. XI, 370 Seiten 4°. 1954.   Ganzleinen DM 168,—

Urologie

Chwalla, Dozent Dr. Rudolf, Wien

Urologische Endokrinologie

Endokrinologie der Harn- und Geschlechtsorgane des Mannes und der Sexualität. Mit einem Anhang: Endokrinologie der Blastome. Mit 18 Textabbildungen. XVII, 560 Seiten Gr.-8°. 1951. (W)   DM 54,—; Ganzleinen DM 57,—

Frey, E., und J. Frey

Die Funktionen der gesunden und kranken Niere   Siehe Seite 97

Handbuch der Urologie

Herausgegeben von A. v. **Lichtenberg, F. Voelcker, H. Wildbolz.** In fünf Bänden. Komplett lieferbar.   Pre des Gesamtwerkes DM 540,90

I. B a n d : **Allgemeine Urologie I:** Chirurgische Anatomie. Pathologische Physiologie. Harnuntersuchung. Mit 312 zum Teil farbigen Abbildungen. X, 754 Seiten Gr.-8°. 1926.   DM 83,70

II. B a n d : **Allgemeine Urologie II:** Allgemeine urologische Diagnostik, Technik und Therapie. Mit 163 Abbildungen. VI, 406 Seiten Gr.-8°. 1929.

DM 57,60

III. B a n d : **Spezielle Urologie I:** Spezielle Pathologie und Therapie der Mißbildungen. Verletzungen der Harn- und Geschlechtsorgane. Störungen der Blasenfunktion. Nephritis. Eklampsie. Entzündliche Erkrankungen der Harn- und Geschlechtsorgane. Mit 434 zum Teil farbigen Abbildungen. XI, 1095 Seiten Gr.-8°. 1928.   DM 145,80

IV. B a n d : **Spezielle Urologie II:** Tuberkulose. Aktinomykose. Syphilis. Steinkrankheiten. Hydronephrose. Wanderniere. Nierengeschwülste. Stoffwechselstörungen. Tropenkrankheiten. Mit 317 zum Teil farbigen Abbildungen. X, 910 Seiten Gr.-8°. 1927.   DM 108,—

V. B a n d : **Spezielle Urologie III:** Erkrankungen der Harnleiter, der Blase, Harnröhre, Samenblase, Prostata, des Hodens und Samenstranges und der Scheidenhäute, Scrotum. Gynäkologische Urologie. Mit 347 zum Teil farbigen Abbildungen. X, 1134 Seiten Gr.-8°. 1928.   DM 145,80

Handbuch der Urologie / Encyclopedia of Urology / Encyclopédie d'Urologie

Herausgegeben von C. E. **Alken,** Homburg/Saar, V. W. **Dix,** London, Henry M. **Weyrauch,** San Francisco, E. **Wildbolz,** Bern. In 16 Bänden.

Subskriptionspreise werden gewährt bei Verpflichtung zur Abnahme des Gesamtwerkes.

(Handbuch der Urologie)

Das erste Handbuch der Urologie erschien 1928.

28 Jahre später — Jahre, in denen das damals noch kleine Spezialfach eine ungeahnte Entwicklung genommen hat — lag der Gedanke nahe, die neuen Erkenntnisse und Fortschritte wiederum zusammenzufassen. Ursprünglich wurde an eine Neuauflage des alten Handbuches in deutscher Sprache gedacht. In klarer Erkenntnis der nach drei Jahrzehnten völlig veränderten Situation auf allen Gebieten der Wissenschaft wurde die Ansicht vertreten, daß ein Handbuch von heute, das in erschöpfender Form über den derzeitigen Stand eines Fachgebietes einen Überblick geben soll, nur noch auf internationaler Basis aufgebaut werden kann.

Mit dieser Zielsetzung wurden die Vorarbeiten für das Werk begonnen, die in relativ kurzer Zeit abgeschlossen werden konnten. Die 70 Autoren sind Kliniker und Theoretiker aus 11 verschiedenen Ländern, die ihre Beiträge in deutscher, englischer oder französischer Sprache schreiben.

La Science n'a pas de patrie.

Wer sich als Kliniker und Forscher nur mit einem Teilproblem des Faches intensiver beschäftigen will, sieht sich vor einer kaum übersehbaren Fülle von Veröffentlichungen aus allen Ländern der Welt und in allen Sprachen, deren Zusammenstellung und Sichtung für den einzelnen kaum noch zu realisieren ist. Es schien eine Notwendigkeit, mit dem neuen Handbuch über einen internationalen Mitarbeiterkreis und eine sorgfältig zusammengestellte internationale Bibliographie die leichtere Möglichkeit der Orientierung und der wissenschaftlichen Synthesen zu geben.

Der zweite Leitgedanke der Herausgeber war, der Entwicklung der Urologie in fast drei Jahrzehnten auf allen ihren Teilgebieten in vollem Umfang Rechnung zu tragen. Die der allgemeinen Tendenz in der Medizin parallel gehende und in unserem Fachgebiet besonders deutlich ausgeprägte Entwicklung von der organpathologischen über die systempathologische zu einer umfassenden Betrachtungsweise machte eine völlige Neuordnung des Stoffes und umfangreiche Erweiterungen notwendig. Wenn schon Probleme der inneren Medizin, der Pathologie, der Physiologie und Pharmakologie in zunehmendem Umfange in der praktischen und klinischen Urologie eine Rolle spielen, so ist die experimentelle Arbeit und Grundlagenforschung auf den verschiedenen Gebieten unseres Faches ohne weitgehende Anlehnung an die vorerwähnten Disziplinen einfach nicht mehr vorstellbar. Es ergab sich daraus die Notwendigkeit, in weit größerem Maßstab, als es im alten Handbuch der Fall war, Kliniker und Theoretiker aus den verschiedenen Grenzgebieten aufzufordern. Dem Leser und insbesondere dem wissenschaftlich interessierten Urologen soll die Möglichkeit gegeben werden, nicht nur auf rein klinischen Gebiet, sondern auf allen eigenen und Grenzgebieten der Forschung in seinem Handbuch das zu finden, was er braucht. So ließ es sich nicht vermeiden, daß die vorliegende Gesamtdisposition des Werkes über den ursprünglich gedachten Rahmen weit hinausgeht und nunmehr 16 Bände umfaßt.

Um die Mängel großvolumiger Handbücher zu vermeiden, wurde bewußt eine Gliederung in zahlreiche und kleinere, in sich geschlossene Einzelbände vorgenommen. Damit soll es auch den Vertretern der Grenzgebiete — Kinder-, Frauen-, Strahlenheilkunde usw. — ermöglicht werden, unabhängig vom Gesamtwerk die sie interessierenden Einzelbände zu erwerben.

Allgemeine Urologie — General Urology — Urologie générale

I. Band: **Anatomie und Embryologie. — Anatomy and Embryology.**

In Vorbereitung

(Handbuch der Urologie)
Röntgendiagnostik der Nieren und der ableitenden Harnwege. Von O. Olsson, Lund und Jönsson, Lund. — Röntgendiagnostik der Blase, der Harnröhre und des Genitales. Von K. Lindblom und R. Romanus, Stockholm. — Isotopes in Diagnosis. By R. H. Flocks, Iowa City, and Ch. C. Winter, Los Angeles, Cal.

2. Teil: Radiotherapie. — Radiotherapy. In Vorbereitung
Radiotherapy. By D. S. Poole-Wilson, Manchester, and J. W. Boland, New York. — Fundamentals of Radiotherapy. By J. L. Dobbie, Manchester.

VI. Band: **Endoskopie.** — **Endoscopy.** By R. W. **Barnes,** R. Th. **Bergman,** and H. L. **Hadley,** Los Angeles. In englischer Sprache (1 Beitrag in deutscher Sprache). Mit 184 Abbildungen. XXIV, 282 Seiten Gr.-8°. 1959.

Ganzleinen DM 136,—
Subskriptionspreis Ganzleinen DM 108,80

Contents: Part I: Diagnostic Endoscopy. Endoscopic Armamentarium. The Cystoscopic Procedure. Postendoscopic Care, Reactions and Complications. The Normal Bladder and Prostatic Urethra. Abnormal Ureteral Orifices. Abnormal Appearance of Mucosal Blood Vessels in the Bladder and Posterior Urethra. Bladder Contour Abnormalities Associated with Normal Mucosa. Color Abnormalities of the Bladder Mucosa without Change of Contour. Abnormalities of Both Color and Contour within the Bladder. Abnormal Bladder Contents. Abnormalities of the Bladder Neck and Posterior Urethra in the Male. Abnormalities of the Bladder Neck and Urethra in the Female. Urethroscopy and Miscellaneous Endoscopic Procedures. Part II: Endoscopic Surgery. Miscellaneous Endoscopic Surgical Procedures and Treatments. Endoscopic Surgery — a Specialty within a Specialty. Electrosurgical Units. Indications for Endoscopic Surgery. Examination, Preoperative Care and Selection of the Anesthetic. Technique with the Stern-McCarthy Electrotome. Variations in Technique of Endoscopic Prostatic Resection. Endoscopic Resection of the Bladder Neck in the Female. Immediate Complications. Postoperative Care. Results and Sequelae. References. Grundlegende Änderungen der Pflege urologischer Instrumente. Von F. May, München. — Author Index. Subject Index.

Spezielle Urologie — Special Urology — Urologie spéciale

VII. Band: In Vorbereitung
1. Teil: Mißbildungen der Urogenitalorgane. — Developmental Anomalies of the Urogenital Tract.
By F. Hinman Jr., F. S. Howard, San Francisco, Cal. and F. Farman, Whittier (USA).
2. Teil: Verletzungen der Urogenitalorgane. Urologische Begutachtung. — Injuries of the Urogenital Organs. The Urologists Expert Opinion. In Vorbereitung
Die Verletzungen der Urogenitalorgane. Von F. May, München, unter Mitarbeit von F. Arnholdt, München. — Die urologische Begutachtung. Von Th. Schultheis, Gladbeck i. Westf., und E. Schindler, Bad Wildungen.

VIII. Band: **Entleerungsstörungen.** In Vorbereitung
Die Entleerungsstörungen der oberen Harnwege. Von Z. Kairis, Athen. — Die Entleerungsstörungen der Blase. Von R. Übelhör und R. Chwalla, Wien. — Die Entleerungsstörungen der Harnröhre. Von F. de Gironcoli, Florenz.

(Handbuch der Urologie)

IX. Band: Entzündungen. — Inflammations.   In Vorbereitung

1. Teil: Unspezifische Entzündungen. — Inflammations non-spécifiques.

Bakteriologie. Von E. WIESMANN, St. Gallen. — Pathologische Anatomie und Pathogenese. Von H. U. ZOLLINGER, St. Gallen. — Klinik der unspezifischen Infektion des Nierenlagers und der Niere. Von E. WILDBOLZ, Bern. — Klinik der unspezifischen Infektion des Ureters und der Blase. Von D. VERNET, Genf. — Infektionen der Geschlechtsorgane und der Harnröhre. Von H. DETTMAR, Düsseldorf. — La colibacillose. Par G. BICKEL, Genève.

2. Teil: Spezifische Entzündungen. — Specific Inflammations. By E. **Ljunggren**, Göteborg, R. Campbell **Begg**, Johannesburg, A. J. **King,** London. In englischer Sprache. Mit 90 Abbildungen. XVI, 564 Seiten Gr.-8°. 1959.   Ganzleinen DM 158,—
     Subskriptionspreis Ganzleinen DM 126,60

Contents: Urogenital Tuberculosis. By E. LJUNGGREN with the Co-operation of O. AUERBACH, G. LIND, O. OBRANT and L. SINGER. Introduction. Pathogenesis and Pathology of Urogenital Tuberculosis. The Risk of Contamination in Urogenital Tuberculosis. Incidence of Urogenital Tuberculosis. Symptomatology in Urogenital Tuberculosis. Diagnosis in Urogenital Tuberculosis. Course and Prognosis. Treatment of the Urogenital Tuberculosis in the Pre-chemotherapeutic Era. Technique of Nephrectomy, Nephroureterectomy and Epididymectomy. The Result of the Treatment of Urogenital Tuberculosis in the Pre-chemotherapeutic Era. Treatment of Urogenital Tuberculosis in the Chemotherapeutic Era. The Result of the Treatment of Urogenital Tuberculosis in the Chemotherapeutic Era. Treatment and Result of Treatment of the Contracted Bladder. Treatment and Result of Treatment of the Tuberculous Ureter. Comments. — Parasitic Infections of the Genito-urinary Tract. By R. CAMPBELL BEGG. Introductory. Vegetable Parasites. Animal Parasites. — Syphilis. By A. J. KING. Epidemiology. Treponema Pallidum. Clinical Characteristics of Lesions Affecting the Genito-urinary System. The Application and Interpretation of Serological Tests for Syphilis. The Treatment of Syphilis. The Prognosis of Syphilis. — Lymphogranuloma Venereum. By A. J. KING. The Virus. Clinical Manifestations. Diagnostic Tests. Treatment. — Granuloma Inguinale. By A. J. KING. Incidence and Geographical Distribution. Mode of Transmission. The Causative Organism. Microscopic Pathology. Clinical Characteristics. Diagnosis. Infectivity and Transmission. Treatment. — Chancroid. By A. J. KING. Incidence. The Causative Organism. Clinical Findings. Diagnostic Tests. Differential Diagnosis. Treatment. — References to Every Contribution. — Author Index. — Subject Index.

X. Band: Die Steinerkrankungen. — La lithiase urinaire.   In Vorbereitung

Le syndrome biochimique des lithiases urinaires. Par J. COTTET, Paris. — Die Steinerkrankung der Harnwege, Aufbau und Pathogenese der Harnsteine. Von K. BOSHAMER, Wuppertal-Barmen. — Pathologische Anatomie und Klinik der Nieren- und Harnleitersteine. Von J. H. J. VAN DER VUURST DE VRIES, Utrecht. — Steine der Harnblase, der Harnröhre und der Vorsteherdrüse. Von O. HENNIG, Augsburg, BÜCHER, Homburg/Saar, und GACA, z. Z. Homburg/Saar.

XI. Band: Tumoren. — Tumours.   In Vorbereitung

Tumours of the Kidney and Ureter. By Sir E. RICHES, London. — Tumours of Bladder. By A. JACOBS, with a Contribution (Pathology) by T. SYMINGTON, Glasgow. — Tumours of the Internal Genitalia. By H. M. WEYRAUCH and M. L. ROSENBERG, San Francisco, Cal. — Tumours of the External Genitalia. By W. F. LEADBETTER, Boston, Mass. — Some Organic Diseases. By L. N. PYRAH, Leeds.

Die Eingriffe in der Bauchhöhle

Von M. **Kirschner** und R. **Zenker.** Siehe Allgemeine und spezielle chirurgische
Operationslehre Bd. VII/1,   Seite 152

Die Eingriffe bei den Bauchbrüchen

einschließlich der Zwerchfellbrüche. Von M. **Kirschner.** Neubearbeitet von
R. **Zenker.** Siehe Allgemeine und spezielle chirurgische Operationslehre Bd. VII/2,
                                                                 Seite 152

Harnapparat und männliche Geschlechtsorgane

Von L. **Lurz.** Siehe Allgemeine und spezielle chirurgische Operationslehre
Bd. VIII,   Seite 153

Nieren und ableitende Harnwege

Bearbeitet von W. Frey. Siehe Handbuch der inneren Medizin Bd. VIII, Seite 102

Pathologische Physiologie und Klinik der Nierensekretion   Siehe Seite 114

Weber, Herbert F. J.

Die neurovegetativen Funktionsstörungen des Urogenitalsystems. (W)

                                                                 Siehe Seite 199

Wildbolz, Hans

Lehrbuch der Urologie und der chirurgischen Erkrankungen der männlichen Geschlechtsorgane

V i e r t e Auflage, völlig umgearbeitet von Dr. Egon **Wildbolz,** a. o. Professor
der Urologie und Chefarzt der urologischen Abteilung am Inselspital in Bern.
Mit 322 zum Teil farbigen Abbildungen. XI, 603 Seiten Gr.-8°. 1959.
                                                 Ganzleinen DM 136,—

I n h a l t s ü b e r s i c h t : Allgemeiner Teil. Untersuchungsmethoden: Allgemeines. Harnuntersuchung. Instrumentelle Untersuchung von Harnröhre und Blase. Nierenfunktions-
prüfungen. Die Röntgenuntersuchung der Harnorgane. Symptomatologie: Schmerz. Störungen der Harnentleerung. Krankhafte Veränderungen der Harnbeschaffenheit. Allge-
meinstörungen. Spezieller Teil. Die Systemerkrankungen. Mißbildungen der Urogenital-

organe: Entwicklungsgeschichte. Mißbildungen der Niere. Nierenbecken und Ureter. Die
Blase. Penis und Urethra. Prostata. Hoden. Hermaphroditismus. Verletzungen: Niere.
Harnleiter. Harnblase. Prostata. Harnröhre. Penis. Scrotum und sein Inhalt. Harn-
infektion: Chemotherapie. Die eitrigen, nichtspezifischen Entzündungen der Harnorgane.
Die unspezifische Infektion der männlichen Geschlechtsorgane. Spezifische Infektionen
der Harn- und Geschlechtsorgane. Steinerkrankungen: Pathogenese. Steinzusammen-
setzung. Nieren- und Uretersteine. Blasensteine. Harnröhrensteine. Prostatasteine. Fremdkörper. Verstopfung der ableitenden Harnwege. Die Organerkrankungen. Erkrankungen
der Niere: Stauungsgeschwülste. Tumoren der oberen Harnwege. Das perirenale
Hämatom. Der Niereninfarkt. Die bewegliche Niere. Erkrankungen der Blase und
Prostata: Tumoren der Blase. Prostatahypertrophie. Neubildungen der Prostata
(Prostatacarcinom). Erkrankungen der äußeren Genitale: Strikturen der Harnröhre.
Harnröhrenfisteln. Prolaps der Harnröhre. Neubildungen der Harnröhre. Neubildungen
des Penis. Induratio penis plastica (Peyronie's disease). Priapismus. Neubildungen des
Scrotums. Neubildungen des Hodens. Hydrocele testis. Haematocele. Hydrocele und
haematocele funiculi spermatici. Varicocele. Spermatocele. Hoden- und Samenstrang-
torsionen. Funktionelle Störungen: Allergie. Die funktionellen Störungen der Blase.
Funktionelle Störungen der männlichen Sexualorgane. — Sachverzeichnis.

Geburtshilfe und Gynäkologie

Burger, Professor Dr. Karl, Direktor der Universitäts-Frauenklinik Würzburg

Lehrbuch der Geburtshilfe

Mit 500 zum großen Teil farbigen Abbildungen und einem Bildnis. XI, 700 Seiten Gr.-8°. 1950. Ganzleinen DM 49,80

Burger, Professor Dr. Karl, Direktor der Universitäts-Frauenklinik Würzburg

Geburtshilfliche Operationslehre

Mit 227 zum Teil farbigen Abbildungen. VII, 278 Seiten Gr.-8°. 1952. Ganzleinen DM 39,—

Diczfalusy, Dozent Dr. Egon, Hormonlaboratoriet, Kvinnokliniken, Stockholm, und Dr. Christian Lauritzen, Universitäts-Frauenklinik, Kiel.

Oestrogene beim Menschen

Mit etwa 95 Abbildungen. Etwa 540 Seiten Gr.-8°. 1960. Unter der Presse

Inhaltsübersicht: Vorwort. Einleitung. Zur Geschichte der Oestrogenforschung. Nomenklatur der Steroidoestrogene. Die wichtigsten Steroidoestrogene. Bisher beim Menschen gefundene Oestrogene. Oestrogenquellen im Körper. Biogenese. Stoffwechsel. Transport im Organismus. Biologische Wirkungen beim Menschen. Zum Wirkungsmechanismus der Oestrogene. Bestimmung. Die klinische Bedeutung von Hormonbestimmungen. Die Oestrogenwerte bei normalen Personen. Oestrogenwerte bei krankhaften Störungen. Klinische Schlußfolgerungen. Schlußbemerkungen. Nachwort. — Literaturverzeichnis. Namen- und Sachverzeichnis.

Die Eingriffe in der Bauchhöhle

Von M. Kirschner und R. Zenker. Siehe Allgemeine und spezielle chirurgische Operationslehre Bd. VII/1, Seite 152

Gynäkologische Eingriffe

Von C. Kaufmann. Siehe Allgemeine und spezielle chirurgische Operationslehre Band IX, Seite 153

Moderne Entwicklungen auf dem Gestagengebiet. Hormone in der Veterinärmedizin. Freie Vorträge

Sechstes Symposion der Deutschen Gesellschaft für Endokrinologie, Kiel, den 28.—30. April 1959. Schriftleitung: Professor Dr. Henryk Nowakowski,

(Moderne Entwicklungen auf dem Gestagengebiet)
II. Med. Universitätsklinik und Poliklinik Hamburg-Eppendorf. Mit etwa 310 Abbildungen. Etwa 435 Seiten Gr.-8°. 1960 (Darunter 1 Beitrag in englischer und 1 Beitrag in französischer Sprache.)   Steif geheftet etwa DM 96,—

Inhaltsverzeichnis: Moderne Entwicklung auf dem Gebiet der Gestagentherapie. Von P. A. DESAULLES und CH. KRÄHENBÜHL, Basel/Schweiz. Neuere Erkenntnisse über die natürlichen Gestagene im menschlichen Organismus. Von J. ZANDER, Köln-Lindenthal. Die Anwendung radioaktiver Isotope in der Erforschung des Gestagenstoffwechsels in der Schwangerschaft. Von E. J. PLOTZ, Chicago, USA. Vergleichende Wirksamkeit der neuen Gestagene bei der ovariektomierten Frau. Von J. FERIN, Louvain/Belgien. Der Einfluß der Nortestosteron-Ester auf das Zwischenhirn-Hypophysen-System. Von H.-J. STAEMMLER, Kiel. Über die gegenseitige Beeinflussung von Progesteron und Äthinyl-Nortestosteron. Experimenteller Beitrag. Von G. HECHT-LUCARI, Rom/Italien. Influence of 6-Methyl-17-Acetoxyprogesterone on Female Sexual Functions. By G. SALA, G. BALDRATTI and G. ARCARI, Milan/Italy. Der cytostatische Effekt verschiedener gestagener Substanzen. Von R. KAISER, München. Gestagene, Gestagenmetaboliten und Basaltemperatur. Von CHR. LAURITZEN, Kiel. Experimentelle Grundlagen der Progesteronbehandlung. Von K. G. OBER, Köln-Lindenthal. Therapie mit Depotgestagenen. Von H. RAUSCHER, Wien/Österreich. Die Gestagentherapie mit Nortestosteron-Verbindungen. Von J. H. NAPP, Hamburg-Eppendorf. Probleme der klinischen Beurteilung gestagener Steroide. Von G. I. M. SWYER, London/England. Zur Wirkung der Gestagene und Oestrogene bei gonadotropinfraktären Zyklusstörungen. Von J. UFER, Berlin. Die Androgene des Ovars. Von K. JUNKMANN, Berlin. Die Bildungsstätten androgener Hormone in den fehlgebildeten und fehlgesteuerten Eierstöcken der Frau. Von H. H. STANGE, Kiel. Les hypertrichoses, leur développement et leur mécanisme. Par J. VAGUE, J. BERTHET, G. FAVIER, J. C. GARRIGUES, R. MURATORE, H. PAYAN, M. TEITELBAUM et A. TÉMIME-MORHANGE, Marseille/France. Hormone in der Tiermast. Von F. X. GASSNER, R. P. MARTIN und W. J. ALGEO, Fort Collins/USA. Hormone in der Tiermast. Von J. BRÜGGEMANN und H. KARG, München. Chromosomale Veränderungen als Ursache von Fertilitätsstörungen beim Bullen. Von O. KNUDSEN, Stockholm/Schweden. Unfruchtbarkeit und Fruchtbarkeit bei Artbastarden in endokrinologischer Sicht. Von W. JÖCHLE, Berlin-Dahlem. Über den indirekten Nachweis hormonaler Veränderungen beim Rind vor, während und nach der Geburt mit Hilfe des Zelltestes nach Papanicolaou. Von E. AEHNELT, E. GRUNERT und K. ZAKI, Hannover. Oestrogenausscheidung im Rinderurin während der ungestörten Trächtigkeit, der Geburt und im Frühpuerperium. Von W. ROMMEL und P. ROMMEL, Leipzig. Zur Frage der Ausscheidung neutraler 17-Ketosteroide im Harn von Schweinen. Von R. LURIE, Hannover. Eine durch Kastration zu beeinflussende Alopecie beim Hunde. Von E. LETTOW, Berlin-Dahlem. Die Thyreotropinbehandlung der Acanthosis nigricans beim Hund. Von ST. BÖRNFORS, Malmö/Schweden. Elektronenmikroskopische Befunde an der aktivierten Insel. Von W. GUSEK und J. KRACHT, Hamburg-Eppendorf. Vergleichende Untersuchungen über die Wirkung von Sulfonylharnstoff (D 860) und von Insulin auf die Aktivität der Glukose-6-Phosphatase in der Leber von normalen und alloxandiabetischen Ratten. Von A. LINKE, K. RIEDERLE und E. SCHULZ, Heidelberg. Erfahrungen mit der Bestimmung von Insulin im Blut mit Hilfe markierter Glukose und dem epididymalen Fettanhang der Ratte. Von H. DITSCHUNEIT, CHANG-SU AHN, M. PFEIFFER und E. F. PFEIFFER, Frankfurt a. M. Tierexperimentelle und klinische Studien zur Insulinsekretion. Von E. F. PFEIFFER, M. PFEIFFER, H. DITSCHUNEIT und CHANG-SU AHN, Frankfurt a. M. Der Einfluß der weiblichen Keimdrüsenfunktion auf Manifestation und Häufigkeit des Diabetes mellitus. Von K. SEIGE und G. HEVELKE, Leipzig. Der Einfluß einer intravenösen ACTH-Belastung auf den Blutspiegel und die Ausscheidung von Steroiden. Von A. ORIOL-BOSCH, K.-D. VOIGT und J. TAMM, Hamburg-Eppendorf. Vergleichende Untersuchung an zwei wasserlöslichen Corticoidestern. Von W. RICK, Gießen. Die sogenannte Nieren-Clearance der freien

Früherkennung des Collumcarcinoms

Leistungen und Grenzen der Kolposkopie, Cytologie und Histologie. Leitung: Professor Dr. C. **Kaufmann**, Köln. (31. Tagung der Deutschen Gesellschaft für Gynäkologie, Heidelberg, September 1956.) Mit 19 Textabbildungen. VI, 76 Seiten Gr.-8°. 1957. Steif geheftet DM 12,80

(Früherkennung des Collumcarcinoms)
der Kolposkopie. Von H. J. WESPI, Aarau. — Kolposkopische Abklärung gutartiger Veränderungen. Lokalisation der Matrixbezirke. Von A. VÖGE, Darmstadt. — Cytologie. Die Stellung der Cytologie. Von H. K. ZINSER, Köln. — Die Klinik. Klinik und Therapie carcinom-verdächtiger Epithelwucherungen. Von H. R. SCHMIDT-ELMENDORFF, Düsseldorf. — Prophylaxe des Collumcarcinoms. Von H. DE WATTEVILLE, Genf. — Abgrenzung invasiv-präinvasiv und die erforderlichen Maßnahmen. Von H. L. KOTTMEIER, Stockholm. — Therapie des nichtinvasiven atypischen Plattenepithels. Von E. HELD, Zürich. — Die Praxis. Untersuchungsmethoden in der Praxis (Fachabteilung). Von W. WALZ, Heidenheim/Brenz. — Untersuchungsmethoden und Ergebnisse in der Praxis. (Sprechstunde des Facharztes). Von H. STEEGMÜLLER, Heppenheim. — Schlußfolgerungen. — Anhang. Zur Histologie. Über Notwendigkeit und Wert morphologischer Untersuchungen in der Frühcarcinomsuche. Von E. AUGUSTIN und H. G. HILLEMANNS, Freiburg i. Br. — Die Bedeutung pathologischer Mitosen. Von W. SCHULTZ, Hamburg-Altona. — Zur Kolposkopie. Der Einsatz der Kolposkopie. Von H. CRAMER, Frankfurt a. M. — Zur Cytologie. Von H. W. BOSCHANN, Berlin, F. IKLÉ, St. Gallen, N. LOUROS, Athen, S. VIDAKOVIC, Zagreb. — Teilnehmerverzeichnis. — Diskussionsbemerkungen zu jedem Referat.

Handbuch der Gynäkologie

D r i t t e , völlig neu bearbeitete und erweiterte Auflage des Handbuches der Gynäkologie von J. V e i t. Herausgegeben von Dr. W. **Stoeckel**, Geh. Medizinalrat, o. ö. Professor an der Universität Berlin, Direktor der Universitäts-Frauenklinik.   (B)

I. B a n d :

1. Hälfte: **Anatomie und topographische Anatomie, Entwicklungsgeschichte und Bildungsfehler der weiblichen Genitalien.** Mit 230 zum Teil farbigen Abbildungen. XII, 723 Seiten Gr.-8°. 1930.   DM 88,20

2. Hälfte: **Der mensuelle Genitalzyklus des Weibes und seine Störungen.** Mit 193 zum Teil farbigen Abbildungen im Text. XII, 551 Seiten Gr.-8°. 1928.

DM 56,25

II. B a n d : **Hygiene und Diätetik der Frau. Die Grundlagen der Vererbungslehre.** Mit 265 Abbildungen im Text. VII, 487 Seiten Gr.-8°. 1926. DM 35,10

III. B a n d : **Sterilität und Sterilisation. Bedeutung der Konstitution für die Frauenheilkunde.** Mit 302 zum Teil farbigen Abbildungen im Text. XII, 879 Seiten Gr.-8°. 1927.   DM 67,50

IV. B a n d :

1. Hälfte: **Die physikalische Therapie in der Gynäkologie.** Mit 272 Abbildungen im Text. X, 476 Seiten Gr.-8°. 1930.   DM 62,10

2. Hälfte: **Klinik der gynäkologischen Röntgentherapie.**

1. Teil: D i e B e h a n d l u n g d e r g u t a r t i g e n E r k r a n k u n g e n. Mit 105 Abbildungen im Text. X, 714 Seiten Gr.-8°. 1933.   DM 108,—

2. Teil: D i e B e h a n d l u n g d e r b ö s a r t i g e n G e s c h w ü l s t e. Mit 175 Abbildungen. XIII, 1134 Seiten Gr.-8°. 1935.   Vergriffen

(Handbuch der Gynakologie)

V. B a n d :

1. Hälfte: **Die Vulva und ihre Erkrankungen, Lage- und Bewegungsanomalien des weiblichen Genitalapparates.** Mit 469 zum Teil farbigen Abbildungen im Text. XII, 1041 Seiten Gr.-8°. 1929. DM 124,20

2. Hälfte: **Die Erkrankungen der Scheide.** Mit 271 zum Teil farbigen Abbildungen im Text. XII, 788 Seiten Gr.-8°. 1930. DM 106,20

VI. B a n d :

1. Hälfte: **Anatomie und Diagnostik der Carcinome, der Bindegewebsgeschwülste und Mischgeschwülste des Uterus, der Blasenmole und des Chorionepithelioma malignum.** Mit 698 zum Teil farbigen Abbildungen im Text. XVI, 1167 Seiten Gr.-8°. 1930. DM 151,20

2. Hälfte: **Die Klinik der Uterus-Tumoren.** Mit 160 zum Teil farbigen Abbildungen im Text. X, 838 Seiten Gr.-8°. 1931. DM 139,—

VII. B a n d : **Die Erkrankungen der Eierstöcke und Nebeneierstöcke und die Geschwülste der Eileiter.** Mit 472 zum Teil farbigen Abbildungen im Text. XI, 1014 Seiten Gr.-8°. 1932. DM 180,—

VIII. B a n d :

1. Teil: **D i e B a u c h f e l l e n t z ü n d u n g. — D i e T u b e r k u l o s e d e r w e i b l i c h e n G e n i t a l i e n u n d d e s P e r i t o n e u m s. — D i e K r a n k h e i t e n d e s B e c k e n b i n d e g e w e b e s.** Mit 128 zum Teil farbigen Abbildungen im Text. IX, 761 Seiten Gr.-8°. 1933. DM 136,—

2. Teil: **D i e a k u t e n u n d c h r o n i s c h e n I n f e k t i o n d e r G e n i t a l o r g a n e** mit Ausnahme der Tuberkulose und Gonorrhöe. Mit 65 zum Teil farbigen Abbildungen im Text. VI, 514 Seiten Gr.-8°. 1933. DM 90,—

3. Teil: **D i e g o n o r r h o i s c h e I n f e k t i o n d e r G e n i t a l o r g a n e.** Mit 45 zum Teil farbigen Abbildungen. VII, 300 Seiten Gr.-8°. 1934. DM 58,—

IX. B a n d : **Die Bedeutung der inneren Sekretion für die Frauenheilkunde.** Mit 305 zum Teil farbigen Abbildungen. XII, 1107 Seiten Gr.-8°. 1936.
Vergriffen

X. B a n d : **Gynäkologische Urologie.**

1. Teil: Mit 432 zum Teil farbigen Abbildungen. X, 738 Seiten Gr.-8°. 1938.
Vergriffen

2. Teil: Mit 261 zum Teil farbigen Abbildungen. VIII, 438 Seiten Gr.-8°. 1938.
Vergriffen

3. Teil: Mit 468 zum Teil farbigen Abbildungen. VIII, 1009 Seiten Gr.-8°. 1938.
Vergriffen

XI. B a n d : **Die Beziehungen des Nervensystems zu den normalen Betriebsabläufen und zu den funktionellen Störungen im weiblichen Genitale.** Mit 104 zum Teil farbigen Abbildungen, 6 farbigen Tafeln und einem Porträt. XVI, 460 Seiten Gr.-8°. 1937. DM 90,—

XII. B a n d : **Geschichte der Frauenheilkunde.**
1. Teil: D i e F r a u e n h e i l k u n d e d e r A l t e n W e l t. Mit 64 Abbildungen. IX, 348 Seiten Gr.-8°. 1937.   DM 30,—

> **Jaschke,** Dr. Rudolf Th. v., em. o. ö. Professor der Geburtshilfe und Gynäkologie und Direktor der Universitäts-Frauenklinik Gießen, jetzt Offenbach a. M.

Lehrbuch der Geburtshilfe

F ü n f t e Auflage. Mit 614 zum Teil farbigen Abbildungen. X, 794 Seiten 4°. 1950.   Ganzleinen DM 49,80

> **Jaschke,** Dr. Rudolf Th. v., em. o. ö. Professor der Geburtshilfe und Gynäkologie und Direktor der Universitäts-Frauenklinik Gießen, jetzt Offenbach a. M.

Leitfaden der Geburtshilfe

34. bis 38. Auflage. Mit 67 zum Teil farbigen Abbildungen. IX, 249 Seiten 8°. 1950.   Ganzleinen DM 12,—

> **Jaschke,** Dr. Rudolf Th. v., em. o. ö. Professor der Geburtshilfe und Gynäkologie und Direktor der Universitäts-Frauenklinik Gießen, jetzt Offenbach a. M.

Leitfaden der Gynäkologie

40. bis 44. Auflage. Mit 40 zum Teil farbigen Abbildungen. VIII, 183 Seiten 8°. 1950.   Ganzleinen DM 12,—

> **Kahr †, H.**

Konservative Therapie der Frauenkrankheiten

Anzeigen, Grenzen und Methoden einschließlich der Rezeptur. A c h t e , vollkommen neubearbeitete Auflage von Privatdozent Dr. H. A. **Müller,** Oberarzt der Universitäts-Frauenklinik, Marburg a. d. Lahn. Mit einem Geleitwort von Professor Dr. H. Huber, Direktor der Universitäts-Frauenklinik Marburg a. d. Lahn. XII, 426 Seiten Gr.-8°. 1956. (W)   Ganzleinen DM 32,—

A u s d e n B e s p r e c h u n g e n : „Verlag und Autor können für sich das große Verdienst buchen, eine ausgezeichnete Neuauflage dieses wertvollen Buches herausgebracht zu haben. Alle Kapitel sind unter sorgfältiger Berücksichtigung des gewaltigen Fortschrittes der konservativen gynäkologischen Therapie in den letzten zehn Jahren auf den gegenwärtigen Stand unseres Wissens gebracht und damit zu einem verläßlichen Berater jedes Arztes gemacht worden, der die verantwortungsvolle Aufgabe einer gynäkologischen Behandlung übernimmt. Bei diesen Vorzügen der H. A. Müllerschen Bearbeitung des H. Kahrschen Buches erübrigt sich seine besondere Empfehlung, da mit Sicherheit zu erwarten ist, daß die Neuauflage dieses Werkes ebenso viele Interessenten finden wird wie seine rasch hintereinander erfolgten ersten sieben Auflagen."

Wiener Medizinische Wochenschrift

Schrader, E.-A.

Die Klinik der arteriellen Thrombosen im Beckenbereich   Siehe Seite 119

Sigg, Dr. med. Karl, Leiter der Poliklinik für Venenerkrankungen des Frauenspitals Basel, Beratender Arzt für Venenerkrankungen am Kantonsspital Liestal

Varicen, Ulcus cruris und Thrombose

Neue Wege zur nichtoperativen Behandlung. Mit 213 zum Teil farbigen Abbildungen. VIII, 190 Seiten Gr.-8°. 1958.   Ganzleinen DM 88,—

Aus den Besprechungen: „... Es ist sehr zu begrüßen, daß der Schweizer Arzt Karl Sigg uns auf Grund eines gewaltigen Erfahrungsgutes, das mehr als 100 000 Verödungsinjektionen, 6500 Ulcera cruris, fast 2000 Thrombosen umfaßt, eine bis ins einzelne gehende Darstellung seiner Behandlung, seiner Erfolge und Mißerfolge, der Indikationen und der Gegenanzeigen gibt. Die Therapie der Thrombose mit Kompressionsverband, Sofortaufstehen und Butazolidin hat sich so bewährt, daß man sie unbedingt empfehlen muß. Auch die eigenen Erfahrungen des Berichterstatters sprechen in diesem Sinne. Ein lesenswerter Aufsatz über Beinbeschwerden und Schuhe schließt das Buch ab. Zahlreiche vorzügliche Abbildungen veranschaulichen den Text. Es lohnt sich, dieses aufschlußreiche Buch von der ersten bis zur letzten Seite durchzuarbeiten. In jeder chirurgischen Bibliothek sollte es stehen und gebraucht werden."

Bruns-Beiträge z. klin. Chirurgie

Stürmer, K.

Die Elektrophorese in der Geburtshilfe und der Gynäkologie

Siehe Die quantitative Elektrophorese in der Medizin, Seite 24

Verhandlungen der Deutschen Gesellschaft für Gynäkologie

31. Versammlung. Abgehalten zu Heidelberg vom 18. bis 22. September 1956. (Archiv für Gynäkologie. 189. Bd.) Mit 212 Textabbildungen. X, 533 Seiten Gr.-8°. 1957. (B)   DM 34,—

32. Versammlung. Abgehalten zu Frankfurt/M. vom 16. bis 20. September 1958. (Archiv für Gynäkologie. 193. Bd.) Mit 183 Textabbildungen, davon 6 farbigen. X, 525 Seiten Gr.-8°. 1959. (B)   DM 35,—

Archiv für Gynäkologie.   Siehe Seite 293

Berichte über die gesamte Gynäkologie und Geburtshilfe sowie deren Grenzgebiete.   Siehe Seite 294

Neurologie / Psychiatrie / Psychologie

Vierte Österreichische Ärztetagung — Salzburg

7.—9. September 1950. Tagungsbericht. Herausgegeben von der Van Swieten-Gesellschaft in Salzburg. Mit 35 Textabbildungen. VIII, 419 Seiten 8°. 1951. (W)

Steif geheftet DM 15,—

53 Referate. Hauptthema: **Das vegetative Nervensystem und sein Einfluß auf das Krankheitsgeschehen.**

Sechste Österreichische Ärztetagung — Salzburg

4.—6. September 1952. Tagungsbericht. Herausgegeben für die Van Swieten-Gesellschaft von Professor Dr. Leopold **Arzt**. Mit 47 Textabbildungen. VIII, 415 Seiten 8°. 1953. (W)

Steif geheftet DM 10,90

52 Referate. Hauptthemen: **1. Der Schmerz und seine Bekämpfung. — 2. „Cortison und A. C. T. H."**

Siebente Österreichische Ärztetagung — Salzburg

7.—9. September 1953. (W)

Siehe Seite 133

Pathologische Anatomie und Histologie des Nervensystems

Herausgegeben von Professor Dr. Willibald **Scholz**, Direktor des Hirnpathologischen Instituts der Deutschen Forschungsanstalt für Psychiatrie, Max-Planck-Institut, München. In 5 Teilen (Bildet Band XIII vom „Handbuch der speziellen pathologischen Anatomie und Histologie." Herausgegeben von O. Lubarsch †, Berlin, F. Henke †, Breslau, und R. Rössle †, Berlin, fortgeführt von E. Uehlinger, Zürich.)

1. Teil: **Erkrankungen des zentralen Nervensystems I.**

B a n d t e i l A : Mit 466 zum Teil farbigen Abbildungen. 10, XVI, 1070 Seiten Gr.-8°. 1957.

B a n d t e i l B : Mit 356 zum Teil farbigen Abbildungen. X, 753 Seiten Gr.-8°. 1957.

In 2 Bandteilen, die nur zusammen abgegeben werden. Ganzleinen DM 596,—

2. Teil: **Erkrankungen des zentralen Nervensystems II.**

B a n d t e i l A : Mit 565 zum Teil farbigen Abbildungen. XXIX, 1325 Seiten Gr.-8°. 1958.

(Pathologische Anatomie und Histologie des Nervensystems)

Bandteil B: Mit 634 zum Teil farbigen Abbildungen. XVI, Seite 1327—2902 Gr.-8°. 1958.

In 2 Bandteilen, die nur zusammen abgegeben werden.   Ganzleinen DM 872,50

3. Teil: Erkrankungen des zentralen Nervensystems III. Mit 610 zum Teil farbigen Abbildungen. XVI, 1098 Seiten Gr.-8°. 1955.   Ganzleinen DM 298,—

4. Teil: Erkrankungen des zentralen Nervensystems IV. Mit 451 zum Teil farbigen Abbildungen und 5 Bildtafeln. X, 947 Seiten Gr.-8°. 1956.

Ganzleinen DM 294,—

5. Teil: Erkrankungen des peripheren Nervensystems. Erkrankungen des vegetativen Nervensystems. Mit 314 zum Teil farbigen Abbildungen. XVI, 1026 Seiten Gr.-8. 1955.   Ganzleinen DM 284,50

Siehe auch Seite 48

Asperger, Hans, Professor für Kinderheilkunde, Leiter der Heilpädagogischen Abteilung der Wiener Universitäts-Kinderklinik.

Heilpädagogik

Einführung in die Psychopathologie des Kindes für Ärzte, Lehrer, Psychologen, Richter und Fürsorgerinnen. Z w e i t e , neubearbeitete und erweiterte Auflage. VI, 299 Seiten Gr.-8°. 1956. (W)   Ganzleinen DM 19,50

A u s   d e n   B e s p r e c h u n g e n : „... Die entscheidende originelle Haltung als Ganzes ist durchaus erhalten geblieben. Man wird erneut gepackt von der Schilderung der enzephalitisch erkrankten Kinder, der autistischen Psychopathen. Sie sind Belege für die Fähigkeit Aspergers, genauestens zu beobachten und die Beobachtungen nun nicht einfach zu registrieren, sondern bis zu einer Schau zu steigern. Weil er das kann, ist es ihm möglich, z. B. in der Testfrage axiomatische Dogmen überzeugend in Frage zu stellen, z. B. die exakte Auswertung der Resultate aufzulockern oder dem Kinde während der Arbeit in gewisser Beziehung zu helfen. Man erkennt in seiner Darstellung deutlich, daß ihm die Wirklichkeit eines Bildes über der schematisch-logischen Richtigkeit steht.

Man wünscht auch dieser 2. Auflage des Buches viele unvoreingenommene Leser, die erfassen können, was der klinisch blickende Kinderpsychiater und Pädiater darstellen will."

Schweizer Archiv für Neurologie und Psychiatrie

Bernsmeier, Privatdozent Dr. Arnold, II. Med. Klinik der Universität München.

Die chemische Blockierung des adrenergischen Systems am Menschen

Experimentelle Studien und klinische Beobachtungen mit sympathicolytischen und ganglienblockierenden Substanzen unter besonderer Berücksichtigung des Kreislaufs und der Gefäße. Mit einem Geleitwort von Professor Doktor Dr. G. **Bodechtel,** Direktor der II. Med. Klinik der Universität München. Mit 49 Textabbildungen. VI, 142 Seiten Gr.-8°. 1954. (Acta Neurovegetativa/Supplementum V.) (W)   DM 29,—

Vorzugspreis für Abonnenten der „Acta Neurovegetativa"   DM 26,10

Bibliographia Neurovegativa 1900 — 1950

Herausgegeben von Dozent Dr. Egon **Fenz**, Wien. XVIII, 343 Seiten Gr.-8°.
1953. (Acta Neurovegetativa/Supplementum II.) (W)   DM 48,—
Vorzugspreis für Abonnenten der „Acta Neurovegetativa"   DM 43,20

> **Birkmayer**, Dr. Walther, em. Oberarzt der Universitätsklinik für Psychia-
> trie und Neurologie in Wien, ehem. Chefarzt des Hirnverletztenlaza-
> rettes Wien.

Hirnverletzungen

Mechanismus, Spätkomplikationen, Funktionswandel. Mit einem Geleitwort
von Professor Dr. O. **Pötzl**, Wien. Mit 54 Textabbildungen. IX, 292 Seiten
Gr.-8°. 1951. (W)   DM 27,—; Ganzleinen DM 30,—

> **Birkmayer**, Dr. Walther, em. Oberarzt der Universitätsklinik für Psychia-
> trie und Neurologie in Wien, ehem. Chefarzt des Hirnverletztenlaza-
> rettes Wien, und Dr. Wilhelm **Winkler**, Facharzt für innere Medizin in
> Wien.

Klinik und Therapie der vegetativen Funktionsstörungen

Mit 58 Textabbildungen. V, 236 Seiten Gr.-8°. 1951. (W)

Ganzleinen DM 20,—

> **Bleuler**, Eugen

Lehrbuch der Psychiatrie

Umgearbeitet von Professor Dr. Manfred **Bleuler**, Psychiatrische Universitäts-
klinik Zürich, unter Mitwirkung von Friedrich Meggendorfer †, Herbert Reisner,
Wien, Erwin Stransky, Wien, Werner Villinger, Marburg an der Lahn. Z e h n t e
Auflage. Mit 121 Abbildungen.   Unter der Presse

Blutgefäß- und Lymphgefäßapparat. Innersekretorische Drüsen

5. Teil: Die Nebenniere. Neurosekretion. Siehe Handbuch der mikroskopischen
Anatomie des Menschen, VI. Band, 5. Teil,   Seite 9

> **Booij**, J.

Die Elektrophorese in der Neurologie

Siehe Die quantitative Elektrophorese in der Medizin,   Seite 24

> **Boor**, Dr. med. Wolfgang de, Professor für Psychiatrie und Neurologie
> an der Universität Köln

Über motivisch unklare Delikte

Ein Beitrag zur Strafrechtsreform. Mit einer Stellungnahme von Dr. jur.
P. Klein, Oberstaatsanwalt in Köln. VIII, 200 Seiten Gr.-8°. 1959.

Englische Broschur DM 24,—

Boor, Wolfgang de, Privatdozent für Psychiatrie und Neurologie an der Universität Köln

Pharmakopsychologie und Psychopathologie

XI, 291 Seiten Gr.-8°. 1956.   Ganzleinen DM 39,60

Boor, Wolfgang de, Privatdozent für Psychiatrie und Neurologie an der Universität Köln

Psychiatrische Systematik

ihre Entwicklung in Deutschland seit Kahlbaum. IV, 85 Seiten Gr.-8°. 1954.
Steif geheftet DM 9,80

Borelli, Siegfried, Privatdozent Dr. med. Dr. phil., und Willy **Starck**, Dipl.-Psych. Dr. phil.

Die Prostitution als psychologisches Problem

Mit 22 Abbildungen. VIII, 271 Seiten Gr.-8°. 1957.   Ganzleinen DM 48,—

Aus den Besprechungen: „Zwei Mitarbeiter der Dermatologischen Klinik und Poliklinik der Universität München behandeln das uralte Problem der Menschheit, die Prostitution, unter psychologischen Gesichtspunkten. In den Mittelpunkt ihrer Untersuchungen stellen sie die Begriffe Erbanlagen und Umwelt in ihrer Bedeutung für die psychische Struktur und Verhaltensweisen der Prostituierten. Nach dem Ergebnis ihrer Untersuchungen haben sich die alten Methoden des einfachen Verbotes, der gesundheitlichen Kontrolle und Überwachung, der Fürsorgeerziehung, der Einweisung in Arbeitshäuser und der Strafandrohung als ungeeignet erwiesen. Die von den Verfassern vorgenommenen medizinischen und psychologischen Forschungen gestatten Schlüsse, die neue Wege für die Auffassung von der Prostitution, ihrer psychologischen Situation und ihrer möglichen Resozialisierung eröffnen. Es ist ein wertvolles Buch für alle, die sich mit dem Problem der Prostitution befassen."   *Kriminalistik*

Broser, Dr. med. Fritz, Privatdozent der Neurologie und Psychiatrie an der Universität Würzburg

Die cerebralen vegetativen Anfälle

Mit einem Geleitwort von Dr. med. H. Scheller, o. Professor der Psychiatrie und Neurologie und Direktor der Universitäts-Nervenklinik Würzburg. Mit 12 Abbildungen. V, 140 Seiten Gr.-8°. 1958.   Steif geheftet DM 25,—

(Broser, Die cerebralen vegetativen Anfälle)

Aus den Besprechungen: „... Es ist dem Verfasser zu danken, daß er den Versuch unternommen hat, sein reiches Beobachtungsgut der symptomatischen cerebralen Anfälle nach pathophysiologischen Gesichtspunkten zu analysieren und zu ordnen. Damit wurde in diesem, die Neurologie und innere Medizin betreffenden Grenzgebiet, eine für Diagnose und Behandlung brauchbare Grundlage geschaffen, die für Psychiater, Neurologen, Internisten und praktische Ärzte von Bedeutung sein dürfte.“

Münchener Medizinische Wochenschrift

Bumke, Oswald, Professor in München

Gedanken über die Seele

V i e r t e, durchgesehene Auflage. Mit 23 Textabbildungen. III, 303 Seiten Gr.-8°. 1948. DM 9,60

Bumke, Oswald, Professor in München

Lehrbuch der Geisteskrankheiten

S i e b e n t e Auflage. Mit 132 zum Teil farbigen Abbildungen. VIII, 613 Seiten Gr.-8°. 1948. (B) Halbleinen DM 30,—

Buytendijk, F. J. J.

Allgemeine Theorie der menschlichen Haltung und Bewegung

als Verbindung und Gegenüberstellung von physiologischer und psychologischer Betrachtungsweise. Siehe Seite 19

Die Chemie und der Stoffwechsel des Nervengewebes

3. Colloquium der Gesellschaft für Physiologische Chemie in Mosbach
Siehe Seite 20

Neurohistologisches Colloquium (W)

Siehe **Peripherie** Seite 191

Curtius, F.

Individuum und Krankheit

Siehe Seite 90

Ecklin, U.

Die Altersveränderungen der Halswirbelsäule

Siehe Seite 2

Eiff, Dr. August Wilhelm v., Privatdozent an der Universität Bonn

Grundumsatz und Psyche

Mit 48 Textabbildungen. VIII, 132 Seiten Gr.-8°. 1957.
Steif geheftet DM 19,60

Elektroencephalographie

Eine Sammlung von Arbeiten bedeutender in- und ausländischer Autoren zum Andenken an den Entdecker des menschlichen Elektrencephalogramms Hans Berger. (Archiv für Psychiatrie und Nervenkrankheiten, vereinigt mit Zeitschrift für die gesamte Neurologie und Psychiatrie, Band 183, Heft 1/2, siehe auch Seite 295 dieses Verzeichnisses.) Mit 90 Textabbildungen. 292 Seiten Gr.-8°. 1949. DM 58,—

Feldner, Dr. med. Josef, Konsiliararzt an der Heilpädagogischen Abteilung der Universitäts-Kinderklinik in Wien

Entwicklungspsychiatrie des Kindes

Aufbau und Zerfall der Persönlichkeit. X, 232 Seiten Gr.-8°. 1955. (W)
Ganzleinen DM 23,—

Frauchiger, Dr. med. E., Professor für vergleichende Neurologie, Bern, und Dr. med. vet. R. **Fankhauser,** Professor für Neuropathologie der Haustiere, Bern

Vergleichende Neuropathologie des Menschen und der Tiere

Mit 271 Abbildungen. VIII, 451 Seiten Gr.-8°. 1957.   Ganzleinen DM 126,60

A u s   d e n   B e s p r e c h u n g e n : „... Die Lektüre dieses Buches ist ungemein fesselnd, überraschende Vergleiche und neue Einblicke tun sich auf, überall gibt es anregende Hinweise auf die Lücken unseres Wissens und auf notwendige Einzelforschungen. Immer ist die neueste Literatur herangezogen. Es herrscht eine wohltuende Atmosphäre von interessierter Aufgeschlossenheit, intensiver wissenschaftlicher Arbeit und bescheidener Zurückhaltung, wodurch die Größe der Leistung um so mehr hervortritt. Das reiche Bildmaterial ist hervorragend, die Ausstattung glänzend, wie dies bei dem Verlag selbstverständlich ist. Aus diesem Buch wird nicht nur die Neuropathologie, sondern auch die ganze vergleichende Krankheitslehre neue Anregungen schöpfen."

Klinische Wochenschrift

Gagel, Professor Dr. Oskar, Nürnberg

Einführung in die Neurologie

Bau und Leistung des Nervensystems unter normalen und pathologischen Bedingungen. Mit 172 Abbildungen. VII, 391 Seiten Gr.-8°. 1949.
Ganzleinen DM 30,60

Gebsattel, Dr. Dr. Viktor Emil Freiherr v., Professor an der Universität Würzburg

Prolegomena einer medizinischen Anthropologie

Ausgewählte Aufsätze. VI, 414 Seiten Gr.-8°. 1954.   Ganzleinen DM 38,80

Gruhle, Professor Dr. Hans W., Bonn

Gutachtentechnik

III, 66 Seiten 8°. 1955.   Steif geheftet DM 6,90

Gruhle, Professor Dr. Hans W., Bonn

Verstehen und Einfühlen

Gesammelte Schriften. VI, 458 Seiten Gr.-8°. 1953.

Englische Broschur DM 29,60

Handbuch der Geisteskrankheiten

Herausgegeben von Geh. Medizinalrat Professor Dr. Oswald **Bumke**, München.

I. B a n d : **Ziele, Wege und Grenzen der psychiatrischen Forschung. Geschichte der psychiatrischen Wissenschaft. Die Ursachen der Geisteskrankheiten. Allgemeine Symptomatologie.** Mit 44 Abbildungen. VIII, 732 Seiten Gr.-8°. 1928.

DM 59,40

II. B a n d : **Störungen des Wollens, Handelns und Sprechens.** Mit 34 Abbildungen. VIII, 377 Seiten Gr.-8°. 1928.

Vergriffen

III. B a n d : **Körperliche Störungen.** Mit 77 Abbildungen. VI, 333 Seiten Gr.-8°. 1928.

DM 28,80

IV. B a n d : **Allgemeine Therapie und Prophylaxe der Geisteskrankheiten. Forensische Beurteilung. Die Grenzgebiete der Psychiatrie.** VI, 421 Seiten Gr.-8°.

Vergriffen

V. B a n d : **Die psychopathischen Anlagen, Reaktionen und Entwicklungen.** Mit 10 Abbildungen. VII, 578 Seiten Gr.-8°. 1928.

DM 50,40

VI. B a n d : **Die endogenen und reaktiven Gemütserkrankungen und die manisch-depressive Konstitution. Paranoische Zustände.** Mit 37 Abbildungen. VI, 371 Seiten Gr.-8°. 1928.

Vergriffen

VII. B a n d : **Die exogenen Reaktionsformen und die organischen Psychosen.** Mit 74 Abbildungen. VIII, 700 Seiten Gr.-8°. 1928.

Vergriffen

VIII. B a n d : **Syphilitische Geistesstörungen. Psychosen des Rückbildungs- und Greisenalters. Epileptische Reaktionen und epileptische Krankheiten.** Mit 70 Abbildungen. VIII, 751 Seiten Gr.-8°. 1930.

DM 68,40

IX. B a n d : **Die Schizophrenie.** Mit 99 Abbildungen. XI, 783 Seiten Gr.-8°. 1932.

DM 86,—

X. B a n d : **Angeborene und im frühen Kindesalter erworbene Schwachsinnszustände. Das Myxödem und der endemische Kretinismus.** Mit 64 Abbildungen. VII, 374 Seiten Gr.-8°. 1928.

Vergriffen

XI. B a n d : **Die Anatomie der Psychosen.** Mit 645 zum Teil farbigen Abbildungen. XII, 1136 Seiten Gr.-8°. 1930.

Vergriffen

E r g ä n z u n g s b a n d

1. Teil: **Die Vererbung der psychischen Störungen. Depersonalisation und verwandte Erscheinungen. Psychosen bei akuten Infektionen, bei Allgemeinleiden und bei Erkrankung innerer Organe. Die psychischen Störungen nach Hirnverletzungen. Der Staat und die Geisteskrankheiten.** VI, 279 Seiten Gr.-8°. 1939.

DM 36,—

Handbuch der Neurologie

Begründet von M. Lewandowsky. Das Hauptwerk ist vergriffen.

Ergänzungsband zur ersten Auflage.
Erkrankungen der zentralen und peripheren Nerven einschließlich der Neurosen unter Berücksichtigung der Kriegserfahrungen.

1. Teil: Herausgegeben von Professor Dr. O. Bumke u. Professor Dr. O. Foerster.

1. Hälfte: **Psychopathie und Psychosen. Kriegsneurosen. Allgemeine Ergebnisse. Spezielle Symptomatologie der Hysterie und Neurasthenie. Die Behandlung der Kriegsneurosen. Epilepsie.** Mit 17 Abbildungen. 492 Seiten Gr.-8°. 1923.
DM 19,80

2. Hälfte: **Die psychischen Störungen nach Kriegsverletzungen des Gehirns. Aphasie, Apraxie und Agnosie. Psychische und nervöse Erkrankungen nach Allgemeinleiden, Infektion und Intoxikation. Die Kriegsverletzungen der cerebralen Sehbahn. Die Kriegsschädigungen des Nervus octavus.** Mit 75 Abbildungen. 291 Seiten Gr.-8°. 1924.
DM 21,60

2. Teil: Bearbeitet von Professor Dr. O. Foerster, Breslau.

1. Abschnitt: **Spezielle Anatomie und Physiologie der peripheren Nerven.** Mit 92 zum Teil farbigen Abbildungen. 190 Seiten Gr.-8°. 1928.
DM 34,20

2. Abschnitt: **Die Symptomatologie der Schußverletzungen der peripheren Nerven.** Mit 438 zum Teil farbigen Abbildungen. 534 Seiten Gr.-8°. 1929.
DM 77,40

3. Abschnitt: **Die Therapie der Schußverletzungen der peripheren Nerven.** Mit 31 Abbildungen. 212 Seiten Gr.-8°. 1929.
DM 32,40

4. Abschnitt: **Die traumatischen Läsionen des Rückenmarks auf Grund der Kriegserfahrungen.** (Der Mechanismus ihres Zustandekommens und die pathologisch-anatomischen Veränderungen.) Mit 9 Abbildungen. 216, IV Seiten Gr.-8°. 1929.
DM 35,10

Handbuch der Neurologie

Herausgegeben von Professor Dr. O. **Bumke**, München, und Professor Dr. O. **Foerster**, Breslau.

Allgemeine Neurologie (Band I—VIII)

I. **B a n d : Anatomie.** Mit 585 zum Teil farbigen Abbildungen und 1 Tafel. XII, 1152 Seiten Gr.-8°. 1935.
Vergriffen

II. **B a n d : Experimentelle Physiologie.** Mit 137 Abbildungen. VIII, 561 Seiten Gr.-8°. 1937.
DM 105,—

Allgemeine Symptomatologie einschl. Untersuchungsmethoden (Band III—VII)

III. **B a n d : Quergestreifte Muskulatur. Rückenmarksnerven. Sensibilität. Elektrodiagnostik.** Mit 851 Abbildungen. XIV, 1128 Seiten Gr.-8°. 1937.
Vergriffen

(Handbuch der Neurologie)

IV. B a n d : **Hirnnerven, Pupille.** Mit 173 zum Teil farbigen Abbildungen. VIII, 701 Seiten Gr.-8°. 1936.   DM 135,—

V. B a n d : **Rückenmark. Hirnstamm. Kleinhirn.** Mit 345 Abbildungen. IX, 639 Seiten Gr.-8°. 1936.   DM 123,—

VI. B a n d : **Großhirn. Vegetatives Nervensystem. Körperbau und Konstitu-tion.** Mit 549 Abbildungen. X, 1153 Seiten Gr.-8°. 1936.   DM 223,—

VII. B a n d. 1. Teil: **Humoralpathologie der Nervenkrankheiten.** Mit 67 Ab-bildungen. VII, 505 Seiten Gr.-8°. 1935.   Vergriffen

VII. B a n d. 2. Teil: **Liquor. Hirnpunktion. Röntgenologie.** Mit 416 Abbildun-gen. VIII, 553 Seiten Gr.-8°. 1936.   DM 117,—

VIII. B a n d : **Allgemeine Therapie.** Mit 182 Abbildungen. XI, 749 Seiten Gr.-8°. 1936.   DM 126,—

Spezielle Neurologie (Band IX—XVII)

IX. B a n d : **Muskeln und periphere Nerven.** Mit 57 Abbildungen. VI, 258 Sei-ten Gr.-8°. 1935.   Vergriffen

X. B a n d : **Erkrankungen der Wirbelsäule, des Schädels mit Nebenhöhlen und der Hüllen.** Mit 105 Abbildungen. VI, 465 Seiten Gr.-8°. 1936.   DM 92,—

Erkrankungen des Rückenmarks und Gehirns (Band XI—XVII)

XI. B a n d : **Traumatische, präsenile und senile Erkrankungen. Zirkulations-störungen.** Mit 148 Abbildungen. VII, 548 Seiten Gr.-8°. 1936.   DM 104,—

XII. B a n d : **Infektionen und Intoxikationen I.** Mit 133 Abbildungen. VIII, 776 Seiten Gr.-8°. 1935.   Vergriffen

XIII. B a n d : **Infektionen und Intoxikationen II.** Mit 212 Abbildungen. XI, 1116 Seiten Gr.-8°. 1936.   Vergriffen

XIV. B a n d : **Raumbeengende Prozesse.** Mit 280 Abbildungen. VII, 417 Seiten Gr.-8°. 1936.   DM 86,—

XV. B a n d : **Endokrine Störungen.** Mit 46 Abbildungen. VIII, 469 Seiten Gr.-8°. 1937.   DM 88,—

XVI. B a n d : **Angeborene, früh erworbene, heredo-familiäre Erkrankungen.** Mit 442 Abbildungen. XI, 1172 Seiten Gr.-8°. 1936.   DM 228,—

XVII. B a n d : **Epilepsie, Narkolepsie. Spasmophilie. Migräne. Vasomotorisch-trophische Erkrankungen. Neurasthenische Reaktion. Organneurosen.** Mit 24 Abbildungen. VII, 575 Seiten Gr.-8°. 1935.   DM 93,—

Ergänzungsserie zum Handbuch der Neurologie

I. B a n d : **Morphogenie der Hirnrinde.** Von Professor Dr. Eduard **Beck,** Psychiatrische und Nervenklinik der Universität München. (Monographien aus dem Gesamtgebiete der Neurologie und Psychiatrie, Heft 69.) Mit 74 Ab-bildungen im Text. III, 167 Seiten Gr.-8°. 1940.   DM 28,50

(Handbuch der Neurologie)
II. B a n d : **Die cerebrale Arteriographie und Phlebographie.** Von Professor Dr. Egas **Moniz,** Lissabon. (Monographien aus dem Gesamtgebiete der Neurologie und Psychiatrie, Heft 70.) Mit 324 Abbildungen im Text. VIII, 413 Seiten Gr.-8°. 1940. DM 68,—

Hauswirth, Dr. Otto, Facharzt für physikalische Medizin in Wien

Vegetative Konstitutionstherapie

Mit 23 Textabbildungen. VIII, 298 Seiten Gr.-8°. 1953. (W)
Ganzleinen DM 22,80

Hentig, Dr. Hans von, Professor der Kriminalwissenschaft an der Universität Bonn

Der Desperado

Ein Beitrag zur Psychologie des regressiven Menschen. VII, 236 Seiten Gr.-8°. 1956. Englische Broschur DM 19,80

Hentig, Dr. Hans von, Professor der Kriminalwissenschaft an der Universität Bonn

Der Gangster

Eine kriminalpsychologische Studie. VIII, 245 Seiten Gr.-8°. 1959.
Englische Broschur DM 19,80

A u s d e n B e s p r e c h u n g e n : „Einer der fortschrittlichsten und rührigsten Kriminologen überraschte wiederum mit einem souverän gestalteten Produkt auf abgelegenem und schwierigem Forschungsgebiet. Die auch kulturhistorisch bedeutsame Untersuchung ‚Der Gangster' aufgebaut auf sehr reichhaltigen, teilweise authentischen US-amerikanischen Unterlagen, schlägt jeden Wissenschaftler auf verwandtem Gebiet und jeden praktizierenden Kriminalisten in Bann. Das unaufhaltsam auch auf unsere deutsche Gesellschaftsordnung zukommende Phänomen des ‚gang' wird in seinen vielfältigen gemeinschaftsfeindlichen Auswirkungen zweckgerecht analysiert...."
Die Polizei/Polizei Praxis

„... Es ist eine meisterliche Beschreibung der Erscheinungsformen, des Gefüges und der Technik des Gangs und eine überzeugende psychologische und soziologische Analyse des Gangstertums...." *Die Medizinische*

Hentig, Dr. Hans von, Professor der Kriminalwissenschaft an der Universität Bonn

Die Strafe

I. **Frühformen und kulturgeschichtliche Zusammenhänge.** V, 429 Seiten Gr.-8°. 1954. Ganzleinen DM 36,60
II. **Die modernen Erscheinungsformen.** VII, 415 Seiten Gr.-8°. 1955.
Ganzleinen DM 36,60

Die neuroviralen Infektionen

Herausgegeben von Professor Dr. H. **Pette**, Hamburg, und Dr. E. **Pette**, Hamburg.   In Vorbereitung

Jabonero, Dr. Vicente

Der anatomische Aufbau des peripheren neurovegetativen Systems

Unter Mitarbeit von Dr. P. Gomez **Bosque**, Dr. F. **Bordallo** und Dr. J. Perez **Casas**, Anatomisches Institut der Universität Valladolid. Neubearbeitung der ersten spanischen Auflage. Ins Deutsche übertragen von Dr. Walther Lipp, Assistent am Histologisch-embryologischen Institut der Universität Graz. Mit 45 Textabbildungen. VIII, 159 Seiten Gr.-8°. 1953. (Acta Neurovegetativa/ Supplementum IV.) (W)   DM 28,40
Vorzugspreis für Abonnenten der „Acta Neurovegetativa"   DM 25,50

Jaspers, Karl

Allgemeine Psychopathologie

S i e b e n t e , unveränderte Auflage. Mit 3 Abbildungen. XVI, 748 Seiten Gr.-8°. 1959.   Ganzleinen DM 56,—

John, Emil

Zur forensischen Psychiatrie „geistig gesunder" Hirnbeschädigter. (W)

Siehe Seite 239

Kautzky, R., und K. J. **Zülch**

Neurologisch-neurochirurgische Röntgendiagnostik

und andere Methoden zur Erkennung intrakranialer Erkrankungen.

Siehe Seite 205

Kretschmer, Dr. med., Dr. phil. h. c., Ernst, o. Professor für Psychiatrie und Neurologie in Tübingen

Der sensitive Beziehungswahn

Ein Beitrag zur Paranoiafrage und zur psychiatrischen Charakterlehre. D r i t t e , verbesserte und vermehrte Auflage. VII, 204 Seiten Gr.-8°. 1950.
                                                        Ganzleinen DM 18,60

Kretschmer, Dr. med., Dr. phil. h. c., Ernst, o. Professor für Psychiatrie und Neurologie in Tübingen

Geniale Menschen

Mit einer Porträtsammlung. F ü n f t e Auflage. 21.—26. Tausend. VIII, 311 Seiten Gr.-8°. 1958.   Ganzleinen DM 36,—

(Kretschmer, Geniale Menschen)

A u s d e n B e s p r e c h u n g e n : „... Die neue Auflage enthält mancherlei Ergänzungen, so eine konstitutionspsychologische Selbstanalyse des Philosophen Leibniz, sowie Berichte über Diesel und den Mathematiker Desargues. Auch über Rainer Maria Rilke finden sich feinsinnige und aufschlußreiche Bemerkungen. — Es ist ein ausgesprochener Genuß, das Buch, dem der ganze Schwung der Frühe geblieben ist, und das ‚ganz der Persönlichkeit des Genies zugewandt‘ ist, erneut zu lesen." *Der Nervenarzt*

Kretschmer, Dr. med., Dr. phil. h. c., Ernst, o. Professor für Psychiatrie und Neurologie in Tübingen

Körperbau und Charakter

Untersuchungen zum Konstitutionsproblem und zur Lehre von den Temperamenten. E i n u n d z w a n z i g s t e und z w e i u n d z w a n z i g s t e , wesentlich verbesserte und vermehrte Auflage. Mit 81 Abbildungen. XIII, 444 Seiten Gr.-8°. 1955. Ganzleinen DM 29,60

Krueger, F.

Zur Philosophie und Psychologie der Ganzheit

Schriften aus den Jahren 1918—1940. Siehe Seite 278

Mark, Robert, E.

Klinik und Therapie der vegetativen Dystonie. (W) Siehe Seite 112

Matussek, Dr. med. et phil. Paul, Assistent am klinischen Institut der Deutschen Forschungsanstalt für Psychiatrie (Max-Planck-Institut) München

Metaphysische Probleme der Medizin

Ein Beitrag zur Prinzipienlehre der Psychotherapie. Z w e i t e , erweiterte Auflage. X, 161 Seiten Gr.-8°. 1950. Steif geheftet DM 9,60

Meyer, Hans-Hermann, Privatdozent für Psychiatrie und Neurologie, Oberarzt der Psychiatrischen und Neurologischen Klinik der Universität Heidelberg

Der Liquor

Untersuchung und Diagnostik. Mit 119 Abbildungen. IX, 193 Seiten Gr.-8°. 1949. DM 26,—; Ganzleinen DM 29,60

Monographien aus dem Gesamtgebiete der Neurologie und Psychiatrie

Herausgegeben von H. W. **Gruhle,** Bonn, H. **Spatz,** Gießen, P. **Vogel,** Heidelberg.

(Monographien aus dem Gesamtgebiete der Neurologie und Psychiatrie)
Ab Heft 84 herausgegeben von M. **Müller,** Bern, H. **Spatz,** Gießen, P. **Vogel.** Heidelberg.

Die Bezieher des Archivs für Psychiatrie und Nervenkrankheiten, vereinigt mit der Zeitschrift für die gesamte Neurologie und Psychiatrie, der Deutschen Zeitschrift für Nervenheilkunde und des Zentralblattes für die gesamte Neurologie und Psychiatrie erhalten die Monographien zu einem gegenüber dem Ladenpreis um 10 % ermäßigten Vorzugspreis.

66. H e f t : **Studien über Vererbung und Entstehung geistiger Störungen.** Von E. **Rüdin.** VI. **Zur Klinik, Vererbung, Entstehung und Rassenhygiene der angeborenen cerebralen Kinderlähmung** (Littleschen Krankheit). **Zwillingsbiologische Untersuchungen bei angeborener spastischer Hemi-, Para- und Diplegie** (Neurologische Zwillingsstudien, III. Mitteilung). Von K. **Thums.** Mit 28 Abbildungen. IV, 266 Seiten Gr.-8°. 1939. DM 29,40

69. H e f t : **Morphogenie der Hirnrinde.** Von E. **Beck,** München. Siehe Ergänz.-Serie zum Handbuch der Neurologie, Bd. I., Seite 182.

70. H e f t : **Die cerebrale Arteriographie und Phlebographie.** Von E. **Moniz,** Lissabon. Siehe Ergänz.-Serie zum Handbuch der Neurologie, Bd. II, Seite 183

73. H e f t : **Agnosie und Funktionswandel.** Eine hirnpathologische Studie. Von Dr. E. **Bay,** apl. Professor für Neurologie und Psychiatrie, Oberarzt der Nervenabteilung der Ludolf-Krehl-Klinik Heidelberg. Mit 91 Textabbildungen. V, 194 Seiten Gr.-8°. 1950. DM 32,—

74. H e f t : **Die Methylalkoholvergiftung** mit besonderer Berücksichtigung neuartiger Hirnbefunde. Von Dr. med. Hans **Orthner,** Privatdozent an der Universität Göttingen, Mitarbeiter des Max-Planck-Instituts für Hirnforschung Gießen. Mit 24 Abbildungen. IV, 95 Seiten Gr.-8°. 1950. DM 10,50

75. H e f t : **Die Krampfschädigungen des Gehirns.** Von Professor Dr. Willibald **Scholz,** Direktor des Hirnpathologischen Institutes der Deutschen Forschungsanstalt für Psychiatrie, Max-Planck-Institut München. Mit 68 Textabbildungen. VII, 116 Seiten Gr.-8°. 1951. DM 29,60

76. H e f t : **Stammhirn und innere Erkrankungen.** Kasuistik, Statistik und Kritik am Beispiel Stammhirnstecksplitterverletzter. Von Dr. Hans-Wilfrid **Wedler,** apl. Professor an der Universität Heidelberg, Oberarzt der Medizinischen Klinik. Mit 66 Textabbildungen. IV, 335 Seiten Gr.-8°. 1953. DM 69,—

77. H e f t : **Über Weckamine** (Pervitin und Benzedrin). Von Dr. G. **Bonhoff** und Dr. H. **Lewrenz,** Hamburg. VII, 144 Seiten Gr.-8°. 1954. DM 24,—

78. H e f t : **Wahrnehmungsstörung und Krankheitserleben.** Psychopathologie des Parkinsonismus und verstehende Psychologie Bewegungs- und Wahrnehmungsgestörter. Von Professor Dr. Hans **Jacob,** Oberarzt der Psychiatrischen und Nervenklinik, Hamburg. VI, 77 Seiten Gr.-8°. 1955. DM 13,80

79. H e f t : **Pneumencephalographische und psychopathologische Bilder bei endogenen Psychosen.** Von Dr. med. Gerd **Huber,** Privatdozent für Psychia-

(Monographien aus dem Gesamtgebiete der Neurologie und Psychiatrie)

trie und Neurologie, Wissenschaftlicher Assistent an der Psychiatrischen und Neurologischen Klinik der Universität Heidelberg. Mit 91 Abbildungen. VII, 268 Seiten Gr.-8°. 1957.	DM 68,—

80. H e f t : **Die Stoffwechselstörungen der Sphingolipoide.** Eine histochemische Studie an den primären Lipoidosen und den Entmarkungskrankheiten des Nervensystems. Von Paul Bernd **Diezel**, Privatdozent für allgemeine und spezielle pathologische Anatomie, wissenschaftlicher Assistent am Pathologischen Institut der Universität Heidelberg. Mit einem Geleitwort von Professor Dr. E. Randerath. Mit 31 zum Teil farbigen Abbildungen. VIII, 192 Seiten Gr.-8°. 1957.	DM 68,—

81. H e f t : **Die Sauerstoffversorgung des Gehirns und ihre Störung bei der Liquordrucksteigerung und beim Hirnödem.** Von Dr. med. H. **Gänshirt**, Privatdozent für Neurologie, Oberarzt der Neurologischen Klinik der Medizinischen Akademie Düsseldorf. Mit 13 Abbildungen. IV, 99 Seiten Gr.-8°. 1957.	DM 26,—

82. H e f t : **Die psychoreaktiven Störungen nach entschädigungspflichtigen Ereignissen** (Die sogenannten Unfallneurosen). Von Dr. med. Ulrich **Venzlaff**, Privatdozent für Neurologie und Psychiatrie und Oberarzt an der Universitätsklinik für Psychische und Nervenkrankheiten in Göttingen. IV, 104 Seiten Gr.-8°. 1958.	DM 24,—

83. H e f t : **Amnestische Psychosyndrome im mittleren und höheren Lebensalter.** Psychopathologische Untersuchungen an Alkoholikern, Senilen, Hirntraumatikern und anderen mit diffusen Hirnschädigungen. Von Dr. med. et phil. Hans-Joachim **Haase**, Privatdozent für Psychiatrie und Neurologie, Wissenschaftlicher Assistent der Psychiatrischen Klinik der Medizinischen Akademie Düsseldorf. Mit 23 Abbildungen. VIII, 177 Seiten Gr.-8°. 1959.	DM 48,—

84. H e f t : **The Effect of Repeated Electroshock on Learning in Depressives.** By Dr. med., Dipl. Psych., Dr. rer. nat., Ph. D., Johannes C. **Brengelmann**, Research Assistant, Institute of Psychiatry, Maudsley Hospital, University of London. In englischer Sprache. Mit 13 Abbildungen. V, 52 Seiten Gr.-8°. 1959.	DM 18,—

85. H e f t : **Die Prognose der Neurosen.** Verlaufsformen und Ausgänge neurotischer Störungen und ihre Beziehungen zur Prognostik der endogenen Psychosen. (120 jahrzehntelange Katamnesen poliklinischer Fälle.) Von Dr. K. **Ernst**, Psychiatrische Universitätsklinik Burghölzli-Zürich. VIII, 118 Seiten Gr.-8°. 1959.	DM 29,80

I n h a l t s v e r z e i c h n i s : Vorwort. Einleitung: Die Schwierigkeiten der Verlaufsuntersuchung in der Neurosenlehre. Bisherige Literatur. Zur Methode und Stellung der Verlaufsforschung innerhalb der Neurosenlehre. Kapitelzusammenfassung. — Die Auswahl des Materials: Übersicht über das endgültige Material. Betrieb und Krankengut der psychiatrischen Universitäts-Poliklinik Zürich. Diagnostische Zusammensetzung des poliklinischen Gesamtkrankengutes 1932—1939. Diagnostische Auswahl des Ausgangsmaterials. „Situative" Auswahl des Ausgangsmaterials. Einschränkung des Ausgangsmaterials

(Monographien aus dem Gesamtgebiete der Neurologie und Psychiatrie)

auf die Stadt Zürich. Unauffindbare. Ablehnende. Kapitelzusammenfassung. — Die Methode der Nachuntersuchung: Persönliche Untersuchung. Auskünfte von dritter Seite. Grenzen der Untersuchungsmöglichkeit. Kapitelzusammenfassung. — Soziologischer Aufbau und soziale Prognose: Geschlechtsverteilung. Altersaufbau damals und heute. Zivilstand damals und heute. Eheliche und uneheliche Fruchtbarkeit. Verlauf der Arbeitsfähigkeit. Beruf und sozialer Auf- und Abstieg. Kapitelzusammenfassung. — Beziehungen zu den endogenen Psychosen: Familiäre Belastung mit Psychosen. Ausgänge in endogene Psychosen. Fehlprognosen auf Schizophrenie. Inwiefern sind Neurosen und Schizophrenien „verwandt"? Kapitelzusammenfassung. — Das Kindheitsmilieu: Tabellarische Übersicht. Bewertung der Daten. Die Stellung in der Geschwisterreihe. Aus der Literatur zur Milieustatistik. Die fehlende statistische Nachweisbarkeit der Milieueinflüsse auf Syndrome und Verläufe. Kapitelzusammenfassung. — Verlaufstendenzen verschiedener Syndrome: Verwendete Begriffe. Verläufe bei hysterischen Syndromen. Verläufe bei Angstsyndromen. Verläufe bei Zwangskranken. Verläufe bei hypochondrischen Befürchtungen. Verläufe bei neurotischen Depressionen. Verläufe bei neurasthenischen Beschwerden. Verläufe bei Magenneurosen. Kapitelanhang: „Äußere Einflüsse" auf den Verlauf der Neurosen. Kapitelzusammenfassung. — Ausgangszustände und Persönlichkeiten. Versuch der üblichen Einteilung der Ausgangszustände nach Heilungsgraden. Ungünstige Ausgänge und entsprechende prämorbide Persönlichkeiten. Die „hysterische" Krankheitssucht. Die neurotischen Residualzustände der „Gebesserten". Die Korrektur der Kindheitseindrücke. Das Altern und die Milderung der Angst. Die Geheilten und ihre Persönlichkeit. Kapitelanhang: Neurose als Fehldiagnose. Kapitelzusammenfassung. — Die Identität der prognostischen Besserungskriterien für Neurosen und endogene Psychosen. Kapitelzusammenfassung. — Zur Psychotherapie: Übersicht über die durchgeführten Psychotherapien. Die Behandlungen im rückblickenden Urteil der Patienten. Die intensiven Psychotherapien. Die Unmöglichkeit der psychotherapeutischen Erfolgstatistik. Kapitelzusammenfassung. — Zusammenfassung: Literaturverzeichnis. Vergleichbare Verlaufsuntersuchungen über mehr als zwei Jahre. Schwerer vergleichbare Katamnesen. Behandlungsresultate ohne oder mit kurzen Katamnesen. Krankhafte Persönlichkeitsentwicklungen. Grenzfälle zu Psychosen. Zur Milieuforschung. Verschiedenes.

86. Heft : Dynamische Grundkonstellationen in endogenen Psychosen. Ein Beitrag zur Differentialtypologie der Wahnphänomene. Von Dr. Werner Janzarik, Privatdozent für Psychiatrie und Neurologie, Oberarzt der Nervenklinik der Universität Mainz. IV, 99 Seiten Gr.-8°. 1959.   DM 19,80

Inhaltsverzeichnis: I. Die nosologische Problematik der endogenen Psychosen in psychopathologischer Sicht. Das naturwissenschaftliche Mißverständnis in der Psychiatrie. Differentialdiagnostik und Differentialtypologie. Das Problem der sogenannten endogenen Reaktionstypen. Reine Psychopathologie als nosologisch indifferente Grundlagenwissenschaft. II. Psychologische Voraussetzungen. Dynamik und Repräsentation, Struktur und Erlebnis als Grundbegriffe einer dynamisch-strukturpsychologischen Konzeption. Die Integration von Dynamik und Repräsentation im Wertgefüge. Seelische Struktur und phänomenaler Bereich. Der impressive und der repräsentative Modus des Wahrnehmens. Die dynamischen Grundlagen seelischer Entwicklung und Umstrukturierung. III. Die Einheitspsychose als psychopathologische Leitidee. Zur Wesensbestimmung der körperlich begründbaren Psychosen. Über ganzheitliche psychopathologische Entwürfe, insonderheit die Idee der Einheitspsychose. Die Beeinträchtigungsinhalte in cyclothymen Depressionen. IV. Die dynamische Reduktion. Zur Charakterisierung der dynamischen Reduktion. Die Eigenart des depressiven Wahns. Das Problem der Wahnremission unter dynamischen und strukturellen Aspekten. V. Die dynamische Expansion. Über Schwierigkeiten bei der Abgrenzung cyclothymer Manien. Die Eigenart der dynamischen Expansion und ihre Beziehung zur Psychopathologie florider schizophrener Psychosen. Zur

(Monographien aus dem Gesamtgebiete der Neurologie und Psychiatrie)
Remission manischer Psychosen. VI. Dynamische Bewegung als produktives Prinzip. Der Wahn in der Sicht der deskriptiven Psychopathologie. Die dynamische Expansion im Vorfeld des schizophrenen Wahns. Zur Kritik der Insuffizienzhypothese. Dynamische Bewegung als produktives Geschehen. VII. Die dynamische Unstetigkeit. Dynamische Unstetigkeit und Wahnstimmung. Das Versagen des strukturellen Erlebnishintergrundes. Die Rolle von Anmutung und Aktualisierung im Erscheinungswandel der Wahnwahrnehmung. Das Übermächtigwerden des Begegnenden und die Auseinandersetzung zwischen Wahn und Alltäglichkeit. Übergänge zwischen Expansion, Reduktion und dynamischer Unstetigkeit. Das Schicksal schizophrener Wahnbildungen nach Abklingen der dynamischen Störung. VIII. Die dynamische Entleerung. Zur Charakterisierung der dynamischen Entleerung. Der schizophrene Weltverlust und der Weg nach innen. Die schizophrene Desintegration. Über das Schicksal des Wahns in defektuösen Psychosen. Der geschichtliche Hintergrund der schizophrenen Sichtpsychose. IX. Der klinische Aspekt dynamischer Grundkonstellationen. Die Einheitspsychose in nosologischer Sicht. Endogene Psychosen als multikonditionales Geschehen. Zur Problematik des schizophrenen Residualzustandes. Bemerkungen zur Somatotherapie und Psychotherapie der endogenen Psychosen. Literatur. Namenverzeichnis.

87. H e f t : Markhaltige Verbindungen im Hirnstamm der Katze mit besonderer Berücksichtigung des Zwischen- und Mittelhirns und Bemerkungen über die funktionelle und klinische Bedeutung der besprochenen Strukturen. Von Professor Dr. med. Sandro **Bürgi,** Dozent für innere Medizin, Physiologisches Institut Bern. Unter Mitwirkung von Verena M. **Bucher,** (Physiologisches Institut Zürich), bei den anatomischen Fragen. Mit etwa 50 Abbildungen. Etwa 135 Seiten Gr.-8°. 1960. Etwa DM 39,—

I n h a l t s v e r z e i c h n i s : Rhinencephale Verbindungen. Verbindungen des mamillären Systems. Verbindungen des habenulären Systems. Weitere Verbindungen. — Das Tectum opticum und die Verbindungen vorwiegend optischer Bedeutung. Struktur und allgemeiner Faserverlauf. Afferenzen. Efferenzen. Physiologische Experimente. Mögliche Bedeutung beim Menschen. — Das Tectum acusticum (Colliculus inferior) und die Verbindungen vorwiegend akustischer Bedeutung. Struktur. Afferenzen. Efferenzen. Physiologische Bedeutung. — Das System der Decussatio supraoptica ventralis (Meynertsche und Guddensche Commissur). — Die Area praetectalis. — Die zentralen Haubenbahnen. Fasc. thalamopraetecto-tegmentalis und Fasc. tegmento-olivaris. Die Frage der zentralen Haubenbahnen. — Commissura posterior, hinteres Längsbündel und die Verbindungen vestibulärer bzw. vestibulo-optischer Bedeutung. Die Kerne der hinteren Commissur. Commissura posterior und Efferenzen aus dem Nucl. commissura posterior. Fasc. longitudinalis medialis. Physiologische Bedeutung dieser Strukturen. — Der Fasciculus decussationis supraopticae dorsalis (GANSER). — Verbindungen der Basalganglien und des Subthalamus. Afferenzen des Striopallidum. Efferenzen des Striopallidum (insb. Komplex der Ansa lenticularis und deren Fortsetzung). Weitere Verbindungen des Subthalamus. Physiologische Bedeutung. — Die Bahnen der Sensibilität. Lemniscus medialis und Lemniscus trigeminalis. Wallenbergbündel. Weitere aufsteigende Systeme. Mesencephale Trigeminuswurzel. Physiologische Bedeutung. — Kleinhirnverbindungen. Afferenzen. Efferenzen. Insb. Brachium conjunctivum. Physiologische Bedeutung. — Markhaltige Fasern in vegetativen Strukturen. — Schlußwort. — Verzeichnis der besprochenen Strukturen. — Literaturverzeichnis. — Jeder Hauptabschnitt enthält eine Zusammenfassung in englischer Sprache.

88. H e f t : Die Commotio cerebri am alternden Hirn. (Klinische und experimentelle Untersuchungen.) Von Dr. med. Kurt **Walter,** Privatdozent für Psychia-

(Monographien aus dem Gesamtgebiete der Neurologie und Psychiatrie)
trie und Neurologie, Oberarzt an der Psychiatrischen und Nervenklinik der Universität, Gießen. Mit 41 Abbildungen. Etwa 120 Seiten Gr.-8°. 1960.

Etwa DM 29,80

Inhaltsverzeichnis: Einleitung und Fragestellung: Einführung in das Thema. Bisher vorliegende Ergebnisse. Über die Hirnalterung. — Klinische Beobachtungen und Feststellungen: Das Commotio-Syndrom im höheren Lebensalter. Postkommotionelle Zustandsbilder im höheren Lebensalter. Auffallend beschwerdearme Verläufe ohne weitere erkennbare Folgen. Durchschnittliche Verläufe gleich denen in niederem Alter mit folgenloser Beschwerderückbildung etwa innerhalb eines Jahres. Verläufe mit deutlich verlängertem, aber weitgehend reversiblem Beschwerdebild ($1^{1}/_{2}$—2—$2^{1}/_{2}$—3 Jahre); mit einem akuten, aber begrenzten und nicht progredienten „vegetativen Knick" bzw. „Alterungsschub"; bei denen das typische Beschwerdebild mit oder ohne kürzerem Intervall zu einem allmählichen, progredienten Alterungsprozeß überleitet; mit dem Trauma dicht angeschlossenen akuten oder perakuten neurologischen Komplikationen; mit akutem und schwerem Zusammenbruch der körperlichen und psychischen Funktionen: mit letalem Ausgang. — Experimenteller Teil: Grundlagen für die experimentellen Untersuchungen. Untersuchungen am Homogenat von Rattenhirn verschiedenen Alters. Untersuchungen am Homogenat von Menschenhirn verschiedenen Alters. — Diskussion der klinischen und experimentellen Befunde. — Zusammenfassung. — Literatur.

Müller, L. R.

Lebensnerven und Lebenstriebe

Dritte, wesentlich erweiterte Auflage des „Vegetativen Nervensystems". Mit 636 zum Teil farbigen Abbildungen und 2 farbigen Tafeln. XII, 991 Seiten Gr.-8°. 1931. DM 75,—

Müller-Limmroth, W.

Elektrophysiologie des Gesichtssinns

Siehe Seite 34

Müller-Suur, Dr. Hemmo, Privatdozent der Psychiatrie an der Universität, Oberarzt und Medizinalrat an der Landesheilanstalt Göttingen

Das Psychisch Abnorme

Untersuchungen zur allgemeinen Psychiatrie. Mit 5 Abbildungen. VIII, 147 Seiten Gr.-8°. 1950. Steif geheftet DM 12,—

Neurologie

Bearbeitet von E. Bay, P. E. Becker, G. Bodechtel, R. Brun, H. Demme, O. Gagel, H. W. Gruhle, J. Hallervorden, R. Hassler, F. Hiller, H. Jantz, R. Jung, H. Kalm, J. Klaesi, F. Laubenthal, F. Lüthy, R. Mallison, H. Pette, T. Riechert, H. Ruf, W. Scheid, H. Scheller, A. Schrader, B. Schulz, H. Selbach. Redigiert von Professor Dr. R. Jung, Freiburg i. Br. (Handbuch der inneren Medizin. Begründet von L. Mohr und R. Staehelin. Vierte Auflage, herausgegeben von G. v. Bergmann †, W. Frey, Oberhofen/Schweiz, H. Schwiegk, München. V. Band.) In drei Teilen. Die drei Teile werden nur zusammen abgegeben.

1. Teil: Mit 591 zum Teil farbigen Abbildungen. LV, 1543 Seiten Gr.-8°. 1953.
2. Teil: Mit 286 zum Teil farbigen Abbildungen. XII, 966 Seiten Gr.-8°. 1953.

3. Teil: Mit 388 zum Teil farbigen Abbildungen. XXIV, 1531 Seiten Gr.-8°. 1953.
Ganzleinen DM 656,—
Siehe auch Seite 101

Pathophysiologia Diencephalica

Symposium Internationale Milano 1956. 8 Beiträge in deutscher, 10 Beiträge in englischer, 5 Beiträge in französischer und 8 Beiträge in italienischer Sprache. Herausgegeben von S. B. **Curri** und L. **Martini**, Milano. Schriftleiter: W. **Kovac**, Wien. Mit 607 zum Teil farbigen Abbildungen im Text und auf 6 Tafeln. XV, 960 Seiten Gr.-8°. 1958. (W) Ganzleinen DM 140,—

Das im Mai 1956 in Mailand veranstaltete „Internationale Symposium über das Diencephalon" bildete ein weltweites Forum der bedeutendsten Fachleute auf diesem Gebiet unter dem Ehrenschutz des Nobelpreisträgers Professor Dr. W. R. Hess (Zürich) und der Präsidentschaft von On. Professor Dr. E. Trabucchi (Mailand). Der Band „Pathophysiologia Diencephalica" enthält einen vollständigen Bericht über diese thematisch geschlossene Veranstaltung, die in zwei Arbeitsgruppen absolviert wurde. Eine Gruppe umfaßt die Hauptreferate, die, von anerkannten Forschern gehalten, das heutige Wissen über die deskriptive Morphologie, Physiologie und Pharmakologie sowie über die Klinik der hypothalamischen Region und ihrer Korrelationen vermittelten und durch neue Ergebnisse eine Reihe interessanter und brennender Probleme teils lösten, teils aufwarfen. Die einzelnen Referate sind durch ausführliche Diskussionsbemerkungen ergänzt, wodurch der Stoff außerordentlich belebt wird. In der zweiten Arbeitsgruppe wurde eine große Anzahl von Kurzvorträgen über dasselbe Thema gehalten. Hierbei handelt es sich durchwegs um noch nicht publizierte Untersuchungen. Diese Arbeiten haben hohes wissenschaftliches Niveau und können auf allgemeines Interesse Anspruch erheben. Der von dem bekannten französischen Pathologen M. Mosinger (Marseille und Coimbra) verfaßte Epilog stellt in diesem umfassenden Werk praktisch eine eigene Monographie dar. Mosinger als langjähriger Forscher auf dem Gebiet der vegetativ bedingten Organkorrelationen und Schüler Roussys betrachtet in seinem reich bebilderten Beitrag sämtliche vorhergehenden Ausführungen kritisch und vergleicht sie mit eigenen Befunden bei Mensch und Tier. Die große Erfahrung und der Ideenreichtum dieses Experten geben eine Fülle von Anregungen. Um für den speziell interessierten Leser die Übersichtlichkeit zu verbessern, wurden die einzelnen medizinischen Fachgruppen zusammengeschlossen; innerhalb dieser Gruppen wurde eine Trennung nach Hauptreferaten und Kurzvorträgen durchgeführt. Die einzelnen Vorträge wurden nach Autorennamen geordnet. Nicht zuletzt sei noch auf das allen Arbeiten beigefügte ausführliche Literaturverzeichnis hingewiesen. So bietet das vorliegende umfangreiche Werk eine geschlossene Darstellung des Gesamtgebietes der Zwischenhirnforschung nach dem neuesten Stand und besitzt dadurch im vollsten Sinne des Wortes den Wert eines Handbuches und Nachschlagewerkes.

Die neurovegetative Peripherie

Neurohistologisches Colloquium im Hygiene-Institut der Universität Wien unter dem Vorsitz von A. **Weber**, Genf. 2. September 1954. Schriftleitung: C. **Coronini**, Wien. 10 Beiträge in deutscher, 2 Beiträge in englischer und 1 Beitrag in französischer Sprache. Mit 161 Textabbildungen. V, 304 Seiten Gr.-8°. 1955. (Acta Neurovegetativa/Supplementum VI.) (W) DM 65,60

Vorzugspreis für Abonnenten der „Acta Neurovegetativa" und für Teilnehmer am Colloquium DM 59,—

Pichler, Priv.-Dozent Dr. Ernst, Graz, ehem. Oberarzt der Neurologisch-Psychiatrischen Universitätsklinik in Wien

Der Kopfschmerz

Mit einem Geleitwort von Universitäts-Professor Dr. O. P ö t z l, em. Vorstand der Neurologisch-Psychiatrischen Universitätsklinik in Wien. Mit 17 Textabbildungen. VI, 214 Seiten Gr.-8°. 1952. (W)   Ganzleinen DM 27,—

Psychiatrie der Gegenwart

Forschung und Praxis. Herausgegeben von Hans W. **Gruhle** †, Bonn, Richard **Jung,** Freiburg i. Br., Wilhelm **Mayer-Gross,** Birmingham, Max **Müller,** Bern. In 3 Bänden.

Das gesamte dreibändige Werk, dessen zweiter Band über die klinische Psychiatrie zuerst erscheint, soll die internationale Entwicklung der Psychiatrie während der letzten 25 Jahre darstellen und damit die Lücke schließen, die seit dem Erscheinen des BUMKE-schen Handbuches im deutschen Sprachgebiet entstanden ist. Das Werk soll kein „Handbuch" im alten Sinne sein, in dem Vollständigkeit der Literatur angestrebt wird. Die einzelnen Beiträge bringen vielmehr selbständige Darstellungen unseres Wissens mit besonderer Betonung der eigenen Forschungsergebnisse der Verfasser.

Der vorliegende zweite Band gibt ein Bild der klinischen Psychiatrie unserer Zeit mit Hervorhebung der somatischen Therapie und der organischen Psychosen. Der erste Band über Grundlagen und Methoden und der dritte Band über die soziale und angewandte Psychiatrie werden ebenfalls 1960 erscheinen.

Entsprechend dem vorwiegend therapeutischen Interesse der heutigen Psychiatrie wird im klinischen Band die spezielle Therapie der Psychosen, Neurosen und der Epilepsien in gesonderten Kapiteln dargestellt. Die Methodik der psychischen und somatischen Behandlungsverfahren wird ferner im ersten Band erschöpfend abgehandelt werden. Die organischen Aspekte der Psychiatrie, Suchten, organische Psychosen und Hirnerkrankungen und vor allem die Epilepsien wurden ausführlicher bearbeitet. Eine eingehende Darstellung findet auch die Kinderpsychiatrie und Alterspsychiatrie. Dagegen ist die Klinik der endogenen Psychosen, der Neurosen und abnormen Reaktionen, die nur wenig neue Erkenntnisse gebracht hat, kürzer behandelt.

Es entsprach der Entwicklung der Psychiatrie in den letzten Jahrzehnten, daß Autoren und Forschungstendenzen außerhalb des deutschen Sprachgebietes mit Beiträgen in englischer und französischer Sprache weitgehend berücksichtigt wurden. Das Werk soll dadurch einen internationalen Charakter erhalten.

I. Band: **Grundlagen und Methoden.**   In Vorbereitung

I n h a l t s ü b e r s i c h t : Menschliche Erblehre und ihre Anwendung auf die Psychiatrie. Von E. STRÖMGREN, Risskov. — Konstitutionslehre. Von K. CONRAD, Göttingen. — Neuroanatomie und Neuropathologie. Von R. HASSLER, Gießen. — Aphasie, Agnosie und Apraxie. Von A. DERWORT, Freiburg i. Br. — Neurophysiologie und Psychiatrie. Von R. JUNG, Freiburg i. Br. — Neurochemistry and Psychiatry. By H. B. WAELSCH, New York, and J. WEIL-MALHERBE, Washington. — Stoffwechselpathologie der Psychosen. Von H. JANTZ, Frankfurt a. M. — Pharmacology and Psychiatry. By J. ELKES, Washington. — Endokrinologische Psychiatry. Von M. BLEULER, Zürich. — Verhaltensforschung und Psychiatrie. Von D. PLOOG, Marburg a. d. Lahn. — Bedingte Reaktionen, Lerntheorien und Psychiatrie. Von J. BRENGELMANN, Woodbine/N. J. (USA). Psychologische Methodik und Psychiatrie. Von J. BRENGELMANN, Woodbine/N. J. (USA). — Die Lehre von den be-

(Psychiatrie der Gegenwart)
dingten Reflexen und ihre Entwicklung in der russischen Psychiatrie. Von W. A. GILJA-
ROWSKIJ, Moskau. — Psychosomatische Probleme. Von J. J. LÒPEZ-IBOR, Madrid. —
Psychopathologie I. Von J. WYRSCH, Stans. — Psychopathologie II: Wahrnehmung,
Halluzination und Wahn. Von P. MATUSSEK, München. — Les tests psychologiques
en psychiatrie. Par P. PICHOT, Paris. — Funktion und Anwendung der Statistik in der
Psychiatrie. Von H. J. EYSENCK, London. — Grundfragen der Psychoanalyse und ver-
wandter Richtungen. Von G. BALLY, Zürich. — Indikation und Methodik der Psycho-
therapie (ausgenommen Psychoanalyse). Von E. KRETSCHMER, Tübingen. — Grundlagen
und Methodik der somatischen Behandlungsmethoden in der Psychiatrie (einschließlich
Pharmakotherapie). Von M. MÜLLER, Bern und Mitarbeitern. — Die präfrontale Leuko-
tomie. Von W. MAYER-GROSS, Birmingham. — Daseinsanalyse und Psychiatrie. Von
R. KUHN, Münsterlingen. — Verstehende Anthropologie. Von J. ZUTT, Frankfurt a. M. —
Esquisse d'une conception organodynamiste de la phénomènologie, de la nosographie et
de l'étiopathogénie des maladies mentales. Par H. EY, Bonneval. — Philosophische Grundfragen der Psychiatrie. Von E. W. STRAUS, Lexington.

II. Band: **Klinische Psychiatrie.** Bearbeitet von Cl. E. Benda, H. Binder, K. Con-
rad, R. Dreyer, Cl. Faust, K. Leonhard, H.-H. Meyer, C. Müller, M. Müller,
K. Poeck, H. Ruffin, S. Sariola, W. Scheid, P.-B. Schneider, G. Schorsch,
H. Solms, J. E. Staehelin, E. Stengel, P. Strunk, H. Stutte, H. J. Weitbrecht,
J. Wyrsch, R. Wyss. Mit 146 Abbildungen. Etwa 1250 Seiten Gr.-8°. 1960. (1 Bei-
trag in englischer, 1 Beitrag in französischer und 19 Beiträge in deutscher Sprache.)
Ganzleinen DM 120,—
Subskriptionspreis bei Verpflichtung zur Abnahme des Gesamtwerkes
Ganzleinen DM 96,—
Inhaltsübersicht: A. Endogene Psychosen. Klinik der Schizophrenie. Von J.
WYRSCH, Stans und Bern. — Die Therapie der Schizophrenien. Von M. MÜLLER, Bern.
Unter Mitarbeit von C. MÜLLER, Zürich. — Depressive und manische endogene Psycho-
sen. Von H. J. WEITBRECHT, Bonn. — Die Therapie der Manisch-depressiven Erkrankun-
gen. Von H.-H. MEYER, Homburg/Saar. — Die atypischen Psychosen und Kleists Lehre
von den endogenen Psychosen. Von K. LEONHARD, Berlin. — B. Psychopathien, Neu-
rosen, abnorme Reaktionen. Die psychopathischen Dauerzustände und die abnormen
seelischen Reaktionen und Entwicklungen. Von H. BINDER, Rheinau/Zürich (Schweiz). —
Neurosenprobleme vom anglo-amerikanischen Gesichtspunkt. Von E. STENGEL, Sheffield
(England). — Considérations pratiques sur le traitement des névroses. Par P.-B. SCHNEI-
DER, Lausanne. — C. Psychiatrie der Suchten. Einleitung. Von M. MÜLLER, Bern. —
Social implications of alcoholism. By S. SARIOLA, Rubio (Venezuela). — Klinik des Alkoholismus. Von R. WYSS, Bern. — Die Behandlung der akuten Alkoholvergiftung und der
akuten und chronischen Formen des Alkoholismus. Von H. SOLMS, Bern. — Nichtalko-
holische Süchte. Von J. E. STAEHELIN, Basel. — D. Organische Psychosen und Hirnerkrankungen. Die symptomatischen Psychosen. Von K. CONRAD, Göttingen. — Die
psychischen Störungen bei Infektions- und Tropenkrankheiten. Anhang: Die Behandlung
der Neurolues, insbesondere der Paralyse. Von W. SCHEID, Köln. — Die psychischen
Störungen nach Hirntraumen: Akute traumatische Psychosen und psychische Spät-
folgen nach Hirnverletzungen. Von CL. FAUST, Freiburg i. Br. — Epilepsie: Klinik und
Forschung. Von G. SCHORSCH, Bethel bei Bielefeld. — Die Behandlung der Epilepsien.
Von R. DREYER, Bethel bei Bielefeld. — Die Oligophrenien (Entwicklungsstörungen und Schwachsinnszustände). Von CL. E. BENDA, Waverley/Mass. (USA). Anhang:
Zur Erbpathologie und Psychiatrie der Oligophrenien. Von K. POECK, Bern. — E. Kin-
der- und Alterspsychiatrie. Kinder- und Jugendpsychiatrie. Von H. STUTTE, Marburg/
Lahn. — Das Altern und die Psychiatrie des Seniums. Von H. RUFFIN, Freiburg i. Br.
Unter Mitarbeit von P. STRUNK, Freiburg i. Br. — Jeder Beitrag enthält ein Literatur-
verzeichnis. — Namen- und Sachverzeichnis.

III. Band: Soziale und angewandte Psychiatrie.   In Vorbereitung

Inhaltsübersicht: Social Psychiatry. By P. H. Hoch, New York. — Mental Hygiene Movement and the Problem of Preventive Mental Health. By K. Soddy, London. — Selbstmord und Selbstmordversuch. Von E. Stengel, Sheffield. — Psychiatrie and Ethnology. By M. Mead, New York. — Religion und Psychiatrie. Von H. Heimann, Bern. — Art et psychiatrie. Par R. Volmat, Paris. — Organisation psychiatrischer Krankenhäuser. Von H. Merguet, Lengerich. — Forensische und administrative Psychiatrie. Von W. Villinger und H. Ehrhardt, Marburg a. d. Lahn. — Internationale psychiatrische Legislatur. Von G. Rylander, Stockholm. — Psychiatric Education and Training. By A. J. Lewis, London. — Diagnostische Einteilungen und Diagnosenschemata in der Psychiatrie. Von J. E. Meyer, München. — Psychiatrie der Kriegszeit. Die abnormen Erlebnisreaktionen im Kriege bei der Truppe und Zivilbevölkerung. Von J. E. Meyer, München. Anhang: Bemerkungen zur Situation der Kriegspsychiatrie in Deutschland während des 1. und 2. Weltkrieges. Von K. Kolle, München. — Erfahrungen an 1400 Kriegsneurosen (aus einem neurologisch-psychiatrischen Reservelazarett des 2. Weltkrieges). Von G. Elsässer, Bonn. — Psychologie und Psychiatrie der Kriegsgefangenschaft. Von H. Kornhuber, Freiburg i. Br. — Psychologie und Psychiatrie des Konzentrationslagers. Von V. Frankl, Wien. — Psychologie und Psychiatrie der Internierung, Deportation und des Flüchtlingsdaseins. Von M. Pfister-Ammende, Baltimore. — Cerebrale Hungerschäden in Kriegsgefangenschaft und ihre neurologischen und psychiatrischen Folgen. Von G. Wilke, Gelsenkirchen. — Neuro-Psychiatric Disorders in Prisoners of War. By E. K. Cruickshank, Jamaica.

Ein Querschnitt durch die Arbeit der Tübinger Nervenklinik

Ernst Kretschmer zum sechzigsten Geburtstag von seinen Schülern und Mitarbeitern. Mit 64 Textabbildungen und einem Porträt. II, 420 Seiten Gr.-8°. 1949.   DM 36,—

(Zusammenstellung der Arbeiten aus: Zeitschrift für menschliche Vererbungs- und Konstitutionslehre, Band 29, Heft 1/2, siehe auch Seite 286 dieses Verzeichnisses, und Archiv für Psychiatrie und Nervenkrankheiten, Band 181, Heft 3/4, siehe auch Seite 295 dieses Verzeichnisses.)

Regelsberger, Dr. Hermann, apl. Professor für innere Medizin an der Medizinischen Akademie Düsseldorf und Chefarzt am Städtischen Krankenhaus Dortmund

Der bedingte Reflex und die vegetative Rhythmik des Menschen

dargestellt am Elektrodermatogramm. Mit 46 Textabbildungen. VII, 172 Seiten Gr.-8°. 1952. (Acta Neurovegetativa/Supplementum I.) (W)   DM 32,—

Vorzugspreis für Abonnenten der „Acta Neurovegetativa"   DM 28,80

Reisner, Priv.-Doz. Dr. Herbert, Ärztlicher Leiter der Wiener Städtischen Nervenheilanstalt Rosenhügel, Primararzt der I. Neurologischen Abteilung ebendort, Lehrbeauftragter für Forensische Psychiatrie an der Juridischen und Medizinischen Fakultät der Universität Wien

Das psychiatrische Fakultätsgutachten

II, 113 Seiten Gr.-8°. 1957. (W)   DM 16,—

Schmid, Dr. Josef, Privatdozent an der Universität Wien

Neuraltherapie

Mit etwa 95 zum Teil farbigen Abbildungen. Etwa 300 Seiten Gr.-8°. 1960. (W)
Unter der Presse

Die Neuraltherapie hat sich in den letzten Jahren einen immer größer werdenden Interessentenkreis unter der Ärzteschaft erworben. Bedeutende Erfolge haben die Aufmerksamkeit der medizinischen Fachwelt auf sie gelenkt. Leider erlebte man bisher bei ihrer Anwendung häufig Versager, die viele Ärzte enttäuschten und das Verfahren in Mißkredit zu bringen drohten. Der Grund hierfür liegt vor allem im Mangel an Systematik, die nur bei genauer Kenntnis der Anatomie des Nervensystems und seiner für die Entwicklung der neurogen bedingten Erkrankungen verantwortlichen pathologischen Physiologie möglich ist. In diesem Buche wird nach eingehender Beschreibung aller theoretischen Voraussetzungen erstmalig gezeigt, wie viele Möglichkeiten für die Bahnung pathologischer Impulse von einem nervösen Irritationsherd bestehen. Alle bisher bekannten Hilfsmittel für die Diagnostik derartiger Erkrankungen werden angeführt. Sie beziehen sich nicht nur auf die Hyperalgesie, sondern umfassen auch die vasomotorischen, trophischen, sudomotorischen und pilomotorischen Fasern. Dadurch gelingt es mit großer Regelmäßigkeit, den Reizursprung und seine Ausbreitung in die erkrankten Segmente zu erfassen. Seine chirurgische Beseitigung kann versucht werden. Anschließend folgt die Beschreibung der Methoden für die Unterbrechung der pathologischen Impulsbahnen vom Fokus. Neben Novocain und seinen Derivaten werden auch Ultraschall, elektrische Impulstherapie und besondere Arten der Handmassage verwendet. Für die Neuraltherapie jeder Erkrankung ist ein Therapieschema angegeben. Hierbei sind die Eingriffe empirisch nach ihrer Erfolgshäufigkeit der Reihe nach geordnet. Auch der weniger Erfahrene kommt in der Regel schnell zum Ziele, wenn er die angeführten Eingriffe der Reihe nach versucht, bis er diejenigen gefunden hat, die Schmerzfreiheit bewirken. Sie müssen in Abständen von 2—3 Tagen meist zehnmal wiederholt werden, bis sich das Nervensystem wieder so weit erholt hat, daß der Patient auch ohne Anästhesie schmerzlos bleibt.

Siebenthal, W. v.

Die Wissenschaft vom Traum

Ergebnisse und Probleme. Eine Einführung in die allgemeinen Grundlagen. Mit einem Vorwort von Victor Emil Freiherr v o n G e b s a t t e l. Mit 3 Abbildungen. XVI, 523 Seiten Gr.-8°. 1953.   Ganzleinen DM 39,60

Spehlmann, Rainer, Heidelberg

Sigmund Freuds Neurologische Schriften

Eine Untersuchung zur Vorgeschichte der Psychoanalyse. Mit einem Vorwort von Professor Dr. P a u l V o g e l, Heidelberg. VII, 100 Seiten Gr.-8°. 1953.
Steif geheftet DM 12,—

Straus, Professor Dr. Erwin, Lexington (Kentucky), USA

Vom Sinn der Sinne

Ein Beitrag zur Grundlegung der Psychologie. Z w e i t e , vermehrte Auflage.
IX, 425 Seiten Gr.-8°. 1956.   Ganzleinen DM 39,60

Strotzka, Dr. Hans, Wien

Sozialpsychiatrische Untersuchungen

Beiträge zu einer Soziatrie. Mit einem Vorwort von Professor Dr. H a n s
H o f f , Wien. V, 114 Seiten Gr.-8°. 1958. (W)   Steif geheftet DM 12,—
A u s d e n B e s p r e c h u n g e n : „... Es ist das große Verdienst Strotzkas, in dem
vorliegenden Buche die Bedeutung psychohygienischer Aspekte für die verschiedensten
Bereiche des öffentlichen Lebens aufgezeigt zu haben ... Allein die Aufschlüsselung der
einzelnen Kapitel zeigt, wie sehr die psychische Hygiene etwa in der Stadt- und Landes-
planung, bei den Problemen des Straßenverkehrs, bei der Betreuung von Flüchtlingen
und natürlich bei Erziehungfragen von großer Wichtigkeit ist. Eindringlich und zwin-
gend wird gezeigt, daß die Berücksichtigung psychohygienischer Aspekte die Lösung all
dieser und vieler anderer Probleme erleichtert und sie — natürlich innerhalb gewisser
Grenzen, die vom Autor stets anerkannt werden — geeignet ist, das menschliche Leben
erfreulicher zu gestalten ...“   *Österreichische Ärztezeitung*

Erstes neurovegetatives Symposion

Burg an der Wupper, 16. und 17. September 1950. 22 Beiträge in deutscher
und 1 Beitrag in französischer Sprache. Mit 104 Textabbildungen. 266 Seiten
Gr.-8°. 1951. (Acta Neurovegetativa, Band III, Heft 1—2.) (W)
                    Preis auf Anfrage
Hauptthema: **Verknüpfung von Hypophyse und Hypothalamus bzw. hypo-
thalamische Neurosekretion. Das Metamerieproblem in Beziehung zum vegetativen Nervensystem.**

Zweites neurovegetatives Symposion

Überlingen, 15. und 16. September 1951. Mit 55 Textabbildungen. 182 Seiten
Gr.-8°. 1952. (Acta Neurovegetativa. Band IV, Heft 2—3.) (W)
                    Preis auf Anfrage
Hauptthema: **Der periphere neurovegetative Vorgang**

Drittes neurovegetatives Symposion

Salzburg, 15. und 16. September 1952. 19 Beiträge in deutscher, 7 Beiträge in
englischer, 4 Beiträge in französischer und 1 Beitrag in italienischer Sprache. Mit
156 Textabbildungen. 400 Seiten Gr.-8°. 1953. (Acta Neurovegetativa,
Band VII, Heft 1—4.)   Preis auf Anfrage
Hauptthema: **Der Schmerz und seine Bekämpfung**

Viertes (I. Internationales) neurovegetatives Symposion

Florenz, 21. bis 24. September 1953. 23 Beiträge in deutscher, 5 Beiträge in
englischer, 1 Beitrag in französischer und 1 Beitrag in italienischer Sprache. Mit

(Neurovegetatives Symposion)
148 Textabbildungen. 364 Seiten Gr.-8°. 1954. (Acta Neurovegetativa, Band IX, Heft 1—4.) Preis auf Anfrage
Hauptthema: **Der neurovegetative Einfluß auf den Zuckerstoffwechsel**

Fünftes neurovegetatives Symposion

Wien, 30. August bis 1. September 1954. 26 Beiträge in deutscher, 3 Beiträge in englischer, 2 Beiträge in französischer und 1 Beitrag in italienischer Sprache. Mit 160 Textabbildungen. 328 Seiten Gr.-8°. 1955. (Acta Neurovegetativa, Band XI, Heft 1—4.) (W) Preis auf Anfrage
Hauptthema: **Physiologie und Pathologie des Wärmehaushaltes.**

Sechstes neurovegetatives Symposion

Straßburg, 29. September bis 1. Oktober 1955. 17 Beiträge in deutscher, 3 Beiträge in englischer, 17 Beiträge in französischer und 1 Beitrag in italienischer Sprache. Mit 195 Textabbildungen. 320 Seiten Gr.-8°. 1956. (Acta Neurovegetativa, Band XIV, Heft 1—4.) (W) Preis auf Anfrage
Hauptthema: **Periphere Gefäßregulation.**

Siebentes neurovegetatives Symposion

Genf, 5. bis 7. September 1956. 31 Beiträge in deutscher, 1 Beitrag in englischer, 10 Beiträge in französischer und 4 Beiträge in italienischer Sprache. Mit 297 Textabbildungen. 448 Seiten Gr.-8°. 1957. (Acta Neurovegetativa, Band XVI, Heft 1—4.) (W) Preis auf Anfrage
Hauptthema: **Die Plexus Splanchnici und die periarteriellen visceralen Sympathektomien.**

Achtes neurovegetatives Symposion

Genua, 9. bis 11. April 1958. (Acta Neurovegetativa, Band XXI, Heft 1—3.)
Hauptthema: **Die Trophoneurosen.** In Vorbereitung

Das paranoide Syndrom in anthropologischer Sicht

Symposion auf dem Zweiten Internationalen Kongreß für Psychiatrie im September 1957 in Zürich. Unter Teilnahme von R. Alberca, A. Auersperg, W. v. Baeyer, G. Dalla Barba, F. Basaglia, M. Boss, B. Callieri, Fouks, L. van der Horst, E. Minkowski, A. Storch, E. Straus, L. Valenciano. Veranstaltet von **J. Zutt** mit C. **Kulenkampff.** IV, 70 Seiten Gr.-8°. 1958.
Steif geheftet DM 12,60

Aus den Besprechungen: „... Die einzelnen Reden sind im wesentlichen so abgedruckt, wie sie in dem Züricher Symposion gehalten wurden. Die Form des Gesprächs mit der dadurch bedingten Kürze und Lebendigkeit macht die Lektüre trotz der Kompliziertheit des Stoffes äußerst fesselnd ..." *Ärztliche Wochenschrift*

Das neurovegetative System der gesunden und kranken Haut des Menschen

Symposion veranstaltet von der Gesellschaft zur Erforschung des vegetativen Systems, Wien, gemeinsam mit der Österreichischen Dermatologischen Gesellschaft in Wien, 30. Mai bis 1. Juni 1957. 35 Beiträge in deutscher, 2 Beiträge in englischer und 2 Beiträge in italienischer Sprache. Mit 281 zum Teil farbigen Textabbildungen. 496 Seiten Gr.-8°. 1958. (Acta Neurovegetativa, Bd. XVIII, Heft 1—4.) (W)   DM 147,—

Vorzugspreis für Abonnenten der „Acta Neurovegetativa" und für Symposion-teilnehmer   DM 132,—

Inhaltsverzeichnis: Erster Tag: 30. Mai 1957. Die Innervation der Epidermis und Cutis. Von R. RICHTER, Ankara. — Innervation der Haut. Von F. KISS, Budapest — Netz und Geflecht im vegetativen Nervensystem der Haut. Von F. JOHN, Schopf-heim/Baden. — Neue Befunde über die sensible Innervation der Haut. Von H. HOEPKE, Heidelberg. — Die Innervation der Hautmodifikationen bei Haussäugetieren. Von P. WALTER, München. — Mikroskopische Studien über die Morphologie und die Morpho pathologie der vegetativen Innervation der menschlichen Haut (I). Von V. JABONERO, Valladolid. — Der Stechapparat der Mücken. Von P. VONWILLER, Rheinau-Zürich. — Die Innervation der Haare des Menschen. Von D. KADANOFF, Sofia. — Experimental Studies on the Hemitrichosis and the Nervous Influences on the Hair Growth. By S. KOBAYASI, F. OKUYAMA, and K. TAKAGI, Nagoya/Japan. — Die Innervation der apokrinen Drüsen. Von W. THIES, München. — Diskussionen. — Zweiter Tag: 31. Mai 1957. Zur Physiologie der vegetativen Innervation der Haut. Von F. BRÜCKE, Wien. — Zur Pharmakologie des neurovegetativen Systems der Haut. Von T. GORDONOFF, Bern. — Zum Problem der Stalagmocyten der menschlichen Epidermis. Von F. JOHN, Schopf-heim/Baden. — Über die Rolle der Thermorezeptoren der Haut in der chemischen Wärmeregulation. Von Sz. DONHOFFER, Pécs. — Über Entzündung und Schmerz in histaminfreier Haut. Von P. STERN, Sarajewo. — Sostanze neuromimetiche e anastomosi arterovenose. Di S. B. CURRI, Milano. — Rilievi fisiopatologici sulle anastomosi arterovenose. Di E. DAL ZOTTO, Padova. — Elektromyographischer Beitrag zu den obdurierenden Gefäßkrankheiten mit besonderer Berücksichtigung von Störungen der Haut- und Muskeldurchblutung. Von C. SERRA, L. AMANTEA und L. COVELLO, Napoli. — Untersuchungen der elektrischen Leitfähigkeit der Haut. Von O. HAUSWIRTH, und F. KRACMAR, Wien. — Zur Histochemie des neurovegetativen Systems der Haut (I). Von G. NIEBAUER, und A. WIEDMANN, Wien. — Zur Histochemie des neurovegetativen Systems der Haut (II). Von G. NIEBAUER, Wien. — Über die chromaffinen Zellen der menschlichen Haut. Von J. ADAMS-RAY, H. NORDENSTAM und J. RHODIN, Stockholm. — Eine histochemische Methode zur Darstellung der vegetativen Innervation der Haut. Von B. DROZ, Paris. — Beitrag zur elektronen-mikroskopischen Histologie der Haut. Von HEDI GANSLER, Düsseldorf. — Zur Histochemie der Meissnerschen Tastkörperchen. Von G. K. STEIGLEDER, und K. SCHULTIS, Frankfurt a. M. — Das Neuroformative System als nervliche Urstufe in der Haut Einzelliger. Von B. M. KLEIN, Wördern/Wien. — Diskussionen. — Dritter Tag: 1. Juni 1957. Allgemeine Pathologie des neurovegetativen Systems. Von C. CORONINI, Wien. — Mikroskopische Studien über die Morphologie und die Morphophatologie der vegetativen Innervation der menschlichen Haut (II). Von V. JABONERO, Valladolid. — Vegetative Reaktionen der Haut bei inneren Erkrankungen. Von R. E. MARK, Rostock. — Dermatom-Reaktionen bei inneren Krankheiten. Von A. STURM, Wuppertal. — Bedeutung des Nervensystems bei der Pathogenese von Dermatosen. Von R. M. BOHNSTEDT, Gießen. — Electron Microscopic Study of the Ultra-Thin Sections of Leprous Peripheral Nerves. By M. NISHIURA, N. HARADA, and T. IMAEDA, Kyoto/Japan. — Spezielle Pathologie des neurovegetativen Systems der

(Das neurovegetative System der gesunden und kranken Haut des Menschen)
Haut. (Über das Endplasmodium im Neurinom, im sogenannten Myoblastenmyom, im fibrillären Neurom, im Glomustumor und im Neuronaevus.) Von F. Nödl, Göttingen. — Über die spezielle Pathologie des neurovegetativen Systems der Haut. (Erläutert an einer Gegenüberstellung von Sklerodermie und Lichen ruber planus und deren nervöser Korrelationspathologie.) Von F. Ormea, Turin. — Hauterkrankungen als Ausdruck psychosomatischen Geschehens. Von H. Hoff und E. Ringel, Wien. — Die Therapie der Hyperhydrosis und anderer Hauterkrankungen mittels thorakoskopischer Entnervung. Von E. Kux, Innsbruck. — Die Haut als Spiegel der vegetativen Reaktionslage. Von W. Birkmayer, und L. Loeb, Wien. — Zur Pathologie der neurovegetativen Rezeptions-organe. Von W. Schober, Wien. — Hauterscheinungen bei vegetativen Störungen des Urogenitalsystems. Von H. F. J. Weber, Linz. — Diskussionen. — Schlußworte.

Tönnis, W., und W. **Schiefer**

Zirkulationsstörungen des Gehirns im Serienangiogramm. Siehe Seite 207

Untersuchungen aus dem Grenzgebiet zwischen Psychopathologie und Endokrinologie

Von M. **Bleuler.** Mit Beiträgen von H. Baer, G. Condrau, D. I. Jacobs, H. K. Knoepfel, W. Stoll, H. Wipf, Delia Wolf und W. Züblin. Mit 9 Textabbildungen. 258 Seiten Gr.-8°. 1948.   DM 24,—
(Archiv für Psychiatrie und Nervenkrankheiten, Band 180, Heft 3/4, siehe auch Seite 295 dieses Verzeichnisses.)

Vorträge und Referate der Ersten Tagung österreichischer Nervenärzte und Psychiater

in Gmunden am 30. und 31. Mai 1950. Mit 5 Textabbildungen. 144 Seiten Gr.-8°. 1951. (W)   Preis auf Anfrage
(Wiener Zeitschrift für Nervenheilkunde und deren Grenzgebiete, Band III, Heft 4, siehe auch Seite 295.)

Wagner †, Werner, Professor Dr. med.

Versuche zu einer geisteswissenschaftlich fundierten Psychiatrie

Mit einem Vorwort des Herausgebers. VII, 64 Seiten Gr.-8°. 1957.
Englische Broschur DM 9,80

Wagner-Jauregg, J.

Lebenserinnerungen. (W) Siehe Seite 283

Weber, Privatdozent Dr. H. F. J., Vorstand der Urologischen Abteilung des Allgemeinen öffentlichen Krankenhauses der Stadt Linz

Die neurovegetativen Funktionsstörungen des Urogenitalsystems

Mit 14 Textabbildungen. VIII, 156 Seiten Gr.-8°. 1958. (Acta Neurovegetativa/Supplementum VII.) (W)   DM 22,—
Vorzugspreis für Abonnenten der „Acta Neurovegetativa"   DM 19,80

(Weber, Die neurovegetativen Funktionsstörungen des Urogenitalsystems)
Aus den Besprechungen: „Das vorliegende Buch ist die erste zusammenfassende Darstellung der neurovegativen Funktionsstörungen auf urologischem Gebiet. Der Verfasser hat sich der großen Mühe unterzogen, die bereits sehr umfangreiche Literatur über die neurovegetativen Funktionsstörungen durchzuarbeiten und auf das Urogenitalsystem anzuwenden, das ja mit seiner reinen sympathischen und parasympathischen Innervation zahlreiche Anregungen für die Beobachtung vegetativer Störungen bietet ... Die Ausführungen spiegeln die große Erfahrung des Autors wider, der schon zahlreiche Arbeiten über einschlägige Themen veröffentlicht hat. Sie sind durch viele Beispiele aus der Sprechstunde des Verfassers untermauert. Zu begrüßen sind die Hinweise auf einfache Untersuchungsmethoden, die es selbst dem Praktiker ohne Bindung an Instrumente, Apparate oder Labor ermöglichen, vegetative Dysregulationen zu erfassen ...“ *Zentralblatt für die gesamte Neurologie und Psychiatrie*

Wendt, Dr. med. Carl-Friedrich, Professor für Psychiatrie und Neurologie an der Universität Heidelberg

Grundzüge einer verstehenspsychologischen Psychotherapie

Z w e i t e , gänzlich umgearbeitete Auflage von „Psychotherapie im abgekürzten Verfahren“. Mit einem Geleitwort von Professor Kurt Schneider, Heidelberg. VIII, 207 Seiten Gr.-8°. 1956. DM 24,—

Wendt, Dr. med. Carl-Friedrich, Professor für Psychiatrie und Neurologie an der Universität Heidelberg

Psychotherapie der Schlafstörungen in der nervenärztlichen Sprechstunde

24 Seiten 8°. 1957. DM 3,—

Winterstein, Professor Dr. Hans, Istanbul

Schlaf und Traum

Z w e i t e , erweiterte Auflage. 6.—11. Tausend. (Verständliche Wissenschaft, Band 18.) Mit 25 Abbildungen. VII, 135 Seiten Kl.-8°. Ganzleinen DM 7,80

Witt, P. N.

Die Wirkung von Substanzen auf den Netzbau der Spinne als biologischer Test

Siehe Seite 76

Wyss, Walter H. v., ehemaliger Chefarzt der medizinischen Abteilung des Krankenhauses Neumünster, Zollikerberg bei Zürich, und Dozent für Psychophysiologie an der Universität Zürich

Aufgaben und Grenzen der psychosomatischen Medizin

III, 92 Seiten 8°. 1955. Englische Broschur DM 8,60

Neurochirurgie

Bericht über die siebente Jahrestagung der Deutschen Gesellschaft für Neurochirurgie

Bad Ischl, 6. bis 11. September 1954, „Röntgendiagnostische Probleme bei intrakraniellen Geschwülsten", und

Bericht über die erste Tagung der Österreichischen Arbeitsgemeinschaft für Elektroencephalographie

Bad Ischl, 10. und 11. September 1954, „Elektroencephalographie und Corticographie bei cerebralen Krampfleiden". 10 Beiträge in deutscher, 2 Beiträge in englischer und 1 Beitrag in französischer Sprache. Mit 196 Textabbildungen. VI, 374 Seiten Gr.-8°. 1955. (Acta Neurochirurgica/Supplementum III.) (W)
DM 73,—
Vorzugspreis für Abonnenten der „Acta Neurochirurgica" und für Teilnehmer an der Tagung
DM 64,—

> **Corboz,** Priv.-Doz. Dr. med. Robert, Oberarzt an der Psychiatrischen Poliklinik für Kinder und Jugendliche in Zürich

Die Psychiatrie der Hirntumoren bei Kindern und Jugendlichen

Mit 1 Textabbildung. VI, 100 Seiten Gr.-8°. 1958. (Acta Neurochirurgica/Supplementum V.) (W)
DM 15,—
Vorzugspreis für Abonnenten der „Acta Neurochirurgica"
DM 13,50

Aus den Besprechungen: „Corboz' Arbeit faßt die Resultate seiner kinderpsychiatrischen Studien an 52 hirntumorkranken Kindern und Jugendlichen zusammen. Sie ist unseres Wissens die erste ihrer Art und hat das erwartete Resultat ergeben: Bei über 90 % der Patienten fanden sich psychopathologische Veränderungen, welche sich gegenüber denjenigen der Erwachsenen auszeichnen durch eine gewisse Vielfalt... Die sorgfältig ausgeführten und übersichtlich dargestellten Studien dürfen als eine erste wegweisende Sichtung der psychopathologischen Studien bei Tumorkindern aufgefaßt werden und verdienen nicht nur die entsprechende Berücksichtigung, sondern dringend auch die Fortsetzung an größerem Material."

Schweizer Archiv für Neurologie und Psychiatrie

Die Eingriffe am Gehirnschädel, Gehirn, an der Wirbelsäule und am Rückenmark

Von N. **Guleke.** Siehe Allgemeine und spezielle chirurgische Operationslehre Band II,
Seite 152

Das Glioblastoma multiforme

Pathologie, Klinik, Diagnostik und Therapie. Referate und Vorträge zum Thema „Glioblastom", anläßlich der zehnten Jahrestagung der Deutschen Gesellschaft für Neurochirurgie gemeinsam mit der Vereinigung der Schweizer

(Das Glioblastoma multiforme)
Neurochirurgen, Zürich, 24. bis 26. Juli 1958. Im Auftrag der Deutschen Gesellschaft für Neurochirurgie herausgegeben von F. **Loew,** Köln, und G. **Weber,** Zürich. Mit 112 Textabbildungen. IV, 234 Seiten Gr.-8°. 1959. (Acta Neurochirurgica/Supplementum VI.) (W)   DM 68,—
Vorzugspreis für Abonnenten der „Acta Neurochirurgica" und für Teilnehmer an der Tagung   DM 61,20
I n h a l t s v e r z e i c h n i s : Das Glioblastom, morphologisch und biologisch gesehen. Von K. J. ZÜLCH, Köln. — Anamnese und Klinik des Glioblastoma multiforme. Von H. KRAYENBÜHL, Zürich. — Das Glioblastoma multiforme. Von W. TÖNNIS und W. WALTER, Köln. — Die Radiotherapie des Glioblastoma multiforme unter Berücksichtigung des malignen Glioms. Von U. COCCHI, Zürich. — Zur angiographischen Diagnostik der Glioblastome. Von W. GROTE, Bonn, und W. SCHIEFER, Köln. — Zur Differentialdiagnose des Glioblastoma multiforme bei Jugendlichen. Von J. GERLACH und H. P. JENSEN, Würzburg. — Weitere Beobachtungen über Pathologie und Klinik der multiformen Glioblastome. Von L. PERRIA, R. CRUDELI und A. CARPINO, Genua. — Mengenmäßige cytostromale Veränderungen bei bösartigen Rückfallgliomen. Von R. CRUDELLI, Genua. — Untersuchungen zur Hämodynamik bei neurochirurgischen Eingriffen unter besonderer Berücksichtigung der malignen Tumoren. Von K. SCHMIDT, Freiburg i. Br. — Die Palencephalographie in der Diagnose der Glioblastome des Großhirns. Von J. J. BARCIA-GOYANES und J. L. BARCIA-SALORIO, Valencia. — Operative Leitfähigkeitsbestimmungen des Hirngewebes zur Ortsdiagnostik raumfordernder Prozesse. Von H. J. STEINKE und W. BUCHHOLZ, Berlin. — Radio-Wismut $\left(\text{Bi}\,\dfrac{206}{83}\right)$ als neues, spezifisches Hirntumordiagnostikum. Von F. MUNDINGER, Freiburg i. Br. — Zur Diagnostik von Hirntumoren mit markiertem Albumin. Von W. ENTZIAN, Bonn. — Zur Technik der kombinierten chirurgisch-radiologischen Behandlung beim Glioblastoma multiforme. Von E. KLAR, Heidelberg. — Erfahrungen mit der lokalisierten Bestrahlung von malignen Hirngeschwülsten mit Radio-Isotopen. Von F. MUNDINGER, H. NOETZEL und T. RIECHERT, Freiburg i. Br. — Die Applikation von Radio-Isotopen zur Strahlenbehandlung intracranieller Tumoren. (Film.) Von F. MUNDINGER, T. RIECHERT, A. SCHULZ und E. ZYSNO, Freiburg i. Br. — Chemotherapeutische Versuche beim Glioblastom. Von G. SIMON, Würzburg. — Cytostatische Effekte in der Glioblastomkultur. Von G. KERSTING, Bonn. — Der klinische Wert der Einteilung der Astrocytome und Glioblastome nach Kernohan. Von H. KRAUS, Wien. — Freie Aminosäuren, Peptide und Amine bei Hirntumoren. Von R. HEMMER, Freiburg i. Br. — Atmung und aerobe Glycolyse von menschlichen Hirntumoren und darüber liegendem Cortex in vitro. Von G. WEBER, Zürich. — Histologische differente multiple Hirntumoren. Von A. SCHULZE, Berlin. — Über multiple Gliome. Von A. WERNER, Genf. — Das Verhalten der Blutkörperchensenkungsreaktion bei Gliomen. Von V. HENSELL, Düsseldorf.

Handbuch der Neurochirurgie

Herausgegeben von Professor Dr. H. **Olivecrona,** Stockholm, und Professor Dr. W. **Tönnis,** Köln. In 7 Bänden.
Bei Verpflichtung zur Abnahme des gesamten Handbuches werden Subskriptionspreise gewährt.
I. B a n d : In zwei Teilen.
1. T e i l : **Grundlagen I. Angewandte Anatomie. Physiologie. Pathophysiologie.**
Mit 471 zum Teil farbigen Abbildungen. XVI, 719 Seiten (davon 16 Seiten in englischer Sprache) 4°. 1959.   Ganzleinen DM 365,—
                            Subskriptionspreis Ganzleinen DM 292,—

(Handbuch der Neurochirurgie)

Inhaltsübersicht: Angewandte Anatomie des Gehirns und seiner Hüllen. Von H. FERNER, Hamburg (jetzt Homburg/Saar) und R. KAUTZKY, Hamburg-Eppendorf. — Die Produktion und Zirkulation des Liquors und ihre Störungen. Von G. SCHALTEN-BRAND, Würzburg, und H. WOLFF, Kiel (jetzt Sanderbusch). — Störungen des intrakraniellen Druckes. Die Massenverschiebungen und Formveränderungen des Hirns bei raumfordernden und schrumpfenden Prozessen und ihre Bedeutung für die klinische und röntgenologische Diagnostik. Von K. J. ZÜLCH, Köln. — Pathophysiologie und Klinik der intrakraniellen Drucksteigerung. Von W. TÖNNIS, Köln. — Klinische Elektrencephalographie. Von H. W. STEINMANN, Köln. — Clinical electromyography. By E. KUGELBERG, Stockholm. — Grundlagen und Technik des Arbeitens mit radioaktiven Isotopen. Von W. MAURER, Köln. — Literatur zu jedem Beitrag. — Namen- und Sachverzeichnis. Subject Index.

2. Teil: **Grundlagen II. Chemischer Aufbau. Physiologie. Pathophysiologie.**
In Vorbereitung

Inhaltsübersicht: Der chemische Aufbau des Nervensystems und seine Störungen. Von H. DEBUCH, Köln. — Durchblutung und Stoffwechsel des Gehirns (einschl. Neuropharmakologie). Von M. SCHNEIDER und W. THORN, Köln. — Grundlagen der endokrinen Störungen vom Kliniker aus gesehen. Von K. OBERDISSE, Düsseldorf. — Anatomie des Hypophysen-Hypothalamus-Systems. Von H. SPATZ, Gießen, und F. ENGELHARDT, Hamburg. — Elektronenmikroskopie der Gehirntumoren. Von H. FERNÁNDEZ-MORÁN, Boston.

II. Band: **Röntgenologie** einschließlich Kontrastmethoden. Bearbeitet von Professor Dr. E. **Lindgren**, Stockholm. Mit 274 Abbildungen in 464 Einzeldarstellungen. VII, 296 Seiten 4°. 1954.   Ganzleinen DM 122,50
Subskriptionspreis Ganzleinen DM 98,—

III. Band: **Pathologische Anatomie der raumbeengenden intrakraniellen Prozesse.** Von Professor Dr. K. J. **Zülch**, Köln, und Dr. E. **Christensen**, Kopenhagen. Mit 473 Abbildungen in 931 Einzeldarstellungen. XIII, 800 Seiten 4°. 1956.   Ganzleinen DM 298,—
Subskriptionspreis Ganzleinen DM 238,50

IV. Band: **Klinik und Behandlung der raumbeengenden intrakraniellen Prozesse. In zwei Teilen.**   In Vorbereitung

1. Teil. Inhaltsübersicht: Allgemeine Operationslehre. Von F. J. IRSIGLER, Krugersdorp, Transvaal/Südafrikanische Union. — Anaesthesie. Von T. GORDH, Stockholm. — Mißbildungen des Schädels und des Gehirns. Von J. GERLACH, Würzburg. — Erkennung, Differentialdiagnose und Behandlung der Geschwülste und Entzündungen der Schädelknochen (einschl. Orbita). Von J. GERLACH und G. SIMON, Würzburg. — Pathologie der Geschwülste des Hirnschädels. Von O. KLEINSASSER, Köln. — Sonstige Erkrankungen der Schädelknochen von gewisser neurochirurgischer Bedeutung. Von W. VOLLAND und O. KLEINSASSER, Köln. — Anatomie und Klinik der Gefäßmißbildungen. Von H. LANGE-COSACK, Berlin. — Die chirurgische Behandlung intracerebraler Gefäßmißbildungen. Von G. NORLÉN, Göteborg. — Cerebrale Gefäßkrankheiten. Von M. MILLETTI †, R. FROWEIN, Frankfurt a. M., und W. SCHIEFER, Erlangen. — Operative Behandlung des Hydrocephalus. Von T. RIECHERT und W. UMBACH, Freiburg i. Br.

2. Teil. Inhaltsübersicht: Diagnostik intrakranieller Geschwülste. Von W. TÖNNIS, Köln, und Mitarbeitern. — Operative Behandlung der einzelnen Geschwulstarten. Von H. OLIVECRONA, Stockholm. Anhang: Plastic reconstruction in cases of facial paralysis. By A. RAGNELL, Stockholm. — Diagnose von Hirntumoren mit radioaktiven

(Handbuch der Neurochirurgie)

Isotopen. Von W. Maurer und O. Wilcke, Köln. — Strahlenbehandlung raumbeengender intrakranieller Prozesse. Von H. Vieten, Düsseldorf. — Die tierischen Parasiten und Pilzinfektionen im zentralen Nervensystem. Von M. Pimenta, Sao Paulo, und P. Brandt, Köln. — Hirnabscesse und Meningitis. Von U. Sacchi, Genua, und W. Schiefer, Erlangen. — Indikation und Technik der operativen Behandlung der Epilepsie. Von H. W. Pia, Gießen, und H.-W. Steinmann, Köln.

V. B a n d : **Traumatische Hirnschädigungen.** In Vorbereitung

I n h a l t s ü b e r s i c h t : Pathologie der offenen und gedeckten Hirnschädigungen. Von K. J. Zülch, Köln. — Klinik und Behandlung der gedeckten traumatischen Hirnschädigungen. Von W. Tönnis, Köln. — Behandlung der frischen offenen Hirnverletzungen. Von W. Tönnis, Köln. — Operative Behandlung der Hirnverletzungsfolgen. Von K. Vossschulte, Gießen. — Das psychische Bild der Hirnverletzten, Begutachtung. Von W. Rüsken, Hamburg. — Nachbehandlung der Hirnverletzten. Von E. Rehwald, Meisenheim (Glan).

VI. B a n d : **Chirurgie der Hirnnerven und Hirnbahnen.** Bearbeitet von E. Busch, C. H. Hertz, K. Kettel, L. Leksell, K. Lidén, K. Schürmann, O. Sjöqvist †. Mit 127 zum Teil farbigen Abbildungen. IX, 249 Seiten (davon 98 Seiten in englischer Sprache) 4°. 1957. Ganzleinen DM 148,—
Subskriptionspreis Ganzleinen DM 118,40

VII. B a n d : **Wirbelsäule und Rückenmark, peripheres und sympathisches Nervensystem.** In Vorbereitung

I n h a l t s ü b e r s i c h t : Mißbildungen und Erkrankungen der Wirbelsäule. Von K. F. Schlegel, Köln. — Die Mißbildungen des Rückenmarks. Von J. Gerlach, Würzburg. — Die traumatischen Schädigungen des Rückenmarks und seiner Hüllen. Von R. Klaue, Berlin. — Raumfordernde Prozesse im Rückenmark. Von G. Häussler, Hamburg. — Die Chirurgie der Verletzungen des Rückenmarks. Von H. Schmidt, Frankfurt a. M. — Die Chirurgie der Wirbelsäule. Von R. Frykholm, Stockholm, und G. Norlén, Göteborg. — Die Pathologie der peripheren Nerven. Von W. Krücke, Frankfurt a. M. — Die Chirurgie der peripheren Nerven. Von P. Röttgen, Bonn. — Die Chirurgie des Sympathicus. Von F. Castellano, Neapel.

Holle, F.

Grundriß der gesamten Chirurgie

S i e b e n t e Auflage. Siehe Seite 147

Kautzky, R., Dozent für Neurologie, Leiter der Neurochirurgischen Abteilung an der Neurologischen Universitätsklinik Hamburg-Eppendorf, und K. J. **Zülch,** außerplanmäßiger Professor für Neurologie, Leiter der Abteilung für allgemeine Neurologie am Max-Planck-Institut für Hirnforschung Köln-Lindenthal

Neurologisch-neurochirurgische Röntgendiagnostik

und andere Methoden zur Erkennung intrakranialer Erkrankungen. Mit 167 Abbildungen. VIII, 236 Seiten Gr.-8°. 1955. Ganzleinen DM 49,80

Milletti, Dozent Dr. Mario, Leiter des „C. Cavina" Neurochirurgischen Institutes Bologna

Die Differentialdiagnose der Gehirngeschwülste durch die Arteriographie

Mit 64 Röntgenarteriogrammen auf Tafeln und 3 Textabbildungen. VI, 79 Seiten Gr.-8°. 1950. (Acta Neurochirurgica/Supplementum I.) (W)   DM 23,50
Vorzugspreis für Abonnenten der „Acta Neurochirurgica"   DM 21,—

Neurologie

Redigiert von R. **Jung.** Siehe Handbuch der inneren Medizin.
V i e r t e Auflage, Band V,   Seite 101

Olivecrona, Professor Dr. H., Stockholm, and J. **Ladenheim,** M.D., Stockholm—New York

Congenital Arteriovenous Aneurysms of the Carotid and Vertebral Arterial Systems

In englischer Sprache. Mit 122 Abbildungen. IV, 91 Seiten 4°. 1957.
Ganzleinen DM 68,—

Pia, Dr. Hans Werner, Priv.-Doz., Leiter der Neurochirurgischen Abteilung, Chirurgische Klinik und Poliklinik der Justus-Liebig-Hochschule, Gießen

Die Schädigung des Hirnstammes bei den raumfordernden Prozessen des Gehirns

Ein Beitrag zur Pathogenese, Klinik und Behandlung der Massenverschiebungen des Gehirns. Mit 77 Textabbildungen. IX, 182 Seiten Gr.-8°. 1957. (Acta Neurochirurgica/Supplementum IV.) (W)   DM 40,—
Vorzugspreis für Abonnenten der „Acta Neurochirurgica"   DM 36,—

Schürmann, Professor Dr. Kurt, Chirurgische Klinik, Neurochirurgische Abteilung, Mainz

Klinik und Syndrome der raumfordernden Prozesse der Frontallappen und des Balkens.

(Acta Neurochirurgica/Supplementum.) (W)   In Vorbereitung

Symposium Neurochirurgicum

Bologna, 28. und 29. September 1950.

E r s t e r T e i l : 4 Beiträge in deutscher, 1 Beitrag in englischer, 2 Beiträge in französischer und 9 Beiträge in italienischer Sprache. Mit 34 Textabbildungen. 112 Seiten Gr.-8°. 1951. (Acta Neurochirurgica, Band II, Heft 1.) (W)
Preis auf Anfrage

Z w e i t e r T e i l (Schluß): 7 Beiträge in deutscher, 2 Beiträge in englischer, 5 Beiträge in französischer und 10 Beiträge in italienischer Sprache. Mit 69 Textabbildungen. 205 Seiten Gr.-8°. 1952. (Acta Neurochirurgica, Band II, Heft 3—4.) (W)
Preis auf Anfrage

Tönnis, Dr. Wilhelm, o. Professor für Neurochirurgie, Direktor der Neurochirurgischen Universitätsklinik Köln, und Dr. Wolfgang **Schiefer,** Privatdozent für Neurochirurgie, Leiter der Neurochirurgischen Abteilung der Chirurgischen Universitätsklinik Erlangen

Zirkulationsstörungen des Gehirns im Serienangiogramm

Mit 178 Abbildungen in 327 Einzeldarstellungen. VIII, 319 Seiten 4°. 1959.

Ganzleinen DM 138,—

Inhaltsübersicht: Vorwort. I. Einleitung. II. Anatomie der Hirngefäße. Die Entwicklung des Hirngefäß-Systems. Der Carotis-Kreislauf und seine Varianten im Röntgenbild. Der Vertebralis-Kreislauf. Der Circulus arteriosus Willisi. Die Venen und Sinus des Gehirns. Der histologische Aufbau der Hirngefäße. Die nervöse Versorgung der Hirngefäße. Die anatomischen Voraussetzungen für eine kollaterale Blutversorgung im Gehirn. III. Physiologie und Pathophysiologie der Hirndurchblutung. Die Regulation der Hirndurchblutung. Meßmethoden zur Feststellung der Hirndurchblutung. IV. Technik der cerebralen Angiographie. Vorbereitung und Durchführung der Angiographie. Aufnahmegeräte für die cerebrale Serienangiographie. Kontrastmittel und Gefahren. V. Das normale Serienangiogramm. Der normale Füllungsablauf der einzelnen Hirngefäßabschnitte. Die technischen Voraussetzungen für die Bestimmung der Zirkulationszeit der Hirngefäße. Die normale Zirkulationszeit der Hirngefäße. Abhängigkeit von Blutdruck, Liquordruck und Kohlensäurespannung. Das Angiogramm in den verschiedenen Lebensabschnitten. VI. Diffuse cerebrale Gefäßerkrankungen. Hirnarteriosklerose. Thrombangiitis obliterans. VII. Gefäßverschlüsse. Allgemeine Vorbemerkungen. Carotisverschlüsse. Vertebralisverschlüsse. Sonstige Gefäßverschlüsse. Zirkulationsstörungen bei frühkindlichen Hirnschädigungen. Verschlüsse der Venen. VIII. Kollateralkreislauf bei gestörter Zirkulation. Druckdifferenzen im Hirnkreislauf. Extracerebrale Anastomosen (bei Verschlüssen der A. carotis und vertebralis). Meningeale Anastomosen. IX. Gefäßmißbildungen. Arterio-venöse Angiome. Sonstige Hämangiome. Pathologische Anastomosen durch Persistenz embryonaler Gefäße. Zirkulationsstörungen bei sackförmigen Aneurysmen. X. Zirkulationsstörungen nach Schädel-Hirnverletzungen. Blutungen (Gefäßzerreißungen). Posttraumatische Gefäßthrombosen. Funktionelle Durchblutungsstörungen nach Schädel-Hirnverletzungen. XI. Auswirkungen des gesteigerten Schädelinnendruckes auf die Blutzirkulation des Gehirns. Pathophysiologische Vorbemerkungen. Auswirkungen der allgemeinen Drucksteigerung. Auswirkungen der örtlichen Drucksteigerung. XII. Die Beziehungen zwischen Tumor- und Hirnkreislauf. Hämodynamische Eigentümlichkeiten der verschiedenen Hirntumorarten im Serienangiogramm. Differentialdiagnose der Tumorarten durch das Serienangiogramm. Beziehungen zwischen histologischer Gefäßarchitektur und Angiogramm. Beurteilung der biologischen Wertigkeit auf Grund des Angiogramms. XIII. Leistungsfähigkeit und Grenzen der Methode. Literaturverzeichnis. Sachverzeichnis.

Walther-Büel, Dozent Dr. med. Hans, Psychiatrische Universitätsklinik Zürich

Die Psychiatrie der Hirngeschwülste und die cerebralen Grundlagen psychischer Vorgänge

Mit 2 Textabbildungen. VII, 226 Seiten Gr.-8°. 1951. (Acta Neurochirurgica/Supplementum II.) (W) DM 19,50

Vorzugspreis für Abonnenten der „Acta Neurochirurgica" DM 17,50

Acta Neurochirurgica. (W) Siehe Seite 295

Haut- und Geschlechtskrankheiten

Allgöwer, M., und J. **Siegrist**

Verbrennungen Siehe Seite 138

Czetsch-Lindenwald, Dr. rer. nat. habil. Hermann v., Apotheker, Wien, und Dr. med. habil. Friedrich **Schmidt-La Baume,** a. o. Professor, Chefarzt der Hautabteilung des Städtischen Krankenhauses Mannheim

Salben, Puder, Externa

Die äußeren Heilmittel der Medizin. Mit einem Beitrag: Die Aufgaben des Hautschutzes in der Gewerbehygiene von Dr. Rolf Jäger, Leiter des Instituts für Kolloidforschung der Johann-Wolfgang-Goethe-Universität Frankfurt am Main—Bad Homburg v. d. H. D r i t t e Auflage. Mit 57 Abbildungen. XI, 492 Seiten Gr.-8°. 1950. Ganzleinen DM 36,—

Czetsch-Lindenwald, Dr. rer. nat. habil. Hermann v., Apotheker, Wien, und Dr. med. habil. Friedrich **Schmidt-La Baume,** a. o. Professor, Chefarzt der Hautabteilung des Städtischen Krankenhauses Mannheim

Die äußeren Heilmittel 1950—1955

Ergänzung zur dritten Auflage von S a l b e n — P u d e r — E x t e r n a. Mit 10 Textabbildungen. VIII, 149 Seiten Gr.-8°. 1956. Steif geheftet DM 19,60

Fortschritte der praktischen Dermatologie und Venerologie

E r s t e r B a n d : Vorträge des I. Fortbildungskurses der Dermatologischen Klinik und Poliklinik der Universität München vom 23. bis 28. Juli 1951. Gehalten von C. Böhm, S. Borelli, W. Burckhardt, C. F. Funk, O. Gans, J. Gay Prieto, H. Götz, H. Höcker, P. Jordan, J. Kimmig, W. Knierer, A. Marchionini, K. Meinicke, R. Richter, G. Riehl, H. Schuermann, K. Sigg, H. W. Spier, A. Stühmer, M. H. Welti. Unter Mitarbeit von Privatdozent Dr. Hans **Götz,** Oberarzt der Dermatologischen Klinik und Poliklinik der Universität München, herausgegeben von Professor Dr. Alfred **Marchionini,** Direktor der Dermatologischen Klinik und Poliklinik der Universität München. Mit 12 Textabbildungen. VI, 268 Seiten Gr.-8°. 1952. DM 19,80

Z w e i t e r B a n d : Vorträge des II. Fortbildungskurses der Dermatologischen Klinik und Poliklinik der Universität München vom 26. bis 31. Juli 1954. Gehalten von S. Borelli, R. Brendler, F. Ehring, H. Götz, P. Jordan, J. Kimmig, W. F. Lever, G. Manganotti, A. Marchionini, K. Meinicke, G. Miescher, Th. Nasemann, H. Röckl, C. G. Schirren, H. Schuermann, W. Seipp, H. W. Spier,

(Fortschritte der praktischen Dermatologie und Venerologie)
G.-K. Steigleder, M. B. Sulzberger, W. Thies, A. Wiedmann. Unter Mitarbeit von Privatdozent Dr. Carl Georg **Schirren**, Oberassistent an der Dermatologischen Klinik und Poliklinik der Universität München, herausgegeben von Professor Dr. Alfred **Marchionini**, Direktor der Dermatologischen Klinik und Poliklinik der Universität München. Mit 4 Textabbildungen. VI, 320 Seiten Gr.-8°. 1955.   DM 26,80

D r i t t e r   B a n d : Vorträge des III. Fortbildungskurses der Dermatologischen Klinik und Poliklinik der Universität München vom 27. Juli bis 1. August 1959. Gehalten von H.-J. Bandmann, S. Borelli, H. Götz, O. Hornstein, W. Jadassohn, P. Jordan, J. Kimmig, G. Klingmüller, A. Leinbrock, W. F. Lever, E. Maes, A. Marchionini, K. Meinicke, G. Miescher, Th. Nasemann, H. Niermann, H. Röckl, C. G. Schirren, W. Schneider, H. Schuermann, R. Schuhmachers-Brendler, K. Sigg, H. W. Spier, Fr. Woringer. Unter Mitarbeit von Privatdozent Dr. Helmut **Röckl**, Oberarzt der Dermatologischen Klinik München, herausgegeben von Professor Dr. Alfred **Marchionini**, Direktor der Dermatologischen Klinik und Poliklinik der Universität München.   Unter der Presse

Gans, Dr. med., Dr. med. Oscar, ord. Professor der Dermatologie, Direktor der Klinik und Poliklinik für Haut- und Geschlechtskrankheiten an der Universität Frankfurt a. M., und Dr. med. Gerd-Klaus **Steigleder**, Privatdozent der Dermatologie, Oberarzt der Universitäts-Hautklinik Frankfurt a. M.

Histologie der Hautkrankheiten

Die Gewebsveränderungen in der kranken Haut unter Berücksichtigung ihrer Entstehung und ihres Ablaufs.

In 3 Bänden. Bei Verpflichtung zur Abnahme des Gesamtwerkes werden Subskriptionspreise gewährt.

I. B a n d : **Normale Anatomie und Entwicklungsgeschichte. Leichenerscheinungen, Dermatopathien, Dermatitiden I.** Z w e i t e Auflage. Mit 258 meist farbigen Abbildungen. XIII, 726 Seiten Gr.-8°. 1955.   Ganzleinen DM 285,—
Subskriptionspreis Ganzleinen DM 228,—

II. B a n d : **Dermatitiden II. Örtlich übertragbare infektiöse Gewebsneubildungen. Tierische Parasiten und Fremdkörper. Störungen des Kreislaufs. Entwicklungsstörungen. Echte Geschwülste.** Z w e i t e Auflage. Mit 290 meist farbigen Abbildungen. VI, 706 Seiten Gr.-8°. 1957.   Ganzleinen DM 298,—
Subskriptionspreis Ganzleinen DM 238,40

A u s   d e n   B e s p r e c h u n g e n : „. . . Das in moderner Fassung vorliegende Standardwerk der speziellen Histologie der Hautkrankheiten — der allgemeine Band wird Bestandteil des Ergänzungswerkes zum Jadassohnschen Handbuch der Haut- und Geschlechtskrankheiten sein — ist nicht nur für jeden histologisch tätigen Dermatologen völlig unentbehrlich; auch der an der so häufig vieldeutigen Hauthistologie interessierte Pathologe kann an ihm auf keinen Fall vorübergehen. Immer wird der ‚Gans-Steigleder‘ ein treuer Berater sein, der dem Leser ein detailliertes, aber von souveränen Kennern abgerundetes, objektives Bild vom Stand unserer dermatohistopathologischen Kennt-

(Gans u. Steigleder, Histologie der Hautkrankheiten)
nisse vermittelt. Den Unerfahrenen schützt das grundlegende Werk vor voreiligen histologischen Diagnosen, dem Erfahrenen ermöglicht es die volle Ausschöpfung seiner Befunde." *Professor Marchionini, München, in Klinische Wochenschrift*

III. B a n d : Die allgemeine Histo-Pathologie der Haut. (Erscheint innerhalb des „Handbuch der Haut- und Geschlechtskrankheiten", herausgegeben von J. Jadassohn, Ergänzungswerk.)   Siehe auch Seite 213

Handbuch der Haut- und Geschlechtskrankheiten

Herausgegeben von J. **Jadassohn.** Komplett lieferbar.

Preis des Gesamtwerkes DM 4557,90

A. Hautkrankheiten

I. B a n d :

1. Teil: A n a t o m i e d e r H a u t. Mit 390 zum Teil farbigen Abbildungen. XII, 564 Seiten Gr.-8°. 1927.   DM 78,30

2. Teil: P h y s i o l o g i e d e r H a u t. C h e m i e. H i s t ó l o g i s c h e T e c h n i k. P. C. U n n a's F ä r b e m e t h o d e n. Mit 133 zum Teil farbigen Abbildungen. XIV, 658 Seiten Gr.-8°. 1929.   DM 99,—

II. B a n d : Erkrankungen der Haut durch Protozoen, filtrierbares Virus, Bakterien. Immunbiologie. Mit 236 zum Teil farbigen Abbildungen. IX, 507 Seiten Gr.-8°. 1932.   DM 108,—

III. B a n d : Vererbung. Innere Sekretion. Stoffwechsel. Mit 57 Abbildungen VII, 389 Seiten Gr.-8°. 1929.   DM 43,20

IV. B a n d :

1. Teil: A n g e b o r e n e A n o m a l i e n. L i c h t d e r m a t o s e n. P f l a n z e n g i f t e. T h e r m i s c h e S c h ä d i g u n g e n. E i n f l u ß i n n e r e r S t ö r u n g e n a u f d i e H a u t. Mit 189 zum Teil farbigen Abbildungen. X, 758 Seiten Gr.-8°. 1932.   DM 128,—

2. Teil: T o x i c o d e r m i e n. P e l l a g r a. P i g m e n t a n o m a l i e n. N e r v e n u n d H a u t. P s y c h e u n d H a u t. Mit 323 zum Teil farbigen Abbildungen. XV, 1490 Seiten Gr.-8°. 1933.   DM 286,—

3. Teil: A l l g e m e i n e p a t h o l o g i s c h e A n a t o m i e. D i a g n o s t i k. F r e m d k ö r p e r. D e g e n e r a t i o n d e r H a u t. Mit 129 zum Teil farbigen Abbildungen. VIII, 556 Seiten Gr.-8°. 1932.   DM 116,—

V. B a n d :

1. Teil: P h a r m a k o l o g i e d e r H a u t. A r z n e i m i t t e l. A l l g e m e i n e T h e r a p i e. Mit 49 Abbildungen. IX, 798 Seiten Gr.-8°. 1930.

DM 99,—

2. Teil: L i c h t - B i o l o g i e u n d - T h e r a p i e. R ö n t g e n - P h y s i k, - D o s i e r u n g. A l l g e m e i n e R ö n t g e n t h e r a p i e. R a d i o a k t i v e S u b s t a n z e n. E l e k t r o t h e r a p i e. Mit 305 zum Teil farbigen Abbildungen. X, 786 Seiten Gr.-8°. 1929.   DM 108,—

(Handbuch der Haut- und Geschlechtskrankheiten)

VI. Band:

1. Teil: Ekzem. Dermatitis. Pruritus. Prurigo. Strophulus. Neurodermitis. Seborrhoisches Ekzem. Mit 150 zum großen Teil farbigen Abbildungen. VIII, 543 Seiten Gr.-8°. 1927.   DM 81,—

2. Teil: Störungen der Blut- und Lymphströmung. Angioneurosen. Urticaria. Raynaud. Nekrosen. Gangrän. Geschwüre. Variköser Symptomenkomplex. Hämorrhagische Krankheiten. Erythema multiforme und nodosum. Mit 62 meist farbigen Abbildungen. VIII, 730 Seiten Gr.-8°. 1928. DM 110,70

VII. Band:

1. Teil: Zoster, Herpes simplex. Psoriasis. Parapsoriasis. Erythrodermien. Pityriasis rosea. Mit 86 meist farbigen Abbildungen. VIII, 455 Seiten Gr.-8°. 1928.   DM 62,10

2. Teil: Lichen ruber. Pityriasis rubra pilaris. Epidermolysis bullosa. Impetigo herpetiformis. Pemphigus. Mit 95 zum Teil farbigen Abbildungen. VI, 803 Seiten Gr.-8°. 1931.   DM 150,—

VIII. Band:

1. Teil: Leukosen. Leukoblastome. Mycosis fungoides. Lymphogranulomatose. Mit 112 zum großen Teil farbigen Abbildungen. VI, 355 Seiten Gr.-8°. 1929.   DM 64,80

2. Teil: Keratose. Ichthyosis. Morbus Darier. Atrophien. Sclerodermie. Elephantiasis. Mit 269 zum Teil farbigen Abbildungen. VIII, 1018 Seiten Gr.-8°. 1931.   DM 198,—

IX. Band:

1. Teil: Erysipel. Erysipeloid. Pyocyaneus. Diphtherie. Sklerom. Milzbrand. Plaut-Vincent. Rotz. Granuloma teleangiectaticum. Aktinomykose. Tierische Parasiten. Mit 169 zum Teil farbigen Abbildungen. X, 642 Seiten Gr.-8°. 1929.
DM 106,20

2. Teil: Pyodermien. Morbus Bang. Mit 137 zum Teil farbigen Abbildungen. VIII, 512 Seiten Gr.-8°. 1934.   DM 108,—

X. Band:

1. Teil: Tuberkulose der Haut. Lupus erythematodes. Granuloma annulare. Mit 19 zum Teil farbigen Abbildungen. IX, 879 Seiten Gr.-8°. 1931.   DM 144,—

2. Teil: Die Lepra. Mit 219 Abbildungen. XVIII, 907 Seiten Gr.-8°. 1930.
DM 124,20

XI. Band: Dermatomykosen. Allgemeine Mykologie und Biologie. Trichophytie. Trichophytide. Mikrosporie. Favus. Pityriasis versicolor. Erythrasma. Sporotrichose. Blastomykose. Mit 390 zum großen Teil farbigen Abbildungen. XIII, 956 Seiten Gr.-8°. 1928.   DM 171,—

(Handbuch der Haut- und Geschlechtskrankheiten)
XII. Band:

1. Teil: Tropische Dermatosen. Juxtaartikuläre Knoten. Rattenbißkrankheit. Mit 503 zum Teil farbigen Abbildungen. XII, 857 Seiten Gr.-8°. 1932. DM 168,—

2. Teil: Geschwülste der Haut I. Mit 211 zum Teil farbigen Abbildungen. VIII, 699 Seiten Gr.-8°. 1932. DM 134,—

3. Teil: Geschwülste der Haut II. Mit 323 zum Teil farbigen Abbildungen. X, 1191 Seiten Gr.-8°. 1933. DM 248,—

XIII. Band:

1. Teil: Haare und Haarboden. Schweißdrüsen. Talgdrüsen. Mit 158 zum Teil farbigen Abbildungen. VII, 468 Seiten Gr.-8°. 1932.
DM 90,—

2. Teil: Die Krankheiten der Nägel. Zweite Auflage. Mit 146 zum Teil farbigen Abbildungen. XII, 423 Seiten Gr.-8°. 1927. DM 51,30

XIV. Band:

1. Teil: Mundhöhle. Auge. Nase und Ohr. Gewerbekrankheiten der Haut. Akute Exantheme (Übersicht). Dermatosen im Säuglingsalter. Handteller und Fußsohlen. Juckende Hautkrankheiten. Tierdermatosen. Mit 217 zum Teil farbigen Abbildungen. XVI, 1003 Seiten Gr.-8°. 1930. DM 144,—

2. Teil: Geschichte der Dermatologie. Geographische Verteilung der Hautkrankheiten. Nomenklatur. X, 424 Seiten Gr.-8°. 1928. DM 36,—

B. Geschlechtskrankheiten

XV. Band:

1. Teil: Morphologie und Biologie der Spirochaeta pallida. Experimentelle Syphilis. Mit 272 meist farbigen Abbildungen. VIII, 432 Seiten Gr.-8°. 1927. DM 81,—

2. Teil: Allgemeine Pathologie, pathologische Anatomie, Serologie der Syphilis. Mit 28 zum großen Teil farbigen Abbildungen. X, 564 Seiten Gr.-8°. 1929. DM 73,80

XVI. Band:

1. Teil: Syphilis: Primäreffekte. Exantheme und Enantheme. Nieren. Blase. Genitalorgane. Mit 119 meist farbigen Abbildungen. VIII, 569 Seiten Gr.-8°. 1930. DM 106,20

2. Teil: Syphilis: Herz und Gefäße. Innersekretorische Drüsen. Intestinaltractus. Leber. Luftwege. Lungen. Mit 146 meist farbigen Abbildungen. VIII, 866 Seiten Gr.-8°. 1931. DM 167,40

XVII. Band:

1. Teil: Syphilis des Nervensystems. Mit 166 zum Teil farbigen Abbildungen. XII, 783 Seiten Gr.-8°. 1929. DM 82,80

(Handbuch der Haut- und Geschlechtskrankheiten. Erg.-Werk)

2. Teil: **Syphilis und Auge**. Mit 185 meist farbigen Abbildungen. VIII, 514 Seiten Gr.-8°. 1928.　　　　　　　　　　　　　　　　DM 82,80

3. Teil: **Syphilis der Lymphgefäße und -Drüsen. Blutbild. Knochen. Gelenke. Muskeln. Maligne Syphilis. Endemien. Syphilis in den Tropen. Diagnose. Prognose.** Mit 108 zum Teil farbigen Abbildungen. VIII, 457 Seiten Gr.-8°. 1928.　　　DM 56,70

XVIII. **Band: Syphilis-Therapie.** Mit 43 zum Teil farbigen Abbildungen. XI, 1035 Seiten Gr.-8°. 1928.　　　　　　　　　　　DM 122,40

XIX. **Band: Kongenitale Syphilis.** Mit 95 zum Teil farbigen Abbildungen. VIII, 374 Seiten Gr.-8°. 1927.　　　　　　　　　　DM 43,20

XX. **Band: Gonorrhöe.**

1. Teil: **Allgemeine Ätiologie. Pathologie. Bakteriologische Diagnose. Immunität. Serodiagnose. Hautreaktionen. Allgemeinbehandlung. Grundlagen lokaler Behandlung. Gonorrhöe des Mannes. Gonorrhöe der Frau. Vulvovaginitis infantum. Mund. Nase. Ohr. Rectum.** Mit 98 zum Teil farbigen Abbildungen. VIII, 920 Seiten Gr.-8°. 1934.　　DM 168,—

2 Teil: **Lymphgefäße und Lymphdrüsen. Blase und Nieren. Haut. Auge. Chirurgie. Urethroskopie. Fernkomplikationen. Prophylaxe.** Mit 87 zum Teil farbigen Abbildungen. IX, 383 Seiten Gr.-8°. 1930.　　　　　　　　　　DM 56,70

XXI. **Band: Ulcus molle und andere Krankheiten der Urogenitalorgane.** Mit 151 meist farbigen Abbildungen. IX, 558 Seiten Gr.-8°. 1927.　　DM 78,30

XXII. **Band: Soziale Bedeutung. Bekämpfung. Statistik der Geschlechtskrankheiten.** Mit 244 Abbildungen. VII, 1055 Seiten Gr.-8°. 1927.　　DM 102,60

XXIII. **Band: Die Haut- und Geschlechtskrankheiten im Staats-, Straf-, Zivil- und Sozialrecht. Entwurf einer Geschichte der ansteckenden Geschlechtskrankheiten.** Mit 37 Abbildungen. XII, 642 Seiten Gr.-8°. 1931.　　DM 79,20

Handbuch der Haut- und Geschlechtskrankheiten

J. Jadassohn. Ergänzungswerk.
Unter Mitarbeit zahlreicher Fachgelehrter herausgegeben gemeinsam mit O. Gans, Frankfurt a. M., H. A. Gottron, Tübingen, J. Kimmig, Hamburg, G. Miescher, Zürich, H. Schuermann, Bonn, H. W. Spier, Berlin, A. Wiedmann, Wien, von A. **Marchionini**, München. In sieben Bänden.
Subskriptionspreise werden gewährt bei Verpflichtung zur Abnahme des Gesamtwerkes.

I. Band:
1. Teil: **Anatomie der Haut.**　　　　　　　　　　　In Vorbereitung
Herausgegeben von O. Gans und G. K. **Steigleder**, Frankfurt a. M.

(Handbuch der Haut- und Geschlechtskrankheiten. Erg.-Werk)
Anatomie der Haut. Makroskopischer Teil. Von H. PINKUS. Detroit. — Mikroskopischei
Teil. Von R. ORTMANN, Frankfurt a. M. — Das Pigmentproblem und entwicklungs-
geschichtliche Fragen. Von D. STARCK, Frankfurt a. M.

2. Teil: A l l g e m e i n e p a t h o l o g i s c h e A n a t o m i e d e r H a u t.
In Vorbereitung
Herausgegeben von O. **Gans** und G. K. **Steigleder,** Frankfurt a. M.

Pathologische Reaktionen in der Epidermis. Von O. GANS und G. K. STEIGLEDER, Frankfurt a. M. — Die präcanceröse und canceröse Wucherung von Epidermis und Anhangsgebilden. Von R. ANDRADE, New York. — Pathologische Reaktionen im cutanen Bindegewebe. Von K. W. KALKOFF, Marburg a. d. L. — Pathologische Veränderungen an
Grundsubstanz, Kollagen und Elastica. Von O. BRAUN-FALCO, Mainz. — Pathologische
Reaktionen in der Subcutis. Von O. HORNSTEIN, Bonn. — Neoplastisch wuchernde Zell-
systeme der Cutis und Subcutis. Von G. K. STEIGLEDER, Frankfurt a. M. — Veränderungen an den nicht-epithelialen Anhangsgebilden. Von R. ANDRADE, New York. —
Allgemeine pathologische Anatomie des Nagels. Von J. ALKIEWICZ, Poznán. — Veränderungen am nervösen Substrat der Haut einschließlich an den pigmentbildenden
Zellen. Von F. NÖDL, Göttingen. — Anatomie und allgemeine Pathologie der hautnahen
Lymphknoten. Von K. LENNERT, Frankfurt a. M. — Anhang: Die Ausstrichdiagnostik
in der Dermatologie. Von W. HAUSER, Würzburg.

3. Teil: N o r m a l e u n d p a t h o l o g i s c h e P h y s i o l o g i e.
In Vorbereitung
Herausgegeben von A. **Marchionini,** München, und H. W. **Spier,** Berlin.

Mechanische, elektrische Eigenschaften. Von PH. KELLER, Aachen. — Absorption. Von
F. D. MALKINSON und ST. ROTHMAN, Chicago. — Sinnesphysiologie, Juckreiz. Von
W. D. KEIDEL, Erlangen. — Physiologie und Pathophysiologie der kleinsten Blutgefäße
der Haut. Von K. W. KALKOFF, H.-J. HEITE, L. ILLIG und E. MACHER, Marburg a. d. L. —
Allgemeine Pathophysiologie der allergischen Hautkrankheiten. Von G. STÜTTGEN,
Düsseldorf. — Cutis und Subcutis. Von Z. STARY, Warren. — Epidermis, Hornschicht,
Keratinbildung, Pigment. Von G. LEONHARDI, Frankfurt a. M. — Schweißdrüsentätig-
keit, Schweiß, Thermoregulation. Von H. W. SPIER, Berlin. — Allgemeine und spezielle
Neurophysiologie der Schweißsekretion. Von H. SCHLIACK, Berlin. — Talgdrüsentätigkeit,
Talg. Von C. CARRIÉ, Dortmund und H. WÜST, Düsseldorf. — Haare. Von R. RICHTER,
Nördlingen. — Chemische Physiologie der Hautoberfläche. Von A. SZAKALL, Hamburg,
und H. W. SPIER, Berlin. — · „Arbeitsphysiologie" (Funktionelle Belastungsanpassung,
Regeneration usw.). Von C. CARRIÉ, Dortmund — Mikrobiologie der gesunden Haut-
oberfläche. Von H. RÖCKL, München.

II. B a n d : **Entzündliche Dermatosen.**
In Vorbereitung
Herausgegeben von G. **Miescher** und H. **Storck,** Zürich.

Ekzem (Klinik, Pathologie, Histopathologie, Ätiologie, Therapie). Von G. MIESCHER,
H. STORCK und E. FISCHER, Zürich. — Neurodermitis und Kinderekzem. Von G.
MIESCHER, U. W. SCHNYDER, Zürich, S. BORELLI und H. J. BANDMANN, München. —
Gewerbedermatosen. Von W. BURCKHARDT, Zürich. — Urticaria, Prurigo, Pruritus. Von
FR. KOCOJ, Zagreb. — Arzneimitteldermatosen, toxische Hautschädigungen. Von
W. BURCKHARDT, Zürich. — Pemphigus, Dermatitis herpetiformis, M. Hailey-Hailey.
Von W. F. LEVER, Boston. — Hämorrhagische Krankheiten. Von H. STORCK, Zürich. —
Erythema exsudativum, Erythema nodosum, Phlebitis saltans, Periarteriitis nodosa und
verwandte Formen, Panniculitis, Cheilitis granulomatosa, Rosenthal-Melkerssonsches
Syndrom, Granulomatosis disciformis, Granuloma annulare. Von R. SCHUPPLI, Basel. —

(Handbuch der Haut- und Geschlechtskrankheiten. Erg.-Werk)
Lupus erythematodes. Dermatomyositis, Rheumatismus und Haut. Von A. LEINBROCK, Bonn. — Serologie des visceralen Erythematodes. Von P. MIESCHER, New York. — Aktinische Dermatosen, thermische Schädigungen, Fremdkörper. Von H. KUSKE, Bern.

III. Band:

1. und 2. Teil: Nicht entzündliche Dermatosen. In Vorbereitung
Herausgegeben von H. A. Gottron, Tübingen.

Gefäßleiden nicht hämorrhagischer oder entzündlicher Art. Von N. KLÜKEN, Homburg/Saar. — Elephantiasis. Von W. SCHNEIDER, Augsburg. — Nekrosen, Gangrän, Geschwüre. Von R. SCHMITZ, Tübingen — Ablagerungskrankheiten körpereigener Stoffwechselprodukte. Von W. F. LEVER, Boston. — Primäre Erythrodermien. Von R. RICHTER, Nördlingen. — Psoriasis vulgaris. Von J. VONKENNEL und M. ZINGSHEIM, Köln. — Lichen ruber und Pityriasis rubra pilaris. Von G. STÜTTGEN, Düsseldorf. — Keratosen, Morbus Darier. Von A. GREITHER, Heidelberg. — Atrophien und Sklerosen. Von H. GÖTZ, München. — Fehlbildung einschließlich Embryopathie. Von G. W. KORTING, Tübingen. — Pseudoxanthoma elasticum. Von TH. GRÜNEBERG und THEUNE, Halle a. d. S. — Acanthosis nigricans. Von H.-J. HEITE, Marburg a. d. L. — Experimenteller Krebs. Von J. KIMMIG und M. JÄNNER, Hamburg. — Gutartige und bösartige Neubildungen des Coriums. Von H. REICH, Münster i. W. — Gutartige und bösartige Neubildungen der Epidermis. Von H. REICH, Münster i. W. — Angiome. Von U. W. SCHNYDER, Zürich. — Hautmetastasen bösartiger Geschwülste. Von H. LAUSECKER, St. Pölten. — Melanom. Von G. B. COTTINI, Catania. — Neurogene Tumoren der Haut. Von B. OSTERTAG, W. NIKOLOWSKI und P. S. LIEBALDT, Tübingen. — Leukämie. Von A. MUSGER, Graz. — Orthoplastische umschriebene Reticulosen. Plasmocytom. Nicht naevoide Angiomatosen. Retothelsarkom. Monocytenleukämie. Morb. Brill-Symmers. Von J. KIMMIG, J. J. HERZBERG und H. SCHREINER, Hamburg. — Urticaria pigmentosa. Von TH. GRÜNEBERG, Halle a. d. S. — Lymphogranulomatose. Von J. TAPPEINER und P. WODNIANSKY, Wien. — Mycosis fungoides. Von G. STÜTTGEN, Düsseldorf, und W. MEISTERERNST, Saarbrücken.

IV. Band:

1. Teil: Infektionskrankheiten der Haut. In Vorbereitung
Herausgegeben von A. Marchionini und H. Götz, München.

Immunbiologie der Haut. Von W. JADASSOHN, Genf. — Saprophytische und pathogene Bakterien der Haut. Von J. MEYER-ROHN, Hamburg. — Bakterielle, durch banale Eitererreger bedingte Dermatosen. Von H. RÖCKL, München. — Erysipeloid. Von F. CALLOMON, Berkeley. — Tularämie, Plaut-Vincent'sche Krankheit, Brucellosen. Von K. MEINICKE, München. — Tuberkulose. Von K. W. KALKOFF, Marburg a. d. L., und P. E. GEHRELS, Bremen. — Morbus Boeck. Von K. W. KALKOFF, Marburg a. d. L. — Nichtvenerische infektiöse Krankheiten. Von R. D. G. PH. SIMONS, Amsterdam. — Framboesia tropica (Yaws, Pian). Von R. V. RAJAM, Madras. — Ulcus tropicum phagedaenicum, Noma de Madagascar, Gunduh (Anakhré). Von R. D. G. PH. SIMONS, Amsterdam. — Orientbeule. Von A. G. KOCHS, Riyadh. — Leishmaniosis americana. Von H. PORTUGAL, Rio de Janeiro. — Ubiquitäre Infektionskrankheiten der Haut in den Tropen. Von R. D. G. PH. SIMONS, Amsterdam. — Lepra. Von G. KLINGMÜLLER, Bonn. — Prophylaxe der Lepra. Von M. J. QUIROGA, Buenos Aires. — Therapie der Lepra. Von L. M. BECHELLI, Sao Paulo. — Zoonosen der Haut. Von R. PFISTER, Freiburg i. Br. — Wahrscheinliche Infektionskrankheiten der Haut (z. B. Acrodermatitis atrophicans, Erythema migrans, Lymphocytom). Von W. HAUSER, Würzburg.

2. Teil: Viruskrankheiten. In Vorbereitung
Herausgegeben von A. Marchionini und H. Götz, München.

Viruskrankheiten. Von TH. NASEMANN, München.

(Handbuch der Haut- und Geschlechtskrankheiten. Erg.-Werk)

3. Teil: Pilzkrankheiten. In Vorbereitung
Herausgegeben von A. **Marchionini** und H. **Götz**, München.

Dermatomykosen. Von H. Götz, München. — Soormykose, Europäische Blastomykose,
Geotrichose. Von K. H. Kärcher, Heidelberg. — Nordamerikanische Blastomykose.
Von L. Goldman und J. Schwarz, Cincinnati. — Südamerikanische Blastomykose,
Blastomykose vom Typ Jorge Lobo. Von R. Azulay, Rio de Janeiro. — Histoplasmose,
Von J. Schwarz und L. Goldman, Cincinnati. — Sporotrichose, Coccidioidomykose.
Aspergillose, Penicilliose, Mucormykose, Streptomykose etc., Rhinosporidiose. Von
R. Kaden, Berlin. — Chromoblastomykose. Von P. Lavalle, Mexico. — Mycetoma
pedis. Von F. Latapi, Mexico. — Tinea nigra. Von J. Ramos e Silva, Rio de Janeiro. —
Piedra. Von S. A. P. Sampaio, Sao Paulo. — Pinta. Von M. Garza Toba, Mexico. —
Durch Aktinomyceten und verwandte Erreger bedingte Krankheiten. Von F. Fegeler,
Münster i. W. — Immunbiologisch-serologische Nachweisverfahren für Pilzinfektionen.
Von W. Seeliger, Bonn.

V. Band:

1. Teil: Therapie der Hautkrankheiten. In Vorbereitung
Herausgegeben von J. **Kimmig**, Hamburg.

Physiologie und Pharmakologie der Haut. Von H. Schreiner, Hamburg. — Allgemeine
Therapie der Haut. Von J. J. Herzberg, Hamburg. — Neue Salbengrundlagen. Von
Fr. Neuwald, Hamburg. — Antibiotica. Von J. Meyer-Rohn und E. Ludwig, Ham-
burg. — Sulfonamide und Chemotherapeutica. Von E. Krüger-Thiemer, Borstel. —
Hormone. Von H. Schreiner und C. Schirren, Hamburg. — Vitamine. Von K. Wulf,
Hamburg. — Antihistaminica. Von K. H. Schulz, Hamburg. — Arsenverbindungen.
Von W. H. Wagner, Frankfurt a. M. — Antimykotica. Von H. Rieth, Hamburg. —
Cytostatica. Von J. Meyer-Rohn, Hamburg.

2. Teil: Strahlentherapie von Hautkrankheiten. Bearbeitet
von M. Betetto, G. Bonse, W. Born, H. Gärtner, H. Goldschmidt, D. Harder,
H. Hobitz, J. Kimmig, K. Philipp, W. Pohlit, B. Rajewsky, C. G. Schirren,
H. Schuermann, F. Wachsmann, G. Wagner, A. Wiskemann, Kh. Woeber.
Herausgegeben von A. **Marchionini** und C. G. **Schirren**. Mit 662 teils farbigen
Abbildungen. XXVIII, 1394 Seiten Gr.-8°. 1959. Ganzleinen DM 460,—
Subskriptionspreis Ganzleinen DM 368,—

Inhaltsübersicht: Physikalische Grundlagen der dermatologischen Röntgen-
therapie und Messung ionisierender Strahlungen. Von F. Wachsmann, Erlangen. —
Biologische Grundlagen der Röntgentherapie. Von B. Rajewsky, H. Hobitz, D. Harder,
Frankfurt a. M. — Allgemeine Methodik der Röntgentherapie von Hautkrankheiten.
Von F. Wachsmann, Erlangen. — Die Röntgentherapie gutartiger und bösartiger Ge-
schwülste der Haut. Von C. G. Schirren, München. — Die Röntgentherapie von Derma-
tosen (ausschließlich Tumoren). Von H. Goldschmidt, München-Philadelphia, M.
Betetto, Ljubljana, G. Bonse, Würzburg. — Totalbestrahlung, Röntgen-Fernbestrah-
lung der Haut und indirekte Bestrahlungsmethoden zur Beeinflussung von Dermatosen.
Von C. G. Schirren, München. — Die Epilationsbestrahlung. Von G. Wagner, Kiel. —
Radioaktive Substanzen in der Dermatologie. Von W. Born, K. Philipp, Freiburg i. Br.,
H. Gärtner, Tübingen. — Röntgenologische Diagnostik in der Dermatologie (unter
besonderer Berücksichtigung der Weichstrahldiagnostik. Von G. Bonse, Würzburg, H.
Schuermann, Bonn. — Strahlenschäden und Strahlenschutz. Von B. Rajewsky und
W. Pohlit, Frankfurt a. M. — Lichtbiologie und Therapie. Von J. Kimmig und A. Wiske-
mann, Hamburg. — Physikalische Therapie der Hautkrankheiten. Von Kh. Woeber,
Bonn. — Übersetzung und Erläuterung der bei der Strahlen- und sonstigen physika-

(Handbuch der Haut- und Geschlechtskrankheiten. Erg.-Werk)
lischen Behandlung von Hautkrankheiten gebräuchlichen Begriffe. Von F. WACHSMANN, Erlangen. — Jeder Beitrag enthält ein Literaturverzeichnis. — Namen- und Sachverzeichnis.

VI. B a n d :

1. Teil: G e s c h l e c h t s k r a n k h e i t e n.   In Vorbereitung
Herausgegeben von H. **Schuermann**, Bonn.

Allgemeine Diagnostik, Immunität. Von A. LEINBROCK, Bonn. — Chemotherapie und antibiotische Therapie der Gonorrhoe; Allgemeine Grundlagen. Von J. KIMMIG, Hamburg. — Klinik der Gonorrhoe des Mannes. Von W. BURCKHARDT, Zürich. — Spezielle Therapie der genitalen Gonorrhoe des Mannes. Von H. SCHUERMANN und K. GREGORZCYK, Bonn. — Gonorrhoe der Frau. Von H. HUBER, Marburg a. d. L. — Vulvovaginitis infantum. Gonorrhoe des Rectums. Von W. SCHNEIDER, Augsburg. — Gonorrhoische Hautveränderungen. Von J. TAPPEINER und R. WODNIANSKY, Wien. — Die gonorrhoischen Erkrankungen des Auges. Von A. PILLAT, Wien. — Die Morbidität der Gonorrhoe in den beiden letzten Jahrzehnten. Allgemeine und epidemiologische Grundlagen für die Verbreitung und Bekämpfung der Gonorrhoe. Persönliche Prophylaxe der Gonorrhoe. Die soziale Bedeutung der Gonorrhoe. Gesetzliche Bestimmungen. Von G. HOPF, Hamburg. — Die Feststellung der Heilung der Gonorrhoe. Von J. HÄMEL, Heidelberg. — Verschleierung der Lues bei antibiotischer Behandlung der Gonorrhoe. Von H. WILDE, Gelsenkirchen. — Definition, Nomenklatur, Geschichte, Epidemiologie, Ätiologie, Immunität, Serologie, Pathogenese. Von S. HELLERSTRÖM, Stockholm. — Pathologische Anatomie des Lymphogranuloma inguinale. Von N. MELCZER, Pécs. — Klinik des Lymphogranuloma inguinale. Von H. SCHUERMANN, Bonn, und A. HENSCHLER-GREIFELT, Würzburg. — Hautveränderungen bei Lymphogranuloma inguinale. Von C. E. SONCK, Åbo. — Therapie des Lymphogranuloma inguinale. Von H. LÖHE, Berlin, und W. SCHMIDT, Mannheim. — Induratio penis plastica. Von W. NIKOLOWSKI, Tübingen. — Balanitis. Phimose. Paraphimose. Akute Gangrän der äußeren Geschlechtsorgane. Von H. GRIMMER, Berlin. — Ulcus vulvae acutum. Von A. WINKLER, Hamburg, und J. ZELGER, Innsbruck. — Nichtgonorrhoische Harnröhrenentzündung einschließlich „Pseudogonorrhoe". Von A. MEMMESHEIMER, Essen. — Venerisches Granulom. Von R. D. G. PH. SIMONS, Amsterdam. — Reitersche Krankheit. Von R. M. BOHNSTEDT, Gießen.

2. Teil: G e s c h l e c h t s k r a n k h e i t e n (S y p h i l i s).   In Vorbereitung
Herausgegeben von A. **Wiedmann**, Wien.

Morphologie und Biologie der Spirochäten. Experimentelle Syphilis. Von G. EHRMANN, Wien. — Allgemeine Pathologie der Syphilis. Von A. WIEDMANN, Wien. — Pathologische Anatomie der Syphilis. Von H. CHIARI, Wien. — Serologie der Syphilis. Von G. EHRMANN und RAAB, Wien. — Genitale und extragenitale Primäraffekte. Von R. SANTLER, Wien. — Generalisierte Syphilis der Haut und der Mund- und Rachenhöhle. Von R. SANTLER, Wien. — Spätsyphilis. Von R. SANTLER, Wien. — Die Lues des Nervensystems. Von H. HOFF und K. WEINGARTEN, Wien. — Die Syphilis des Auges. Von A. PILLAT, Wien. — Blutveränderungen bei Syphilis. Von H. FLEISCHHACKER, Wien. — Die Syphilis der Lymphgefäße und Lymphdrüsen. Von H. FLEISCHHACKER, Wien. — Syphilis-Endemien, Syphilis in den Tropen. Von F. KAIL, Wien. — Die Diagnose der erworbenen Syphilis. Von G. NIEBAUER und A. WIEDMANN, Wien. — Die Prognose der erworbenen Syphilis. Von G. NIEBAUER, Wien. — Syphilistherapie: Antibiotica und Glucocorticosteroide. Von A. LUGER, Wien. — Syphilistherapie: Metalle, Halogene, roberierende und stimulierende Therapie. Von J. SÖLTZ-SZÖTS, Wien. — Syphilistherapie. Arsenverbindungen. Von CHR. EBERHARTINGER, Wien. — Lues congenita. Von W. LINDEMAYR, Wien. — Ulcus molle. Von G. RIEHL, Wien.

(Handbuch der Haut- und Geschlechtskrankheiten. Erg.-Werk)
3. Teil: F e r t i l i t ä t s s t ö r u n g e n b e i m M a n n e.   Unter der Presse
Herausgegeben von H. Schuermann, Bonn.

Somatischer Teil (Medizingeschichte bis zum 18. Jahrhundert. Anatomie der männlichen
Geschlechtsorgane. Physiologie der männlichen Keimdrüsen. Klinik der Fertilitätsstörun-
gen. Therapie. Diagnostische Untersuchungsverfahren. Ätiologie. Begutachtungsfragen).
Von E. Heinke, Gießen, und R. Doepfmer, Bonn. — Psychogener Teil (Triebe und
Sexualität. Allgemeine Normen. Sexualität, Sexualfunktionen, Zellgeschlechtlichkeit,
Hormone. Wirkung der Sexualhormone auf die Psyche. Störungen der Fertilität. Stö-
rungen der Kohabition. Entwicklung psychogener Störungen). Die künstliche Samenüber-
tragung. Von S. Borelli, München, und R. Doepfmer, Bonn. Die Adoption. Von R.
Doepfmer, Bonn, und S. Borelli, München. Die Aphrodisiaca. Von S. Borelli, München.

VII. B a n d : **Grundlagen und Grenzgebiete der Dermatologie.** In Vorbereitung
Herausgegeben von H. **Gottron,** Tübingen.

Hautveränderungen bei inneren Krankheiten. Von P. Zierz, Ludwigshafen/Rh. — Haut-
veränderungen bei Störungen des Vitaminstoffwechsels und bei hormonalen Störungen.
Von F. Fegeler, Münster i. W. — Psyche und Haut. Von S. Borelli, München. — Haut
und Nervensystem. Von W. Thies, München. — Die Vererbung in der Ätiologie der
Hautkrankheiten. Von H. W. Siemens und v. d. Bosch, Leiden. — Ethnography and
Dermatology. By L. J. A. Loewenthal, Johannesburg. — Geographie der Hautkrank-
heiten. Von R. Spitzer, Tel Aviv. — Klimatherapie bei Hautkrankheiten. Von K.
Linser, Berlin.

Die Hautkrankheiten des Kindesalters

Siehe Handbuch der Kinderheilkunde, Band X, Seite 130

Kämmerer, H., und H. Michel

Allergische Diathese und allergische Erkrankungen   Siehe Seite 109

D r i t t e Auflage. (B)

Keller, Professor Dr. Philipp, Chefarzt der Städtischen Hautklinik
Bad Aachen

Die Behandlung der Haut- und Geschlechtskrankheiten in der Sprechstunde

D r i t t e, verbesserte Auflage. IV, 432 Seiten Gr.-8°. 1952.

Ganzleinen DM 23,60

Klingmüller, V.

Ergebnisse der Lepraforschung seit 1930

Ergänzung zum Beitrage „Lepra" in „Handbuch der Haut- und Geschlechtskrankheiten", Bd. X/2 1930. (S.-A. des Beitrages „Lepra" in Zentralblatt für
Haut- und Geschlechtskrankheiten sowie deren Grenzgebiete. 57. Band. Heft 5/6.)
110 Seiten Gr.-8°. 1938.   DM 7,50

Leinbrock, A.

Die Elektrophorese in der Dermatologie

Siehe die quantitative Elektrophorese in der Medizin, Seite 24

Marchionini, Professor Dr. Alfred, Direktor der Universitäts-Hautklinik Hamburg, und Dr. med. Hans **Götz,** Assistent der Universitäts-Hautklinik Hamburg

Penicillinbehandlung der Hautkrankheiten

Mit 25 Abbildungen. VI, 134 Seiten Gr.-8°. 1950.   Steif geheftet DM 9,60

Rost, Dr. Georg Alexander, em. o. Professor der Dermatologie, derz. dirig. Arzt der Dermatologischen Klinik am Städt. Krankenhaus Berlin-Spandau, Honorarprofessor an der Freien Universität Berlin

Allergie und Praxis

Eine Einführung in die Allergielehre für Ärzte und Studierende. Mit 16 Abbildungen. VI, 191 Seiten Gr.-8°. 1950.   Steif geheftet DM 15,60

Rost, Dr. Georg Alexander, em. o. Professor der Dermatologie, derz. dirig. Arzt der Dermatologischen Klinik am Städt. Krankenhaus Berlin-Spandau, Honorarprofessor an der Freien Universität Berlin

Lehrbuch der Haut- und Geschlechtskrankheiten

Z w e i t e, vermehrte und erweiterte Auflage. X, 162 Seiten Gr.-8°. 1948.
Halbleinen DM 12,—

Siemens, Dr. Hermann Werner, o. ö. Professor für Haut- und Geschlechtskrankheiten an der Reichsuniversität Leiden

Allgemeine Diagnostik und Therapie der Hautkrankheiten

als Einführung in die Dermatologie für Studierende und Praktiker. Mit 375 Abbildungen. VI, 263 Seiten Gr.-8°. 1952.   Ganzleinen DM 29,70

Heutiger Stand der Therapie der Hautkrankheiten

nach Berichten auf der Therapietagung der Südwestdeutschen Dermatologen-Vereinigung am 22. und 23. Oktober 1955 in Frankfurt a. M. Herausgegeben von Dr. Erich **Landes,** Oberarzt der Universitäts-Hautklinik Frankfurt a. M. Unter Mitarbeit von W. Braun, Heidelberg, F. Ehring, Hornheide über Münster i. W., H. Götz, München, H.-J. Heite, Marburg, J. Kimmig, Hamburg, G. W. Korting, Tübingen, E. Landes, Frankfurt, H. W. Siemens, Leiden (Holland), F. Zeller, Gießen. Mit 24 Abbildungen. IV, 95 Seiten Gr.-8°. 1956.
Steif geheftet DM 12,60

Das neurovegetative System der gesunden und kranken Haut des Menschen

Symposion veranstaltet von der Gesellschaft zur Erforschung des vegetativen Systems, Wien, gemeinsam mit der Österreichischen Dermatologischen Gesellschaft in Wien, 30. Mai bis 1. Juni 1957. 35 Beiträge in deutscher, 2 Beiträge in englischer und 2 Beiträge in italienischer Sprache. Mit 281 zum Teil farbigen Abbildungen. 496 Seiten Gr.-8°. 1958. (Acta Neurovegetativa, Bd. XVIII, Heft 1—4.) (W)   DM 147,—

Vorzugspreis für Abonnenten der „Acta Neurovegetativa" und für Symposionteilnehmer   DM 132,—

Inhaltsverzeichnis siehe auch Seite 198

Verhandlungen der Deutschen Dermatologischen Gesellschaft

23. Tagung. Wien 24. bis 27. Mai 1956. (Archiv für klinische und experimentelle Dermatologie. 206. Bd.) Mit 278 Textabbildungen. XXVI, 858 Seiten Gr.-8°. 1957.   DM 88,—

Der Hautarzt.   Siehe Seite 296
Archiv für klinische und experimentelle Dermatologie.   Siehe Seite 297
Zentralblatt für Haut- und Geschlechtskrankheiten sowie deren **Grenzgebiete.**
Siehe Seite 298

Augenheilkunde

Neunte Österreichische Ärztetagung — Salzburg

2. bis 4. September 1955. Tagungsbericht. Herausgegeben für die Van-Swieten-Gesellschaft von Professor Dr. F. **Brücke** und Professor Dr. E. **Domanig**. Mit 25 Textabbildungen. VIII, 343 Seiten 8°. 1956. (W) Steif geheftet DM 15,— 41 Referate. Hauptthemen: 1. **Schädigungen durch Medikamente, ihre Verhütung und Behandlung.** 2. **Moderne Ophthalmologie und Otologie. Fortschritte und Problematik.** Siehe auch Seite 68

Berichte über die Zusammenkünfte der Deutschen Ophthalmologischen Gesellschaft

Redigiert durch den Schriftführer der Deutschen Ophthalmologischen Gesellschaft, Professor Dr. E. **Engelking** in Heidelberg. (B)

54. Zusammenkunft in Heidelberg 1948. Mit 115 teils farbigen Abbildungen und 32 Tabellen im Text. VIII, 408 Seiten Gr.-8°. 1949. DM 48,—

55. Zusammenkunft in Heidelberg 1949. Mit 124 Abbildungen und 33 Tabellen im Text. VII, 444 Seiten Gr.-8°. 1950. DM 54,—

56. Zusammenkunft in München 1950. Mit 202 Abbildungen und 32 Tabellen im Text. VII, 418 Seiten Gr.-8°. 1951. DM 56,—

57. Zusammenkunft in Heidelberg 1951. Mit 153 Abbildungen und 57 Tabellen im Text. VIII, 376 Seiten Gr.-8°. 1952. DM 58,—

58. Zusammenkunft in Heidelberg 1953. Mit 174 Abbildungen und 50 Tabellen im Text. VIII, 390 Seiten Gr.-8°. 1953. DM 62,—

59. Zusammenkunft in Heidelberg 1955. Mit einer Tafel, 271 Abbildungen und 79 Tabellen im Text. VIII, 422 Seiten Gr.-8°. 1956. DM 69,—

60. Zusammenkunft in Heidelberg 1956. Mit 203 Abbildungen und 40 Tabellen im Text. VIII, 382 Seiten Gr.-8°. 1957. Vergriffen

61. Zusammenkunft in Heidelberg 1957 gemeinsam mit der Deutschen Gesellschaft für Allergieforschung. Jubiläumstagung anläßlich der Feier des 100jährigen Bestehens der Deutschen Ophthalmologischen Gesellschaft. Redigiert durch den Schriftführer der Deutschen Ophthalmologischen Gesellschaft, K. **vom Hofe** in Köln. Mit 179 Abbildungen und 26 Tabellen im Text. VIII, 437 Seiten Gr.-8°. 1958. DM 73,—

62. Zusammenkunft in Heidelberg 1959. Unter der Presse

Engelking, Dr. E., em. o. Professor der Augenheilkunde in Heidelberg
Grundriß der Augenheilkunde

für Studierende. Begründet von F. S c h i e c k , fortgeführt und völlig neu bearbeitet. D r e i z e h n t e Auflage. Mit etwa 250 zum Teil farbigen Abbildungen. Etwa 300 Seiten Gr.-8°. 1960.　　　　Ganzleinen etwa DM 29,60

A u s d e n B e s p r e c h u n g e n d e r f r ü h e r e n A u f l a g e n : „Dieses hinsichtlich der Stoffauswahl und nach der Art der formalen Behandlung des Stoffes in jeder Hinsicht glücklich disponierte und erfreulich zweckmäßige Buch stellt in der vorliegenden Form (12. Aufl.) eine Art Idealfall der Species ‚Kompendium‘ dar. Die besonnene Kunst der Berücksichtigung vordringlicher Bedürfnisse des Lernenden ist hier in einem besonderen Sinn gemeistert. Die energische Durcharbeitung, die das Buch neuerdings von der 11. zur 12. Auflage erfahren hat, findet ihren Ausdruck in vielen Einzelheiten — notwendig gewordenen Erweiterungen, Verbesserungen und Verdeutlichungen, insbesondere neuen Einteilungen einzelner Kapitel, die der logischen, auf Verständnis der inneren Zusammenhänge hinzielenden Verknüpfung und der besseren Übersicht dienen. So knapp und dabei so unmißverständlich wie möglich — das könnte man als die für die Abfassung gültige Devise bezeichnen. Die Abbildungen — teils originalgetreu, teils schematisch — sind bedachtsam ausgewählt und gegenüber der 11. Auflage um 46 vermehrt, der Text (einschließlich des sorgfältigen Sachverzeichnisses 284 Seiten; Vermehrung um 36 Seiten gegenüber der 11. Auflage) gibt dem Studenten, der gescheit und konzentriert arbeitet, genügend Gelegenheit auch zum Lesen zwischen den Zeilen; zwischen diesen beiden Elementen der Darstellung (Abbildungen und Text) ist eine pädagogisch wirksame Abgestimmtheit erreicht, die in Werken dieser Größenordnung nicht leicht übertroffen werden dürfte. ...

Auf Schritt und Tritt ist endlich — in knappster, wohlverständlicher und die Lernwilligkeit anregender Form — auch neueren und neuesten diagnostischen und therapeutischen Errungenschaften auf dem Gebiet der Augenheilkunde Rechnung getragen. Dies alles hat mit einer Überforderung des Orientierungswilligen, namentlich des Studierenden — etwa im Sinne einer einseitigen hochgetriebenen Ausbildung zum Spezialisten — nichts zu tun. Es entspricht vielmehr dem didaktischen Prinzip, bei der Darstellung stets vom Ganzen des augenblicklichen Standes der Ophthalmologie auszugehen und die Einzeltatsachen vor den zugehörigen Hintergrund zu stellen. Auf dies Prinzip wird kein Vertreter eines Spezialfaches in der Vorlesung verzichten können und wollen. In dieser Bedeutung erfüllt der Engelkingsche ‚Grundriß der Augenheilkunde‘ meines Erachtens in idealer Weise den vom Verf. im Vorwort betonten Zweck, dem Studierenden zu ermöglichen, ‚sich das in der Vorlesung Gesehene und Gehörte schnell in Erinnerung zu bringen und in ein Gesamtbild zusammenzufügen‘.“　　*Klinische Wochenschrift*

Geschichte der Deutschen Ophthalmologischen Gesellschaft. (B)
Siehe Seite 274

Hamburger, Dr. Franz A., Wien
Das Sehen in der Dämmerung

Physiologie und Klinik. Mit 42 Textabbildungen. IX, 185 Seiten Gr.-8°. 1949. (W)　　　　DM 16,—

Kurzes Handbuch der Ophthalmologie
Herausgegeben von F. **Schieck** und A. **Brückner.** In 7 Bänden.

I. B a n d : **Anatomie. Entwicklung. Mißbildungen. Vererbung.** Mit 423 zum Teil farbigen Abbildungen. XVI, 882 Seiten Gr.-8°. 1930.　　DM 178,—

II. B a n d : **Physiologie. Optik. Untersuchungsmethoden. Bakteriologie.** Mit 630 Abbildungen. XIV, 1079 Seiten Gr.-8°. 1932.   Vergriffen

III. B a n d : **Orbita. Nebenhöhlen. Lider. Tränenorgane. Augenmuskeln. Auge und Ohr.** Mit 454 zum Teil farbigen Abbildungen. XV, 745 Seiten Gr.-8. 1930.   DM 166,—

IV. B a n d : **Conjunctiva. Cornea. Sclera. Verletzungen. Berufskrankheiten. Sympathische Erkrankungen. Augendruck. Glaukom.** Mit 463 zum großen Teil farbigen Abbildungen. XII, 874 Seiten Gr.-8°. 1931.   DM 189,—

V. B a n d : **Gefäßhaut. Linse. Glaskörper. Netzhaut. Papille und Opticus.** Mit 466 meist farbigen Abbildungen. XIV, 774 Seiten Gr.-8°. 1930. DM 293,—

VI. B a n d : **Auge und Nervensystem.** Mit 277 zum Teil farbigen Abbildungen. XV, 878 Seiten Gr.-8°. 1931.   DM 178,—

VII. B a n d : **Auge und Allgemeinleiden. Therapie. Hygiene.** Mit 263 zum Teil farbigen Abbildungen. XIV, 978 Seiten Gr.-8°. 1932.   DM 184,—

Lauber, Professor Dr. Hans, Krakau

Das Gesichtsfeld

Untersuchungsgrundlagen, Physiologie und Pathologie. (Augenheilkunde der Gegenwart. Im Auftrage der Deutschen Ophthalmologischen Gesellschaft herausgegeben von E. **Engelking,** Heidelberg, W. **Löhlein,** Berlin, O. **Marchesani,** Münster i. W., und A. **Pillat,** Graz, Band 3.) Mit 258 größtenteils farbigen Abbildungen im Text. IX, 483 Seiten Gr.-8°. 1944. (W)   DM 72,—

Leydhecker, Dr. Wolfgang, apl. Professor der Universitäts-Augenklinik Bonn

Glaukom

Ein Handbuch. Mit 11 Abbildungen und 74 Tabellen. XXVI, 666 Seiten Gr.-8°. 1960.   Ganzleinen DM 89,60

I n h a l t s ü b e r s i c h t : 1. Teil: Allgemeines: Der i.o. Druck bei Gesunden. Konsensuelle Druckänderungen. Zur Analyse der für den i.o. Druck maßgebenden Faktoren. Verschiedene Einflüsse auf den i.o. Druck. Monographien und Literaturberichte über Glaukom. Der Glaukombegriff und die Einteilung der Glaukome. Die Häufigkeit und soziale Bedeutung des Glaukoms. Maßnahmen gegen das Glaukom. Über die Tensionstoleranz und Prognose. Statistische Angaben (außer Häufigkeit). Erblichkeit des primären Glaukoms. Zur Begutachtung des Glaukoms. Zur Geschichte des Glaukoms. Glaukom bei Tieren. — 2. Teil. Klinische Formen des Glaukoms und Hypothesen über die Ursachen. Übersicht und Hinweise. Akutes Glaukom. Hypothesen über die Ursache der primär-chronischen Glaukomformen und verschiedene Einflüsse auf den i.o. Druck. Der Abfluß des Kammerwassers. Die Exkavation. Besondere Glaukomformen. Hydrophthalmie. Glaukom beim Kleinkind. Glaukom bei Naevus vasculosus flammeus des Gesichtes. Sekundäre Glaukomformen. — 3. Teil. Untersuchungsmethoden: Tonometrie. Belastungsproben. Tonographie-Test. Tonographie. Spontane Druck-

(Leydhecker, Glaukom)

schwankungen. Druckunterschiede zwischen rechtem und linkem Auge. Gonioskopie. Die Tiefe der Vorderkammer. Die Untersuchung des Gesichtsfeldes. Permeabilitätssteigerung der Blut-Kammerwasser-Schranke für Fluorescein. Glaukom und Schwerhörigkeit. Entoptische Phänomene. Herabgesetzte Hornhautsensibilität. Untersuchung von Kammerwinkel oder Augenhintergrund bei Hornhautödem. Erweiterung der Pupille bei Glaukom mit engem Kammerwinkel zur Fundusuntersuchung. Entwicklung kurzwirkender Mydriatica. Adrenalinreaktion der Pupille. Pupillographie. Das Elektro-Retinogramm bei Glaukom. — 4. Teil. Medikamentöse und physikalische Therapie: Übersichtsarbeiten, Referate, zusammenfassende Darstellungen. Klinische Gesichtspunkte zur medikamentösen Behandlung des Glaukoms. Medikamente. Physikalische Therapie. Medikamentöse und physikalische Behandlung zur Erweiterung des Gesichtsfeldes. — 5. Teil. Operative Therapie: Operationen zur Besserung des Abflusses des Kammerwassers nach außen oder im Auge. Operationen zur Verminderung der Kammerwasserbildung. Elektrische Veröung des Ciliarkörpers oder seiner Zuflüsse. Kombination mehrerer Operationen. Sonstige Operationen. Allgemeines über Operationen. Die Wahl der Operationsmethode. Wahl zwischen medikamentöser und operativer Therapie. Eigene Wahl und Technik der Operationen. Namen- und Sachverzeichnis.

Löhlein, Professor Dr. W., Direktor der Universitäts-Augenklinik Berlin

Bildersehprobetafel für Kinder (für die Ferne)

V i e r t e, umgeänderte Auflage. (2 Bildertafeln je 23 × 29 cm.) 1948.

In Mappe DM 2,70

Meller, J.

Augenärztliche Eingriffe

Eine kurzgefaßte Operationslehre. S e c h s t e, neubearbeitete und ergänzte Auflage. Von Professor Dr. J. **Böck**, Vorstand der Universitäts-Augenklinik in Graz. Mit einem Beitrag von Professor Dr. K. Kofler. Mit 281 zum Teil farbigen Abbildungen im Text und auf 2 Tafeln. XII, 494 Seiten Gr.-8°. 1950. (W)

DM 52,—; Ganzleinen DM 55,50

Müller-Limmroth, W.

Elektrophysiologie des Gesichtssinns

Siehe Seite 34

Nagel, W.

Tafeln zur Untersuchung des Farbenunterscheidungsvermögens

Neu bearbeitet und herausgegeben von **Vierling**. Z w ö l f t e Auflage. 16 Tafeln mit 12 Seiten Text, 10 × 28 cm. 1934. (B)

DM 2,60

Nieden, Dr. A., weiland Geh. Sanitätsrat in Bonn

Schriftproben zur Bestimmung der Sehschärfe

A c h t e Auflage. Herausgegeben von E. **Hummelsheim** in Bonn. 8 Seiten Gr.-8°. 1947. Unveränderter Neudruck 1958. (B)

DM 3,60

Nieden, Dr. A., weiland Geh. Sanitätsrat in Bonn

Zehn Blatt der Schriftproben 1-7

Herausgegeben von E. **Hummelsheim,** Bonn. 10 Blatt doppelseitig bedruckt in deutscher und lateinischer Schrift. Gr.-8°. 1947. Unveränderter Neudruck 1959. (B) Im Umschlag DM 3,60

Safar, Karl

Elektrochirurgie am Auge

Siehe Seite 154

Siebeck, Privatdozent Dr. Robert, Augenklinik Erlangen

Optik des menschlichen Auges

In Vorbereitung

Tschermak-Seysenegg, Professor Dr. Armin von, Vorstand der Lehrkanzel für Physiologie an der Außenstelle Regensburg der Medizinischen Fakultät der Münchener Universität

Einführung in die physiologische Optik

Z w e i t e , neubearbeitete und vermehrte Auflage. Mit 111 Abbildungen im Text. VI, 213 Seiten Gr.-8°. 1947. (W) Steif geheftet DM 16,—

Vogt, A.

Lehrbuch und Atlas der Spaltlampenmikroskopie des lebenden Auges

Mit Anleitung zur Technik und Methodik der Untersuchung. In 3 Teilen. Zugleich z w e i t e Auflage des „Atlas der Spaltlampenmikroskopie".

I. Teil: **Technik und Methodik. Hornhaut und Vorderkammer.** Mit 692 zum großen Teil farbigen Abbildungen auf 83 Tafeln. XIII, 313 Seiten 4°. 1930. DM 126,75

II. Teil: **Linse und Zonula.** Mit 815 zum großen Teil farbigen Abbildungen auf 163 Tafeln. IX, 455 Seiten 4°. 1931. DM 215,—

Walser, Dr. Erwin, Professor für Augenheilkunde an der Universität München.

Plastische Chirurgie am Auge

Mit 286 Textabbildungen. VIII, 258 Seiten Gr.-8°. 1958. (B) Ganzleinen DM 66,—

A u s   d e n   B e s p r e c h u n g e n : „Das in schöner Aufmachung erschienene Werk schließt gegenwärtig eine Lücke auf dem Gebiete der plastischen Chirurgie des Auges, und es ist besonders wertvoll, weil es von einem so erfahrenen Operateur plastischer Eingriffe zusammengestellt worden ist. In klarer Gliederung unterscheidet es plastische Operationen im Bereich der Augenlider, der Tränenwege, der Bindehaut, und eine besondere Würdigung erfahren die Formen der Keratoplastiken und nicht zuletzt auch

(Walser, Plastische Chirurgie am Auge)
der noch so heiß umstrittene künstliche Ersatz von Linsen, wobei alle Verfahren hinreichend ihre notwendige Beachtung finden. Die plastische Stumpfbildung nach Entfernung des Augapfels sowie plastische Operationen im Bereich der Weichteilorbita sind ebenso ausführlich erwähnt wie Operationen im Bereich der knöchernen Orbita. Die sehr instruktiven Bilder und Skizzen erleichtern es dem auf diesem Gebiet Interessierten, sich schnell in die Methodik einzuarbeiten und einzelne Verfahren miteinander auf Grund eigener operativer Möglichkeiten zu vergleichen.

Ein umfassendes Literaturverzeichnis ergänzt das schöne Werk. Allen Augenärzten, die sich mit plastischer Chirurgie beschäftigen, ist das vorbildliche Werk wärmstens zu empfehlen." *Klin. Monatsblätter f. Augenheilkunde*

Albrecht von Graefe[s] **Archiv für Ophthalmologie** vereinigt mit **Archiv für Augenheilkunde.** **Siehe Seite 298**
Zentralblatt für die gesamte Ophthalmologie und ihre Grenzgebiete.
Siehe Seite 298

Hals-, Nasen- und Ohrenheilkunde

Denecke, Professor Dr. H. J., Heidelberg, und Dr. R. **Meyer,** St. Gallen, Schweiz

Plastiken an Kopf und Hals   In Vorbereitung

Erkrankungen der Atmungsorgane

Redigiert von W. **Löffler.** Siehe Handbuch der inneren Medizin, v i e r t e Auflage, Band IV.   Seite 101

Frenzel, Dr. Hermann, o. ö. Professor der Hals-Nasen-Ohrenheilkunde in Göttingen

Spontan- und Provokations-Nystagmus als Krankheitssymptom

Ein Leitfaden für seine Beobachtung, Aufzeichnung und Formanalyse. Mit
60 Abbildungen. VII, 72 Seiten Gr.-8°. 1955.   Steif geheftet DM 16,80

Gesicht, Gesichtschädel, Kiefer

Siehe Allgemeine und spezielle chirurgische Operationslehre, IV. Band, Seite 152

Handbuch der Hals-, Nasen-, Ohrenheilkunde

mit Einschluß der Grenzgebiete. Herausgegeben von A. **Denker** und O. **Kahler.**
In 9 Bänden. Komplett lieferbar.   Preis des Gesamtwerkes DM 824,40

Die Krankheiten der Luftwege und der Mundhöhle (Band I—V).

I. **B a n d :** **Anatomie. Entwicklungsgeschichte. Physiologie. Untersuchungsmethoden.** Mit 709 zum Teil farbigen Abbildungen. XV, 1068 Seiten Gr.-8°.
1925.   DM 78,30

II. **B a n d : Ätiologie. Pathologie. Symptomatologie. Therapie. Mißbildungen.
Erkrankungen der Nasenscheidewand. Akute und chronische Entzündungen
der Nase und Nebenhöhlen.** Mit 394 zum Teil farbigen Abbildungen. XIV,
1068 Seiten Gr.-8°. 1926.   DM 75,60

III. **Band: Akute und chronische Entzündungen der Mundhöhle, des Rachens,
Kehlkopfs, der Luftröhre und der Bronchien. Verletzungen. Fremdkörper.
Verengerungen.** Mit 370 zum großen Teil farbigen Abbildungen. XII, 1275 Sei-
ten Gr.-8°. 1928.   DM 133,20

(Handbuch der Hals-, Nasen-, Ohrenheilkunde)

IV. B a n d : **Infektionskrankheiten. Pflanzliche und tierische Parasiten. Erkrankungen bei verschiedenen Dermatosen. Tropenkrankheiten. Blutungen.** Mit 239 zum großen Teil farbigen Abbildungen. XI, 774 Seiten Gr.-8°. 1928.

DM 83,70

V. B a n d : **Allgemeine Erkrankungen. Gewerbekrankheiten. Geschwülste der Luftwege, des Mundes und der Hypophyse. Krankheiten der Speicheldrüsen. Nervenkrankheiten. Kosmetische Operationen. Störungen der Stimme und Sprache. Lebensversicherung. Forensisches. Photographie. Unterricht.** Mit 485 zum Teil farbigen Abbildungen. XVI, 1385 Seiten Gr.-8°. 1929.

DM 169,20

Die Krankheiten des Gehörorgans (Band VI—VIII).

VI. B a n d : **Anatomie. Entwicklungsgeschichte. Physiologie. Pathologie. Untersuchungsmethoden. Therapie.** Mit 456 zum Teil farbigen Abbildungen. XVI, 1274 Seiten Gr.-8°. 1926. DM 86,40

VII. B a n d : **Krankheiten des äußeren, mittleren und inneren Ohres. Otosklerose. Tuberkulose. Syphilis. Tumoren des Ohres.** Mit 282 zum Teil farbigen Abbildungen. XII, 804 Seiten Gr.-8°. 1926. DM 64,80

VIII. B a n d : **Otitische intrakranielle Komplikationen. Gewerbekrankheiten und akustisches Trauma. Mechanisches und psychisches Trauma. Taubstummheit. Ohr und Schule. Militärdienst und Gehörorgan. Simulation und Dissimulation. Ohrenkrankheiten und Lebensversicherung.** Mit 107 zum Teil farbigen Abbildungen. IX, 666 Seiten Gr.-8°. 1927. DM 54,—

IX. B a n d : **Die Krankheiten der Speiseröhre und des äußeren Halses.** Mit 297 zum Teil farbigen Abbildungen. XII, 720 Seiten Gr.-8°. 1929. DM 79,20

Kämmerer, H., und H. Michel

Allergische Diathese und allergische Erkrankungen

D r i t t e Auflage. (B) Siehe Seite 109

Kraus, Dr. Max, Universitätsklinik für Hals-, Nasen- und Ohrenkrankheiten, Graz

Probleme der Ohrphysiologie und neue Lösungsversuche

Mit 8 Abbildungen. VIII, 94 Seiten Gr.-8°. 1953. (W) Steif geheftet DM 10,—

Lanz, T. von, und W. Wachsmuth

Praktische Anatomie

I. Band, 2. Teil: **Hals.** Siehe Seite 12

Lautenschläger, A.

Operative Eingriffe im Gebiet des Ohres, der Nase, des Halses

Nach eigenen Erfahrungen dargestellt. Mit 355 meist farbigen Abbildungen.
VI, 271 Seiten Gr.-8°. 1936. DM 35,—

Link, Professor Dr. med. Rudolf, Direktor der Hals-, Nasen-, Ohren-Klinik und Poliklinik der Freien Universität Berlin, und Professor Dr. med. Franz **Strnad**, apl. Professor, Leiter der Röntgenabteilung der Chirurgischen Universitätsklinik Frankfurt a. M.

Tumoren des Bronchialsystems

unter besonderer Berücksichtigung bronchoskopischer und röntgenologischer Untersuchungsmethoden. Mit 285 zum großen Teil farbigen Abbildungen. VI, 217 Seiten 4°. 1956. Ganzleinen DM 128,—

Luchsinger, Dozent Dr. med. Richard, Leiter der Abteilung für Stimm- und Sprachkranke der Universitäts-Ohren-Nasen-Hals-Klinik und Poliklinik in Zürich

Stimmphysiologie und Stimmbildung

Unter Mitarbeit von Dr. phil. W. **Reich**, Zürich. Mit 29 Textabbildungen (53 Einzelbildern). VIII, 119 Seiten Gr.-8°. 1951. (W) Steif geheftet DM 9,60

Luchsinger, Dr. med. Richard, Privatdozent, Professor der Universität Zürich, früherer Leiter der Abteilung für Stimm- und Sprachkranke der otolaryngologischen Klinik und Poliklinik in Zürich, z. Z. Präsident der Internationalen Gesellschaft für Logopädie und Phoniatrie, und Dr. med. Gottfried E. **Arnold**, Clinical Director, National Hospital for Speech Disorders, Director of Research, New York, Eye and Ear Infirmary, vormals Vorstand der Abteilung für Sprach- und Stimmstörungen der I. Hals-Nasen-Ohren-Klinik und Dozent an der Universität Wien

Lehrbuch der Stimm- und Sprachheilkunde

Mit Beiträgen von Dr. phil. Edeltrud **Baar** †, Wien, Professor Dr. phil. Friedrich **Kainz**, Wien, Professor Dr.-Ing. Fritz **Winckel**, Berlin. Z w e i t e, völlig neubearbeitete Auflage. Mit 207 Textabbildungen und 18 Tabellen. XII, 731 Seiten Gr.-8°. 1959. (W) Ganzleinen DM 97,50

A u s d e n B e s p r e c h u n g e n : „Seit dem Erscheinen der ersten Auflage sind zehn Jahre vergangen. Die wesentlich erweiterte Neufassung des Werkes trägt nun eigentlich den Charakter eines Handbuches, in dem das alte wie das jüngste Schrifttum der Phonetik, Phoniatrie und Audiologie eine vollständige Beachtung wie eingehende Würdigung erfährt, indem nun auch die akustische Schwingungslehre, die elektroakustische Grundausrüstung und die Apparatetechnik der Stimmforschung (Prof. F. Winckel, Berlin) wie die Psychologie der Sprache (Prof. F. Kainz, Wien) und die psychologische Untersuchung von tauben, schwerhörigen und sprachgestörten Kindern (Dr. E. Baar, Wien) berücksichtigt sind, indem schließlich jedem Kapitel ein ausführliches Schrifttumsverzeichnis angefügt wird, das nur begrüßt werden kann. Auch in dieser Auflage ist ein besonderer Wert gelegt auf die Einführung in das Wesen der Stimm- und Sprachheilkunde, dabei auf die Physiologie, die Pathologie und die Therapie der Stimme und Atmung wie der Sprache, insbesondere auf die Erscheinungsformen der einzelnen Leiden bzw. Erkrankungen und auf eine erschöpfend genannte Therapie, wie ebenso auf die Untersuchungsmethoden. Auch die Konstitution wie Erbbiologie finden eine besondere Beachtung. Gedacht ist jeweils an die Belange des HNO-Arztes, des Phoniaters wie Phonetikers, des Stimm- und Sprachtherapeuten, des Taubstummenlehrers und des durchgebildeten Gesangspädagogen. Jedem der sich mit der Stimm- und Sprachheilkunde befaßt, sei es mit der Diagnose und der Therapie, sei es mit der Forschung, wird die Durchsicht des Werkes zum großen Vorteil gereichen, er wird es als Nachschlagewerk auf das Entschiedenste begrüßen und den Autoren gerne den verdienten Dank zollen."

HNO-Wegweiser für die ärztliche Praxis

Lüscher, Dr. Erhard, o. Professor der Ohren-, Nasen- und Halsheilkunde, Direktor der Universitätsklinik und Poliklinik für Ohren-, Nasen- und Halskranke in Basel

Lehrbuch der Nasen- und Halsheilkunde und der Endoskopie der Speiseröhre und der Luftwege

Mit 249 großenteils mehrfarbigen Textabbildungen. XIV, 629 Seiten Gr.-8°. 1956. (W) Ganzleinen DM 98,—

A u s d e n B e s p r e c h u n g e n : „Nach dem sehr erfolgreichen ersten Band ‚Lehrbuch der Ohrenheilkunde' von 1952 liegt nun der zweite Band, das ‚Lehrbuch der Nasen- und Halsheilkunde' vor. Wie schon im ersten Band hat der Autor die internationale Literatur eingehend berücksichtigt, gesichtet und entsprechend verwertet. Nach ausführlichen anatomischen und physiologischen Abschnitten sind die Untersuchungsmethoden so treffend dargestellt, daß auch der mit dem Fach weniger vertraute Arzt danach vorgehen kann. Der Autor, einer der erfahrensten Kliniker der Schweiz, bringt dann neben den allgemein bekannten Erkrankungen der Nase, der Nebenhöhlen, des Rachens, des Kehlkopfes, der Trachea, der Bronchien und der Speiseröhre auch solche, die selbst in der Praxis eines viel beschäftigten Hals-Nasen-Ohrenarztes selten vorkommen. Dadurch erhöht sich der Wert des Buches als Nachschlagewerk nicht nur für die Oto-Rhino-Laryngologen, sondern auch für die Spezialärzte, die mit der Nasen-Hals-Heilkunde als Grenzgebiet zu tun haben.... Dieser Band wird sich, genau wie der erste Band in sehr kurzer Zeit die einzelnen Fachdisziplinen erobern.... Die Gliederung ist sehr übersichtlich und klar. Ein ausführliches Sachverzeichnis beschließt das Werk.

Zentralorgan für die gesamte Chirurgie und ihre Grenzgebiete

Lüscher, Dr. Erhard, o. Professor der Ohren-, Nasen- und Halsheilkunde, Direktor der Universitätsklinik und Poliklinik für Ohren-, Nasen- und Halskranke in Basel

Lehrbuch der Ohrenheilkunde

Mit 246 großenteils mehrfarbigen Textabbildungen. IX, 414 Seiten Gr.-8°. 1952. (W) Ganzleinen DM 39,—

Die oto-rhino-laryngologischen Operationen. Von H. J. Denecke, Heidelberg.
Die allgemein-chirurgischen Eingriffe am Halse. Von N. Guleke. Siehe Allgemeine und spezielle chirurgische Operationslehre. Band V, Seite 152

Physiologie des Gehörs. Von Otto F. Ranke — **Physiologie der Stimme und Sprache.** Von Hans Lullies. Siehe Lehrbuch der Physiologie, Seite 31

Rossier, P. H., A. Bühlmann und K. Wiesinger †
Physiologie und Pathophysiologie der Atmung. Z w e i t e Auflage.
Siehe Seite 118

Schwarz, Dr. Max, ehem. o. Professor an der J.-W.-Goethe-Universität Frankfurt a. M., Städtische Hals-Nasen-Ohren-Klinik Karlsruhe
Die Schleimhäute des Ohres und der Luftwege
Biologie und Klinik. Mit 57 Abbildungen. VIII, 140 Seiten Gr.-8°. 1949.
DM 19,60; Ganzleinen DM 22,80

Steurer, Otto, ordentlicher Professor der Oto-Rhino-Laryngologie und Direktor der Universitätsklinik und Poliklinik für Hals-, Nasen- und Ohrenkrankheiten in Hamburg
Lehrbuch der Hals-, Nasen- und Ohrenkrankheiten
F ü n f z e h n t e Auflage des Körner-Steurerschen Lehrbuches. Mit 363 zum Teil farbigen Abbildungen. XII, 542 Seiten Gr.-8°. 1948. (B)
Halbleinen DM 36,—

Verhandlungen der Deutschen Gesellschaft der Hals-, Nasen- und Ohrenärzte

28. Jahresversammlung.
I. Referate (Archiv für Ohren-, Nasen- und Kehlkopfheilkunde. 171. Bd. 1. H.) Mit 18 Textabbildungen. 62 Seiten Gr.-8°. 1957. DM 6,90
II. Sitzungsbericht (Archiv für Ohren-, Nasen- und Kehlkopfheilkunde. 171. Bd. 2. H.) Mit 148 Textabbildungen. XII, 404 Seiten Gr.-8°. 1958. DM 44,80

29. Jahresversammlung.
I. Referate (Archiv für Ohren-, Nasen- und Kehlkopfheilkunde. 173. Bd. 1. H.) Mit 36 Textabbildungen, davon 20 farbige. 104 Seiten Gr.-8°. 1958. DM 16,80
II. Sitzungsbericht (Archiv für Ohren-, Nasen- und Kehlkopfheilkunde. 173. Bd. 2. H.) Mit 211 Textabbildungen. 452 Seiten Gr.-8°. 1958. DM 59,60

(Verhandlungen der Deutschen Gesellschaft der Hals-, Nasen- und Ohrenärzte)
30. Jahresversammlung.
I. Referate (Archiv für Ohren-, Nasen- und Kehlkopfheilkunde. 175. Bd. 1. H.)
Mit 12 Textabbildungen. 216 Seiten Gr.-8°. 1959.   DM 18,80

Archiv für Ohren- Nasen- und Kehlkopfheilkunde vereinigt mit **Zeitschrift für Hals-, Nasen- und Ohrenheilkunde.**   Siehe Seite 298
HNO. Wegweiser für die fachärztliche Praxis.   Siehe Seite 299
Zentralblatt für Hals-, Nasen- und Ohrenheilkunde sowie deren Grenzgebiete.
          Siehe Seite 299

Zahnheilkunde

Gesicht, Gesichtsschädel, Kiefer

Siehe Allgemeine und spezielle chirurgische Operationslehre, Band IV, Seite 152.

Port-Euler

Lehrbuch der Zahnheilkunde

S e c h s t e , verbesserte Auflage. Unter Mitwirkung von Professor Dr. Dr. W. **Meyer,** Direktor des Zahnärztlichen Instituts der Universität Göttingen, Professor Dr. H. H. **Rebel,** Direktor des Zahnärztlichen Instituts der Universität Tübingen, Professor Dr. Dr. R. **Ritter,** Direktor der Universitätsklinik und Poliklinik für Mund-, Zahn- und Kieferkranke, Heidelberg, herausgegeben von Professor Dr. Dr. H. **Euler,** ehem. Direktor des Zahnärztlichen Instituts der Universität Breslau, jetzt Köln. Mit 794 zum Teil farbigen Abbildungen. XV, 815 Seiten Gr.-8°. 1951. (B)   Ganzleinen DM 54,—

Zähne. Darm. Atmungsapparat

Bearbeitet von W. Bargmann, Zürich, R. Heiss, Königsberg i. Pr., J. Lehner, Wien, V. Patzelt, Wien, H. Plenk, Wien. (Handbuch der mikroskopischen Anatomie des Menschen, Band V/3.) Mit 426 zum Teil farbigen Abbildungen. XVI, 908 Seiten Gr.-8°. 1936.   DM 190,—

Gerichtliche und Versicherungsmedizin
Soziale Medizin / Unfallheilkunde

Allgöwer, M., u. J. Siegrist

Verbrennungen   Siehe Seite 138

Boor, W. de

Über motivisch unklare Delikte. Siehe Seite 176

Borelli, S., und W. Starck

Die Prostitution als psychologisches Problem Siehe Seite 177

Ender, Josef, Hans Krotscheck und Rolf Simon-Weidner

Die Chirurgie der Handverletzungen (W) Siehe Seite 139

Feifel, Professor Dr.-Ing. Eugen, Wien, und Dr. techn. Josef Benischek, Wien

Der Gesundheitsschutz im staubigen Betrieb

Staubsammler im Dienste der gesetzlichen und technischen Staubabwehr. VI, 83 Seiten 8°. 1948. (W) Steif geheftet DM 6,—

Gebauer, Dr. Heinrich, Wien

Zur Frage der Zulässigkeit ärztlicher Experimente

unter besonderer Berücksichtigung der für die Heilbehandlung entwickelten Grundsätze. (Kriminologische Abhandlungen, Neue Folge. Herausgegeben von Professor Dr. R. Graßberger, Wien, Band 2.) V, 89 Seiten Gr.-8°. 1949. (W) DM 8,—

Graßberger, Dr. Roland, o. Universitätsprofessor und Vorstand des Institutes für Kriminologie der Universität Wien

Psychologie des Strafverfahrens

Mit 12 Textabbildungen. VI, 336 Seiten Gr.-8°. 1950. (W) Steif geheftet DM 18,90

Gruhle, Professor Dr. Hans W., Bonn

Gutachtentechnik

III, 66 Seiten 8°. 1955. Steif geheftet DM 6,90

Gruhle, Hans W.
Verstehen und Einfühlen   Siehe Seite 180

Hefte zur Unfallheilkunde

Beihefte zur „Monatsschrift für Unfallheilkunde und Versicherungsmedizin".
Herausgegeben von Professor Dr. A. **Hübner**, Berlin.

Die Abonnenten der „Monatsschrift für Unfallheilkunde" erhalten die „Hefte zur Unfallheilkunde" zu einem gegenüber dem Ladenpreis um 20 % ermäßigten Vorzugspreis.

H e f t 34: **Erkrankungen der inneren Organe und des Nervensystems nach elektrischen Unfällen.** Von Dr. med. habil. Siegfried **Koeppen**, ehem. Chefarzt des Krankenhauses für innere Krankheiten, Greifenberg i. P., Leitender Arzt der Inneren Abteilung des Städtischen Krankenhauses Wolfsburg. Z w e i t e, erweiterte Auflage. Mit 49 Abbildungen. VI, 172 Seiten Gr.-8°. 1953.   DM 24,80

H e f t 39: **Über die großen Amputationen an den Extremitäten und die prothetische Versorgung der Amputierten.** Von Dr. Fritz **Jenny**, Privatdozent für Unfallmedizin an der Universität Zürich, Arzt in der Zentralverwaltung der Schweizerischen Unfallversicherungsanstalt Luzern. Mit 82 Abbildungen. VI, 166 Seiten Gr.-8°. 1950.   DM 18,—

H e f t 40: **Ergebnisse der Marknagelung** (1939 bis 1. 12. 1949). Von Professor Dr. med. Richard **Maatz**, Oberarzt der Chirurgischen Universitätsklinik Kiel, Professor Dr. med. Heinz **Griessmann**, Dozent Dr. med. Heinz **Junge**, Dr. med. Hans-Joachim **Hoppe**, Dr. med. Wilhelm **Schüttemeyer** aus der Chirurgischen Universitätsklinik Kiel, Dr. med. Helmut **Lempert**, Facharzt für Chirurgie, Obervertrauensarzt der Schleswig-Holsteinischen Landwirtschaftlichen Berufsgenossenschaft. Mit 30 Abbildungen. VIII, 103 Seiten Gr.-8°. 1951. DM 12,60

H e f t 41: **Grundlagen der Beurteilung von Wirbelsäulenverletzungen und -Erkrankungen.** Von Professor Dr. Max **Lange**, Chefarzt des Staatlichen Orthopädischen Versehrten-Krankenhauses, Bad Tölz/Obb. Mit 27 Abbildungen. IV, 36 Seiten Gr.-8°. 1951.   Vergriffen

H e f t 42: **Verhandlungen der Deutschen Gesellschaft für Unfallheilkunde, Versicherungs- und Versorgungsmedizin. XIV. Tagung am 20. und 21. Oktober 1950 in Bochum** (1. Tagung nach Wiedererrichtung der Gesellschaft 1950). Im Auftrage des Vorstandes herausgegeben von Professor Dr. H. **Bürkle de la Camp,** Bochum. Mit 57 Abbildungen. IV, 253 Seiten Gr.-8°. 1951.   DM 37,80

H e f t 43: **Verhandlungen der Deutschen Gesellschaft für Unfallheilkunde, Versicherungs- und Versorgungsmedizin. XV. Tagung am 26. und 27. Oktober 1951 in Bonn.** Im Auftrage des Vorstandes herausgegeben von Professor Dr. H. **Bürkle de la Camp,** Bochum. Mit 78 Abbildungen. IV, 240 Seiten Gr.-8°. 1952.   DM 37,80

(Hefte zur Unfallheilkunde)

H e f t 44: Verhandlungen der Deutschen Gesellschaft für Unfallheilkunde, Versicherungs- und Versorgungsmedizin. XVI. Tagung am 22. und 23. September 1952 in Oldenburg. Im Auftrage des Vorstandes herausgegeben von Professor Dr. H. **Bürkle de la Camp,** Bochum. Mit 58 Abbildungen. IV, 232 Seiten Gr.-8°. 1953. DM 32,80

H e f t 45: Bericht über die Unfallchirurgische Tagung am 12. und 13. Januar 1952 in Stuttgart. Herausgegeben vom Landesverband Südwestdeutschland der gewerblichen Berufsgenossenschaften in Mannheim. Mit 47 Abbildungen. IV, 146 Seiten Gr.-8°. 1953. DM 22,—

H e f t 46: Berichte über die in den Jahren 1926—1950 im Wiener Unfallkrankenhaus erzielten Behandlungsergebnisse. Von Professor Dr. Lorenz **Böhler,** Leiter des Unfallkrankenhauses Wien, Dr. Jörg **Böhler,** Dr. Baldo **Leitner,** Dr. Emanuel **Trojan.** Mit 234 Abbildungen und 47 Tabellen. IV, 209 Seiten Gr.-8°. 1953. DM 33,—

H e f t 47: Verhandlungen der Deutschen Gesellschaft für Unfallheilkunde, Versicherungs- und Versorgungsmedizin. XVII. Tagung am 21. und 22. Mai 1953 in Bad Neuenahr. Im Auftrage des Vorstandes herausgegeben von Professor Dr. H. **Bürkle de la Camp,** Bochum. Mit 67 Abbildungen. IV, 259 Seiten Gr.-8°. 1954. DM 32,—

H e f t 48: Verhandlungen der Deutschen Gesellschaft für Unfallheilkunde, Versicherungs- und Versorgungsmedizin. XVIII. Tagung am 3. und 4. Juni 1954 in Stuttgart. Im Auftrage des Vorstandes herausgegeben von Professor Dr. H. **Bürkle de la Camp,** Bochum. Mit 119 Abbildungen im Text und auf einer farbigen Tafel. VII, 279 Seiten Gr.-8°. 1955. DM 35,20

H e f t 49: Die Chirurgie des Sägeunfalles. Klinische, arbeitsphysiologische und versicherungsrechtliche Untersuchungen. Von Professor Dr. med. Kurt **Stucke,** Oberarzt der Chirurgischen Universitäts-Klinik, Würzburg, und Dr. med. Helmut **Bayreuther,** Assistent der Universitäts-Nervenklinik, Göttingen. Mit 53 Abbildungen und 29 Tabellen. IV, 73 Seiten Gr.-8°. 1955. DM 12,20

H e f t 50: Knochenerkrankungen und -Geschwülste in der Begutachtung. Von Professor Dr. Hans **Hellner,** Direktor der Chirurgischen Universitätsklinik, Göttingen. Mit 87 Abbildungen. VI, 93 Seiten Gr.-8°. 1955. DM 15,40

H e f t 51: Der heutige Stand der Lehre vom Sudeck-Syndrom. Von Professor Dr. med. habil. Carl **Blumensaat,** Chefarzt des Knappschafts-Krankenhauses Bottrop (Westfalen). Mit 25 Abbildungen. VIII, 225 Seiten Gr.-8°. 1956. DM 29,60

H e f t 52: Verhandlungen der Deutschen Gesellschaft für Unfallheilkunde, Versicherungs- und Versorgungsmedizin. XIX. Tagung am 26. und 27. Mai 1955 in Goslar. Im Auftrage des Vorstandes herausgegeben von Professor Dr. R. **Herget,** Essen. Mit 62 Abbildungen im Text. IV, 239 Seiten Gr.-8°. 1956. DM 30,—

(Hefte zur Unfallheilkunde)

H e f t 53: Die Spanplastik nach Phemister. Theoretische Grundlagen, Indikation, Technik und Ergebnisse. Von Dr. med. Karl **Blanke,** Privatdozent für Chirurgie an der Universität Marburg an der Lahn, leitender Arzt der chirurgischen Abteilung der Diakonissenanstalt Bremen. Mit einem Geleitwort von Professor Dr. med. R. Zenker, Marburg an der Lahn. Mit 26 Abbildungen. V, 61 Seiten Gr.-8°. 1956.　　　　　　　　　　　　　　　　DM 12,80

H e f t 54: Bericht über die bei 3308 Unterschenkelbrüchen in den Jahren 1926—1950 im Wiener Unfallkrankenhaus erzielten Behandlungsergebnisse unter Benützung des Hollerithverfahrens. Von Professor Dr. Lorenz Böhler, Leiter des Unfallkrankenhauses Wien XX der Auva, Dr. Reinmar Bartl, Dr. Josef Ender, Dr. Heinz Jahna, Dr. Wolfgang Krösl, Dr. Hans Krotscheck, Dr. Ernst Scharizer, Dr. Gottlieb Zrubecky. Mit 144 Abbildungen in 246 Einzeldarstellungen. IV, 257 Seiten Gr.-8°. 1957.　　　　　　　　　DM 39,60

H e f t 55: Verhandlungen der Deutschen Gesellschaft für Unfallheilkunde, Versicherungs- und Versorgungsmedizin. XX. Tagung am 17. und 18. Mai 1956 in Heidelberg. Im Auftrage des Vorstandes herausgegeben von Professor Dr. R. **Herget,** Essen. Mit 162 Abbildungen im Text. V, 265 Seiten Gr.-8°. 1957.　　　　　　　　　　　　　　　　　　　　　　　　　DM 39,60

H e f t 56: Verhandlungen der Deutschen Gesellschaft für Unfallheilkunde, Versicherungs- und Versorgungsmedizin. XXI. Tagung am 6. und 7. Juni 1957 in Köln. Im Auftrage des Vorstandes herausgegeben von Professor Dr. R. **Herget,** Essen. Mit 81 Abbildungen im Text. VI, 241 Seiten Gr.-8°. 1958.

　　　　　　　　　　　　　　　　　　　　　　　　　　　　DM 39,60

H e f t 57: Die Begutachtung des Unfallzusammenhanges der Meniscusbeschädigung. Von Privatdozent Dr. Heinrich **Breitenfelder,** Chefarzt der Orthopädischen Klinik Kassel. Mit 4 Abbildungen. IV, 40 Seiten Gr.-8°. 1958.

　　　　　　　　　　　　　　　　　　　　　　　　　　　　DM 7,60

H e f t 58: Experimentelle Grundlagen für den Aufbau einer neuen Knochenbank. Von Dr. med. Armin **Bauermeister.** Mit einem Geleitwort von Professor Dr. R. **Wanke,** Direktor der Chirurgischen Universitätsklinik, Kiel. Mit 60 Abbildungen. IX, 145 Seiten Gr.-8°. 1958.　　　　　　　　　　　DM 29,60

H e f t 59: Zerreißung des äußeren und inneren Knieseitenbandes (Behandlungsergebnisse von 1211 röntgenologisch nachgewiesenen und mit Hollerithkarten verarbeiteten Fällen). Von Dr. Erich **Jonasch,** Wien. Aus dem Arbeitsunfallkrankenhaus Wien XX der Auva, Leiter: Professor Dr. L. Böhler, Wien. Mit 57 Abbildungen. VIII, 88 Seiten Gr.-8°. 1958.　　　　　　　　DM 18,60

H e f t : 60: Verhandlungen der Deutschen Gesellschaft für Unfallheilkunde, Versicherungs-, Versorgungs- und Verkehrsmedizin. XXII. Tagung am 22. und 23. Mai 1958 in Kiel. Im Auftrage des Vorstandes herausgegeben von Professor Dr. R. **Herget,** Essen. Mit 51 Abbildungen im Text. IV, 175 Seiten Gr.-8°. 1959.

　　　　　　　　　　　　　　　　　　　　　　　　　　　　DM 32,40

(Hefte zur Unfallheilkunde)

H e f t 61: Zur Frage der unfall- und berufsbedingten Sehnenscheidentuberkulose. Von Professor Dr. med. T. Burckhart, Chirurgische Universitätsklinik Mainz (Direktor Professor Dr. G. Brandt). Mit 2 Abbildungen. IV, 24 Seiten Gr.-8°. 1959.　　　　　　　　　　　　　　　　　　　　　　　　DM 5,—

H e f t 62: Verhandlungen der Deutschen Gesellschaft für Unfallheilkunde, Versicherungs-, Versorgungs- und Verkehrsmedizin. XXIII. Tagung am 7. und 8. Mai 1959 in Berlin. Im Auftrage des Vorstandes herausgegeben von Professor Dr. R. Herget, Essen. Mit etwa 77 Abbildungen im Text. Etwa 240 Seiten Gr.-8°. 1960.　　　　　　　　　　　　　　　　　　　　　　　Etwa DM 39,60

H e f t 63: Die Begutachtung der traumatischen Leistenbrüche. Von Dr. med. H. Gumrich und Dr. med. M. Färber, Chirurgische Universitätsklinik Tübingen. Mit 2 Abbildungen. IV, 40 Seiten Gr.-8°. 1960.　　　　　　　Etwa DM 8,—

　　　　　Hentig, H. von
Der Desperado　　　　　　　　　　　　　　　　　　Siehe Seite 183

　　　　　Hentig, H. von
Der Gangster　　　　　　　　　　　　　　　　　　Siehe Seite 183

　　　　　Hentig, H. von
Die Strafe　　　　　　　　　　　　　　　　　　Siehe Seite 183

　　　　　Herrmann, R., und C. T. J. Alkemade
Flammenphotometrie
Z w e i t e Auflage.　　　　　　　　　　　　　　Siehe Seite 250

　　　　　Hübner, Professor Dr. A., Chirurg in Berlin, und Dr. H. **Drost,** Bundesrichter i. R., Karlsruhe
Ärztliches Haftpflichtrecht
Seine Grundlagen und seine Bedeutung im Verhältnis des Arztes und des Krankenhauses zum Patienten. VII, 292 Seiten Gr.-8°. 1955.
　　　　　　　　　　　　　　　　　　　　　　Ganzleinen DM 36,—

　　　　　Jancik, W. E., und P. Speiser
Zahlenwerte über die Wahrscheinlichkeit von Vaterschaftsausschlüssen
bei Kenntnis erblicher Blutkörperchenmerkmale von Mutter und Kind. (W)
　　　　　　　　　　　　　　　　　　　　　　Siehe Seite 16

　　　　　Jellinek, Stefan
Atlas zur Spurenkunde der Elektrizität. (W)　　　Siehe Seite 251

John, Dr. Emil, Facharzt für Neurologie und Psychiatrie, Gerichtspsychiater in Wels

Zur forensischen Psychiatrie „geistig gesunder" Hirnbeschädigter

Beitrag zur Psychopathologie und Pathophysiologie der Ausnahmezustände. Für Ärzte und Juristen. Mit einem Geleitwort von Univ.-Professor Dr. O. Pötzl, Wien. Mit 2 Abbildungen. IX, 96 Seiten. Gr.-8°. 1950. (W)   DM 7,50

Jokl, Professor Dr. Ernst. Fairview Village, Penna. (USA), Valley Forge Heart Research Institute

Alter und Leistung

Mit einem Geleitwort von Oberbürgermeister Dr. W. Kolb und Professor Dr. C. Diem. Mit 55 Textabbildungen. VIII, 75 Seiten Gr.-8°. 1954.

Steif geheftet DM 9,—

Kaiser, Professor Dr. Marius, Vorstand des Hygienischen Universitäts-Institutes und Leiter der Bundesstaatlichen Impfstoffgewinnungsanstalt in Wien

Pocken und Pockenschutzimpfung

Ein Leitfaden für Amtsärzte, Impfärzte und Studierende der Medizin. Mit 45 Textabbildungen. XII, 207 Seiten 8°. 1949. (W)   Steif geheftet DM 12,60

Mueller, Berthold, Dr. med., Professor der Gerichtlichen Medizin an der Universität Heidelberg

Gerichtliche Medizin

Ausführlich dargestellt. Mit 178 Abbildungen. XVI, 1080 Seiten Gr.-8°. 1953.

Ganzleinen DM 138,—

Orthner, H.

Die Methylalkoholvergiftung

mit besonderer Berücksichtigung neuartiger Hirnbefunde. Siehe Monographien aus dem Gesamtgebiete der Neurologie und Psychiatrie, 74. Heft, Seite 186.

Schwerin, Siegfried, Präparator am Institut für gerichtliche Medizin und Kriminalistik der Universität Göttingen

Anatomische Trocken-, Feucht- und Knochenpräparate

Eine technische Anleitung zu ihrer Herstellung und Konservierung für Gutachten und zum Aufbau medizinischer Lehr- und Schausammlungen. Mit einem Geleitwort von Professor Dr. med. Dr. jur. Otto Schmidt, Direktor des Instituts für gerichtliche Medizin und Kriminalistik der Universität Göttingen. Mit 83 Abbildungen. VII, 97 Seiten Gr.-8°. 1952.   Steif geheftet DM 19,60

Teleky, Dr. Ludwig, New York, USA
Die Entwicklung der Gesundheitsfürsorge
Deutschland. England. USA. Mit einer Textabbildung. VI, 142 Seiten Gr.-8°.
1950. DM 15,—

Teleky, Dr. Ludwig, New York, USA
Gewerbliche Vergiftungen
Mit 16 Abbildungen. VIII, 414 Seiten Gr.-8°. 1955.   Ganzleinen DM 69,—

Tyszka, C. v.
Ernährung und Lebenshaltung des deutschen Volkes
Ein Beitrag zur Erkenntnis des Gesundheitszustandes des deutschen Volkes. V,
127 Seiten Gr.-8°. 1934. DM 7,50

Vaternahm, Dr. Theo, Homburg v. d . H.
Taschenbuch des Vertrauensarztes
D r i t t e , neubearbeitete Auflage. VII, 183 Seiten Kl.-8°. 1951.   Vergriffen

Vaternahm, Dr. Theo, Homburg v. d . H.
Vorschriften und Richtlinien für den Praktiker und Vertrauensarzt
V, 59 Seiten 8°. 1955. Steif geheftet DM 4,80

Deutsche Zeitschrift für die gesamte gerichtliche Medizin.   Siehe Seite 299
Archiv für Toxikologie.   Siehe Seite 290
Archiv für Gewerbepathologie und Gewerbehygiene.   Siehe Seite 289
Bundesgesundheitsblatt.   Siehe Seite 289
Archiv für orthopädische und Unfall-Chirurgie. (B)   Siehe Seite 292
Monatsschrift für Unfallheilkunde und Versicherungsmedizin.   Siehe Seite 293

Literatur für ärztliches Hilfspersonal

Duensing, Professor Dr. Friedrich
Anleitung zur galvanischen und faradischen Behandlung
Für Schwestern, Krankengymnastinnen und Pfleger. Z w e i t e Auflage. Mit
27 Textabbildungen. IV, 61 Seiten 8°. 1949.   DM 4,50

Glatzel, H.
Krankenernährung
Siehe Seite 99

Glatzel, H.
Nahrung und Ernährung
Siehe Seite 100

Hebammenlehrbuch
Auf Grund der fünften Auflage des Preußischen Hebammenlehrbuches neu-
bearbeitet von Professor Dr. med. Wichard v. **Massenbach,** I. Assistent der
Universitäts-Frauenklinik in Göttingen, und Dozent Dr. med. habil. Karl-
Heinz **Schäfer,** Oberarzt der Universitäts-Kinderklinik in Göttingen, unter
Mitwirkung von Dr. med. Walter Zimmermann, Oberregierungs- und -medi-
zinalrat an der Regierung in Hildesheim. Mit 420 Abbildungen. XIX, 564 Sei-
ten Gr.-8°. 1948.   Halbleinen DM 15,60

Kirstein, Professor Dr. med. Fritz, früher in Hannover, z. Z. in Baden-
weiler
Leitfaden der Desinfektion
für Desinfektoren und Krankenpflegepersonen in Frage und Antwort. E i n -
u n d z w a n z i g s t e , völlig umgearbeitete Auflage. Mit 6 Tafeln. VIII,
160 Seiten 8°. 1949.   Steif geheftet DM 6,60

Krankenpflege-Lehrbuch
Neubearbeitet von Ministerialrat Dr. W. **Hagen,** Bonn, Professor Dr. A. **Hüb-**
ner, Berlin, Professor Dr. H. Frhr. von **Kress,** Berlin, Dr. R. **Neubert,** Dresden.
A c h t z e h n t e Auflage. Unveränderter Nachdruck 1959. Mit 166 Abbildungen.
VII, 373 Seiten 8°. 1951.   Ganzleinen DM 12,—
Ab 25 Exemplare je DM 9,60

Reuss, August
Säuglingsernährung. (W)
Siehe Seite 131

Rominger, Professor Dr. Erich, Vorstand der Kieler Universitäts-Kinderklinik

Richtlinien für die Kinderkost

Zum Gebrauch in Säuglings-Milchküchen, Kinderheimen und im Hause. D r i t t e , umgearbeitete und erweiterte Auflage. VI, 110 Seiten Kl.-8°. 1947.
DM 4,50

Rudder, Professor Dr. Bernhard de, Direktor der Universitäts-Kinderklinik Frankfurt a. M., und Dr. Karla **Weisse,** Oberarzt der Universitäts-Kinderklinik Frankfurt a. M.

Technischer Wegweiser für die Kinderpflege

Zum Gebrauch für Schwestern in Anstalten und in der Privatpflege. D r i t t e , ergänzte Auflage. V, 81 Seiten 8°. 1948.　　　　　DM 3,60

Schneiderbaur, Dr. Alfred, Privatdozent an der Universität Wien, Vorstand der I. Medizinischen Abteilung im Krankenhaus der Stadt Wien-Lainz

Lehrbuch der inneren Medizin für Schwestern

Mit Beiträgen über Infektionskrankheiten, Anatomie und Physiologie der inneren Organe, Ernährung, Arzneimittel und Röntgenkunde. V i e r t e , neubearbeitete und erweiterte Auflage. X, 248 Seiten Gr.-8°. 1958. (W)
Ganzleinen DM 14,—

A u s d e n B e s p r e c h u n g e n : „... In der nun vorliegenden vierten Auflage wurde wieder viel neues Material verarbeitet; unter Vermeidung alles Überflüssigen wird das Wesentliche aus Anatomie und Physiologie den einzelnen Kapiteln vorangestellt. Besonders schön herausgearbeitet sind die Abschnitte Infektionskrankheiten, Viruskrankheiten, Erkrankungen der Nieren und die Vitaminmangelzustände. Überhaupt ist der Stoff übersichtlich angeordnet und vorbildlich eingeteilt. Das Werk ist in klarer und einfacher Sprache geschrieben.... Wurden schon der vorhergehenden Auflage neue Kapitel über ‚Arzneimittel‘ und ‚Chemische Desinfektionsmittel‘ neu hinzugefügt, so hat diese vierte Auflage durch ein ausführliches Sachverzeichnis wesentlich gewonnen.... Der vorliegende Band ist nicht nur ein vorzügliches Lehrbuch, sondern vor allem auch ein wertvolles Nachschlagewerk für die bereits im Beruf stehende Schwester und darüber hinaus ein praktischer Leitfaden für jeden im Unterricht für Schwestern, Fürsorgerinnen usw. tätigen Arzt.　　　　　*Österreichische Ärztezeitung*

Wenger, Rudolf
Leitfaden der Diätetik für Ärzte und Diätassistentinnen. (W)
Siehe Seite 125

Grenzgebiete und Hilfswissenschaften

Albl-Aichinger, Gertraud, Institut für angewandte Pflanzensoziologie, Arriach bei Villach, Kärnten

Kreisschlüssel zum Bestimmen der heimischen Pflanzenfamilien

Erläuterungsheft. Mit 8 Textabbildungen und 1 Ausschlagtafel 49,5 × 54,2 cm. 16 Seiten Gr.-8°. 1951. (W) Steif geheftet DM 2,50

Arley, Dr. phil. Niels, Norwegisches Hydroinstitut für Krebsforschung, Norwegisches Radium-Hospital Oslo, Norwegen, und Civ. ing. Helge **Skov,** Dänischer Technischer Informationsdienst, Dänische Technische Hochschule, Kopenhagen, Dänemark

Atomkraft. Eine Einführung in die Probleme des Atomzeitalters.

Deutsche Übersetzung von Karin de la Motte.

(Verständliche Wissenschaft, 73. Band.) 1.—6. Tausend. Mit 40 Abbildungen. IX, 196 Seiten Kl.-8°. Ganzleinen DM 8,80

I n h a l t s v e r z e i c h n i s : Vorwort. Einleitung: Das Dilemma der modernen Technik. Teil 1. Die technischen Probleme bei der Ausnutzung der Atomenergie. Übersicht über die Kernphysik. Die Probleme der Neutronenphysik. Die chemischen Probleme der Atomindustrie. Die Probleme der radioaktiven Abfallprodukte. Militärische Anwendungen der Atomenergie. Die Probleme der Kernspaltungsenergie. Die Probleme der Fusionsenergie. Die Probleme des Gesundheitsschutzes. Abschirmungsprobleme. Die Anwendung der Radioisotope. Teil 2. Die biologischen Probleme bei der Ausnutzung der Atomenergie. Die physikalischen Grundlagen der Radiobiologie. Die Wirkung der ionisierenden Strahlen auf den Menschen. Die Strahlungsgefahr für die gewöhnliche Bevölkerung. Das Fall-Out-Problem. Vergleich der Strahlenempfindlichkeit verschiedener Organismen und Gewebe. Neuere Entdeckungen innerhalb der Radiobiologie. Literaturverzeichnis. Sachverzeichnis.

Biebl, Dr. Richard, a. o. Professor an der Universität Wien, und Dr. Hermann **Germ,** Bundesanstalt für Pflanzenbau und Samenprüfung, Wien

Praktikum der Pflanzenanatomie

Mit 261 Textabbildungen. VI, 220 Seiten Gr.-8°. 1950. (W)
Ganzleinen DM 22,50

Bodendorf, K.

Kurzes Lehrbuch der pharmazeutischen Chemie

Auch zum Gebrauch für Mediziner. Siehe Seite 69

Bollnow, Dr. Otto Friedrich, Professor an der Universität Tübingen

Die Lebensphilosophie

(Verständliche Wissenschaft, Band 70.) 1.—6. Tausend. VI, 154 Seiten Kl.-8°.
Ganzleinen DM 7,80

Breusch, Dr. phil. F. L., Professor an der Universität Istanbul, Direktor des Zweiten Chemischen Instituts

Lehrbuch der gesamten Chemie

Z w e i t e Auflage. Mit 85 Abbildungen. VI, 426 Seiten Gr.-8°. 1954.
Ganzleinen DM 29,70

Cramer, Dr. Friedrich, Dozent am Chemischen Institut der Universität Heidelberg

Einschlußverbindungen

Mit 47 Textabbildungen. V, 115 Seiten 8°. 1954.   DM 14,80

Dessauer, Friedrich, o. ö. Professor em., Dr. phil. nat., Dr. med. h. c., Dr. theol. h. c., Frankfurt a. M.

Quantenbiologie

Einführung in einen neuen Wissenszweig. Mit 43 Textabbildungen. IV, 178 Seiten Gr.-8°. 1954.   Steif geheftet DM 18,60

Deutsch-Renner, Dr. Hans, Wien

Ernährungsgebräuche

Ursprung und Wandel. VIII, 284 Seiten Gr.-8°. 1947. (W)
Pappband DM 16,50

Eméleus, H. J., D.Sc., A.R.C.S., F.R.S., Professor of Inorganic Chemistry, Univ. of Cambridge, und J. S. **Anderson,** Ph.D., A.R.C.S., Deputy Chief Scientific Officer, Anatomic Energy Research Establishment

Ergebnisse und Probleme der modernen anorganischen Chemie

Übersetzung der zweiten englischen Auflage von Dr. Kurt Karbe. Z w e i t e Auflage. Mit 68 Textabbildungen. XV, 540 Seiten Gr.-8°. 1954.
Ganzleinen DM 48,—

Finkelnburg, Dr. Wolfgang, Honorarprofessor an der Universität Erlangen

Einführung in die Atomphysik

F ü n f t e und s e c h s t e Auflage. Mit 266 Abbildungen. XI, 537 Seiten Gr.-8°. Mit 266 Abbildungen. XI, 537 Seiten Gr.-8°. 1958.   Ganzleinen DM 45,—

Gebelein, Dr. phil. habil. H., Frankfurt a. M., und Professor Dr. med.
H.-J. **Heite,** Oberarzt an der Dermatologischen Universitäts-Klinik, Marburg/Lahn

Statistische Urteilsbildung

erläutert an Beispielen aus Medizin und Biologie.
Zweite, völlig neubearbeitete Auflage.   In Vorbereitung

Geitler, Professor Dr. Lothar, Wien

Schnellmethoden der Kern- und Chromosomenuntersuchung

Dritte, umgearbeitete und erweiterte Auflage. Mit 13 Textabbildungen. V,
35 Seiten Gr.-8°. 1949. (W)   Steif geheftet DM 4,80

Gerthsen †, Professor Dr. Christian, Karlsruhe

Physik

Ein Lehrbuch zum Gebrauch neben Vorlesungen. Fünfte Auflage. Mit 647
Abbildungen. XV, 545 Seiten Gr.-8°. 1958.   Ganzleinen DM 29,80

Gerthsen †, Professor Dr. Christian, Karlsruhe, und Dr. rer. nat. Max
Pollermann, apl. Professor für Experimentalphysik und Reaktortechnik,
Konservator am Laboratorium für Technische Physik, München

Einführung in das physikalische Praktikum zum Studium der Physik als Nebenfach

Dritte Auflage.   In Vorbereitung

Grubitsch, Dipl.-Ing. Dr. techn. Heribert, dzt. Gastprofessor an der Technischen Hochschule Helsinki

Anorganisch-präparative Chemie

Arbeitsmethoden und ausgewählte Beispiele. Mit 222 Textabbildungen. XXIII,
479 Seiten 8°. 1950. (W)   Steif geheftet DM 29,—

Gruhle, Dr. Wolfgang, Physikalisches Institut der Max-Planck-Gesellschaft
Heidelberg

Elektronische Hilfsmittel des Physikers

Mit 167 Abbildungen. Etwa 190 Seiten Kl.-8°. 1960.   Ganzleinen etwa DM 30,—

Handbuch der Pflanzenphysiologie — Encyclopedia of Plant Physiology

Herausgegeben von / Edited by W. **Ruhland †,** Unterdeufstetten, in Gemeinschaft
mit E. Ashby, J. Bonner, M. Geiger-Huber, W. O. James, A. Lang, D. Müller,
M. G. Stålfelt. In 18 Bänden. Jeder Band und Bandteil ist einzeln käuflich.
Subskriptionspreise werden gewährt bei Verpflichtung zur Abnahme des
gesamten Handbuches.

(Handbuch der Pflanzenphysiologie)

I. B a n d: **Genetische Grundlagen physiologischer Vorgänge. Konstitution der Pflanzenzelle. — Genetic control of physiological processes. The constitution of the plant cell.** Bearbeitet von D. G. Catcheside, M. Cohen, H. Drawert, K. Egle, L. von Erichsen, L. Geitler, S. Granick, C. Harte, P. J. Kramer, A. Pisek, R. D. Preston, M. M. Rhoades, W. Seifriz †, J. A. Serra, K. Steffen, E. Treiber, F. W. Went, S. G. Wildman. Redigiert von H. **Ullrich** und H. J. **Bogen.** Mit 283 Abbildungen. XXI, 850 Seiten (davon 507 Seiten in englischer Sprache) Gr.-8°. 1955.   Ganzleinen DM 160,—

Subskriptionspreis Ganzleinen DM 128,—

II. B a n d : **Allgemeine Physiologie der Pflanzenzelle. — General physiology of the plant cell.** Bearbeitet von G. F. Bahr, H. J. Bogen, L. Brauner, E. Bünning, T. Caspersson, R. Collander, H. B. Currier, H. Drawert, F. Duspiva, F. Eberhardt, E. Epstein, H. Fischer, R. J. Helder, H. Kern, G. Klein, P. J. Kramer, J. Levitt, B. S. Meyer, A. Millerd, K. Paech †, R. N. Robertson, W. Seifriz †, W. Simonis, D. C. Spanner, E. Stadelmann, M. G. Stålfelt, O. Stocker, C. R. Stocking, K. Umrath, V. Wartiovaara. Redigiert von H. J. **Bogen** und H. **Ullrich.** Mit 204 Abbildungen. XXI, 1072 Seiten (davon 303 Seiten in englischer Sprache) Gr.-8°. 1956.   Ganzleinen DM 198,—

Subskriptionspreis Ganzleinen DM 158,40

III. B a n d : **Pflanze und Wasser. — Water relations of plants.** Bearbeitet von M. J. Adriani, H. C. Aslyng, H. Burström, R. Geiger, F. Gessner, O. Härtel, B. Huber, M. Hülsbruch, K. Kalle, H. Kern, Ch. Killian, J. G. Kisser, P. J. Kramer, G. Lemée, J. Levitt, B. S. Meyer, K. Mothes, A. Pisek, F. Ruttner, M. G. Stålfelt, W. Stiles, O. Stocker, C. R. Stocking, H. Straka, W. C. Thornthwaite, C. Troll, H. Ullrich, F. J. Veihmeyer. Redigiert von O. **Stocker.** Mit 488 Abbildungen. XXII, 1073 Seiten (davon 275 Seiten in englischer und 38 Seiten in französischer Sprache) Gr.-8°. 1956.   Ganzleinen DM 248,—

Subskriptionspreis Ganzleinen DM 198,40

IV. B a n d : **Die mineralische Ernährung der Pflanze. — Mineral nutrition of plants.** Bearbeitet von M. J. Adriani, A. Åslander, W. Baumeister, W. Bergmann, R. Biebl, E. v. Boguslawski, H. Ellenberg, W. Eschrich, H. Fischer, F. Gessner, E. J. Hewitt, H. L. Jensen, K. Kalle, W. Krause, L. Leyton, G. Linnemann, E. Melin, H. Metzner, G. Michael, A. Pirson, R. N. Robertson, R. S. Russell, K. Scharrer, Th. Schmucker, M. Steiner, G. Stenlid, W. Stiles, C. O. Tamm, L. Wiklander, H. v. Witsch. Redigiert von G. **Michael.** Mit 217 Abbildungen. XX, 1210 Seiten (davon 373 Seiten in englischer Sprache) Gr.-8°. 1958.   Ganzleinen DM 298,—

Subskriptionspreis Ganzleinen DM 238,40

V. B a n d : **Die CO_2-Assimilation. — The assimilation of carbon dioxide.** Bearbeitet von D. I. Arnon, S. Aronoff, K. Buch, M. Calvin, K. A. Clendenning, K. Egle, H. Engel, J. Franck, C. S. French, E. K. Gabrielsen, F. Gessner, H. Gest, T. W. Goodwin, F. T. Haxo, B. Huber, M. D. Kamen, E. Kessler, H. Koepf, B. Kok, D. W. Kupke, H. Larsen, R. Livingston, W. E. Loomis, L. Meyer, D. Müller J. Myers, C. Óheocha, A. Pirson, A. Pisek, F. Ruttner, H. G. Schle-

gel, W. Simonis, M. G. Stålfelt, E. Steemann Nielsen, O. Stocker, J. B. Thomas, W. Tranquillini, W. W. Umbreit, R. van der Veen, H. T. Witt. Redigiert von A. **Pirson.** Mit 606 Abbildungen. Etwa 2060 Seiten Gr.-8°. 1960 (52 Beiträge in deutscher, 18 in englischer Sprache.) In zwei Bandteilen, die nur zusammen abgegeben werden. Ganzleinen DM 530,—
Subskriptionspreis Ganzleinen DM 424,—

VI. **B a n d : Aufbau, Speicherung, Mobilisierung und Umbildung der Kohlenhydrate. — Formation, storage, mobilization and transformation of carbohydrates.** Bearbeitet von B. Åberg, H. G. Albaum, A. Arnold, N. P. Badenhuizen, E. J. Bourne, G. Dangschat, G. Fåhraeus, H. Fischer, A. B. Foster, J. Goerdeler, A. Gottschalk, W. Z. Hassid, F. Haurowitz, R. J. Helder, F. A. Henglein, E. L. Hirst, J. K. N. Jones, E. Jucker, G. Kerstan, J. A. Lovern, E. V. Miller, G. Neumüller, R. D. Preston, B. G. Rånby, F. Shafizadeh, M. Stacey, A. Stoll, S. Veibel, B. Vollmert, A. Wagner, H. Wanner, H. Weber, W. J. Whelan, J. Wolf, M. L. Wolfrom, E. G. Young. Redigiert von A. **Arnold.** Mit 157 Abbildungen. XXII, 1444 Seiten (davon 555 Seiten in englischer Sprache) Gr.-8°. 1958. Ganzleinen DM 268,—
Subskriptionspreis Ganzleinen DM 214,40

VII. **B a n d : Stoffwechselphysiologie der Fette und fettähnlicher Stoffe. — The metabolism of fats and related compounds.** Bearbeitet von J. Asselineau, E. Bamann, W. Franke, H. Frehse, J. A. Lovern, M. L. Meara, K. Schmalfuß, M. Steiner, P. K. Stumpf, E. Ullmann, H. v. Witsch, A. Zeller. Redigiert von M. **Steiner.** Mit 59 Abbildungen. XI, 512 Seiten (davon 113 Seiten in englischer und 19 Seiten in französischer Sprache) Gr.-8°. 1957. Ganzleinen DM 108,—
Subskriptionspreis Ganzleinen DM 86,40

VIII. **B a n d : Der Stickstoffumsatz. — Nitrogen metabolism.** Bearbeitet von E. K. Allen, O. N. Allen, I. Böttger, T. Caspersson, G. Dillemann, H. Engel, H. Fischer, M. Guggenheim, P. Haas, F. Haurowitz, W. D. Loomis, E. Manshard, H. S. McKee, K. McQuillen, W. Mevius, O. Moritz, K. Mothes, N. Nielsen, N. Rautanen, A. Romeike, F. Scheffer, K. Schmalfuß, G. Schramm, H.-B. Schröter, D. E. G. Sheat, D. Spencer, H. E. Street, P. K. Stumpf, K. Täufel, M. Thomas, E. Waldschmidt-Leitz, S. G. Waley, P. W. Wilson, E. W. Yemm. Redigiert von K. **Mothes.** Mit 50 Abbildungen. XXII, 1310 Seiten (davon 498 Seiten in englischer und 26 Seiten in französischer Sprache) Gr.-8°. 1958.

Ganzleinen DM 286,—
Subskriptionspreis Ganzleinen DM 228,80

IX. **B a n d : Der Stoffwechsel der schwefel- und phosphorhaltigen Verbindungen. — The metabolism of sulfur- and phosphorus-containing compounds.** Bearbeitet von H. G. Albaum, B. Axelrod. R. S. Bandurski, Th. Bersin, K. Hasse, A. Kjær, J. A. Lovern, B. J. D. Meeuse, J. R. P. O'Brien, W. Schwartz, P. Schwarze, Te May Ching, M. D. Thomas, W. W. Umbreit, J. M. Wiame. Redigiert von P. **Schwarze.** Mit 30 Abbildungen. X, 306 Seiten (davon 160 Seiten in englischer und 31 Seiten in französischer Sprache) Gr.-8°. 1958. Ganzleinen DM 88,—
Subskriptionspreis Ganzleinen DM 70,40

(Handbuch der Pflanzenphysiologie)

X. B a n d : Der Stoffwechsel sekundärer Pflanzenstoffe. — The metabolism of secondary plant products. Bearbeitet von B. Arreguín, C. E. Ballou, F. Blank, W. C. Evans, T. A. Geissman, T. W. Goodwin, A. J. Haagen-Smit, A. Heusner, J. G. Kisser, D. R. Kreger, H. Mader, W. Mayer, O. Moritz, F. F. Nord, P. Schwarze, S. Shibata, G. de Stevens. Redigiert von K. **Paech** † und P. **Schwarze**. Mit 57 Abbildungen. XV, 834 Seiten (davon 465 Seiten in englischer Sprache) Gr.-8°. 1958.

Ganzleinen DM 198,—
Subskriptionspreis Ganzleinen DM 158,40

XI. B a n d : Heterotrophie. — Heterotrophy. Bearbeitet von D. M. Bonner, L. Geitler, O. Härtel, H. L. Jensen, H. Kern, J. G. Kisser, V. G. Lilly, G. Linnemann, E. Melin, K. Mothes, N. Nielsen, H. J. Phaff, E. G. Pringsheim, A. Quispel, B. Rademacher, F. Scheffer, Th. Schmucker, W. Schwartz, H. E. Street, L. Tóth, B. Ulrich, H. J. Vogel. Redigiert von K. **Mothes**. Mit 330 Abbildungen. XXV, 1033 Seiten (davon 297 Seiten in englischer Sprache) Gr.-8°. 1959.

Ganzleinen DM 248,—
Subskriptionspreis Ganzleinen DM 198,40

XII. B a n d : Die Pflanzenatmung, einschließlich Gärungen und Säurestoffwechsel. — Plant respiration, inclusive fermentations and acid metabolism in plants. Bearbeitet von H. G. Albaum, L. J. Audus, R. S. Bandurski, A. Betz, J. B. Biale, R. Bonnichsen, K. Buchta, E. Bünning, R. H. Burris, J. Carles, J. Christophersen, W. M. L. Crombie, K. Decker, F. Eberhardt †, G. v. Ehrenstein, H. Engel, J. C. Fidler, H. Fischer, G. E. Fogg, D. F. Forward, L. Fowden, Wilhelm Franke, Wolfgang Franke, D. P. Hackett, H. Haehn †, U. Hagen, K. Hasse, A. Holldorf, H. Holzer, B. Huber, A. Janke, G. Krotkov, H. Langendorff, H. Lundegårdh, F. Lynen, S. M. Martin, B. J. D. Meeuse, J. W. Millbank, A. Millerd, V. Moses, D. Müller, K. Myrbäck, G. H. Nelson, C. A. Price, A. Quispel, A. Ried, G. Rosenstock, H. Schleyer, A. Schneider, E. C. Slater, W. Stiles, P. K. Stumpf, P. J. Syrett, M. Thomas, J. S. Turner, H. Ullrich, B. Vennesland, C. H. Werkman, C. P. Whittingham, J. Wolf, H. Ziegler, W. Zoberst. Redigiert von J. **Wolf**. Mit 347 Abbildungen. Etwa 2500 Seiten Gr.-8°. 1960. (28 Beiträge in deutscher, 34 in englischer und 1 Beitrag in französischer Sprache.) In zwei Bandteilen, die nur zusammen abgegeben werden.

Ganzleinen DM 598,—
Subskriptionspreis Ganzleinen DM 478,40

XVII. B a n d : Physiologie der Bewegungen. — Physiology of movements. 1. Teil: B e w e g u n g e n   d u r c h   E i n f l ü s s e   m e c h a n i s c h e r   u n d   e l e k t r i s c h e r   N a t u r   s o w i e   d u r c h   S t r a h l u n g e n. — M o v e m e n t s   d u e   t o   m e c h a n i c a l   a n d   e l e c t r i c a l   s t i m u l i   a n d   t o   r a d i a t i o n s. Bearbeitet von L. Baillaud, G. H. Banbury, L. Brauner, E. Bünning, R. K. Clayton, A. W. Galston, H. v. Guttenberg, W. Haupt, O. V. S. Heath, A. R. Schrank, M. G. Stålfelt, K. Umrath. Redigiert von E. **Bünning**. Mit 513 Abbildungen. XVI, 716 Seiten (davon 195 Seiten in englischer und 11 Seiten in französischer Sprache) Gr.-8°. 1959.

Ganzleinen DM 216,—
Subskriptionspreis Ganzleinen DM 172,80

Folgende Bände befinden sich in Vorbereitung:

XIII. **B a n d : Der Stofftransport in der Pflanze. — Translocation in plants.**

XIV. **B a n d : Wachstum und Wuchsstoffe. — Growth and growth substances.**

XV. **B a n d : Differenzierung und Entwicklung. — Differentiation and development. In zwei Teilen.**

XVI. **B a n d : Außenfaktoren in Wachstum und Entwicklung. — External factors affecting growth and development.**

XVII. **B a n d : Physiologie der Bewegungen. — Physiology of movements. 2. Teil: B e w e g u n g e n d u r c h E i n f l ü s s e d e r T e m p e r a t u r , S c h w e r k r a f t , c h e m i s c h e r F a k t o r e n u n d a u s i n n e r e n U r - s a c h e n . — M o v e m e n t s d u e t o t h e e f f e c t s o f t e m p e r a t u r e , g r a v i t y , c h e m i c a l f a c t o r s a n d i n t e r n a l f a c t o r s .**

XVIII. **B a n d : Sexualität, Fortpflanzung, Generationswechsel. — Sexuality, reproduction, alternation of generations.**
Ausführliche Angaben siehe Katalog Biologie.

Hecht, Dr. rer. nat. Horstmar, Assistent am Chemischen Institut der Universität Greifswald
Präparative anorganische Chemie
Mit 58 Abbildungen. VII, 216 Seiten Gr.-8°. 1951. Ganzleinen DM 19,80

Heiss, Dozent Dr.-Ing. habil. Rudolf, Direktor des Instituts für Lebensmitteltechnologie, München
Lebensmitteltechnologie
Einführung in die Verfahrenstechnik der Lebensmittelverarbeitung. Mit 223 Textabbildungen. VIII, 344 Seiten Gr.-8°. 1950. (B)
Ganzleinen DM 29,70

Heitz, Dr. Emil, a. o. Professor an der Universität Basel
Elemente der Botanik
Eine Anleitung zum Studium der Pflanze durch Beobachtungen und Versuche an Crepis capillaris (L.) Wallr. Mit 107 Originalabbildungen. VIII, 158 Seiten Gr.-8°. 1950. (W) Steif geheftet DM 19,—; Halbleinen DM 21,50

Hentig, H. v.
Der Desperado
Siehe Seite 183

Hentig, H. v.

Der Gangster

Siehe Seite 183

Hentig, H. v.

Die Strafe

Siehe Seite 183

Herrmann, Dr. Roland, Privatdozent für med. Physik und Lehrbeauftragter für spektroskop. Verfahren in der Chemie, Gießen, und Dr. C. T. J. Alkemade, Lektor für Experimentalphysik, Utrecht

Flammenphotometrie

Z w e i t e Auflage.

Unter der Presse

Heunert, Hans-Henning, Göttingen

Die Nahaufnahme

Leitfaden für die Makrophotographie in Wissenschaft und Technik. Mit 121 Abbildungen. VIII, 125 Seiten Gr.-8°. 1954.

Ganzleinen DM 19,80

Heunert, Hans-Henning, Göttingen

Praxis der Mikrophotographie

Z w e i t e Auflage. Mit 80 Abbildungen in 120 Einzeldarstellungen. VII, 96 Seiten Gr.-8°. 1959.

Ganzleinen DM 19,80

Heunert, Hans-Henning, Göttingen, und Kurt **Philipp**, Göttingen

Grundlagen der Schmalfilmtechnik

Leitfaden für die wissenschaftliche Kinematographie. Mit 98 Abbildungen. VII, 200 Seiten Gr.-8°. 1957.

Ganzleinen DM 38,—

Holasek, Dozent Dr. A., Medizinisch-chemisches Institut und Pregl-Laboratorium der Universität Graz, und Dozent Dr. H. **Flaschka**, z. Zt. Georgia Institute of Technology, Chemistry, Atlanta/USA

Komplexometrische und andere titrimetrische Methoden des klinischen Laboratoriums. (W)

In Vorbereitung

Jander, Dr. Gerhart, o. Professor an der Technischen Universität Berlin, und Dr. Hans **Spandau**, apl. Professor an der Technischen Hochschule Braunschweig

Kurzes Lehrbuch der anorganischen und allgemeinen Chemie

F ü n f t e Auflage. Berichtigter Neudruck. Mit 169 Abbildungen. XII, 563 Seiten Gr.-8°. 1958.

Ganzleinen DM 24,—

Jellinek, Stefan, Professor an der Universität und an der Technischen Hochschule Wien, Lauréat de l'Institut de France, Membre correspondent de l'Institut National Genévois, Late Research Student at Queen's College Oxford

Atlas zur Spurenkunde der Elektrizität

Mit 199 teils mehrfarbigen Abbildungen auf 94 Tafeln. VIII, 78 Seiten Gr.-8°. 1955. (W) Ganzleinen DM 72,50

Jirgensons, Dr. chem. B., Universität Manchester/England, und Dr. chem. M. Straumanis, Universität Missouri, School of Mines, Rolla, USA, beide vormals an der Universität Lettlands in Riga

Kurzes Lehrbuch der Kolloidchemie

Mit 175 Textabbildungen. VIII, 282 Seiten Gr.-8°. 1949. (B) DM 18,60; Ganzleinen DM 21,60

Klemenc, Dr. phil. Alfons, o. Professor an der Technischen Hochschule und Privatdozent an der Universität in Wien

Anorganische Chemie auf physikalisch-chemischer Grundlage

Mit 117 Textabbildungen. XIX, 430 Seiten Gr.-8°. 1951. (W) Ganzleinen DM 24,—

Klimatographie von Österreich

Unter Mitarbeit von Dr. Inge Dirmhirn, Hermine Eder, Dr. W. Friedrich, Dr. W. Gressel, Dr. F. Hader, Dr. Maria Roller, Dr. F. Rosenkranz, Dr. F. Sauberer, Dr. H. Schupfer, herausgegeben und bearbeitet von Universitätsprofessor Dr. Ferdinand Steinhauser, Direktor der Zentralanstalt für Meteorologie und Geodynamik in Wien, Dr. Othmar Eckel, Vizedirektor der Zentralanstalt für Meteorologie und Geodynamik in Wien, Universitätsprofessor Dr. Friedrich Lauscher, Leiter der Klimaabteilung der Zentralanstalt für Meteorologie und Geodynamik in Wien. (Österreichische Akademie der Wissenschaften, Wien, Denkschriften der Gesamtakademie, Band 3.) Mit zahlreichen Abbildungen und Tabellen im Text. Etwa 500 Seiten 4°. 1958. (W)

1. L i e f e r u n g : Mit 26 Textabbildungen, 88 Tabellen und 5 farbigen Karten. 136 Seiten 4°. 1958. (Richtpreis) DM 30,—

Das Werk erscheint in vier etwa halbjährlich aufeinanderfolgenden Lieferungen zu etwa 130 Seiten Umfang zum Subskriptionspreis (Richtpreis) von DM 30,— je Lieferung und wird Ende 1960 abgeschlossen sein. Der Subskriptionspreis für das Gesamtwerk, gültig bis zum Erscheinen der letzten Lieferung, beträgt demnach (Richtpreis) DM 120,—

Nach Erscheinen der letzten Lieferung erhöht sich der Preis um 20 %.

Der Bezug der ersten Lieferung verpflichtet zur Abnahme des Gesamtwerkes. Einzelne Lieferungen werden nicht abgegeben.

Für zahlreiche Zweige der Wissenschaft, Technik und Wirtschaft ist eine verläßliche Auskunft über die Klimaverhältnisse eines Ortes oder eines Gebietes von großer Bedeutung. Ärzte und Hygieniker sind daran ebenso interessiert wie Biologen und Landwirte, die

Bautechnik ebenso wie das Transportwesen und der Fremdenverkehr. Seit dem Erscheinen der letzten österreichischen Klimatographie sind 50 Jahre vergangen. Seither hat sich das Beobachtungsmaterial vervielfacht, seine Zuverlässigkeit hat sich aber auch durch Verwendung moderner Meßmethoden erheblich verbessert. Bisher unberücksichtigt gebliebene, aber für die Praxis wichtige Wetterelemente sind neu bearbeitet worden.

So bringt diese „Klimatographie von Österreich" in vieler Hinsicht Neues und Besseres und kommt damit einem echten Bedürfnis weiter Kreise der Wissenschaft und Wirtschaft entgegen. Das Werk gliedert sich in fünf Abschnitte, die den Inhalt elementenweise und schließlich im Hinblick auf verschiedene praktische Verwendungen auch in einer zusammenfassenden Übersicht bringen. Das umfangreiche Beobachtungsmaterial ist in zahlreichen Tabellen und Diagrammen niedergelegt und zum Teil in Kartendarstellungen verarbeitet. Die Zahlenwerte umfassen großenteils den Zeitraum von 1901 bis 1950, teilweise konnten auch schon hundertjährige Beobachtungen verarbeitet werden.

Die Art der Bearbeitung, die besonderen geographischen Bedingungen und die teilweise sehr langen Beobachtungsreihen machen die neue „Klimatographie von Österreich" auch für alle Kreise außerhalb Österreichs wertvoll, die an Klimafragen interessiert sind.

Kommunikation und Kybernetik in Einzeldarstellungen

Herausgegeben von W. **Meyer-Eppler.**

B a n d I: **Grundlagen und Anwendungen der Informationstheorie.** Von Dr. W. **Meyer-Eppler,** b. ao. Professor und Direktor des Instituts für Phonetik und Kommunikationsforschung an der Universität Bonn. Mit 178 Abbildungen und 1 Tafel. XVIII, 446 Seiten Gr.-8°. 1959.   Ganzleinen DM 98,—

Vierter Internationaler Kongreß für Elektronenmikroskopie

Siehe Seite 10

Lehrbuch der Pflanzenphysiologie

I. B a n d , erster Teil.   In Vorbereitung

I. B a n d , zweiter Teil: **Biochemie und Physiologie der sekundären Pflanzenstoffe.** Von Dr. Karl **Paech,** Professor an der Universität Tübingen. Mit 18 Abbildungen. IX, 268 Seiten Gr.-8°. 1950.   Ganzleinen DM 26,70

II. und III. B a n d : **Entwicklungs- und Bewegungsphysiologie der Pflanze.** Von Dr. Erwin **Bünning,** o. Professor an der Universität Tübingen. D r i t t e Auflage. Mit 479 Abbildungen. XII, 539 Seiten Gr.-8°. 1953.   DM 49,60; Ganzleinen DM 54,60

Lieb, Dr. Hans, o. Professor, Vorstand des Medizinisch-chemischen Institutes und Pregl-Laboratoriums der Universität Graz, und Dipl.-Ing. Dr. Wolfgang **Schöniger,** Assistent am gleichen Institut

Anleitung zur Darstellung organischer Präparate mit kleinen Substanzmengen

Mit 52 Textabbildungen. XI, 161 Seiten 8°. 1950. (W)   Steif geheftet DM 10,50

Lux, Hermann, a. o. Professor am Anorganisch-chemischen Laboratorium der Technischen Hochschule München

Praktikum der quantitativen anorganischen Analyse

D r i t t e , völlig neubearbeitete Auflage. Zugleich Neuauflage des Praktikums der quantitativen anorganischen Analyse von Alfred Stock und Arthur Stähler. Mit 50 Abbildungen. VIII, 202 Seiten 8°. 1959. (B)   Steif geheftet DM 13,60
Ausführliche Angaben siehe Katalog Mathematik/Physik/Chemie.

Machu, Dr. techn. Dipl.-Ing. Willi, Wien

Chemie und chemische Technologie

Mit 99 Textabbildungen. XVIII, 758 Seiten Gr.-8°. 1949. (W)
DM 30,—; Halbleinen DM 32,—

March, Dr. Arthur, Professor für theoretische Physik an der Universität Innsbruck

Natur und Erkenntnis

Die Welt in der Konstruktion des heutigen Physikers. Mit 18 Textabbildungen. VIII, 239 Seiten Gr.-8°. 1948. (W)   DM 12,—

Moderne Methoden der Pflanzenanalyse — Modern Methods of Plant Analysis

Herausgegeben von K. **Paech,** Tübingen, M. V. **Tracey,** Rothamsted. In 4 Bänden. Jeder Band ist einzeln käuflich.

I. B a n d : Bearbeitet von G. Braunitzer, J. Glover, M. J. R. Healy, E. Hecker, H. Hellmann, R. Hill, E. C. Humphries, R. H. Kenten, G. Kortüm, M. Kortüm-Seiler, K. Paech, N. W. Pirie, J. Small, R. L. M. Synge, F. R. Whatley. Mit 215 Abbildungen. XVIII, 542 Seiten (davon 356 Seiten in englischer Sprache) Gr.-8°. 1956.   Ganzleinen DM 108,—

II. B a n d : Bearbeitet von S. A. Barker, D. J. Bell, A. A. Benson, G. Dangschat, W. Franke, L. J. Haynes, F. A. Henglein, E. L. Hirst, M. A. Jermyn, J. K. N. Jones, M. L. Meara, D. F. Meigh, S. L. Ranson, R. Scarisbrick, M. V. Tracey, A. R. Trim, W. J. Whelan, J. Wolf. Mit 48 Abbildungen. XIII, 626 Seiten (davon 462 Seiten in englischer Sprache) Gr.-8°. 1955. Ganzleinen DM 110,—

III. B a n d : Bearbeitet von H. M. Benedict, D. D. Clarke, H. Erdtman, K. Freudenberg, T. A. Geissman, T. W. Goodwin, O. Hoffmann-Ostenhof, H. Holtzem, E. Jucker, P. Larsen, O. Moritz, F. F. Nord, R. F. Phipers, W. Schmid, O. Th. Schmidt, F. A. Skinner, M. Steiner, G. de Stevens, A. Stoll. Mit 77 Abbildungen. XIII, 761 Seiten (davon 388 Seiten in englischer Sprache) Gr.-8°. 1955.   Ganzleinen DM 138,—

IV. B a n d : Bearbeitet von H. G. Albaum, A. Benitez, B. T. Cromwell, J. Duckworth, E. F. Hartree, K. Hasse, E. Jucker, R. Markham, J. R. P. O'Brien,

(Moderne Methoden der Pflanzenanalyse)
J. Pace, R. A. Peters, N. W. Pirie, P. Seifert, J. H. C. Smith, A. Stoll, F. M.
Strong, R. L. M. Synge, M. Thomas, M. V. Tracey, E. Werle. Mit 82 Abbildun-
gen. XV, 766 Seiten (davon 548 Seiten in englischer Sprache) Gr.-8°. 1955.
Ganzleinen DM 145,—
Ausführliche Angaben siehe Katalog Biologie.

Michel, Dr. Kurt, Aalen/Württemberg

Die Mikrophotographie

Mit 550 teils farbigen Textabbildungen. XXXII, 740 Seiten Gr.-8°. 1957.
(Band X der Sammlung „Die wissenschaftliche und angewandte Photographie",
herausgegeben von Kurt Michel.) (W)   Ganzleinen DM 140,—
A u s d e n B e s p r e c h u n g e n : „Der Verfasser hat ein vortreffliches und sehr nütz-
liches Werk geschaffen, das weit mehr enthält, als der Titel verspricht, indem es nämlich
zugleich mit der Mikrophotographie auch das Mikroskop nach Theorie, Bau und Wirkungsweise behandelt: in klarer Gliederung, fesselnd und mit pädagogischem Geschick
geschrieben, mit schönen Abbildungen, durchsetzt von geschichtlichen Betrachtungen ...
Alle einschlägigen Geräte und Verfahren werden bis auf die neueste Zeit in sonst kaum
erreichter Vollständigkeit und dazu kritisch abgehandelt ... Ein ausführliches Sachverzeichnis ist beigegeben."
Zeitschrift für wissenschaftliche Mikroskopie

Oehlkers, Dr. phil. Friedrich, o. Professor der Botanik an der Universität Freiburg i. Br.

Das Leben der Gewächse

Ein Lehrbuch der Botanik.
E r s t e r B a n d : **Die Pflanze als Individuum.** Mit 523 Textabbildungen. VIII,
463 Seiten Gr.-8°. 1956.   Ganzleinen DM 39,60
Z w e i t e r B a n d :   In Vorbereitung

Palm, Albert

Registrierinstrumente

Z w e i t e , neubearbeitete Auflage von Dr. phil. nat. Heinz **Roth,** Frankfurt a. M., und Dr. rer. nat. Ernst-Günter **Schlosser,** Frankfurt a. M./Höchst. Mit
206 Abbildungen. VIII, 255 Seiten Gr.-8°. 1959.   Ganzleinen DM 27,—
Ausführliche Angaben siehe Katalog Mathematik/Physik/Chemie.

Pohl, Robert Wichard, em. Professor der Physik an der Universität
Göttingen

Einführung in die Physik

I. B a n d : **Mechanik, Akustik und Wärmelehre.** V i e r z e h n t e , verbesserte
und ergänzte Auflage. Mit 575 Abbildungen, darunter 15 entlehnten. XII,
345 Seiten Gr.-8°. 1959.   Ganzleinen DM 33,—

(Pohl, Einführung in die Physik)

II. B a n d : **Elektrizitätslehre.** S i e b z e h n t e , veränderte und ergänzte Auflage. Erscheint im Frühjahr 1960

III. B a n d : **Optik und Atomphysik.** Z e h n t e , verbesserte und ergänzte Auflage. Mit 565 Abbildungen im Text und auf einer Tafel, darunter 23 entlehnten. VIII, 352 Seiten Gr.-8°. 1958. Ganzleinen DM 39,—
Ausführliche Angaben siehe Katalog Mathematik/Physik/Chemie.

Pollermann, Dr. rer. nat. Max, Privatdozent an der Technischen Hochschule Karlsruhe

Bauelemente der physikalischen Technik

Entwurf und Aufbau physikalischer Geräte für Forschung und Unterricht. Mit 1048 Abbildungen. VIII, 276 Seiten 8°. 1955. Ganzleinen DM 28,—

Pflanzenphysiologische Praktika

I. B a n d : **Übungen zur Stoffwechselphysiologie der Pflanzen.** Von Dr. K. **Paech,** Professor an der Universität Tübingen, und Dr. W. **Simonis,** Dozent an der Tierärztlichen Hochschule Hannover. Mit 39 Abbildungen. XI, 252 Seiten Gr.-8°. 1952. Ganzleinen DM 24,—

II. B a n d : **Praktikum der Zell- und Gewebephysiologie der Pflanze.** Von Dr. Siegfried **Strugger,** o. Professor für Botanik an der Universität Münster. Z w e i t e Auflage. Mit 148 Textabbildungen. VIII, 225 Seiten Gr.-8°. 1949. DM 24,—

III. B a n d : **Reiz- und Bewegungsphysiologie.** In Vorbereitung

IV. B a n d : **Übungen zur Wachstums- und Entwicklungsphysiologie der Pflanze.** Von Dr. Ulrich **Ruge,** o. Professor für Botanik an der Hochschule für Gartenbau und Landeskultur Hannover. D r i t t e , verbesserte Auflage. Mit 63 Abbildungen. XIII, 166 Seiten Gr.-8°. 1951. Ganzleinen DM 19,60

Pregl-Roth, Quantitative organische Mikroanalyse

Von Dr. H. **Roth,** Badische Anilin- und Sodafabrik AG., Ludwigshafen/Rhein, Landwirtschaftliche Versuchsstation Limburgerhof/Pfalz. S i e b e n t e , vollkommen neu bearbeitete und erweiterte Auflage. Mit 115 Textabbildungen. XIII, 361 Seiten Gr.-8°. 1958. (W) Ganzleinen DM 48,—
A u s d e n B e s p r e c h u n g e n : „Das bekannte Standardwerk Pregl-Roth ist in einer neuen, erweiterten und vollständig überarbeiteten Auflage erschienen ... In der neuen 7. Auflage ist insbesondere das Kapitel ‚Bestimmung von Atomgruppen' stark ausgebaut und erweitert worden. Die bewährte Anlage des Buches (Allgemeines, Bestimmung der Elemente, Bestimmung von Atomgruppen, Bestimmung physikalischer Konstanten) ist beibehalten worden. Das Buch ist für jeden organischen Chemiker, der sich mit der Analyse oder Konstitutionsaufklärung organischer Substanzen zu befassen hat, eine unentbehrliche Hilfe." *Klinische Wochenschrift*

Protoplasmatologia. Handbuch der Protoplasmaforschung

Unter Mitwirkung von W. H. Arisz, Groningen; J. Brachet, Bruxelles; H. G. Callan, St. Andrews; R. Collander, Helsinki; K. Dan, Tokyo; E. Fauré-Fremiet, Paris; A. Frey-Wyssling, Zürich; L. Geitler, Wien; K. Höfler, Wien; M. H. Jacobs, Philadelphia; N. Kamiya, Osaka; D. Mazia, Berkeley; W. Menke, Köln; A. Monroy, Palermo; A. Pischinger, Wien; J. Runnström, Stockholm; W. J. Schmidt, Gießen; S. Strugger, Münster. Herausgegeben von Professor L. V. **Heilbrunn** †, Philadelphia, H. **Bauer**, Wilhelmshaven, C. V. **Harding**, New York, und Professor Dr. F. **Weber**, Graz. (W)

Das Handbuch erscheint in selbständigen Einzelveröffentlichungen, die in kurzen Zeitabständen aufeinanderfolgen und zu Bänden vereinigt werden. Jeder selbständig erscheinende Handbuchteil ist einzeln käuflich.

Bei Verpflichtung zur Abnahme des gesamten Handbuches, bei Vorbestellung der einzelnen Teile sowie für Abonnenten der Zeitschrift „Protoplasma" ermäßigt sich der Preis um 20 %.

Die Protoplasmatologie ist eine vielgestaltige, weitverwurzelte Wissenschaft, deren Bedeutung heute nicht zuletzt darin liegt, daß sie den Schlüssel für die Lösung verschiedenster biologischer Probleme liefert. Die Phytologie, Zoologie, Medizin brauchen zu ihrer Entwicklung als gut fundierte Basis die Protoplasmaforschung. Die Erkenntnis, daß pflanzliches, tierisches und menschliches Protoplasma trotz noch unbekannter Unterschiede im Wesen gleich ist, gibt die Berechtigung dafür, daß die Rätsel des Lebenssubstrates dort studiert werden können, wo sich die günstigsten Bedingungen dafür bieten, gleichgültig, ob diese in einer pflanzlichen, tierischen oder menschlichen Zelle realisiert sind. Bisher sind die botanischen, die zoologischen Protoplasmatiker und diejenigen, die von der Humanmedizin her zu der Protoplasmaforschung vorgedrungen sind, noch viel zu oft getrennte Wege gegangen. Den geistigen Kontakt unter ihnen herzustellen, ist eine der vornehmsten Aufgaben des Handbuches, für das die führenden Fachleute der Welt als Mitarbeiter gewonnen werden konnten.

B a n d I. Grundlagen. 1.
Die makromolekulare Chemie und ihre Bedeutung für die Protoplasmaforschung. Von Professor Dr. phil. Dr.-Ing. e. h. Dr. rer. nat. h. c. Dr. (C) h. c. Hermann **Staudinger** und Dr. phil. Mag. rer. nat. Magda **Staudinger**, beide Staatliches Forschungsinstitut für makromolekulare Chemie der Universität Freiburg i. Br. Mit 27 Textabbildungen. IV, 73 Seiten Gr.-8°. 1954.

DM 19,50

Bei Verpflichtung zur Abnahme des gesamten Handbuches und für Abonnenten der Zeitschrift „Protoplasma" Subskriptionspreis DM 15,60

B a n d I. Grundlagen. 2.
In englischer Sprache.
Biocolloids and Their Interactions w i t h S p e c i a l R e f e r e n c e t o
C o a c e r v a t e s a n d R e l a t e d S y s t e m s. By Dr. H. L. **Booij** and Professor H. G. **Bungenberg de Jong,** Department of Medical Chemistry, University of Leiden. With 159 figures. IV, 162 pages Gr.-8°. 1956. DM 52,—
Bei Verpflichtung zur Abnahme des gesamten Handbuches und für Abonnenten der Zeitschrift „Protoplasma" Subskriptionspreis DM 42,—

(Protoplasmatologia. Handbuch der Protoplasmaforschung)

B a n d II. Cytoplasma. A. Morphologie. 1. Mikroskopische Morphologie. a/b/c.
2 Beiträge in deutscher und 1 Beitrag in englischer Sprache.

Cytoplasmastruktur in Pflanzenzellen. Von Lotte **Reuter,** Privatdozent am Pflanzenphysiologischen Institut der Universität Wien. Mit 27 Textabbildungen. IV,
44 Seiten. — **Intravakuoläres Protoplasma.** Von Ernst **Küster** †, Gießen a. d. Lahn.
Mit 7 Textabbildungen. 12 Seiten. — **Plasmodesmata (Vegetable Kingdom).** By A.
D. J. **Meeuse,** Pretoria. With 14 figures. 43 pages Gr.-8°. 1957.   DM 31,—
Bei Verpflichtung zur Abnahme des gesamten Handbuches und für Abonnenten
der Zeitschrift „Protoplasma" Subskriptionspreis   DM 25,—

A u s   d e n   B e s p r e c h u n g e n : „In dem von L. Reuter bearbeiteten Teil: ‚Cytoplasmastruktur in Pflanzenzellen' liegt das Schwergewicht auf den im Lichtmikroskop
sichtbaren cytoplasmatischen Strukturen... Die Verfasserin betont, daß bei der Erforschung der submikroskopischen Struktur sich das Interesse zunächst noch auf die
statische Struktur des Cytoplasmas konzentriert; die lichtmikroskopische Untersuchung
der Morphologie des Cytoplasmas lenkte dagegen die Aufmerksamkeit schon früh auf
die Dynamik der Cytoplasmastrukturen ... Ferner werden die Strukturänderungen geschildert, wie sie bei der Einwirkung hypertonischer Medien, Laugen, Alkalisalze, cH,
Campher, Licht, Vitalfarbstoffe und als Folge einer Infektion und einer Verletzung zu
beobachten sind ... In dem Abschnitt: ‚Intravakuoläres Protoplasma weist E. Küster
darauf hin, daß man unter diesem Begriff Plasmaportionen versteht, die an die Vacuole
von der umgebenden Plasmaschicht abgegeben worden sind ... Der Beitrag von A. D. J.
Meeuse befaßt sich mit dem Plasmodesmen. Nach einer geschichtlichen Einleitung
bringt der Verfasser eine Übersicht über die Terminologie ... Echte Plasmodesmen soll
es erst — von Volvox abgesehen — von den Bryophyten an aufwärts geben. Der vorliegende Beitrag befaßt sich nur mit diesen echten Plasmodesmen, die vor allem durch
Färbungsmethoden sichtbar gemacht werden können..."
Berichte über die gesamte Biologie

B a n d II. Cytoplasma. A. Morphologie. 2.

Die submikroskopische Struktur des Cytoplasmas. Von Professor Dr. A. **Frey-
Wyssling,** Institut für Allgemeine Botanik der Eidg. Technischen Hochschule
Zürich. Mit 90 Textabbildungen. IV, 244 Seiten Gr.-8°. 1955.   DM 42,50
Bei Verpflichtung zur Abnahme des gesamten Handbuches und für Abonnenten
der Zeitschrift „Protoplasma" Subskriptionspreis   DM 34,—

B a n d II. Cytoplasma. B. Chemie. 2. Spezielle Cytochemie und Histochemie.
b. Organische Verbindungen. α.
1 Beitrag in deutscher und 1 Beitrag in englischer Sprache.

Die Ascorbinsäure in der Pflanzenzelle. Von Dr. Helmut **Metzner,** Pflanzenphysiologisches Institut der Universität Göttingen. Mit 26 Textabbildungen.
IV, 68 Seiten. — **Vitamin C in the Animal Cell.** By Dr. G. H. **Bourne,** Department of Histology, London Hospital Medical College, London E. 1. With
49 figures. 91 pages Gr.-8°. 1957.   DM 50,—
Bei Verpflichtung zur Abnahme des gesamten Handbuches und für Abonnenten
der Zeitschrift „Protoplasma" Subskriptionspreis   DM 40,—

A u s   d e n   B e s p r e c h u n g e n : „... Beide Verfasser haben die Cyto- und Histochemie des Vitamin C in einen größeren Rahmen hineingestellt, der einen historischen

(Protoplasmatologia. Handbuch der Protoplasmaforschung)
Überblick, eine Darstellung der Bestimmungsmethoden in vitro und die Hypothesen über die physiologische Funktion der Ascorbinsäure umfaßt.

Den zentralen Teil seiner Darstellung gliedert H. Metzner in ‚Verteilung der Ascorbinsäure in verschiedenen Geweben' und ‚Intrazelluläre Verteilung der Ascorbinsäure.' Der erste Teil enthält Ergebnisse, die an Extraktion in vitro gewonnen wurden, der zweite Teil die Ergebnisse der cytochemischen in-situ-Methoden.

Der von G. H. Bourne verfaßte zoologische Abschnitt ist ähnlich eingeteilt. Entsprechend der reicheren Gliederung des Tierleibes in verschiedene Organe nimmt hier der histologische Teil einen größeren Raum ein als der cytologische. In beiden Teilen beziehen sich die Angaben auf Methoden in situ. Hier ist ein besonderer Teil, der sich auf Methoden in vitro bezieht, vorangestellt... Es ist zu hoffen, daß auch die hier besprochene Darstellung der Vitamin-C-Forschung helfen wird, zu dem nächsten von ihr angestrebten Ziel zu gelangen, nämlich zur Aufklärung der Funktion der Ascorbinsäure im Stoffwechselgeschehen der Zelle."

Protoplasma

B a n d II. Cytoplasma. B. Chemie. 2. Spezielle Cytochemie und Histochemie. b. Organische Verbindungen. β.
Vitamine und Antivitamine. Von Professor Dr. Alfred **Pongratz,** Graz und Lannach. Etwa 110 Seiten Gr.-8°. 1960. DM 35,—

Bei Verpflichtung zur Abnahme des gesamten Handbuches und für Abonnenten der Zeitschrift „Protoplasma" Subskriptionspreis DM 28,—

Der Artikel befaßt sich an Hand der Literatur vornehmlich damit, Zusammenhänge zwischen der chemischen Konstitution der Vitaminmoleküle und deren physiologischer Wirksamkeit sowie jenen abgewandelten Molekülformen, welche den Charakter von Antivitaminen haben, klarzustellen. Die Antivitamine, auch Vitaminantagonisten genannt, stellen keine physiologischen Regulationsfaktoren dar, sondern sind in ihrer überwiegenden Mehrheit Produkte der chemischen Synthese; sie führen bei Verabreichung an Organismen zu Avitaminosen, mithin zu typischen Störungen des Stoffwechsels. Folgerichtig werden die Stoffwechselaufgaben der Vitaminmoleküle darin gesehen, daß sie als Cofermente oder Teile derselben im Verein mit den Trägerproteinen physiologisch wirksam sind. Wo immer es möglich ist, werden die wechselseitigen Verflechtungen der Vitaminmoleküle untereinander wie auch zu anderen biologischen Wirkstoffen hervorgehoben; darüber hinaus wird die Bedeutung der Vitaminmoleküle für die Therapie zahlreicher Krankheiten betont.

In diesem Zusammenhang wird auch auf neue Wege der Heilmittelsynthese hingewiesen, welche durch Zusammenbau etwa schon bekannter Heilmittelmoleküle mit Vitaminmolekülen erschlossen wurden.

99 Strukturformeln von Vitaminmolekülen und abgewandelten Formen erlauben unter anderem, die jeweilige Strukturspezifität abzulesen.

I n h a l t s ü b e r s i c h t : Vorwort. — Allgemeiner Teil. — Spezieller Teil. Die wasserlöslichen Vitamine. B_1-Vitamin = Aneurin = Thiamin = Antiberiberi-Vitamin. Vitamin-B_2 = Lactoflavin = Riboflavin. B_5-Vitamin = Panthotensäure = Filtratfaktor = Antigrauhaarfaktor = Kücken-Antidermatitisfaktor. p-Aminobenzoësäure. Pteroylglutaminsäure = Folsäure = Citrovorumfaktor. B_{12}-Vitamin = Antiperniciosa-Faktor = Extrinsic Factor. Pyridoxin, Pyridoxal, Pyrodoxamin, Adermin = B_6-Vitamin. Nicotinsäure. Nicotinsäureamid = PP-Faktor = Pellagraschutzstoff. Mesoinosit = Mesoinositol = Hexaoxycyclohexan = Cyclit. Biotin. (Vitamin-H, Bios II, Bios-II-b, Faktor-W, Coenzym-R, Antiseborrhoisches Vitamin.) Liponsäure (Thioctsäure, Pyruvat-Oxydation-Factor). Vitamin-P-aktive Stoffe (Permeabilitätsfaktoren, Bioflavonoide, Citrin, Rutin). — Die was-

(Protoplasmatologia. Handbuch der Protoplasmaforschung)
serunlöslichen Vitamine. Vitamin-A (Axcrophthol); Provitamin-A (β-Carotin). Die
D-Vitamine. E-Vitamin, Tocopherole, Antisterilitätsvitamin. K-Vitamin (= Koagula-
tionsvitamin) = Antihämorrhagisches Vitamin = Phyllochinon. F-Vitamin, F-aktive Fett-
säuren. — Schlußwort. — Literaturverzeichnis.

B a n d II. Cytoplasma. B. Chemie. 2. Spezielle Cytochemie und Histochemie.
b. Organische Verbindungen. δ.
In englischer Sprache.
Chemistry and Biology of the Starch Granule. By. N. P. **Badenhuizen,** Depart-
ment of Botany, University of the Witwatersrand, Johannesburg. With 44 figures.
IV, 74 pages Gr.-8°. 1959. DM 31,—
Bei Verpflichtung zur Abnahme des gesamten Handbuches und für Abonnenten
der Zeitschrift „Protoplasma" Subskriptionspreis DM 25,—
The study of the starch granule has occupied many investigators during the last
150 years. Its importance for the practical application of starch in industries is obvious.
Many theories have been put forward, but only during the last 20 years has it become
possible to come to some agreement about chemical and physical structure. In the present study the author attempts to point out the gaps which still exist in our knowledge,
the inconsistencies found in modern literature on the subject, and further lines for
research. The most difficult task is to reconcile test-tube knowledge with what is
happening in living cells, and here it is that the starch granule continues to present us
with baffling problems. The problems cannot be solved, however, unless the starch
granule is treated as a biological product. The author has brought about the integration
of the chemical and biological aspects in the light of our present knowledge, adding
a number of observations, which are published here for the first time.

B a n d II. Cytoplasma. B. Chemie. 2. Spezielle Cytochemie und Histochemie. c.
In englischer Sprache.
The pH of Plant Cells. By Professor James **Small,** The Queen's University
Belfast, Department of Botany. With 3 figures. IV, 116 pages. — **The pH of
Animal Cells.** By Professor Floyd J. **Wiercinski,** Hahnemann Medical College,
Department of Physiology, Philadelphia/Pa. With 7 figures. 56 pages Gr.-8°.
1955. DM 45,—
Bei Verpflichtung zur Abnahme des gesamten Handbuches und für Abonnenten
der Zeitschrift „Protoplasma" Subskriptionspreis DM 36,—

B a n d II. Cytoplasma. C. Physik, Physikalische Chemie, Kolloidchemie. 1.
In englischer Sprache.
The Viscosity of Protoplasm. By Professor L. V. **Heilbrunn,** Zoological Labo-
ratory, University of Pennsylvania, Philadelphia. With 23 figures. IV, 109 pages
Gr.-8°. 1958. DM 36,—

Bei Verpflichtung zur Abnahme des gesamten Handbuches und für Abonnenten
der Zeitschrift „Protoplasma" Subskriptionspreis DM 29,—
For a proper understanding of the protoplasmic colloid, how it changes during the life
and activity of the living cell, how it is influenced by various drugs and by different
physical agents, it is necessary to have information concerning the properties of the
living colloid itself and how these properties change under one influence or another.
The best, and almost the only, way to obtain such information is by viscosity studies,

(Protoplasmatologia. Handbuch der Protoplasmaforschung)
for it is possible to make reasonably quantitative measurements of the viscosity of living protoplasm. These measurements not only give information concerning the physical properties of the living colloid, they also serve to interpret the behaviour of this colloid and the changes it undergoes when a cell is thrown into activity, when it ages, and when it is injured or dies. This knowledge is important for the cell physiologist, and because in the last analysis the behaviour of an organism is determined by the behaviour of the cells it contains, a correct body of information concerning the protoplasmic colloid is important for the student of human physiology, the pharmacologist, the pathologist, and even for the clinician. The author has devoted a lifetime to the study of protoplasmic viscosity and is undoubtedly the world's leading authority in this field.

B a n d II. Cytoplasma. C. Physik, Physikalische Chemie, Kolloidchemie. 7. Osmotische Zustandsgrößen. a/b/c/d.

Osmotischer Wert, Saugkraft, Turgor. Von Professor Dr. G. **Blum**, Botanisches Instiut der Universität Freiburg/Schweiz. Mit 12 Textabbildungen. IV, 102 Seiten. — **Plasmoptyse.** Von Professor Dr. Ernst **Küster †**, Botanisches Institut der Universität Gießen. Mit 10 Textabbildungen. 40 Seiten. — **Plasmorrhyse.** Von Dr. Hans H. **Pfeiffer,** Laboratorium für Polarisations-Mikroskopie, Bremen. Mit 8 Textabbildungen. 16 Seiten. — **Plasmoschisen.** Von Dr. Hans H. **Pfeiffer,** Laboratorium für Polarisations-Mikroskopie, Bremen. Mit 1 Textabbildung. 7 Seiten Gr.-8°. 1958. DM 50,—
Bei Verpflichtung zur Abnahme des gesamten Handbuches und für Abonnenten der Zeitschrift „Protoplasma" Subskriptionspreis DM 40,—
A u s d e n B e s p r e c h u n g e n : „Der erste Bandteil wurde der Untersuchung der osmotischen Saug- und Druckkräfte in lebenden Pflanzenzellen gewidmet. Einer umfassenden geschichtlichen Einführung folgt die Darstellung der physikalischen Grundlagen der osmotischen Zustandsgrößen. An die Behandlung vorwiegend plasmolytischer Bestimmungsmethoden schließt sich ein Abriß der Bedeutung von osmotischen Werten, Saugkraft, Wand- und Turgordruck an . . . Zahlreiche eindrucksvolle Diagramme und wertvolle Tabellen und ein umfangreiches Schriftenverzeichnis vervollständigen diese Zusammenfassung.

Im zweiten Bandteil wurden die bisherigen Beobachtungen über Plasmaejaculationen aus lebenden Pflanzenzellen zusammengestellt. Einem knappen Abriß über die Verbreitung der Plasmoptyse innerhalb verschiedener systematischer Einheiten und Angaben über günstige Beobachtungsobjekte folgt eine ausführliche Beschreibung experimenteller und physiologischer Plasmoptysen . . . Daneben werden durch Membranquellung hervorgerufene Plasmaentleerungen in die Vacuole sowie Plasma- und Kernaustausch zwischen Nachbarzellen besprochen . . . Im dritten Bandteil wurden die Kenntnisse über die plasmolyseäquivalenten Kontraktionen nackter Zellen in hypotonischen Medien referiert: An eine knappe Begriffsbestimmung schließen sich Angaben zur quantitativen Analyse sowie der Beeinflussung des Plasmazustandes durch Plasmorrhyse, insbesondere nach Änderungen im Ionenmilieu. — Im vierten Bandteil wurden die Versuchsergebnisse über Plasmaspaltungen zusammengefaßt . . . In abschließenden Hinweisen auf künftige Beobachtungen wird deshalb besonders auf Vermessung und Energetik der Plasmoschise hingewiesen . . ."   *Berichte über die gesamte Biologie*

B a n d II. Cytoplasma. C. Physik, physikalische Chemie, Kolloidchemie. 8. Permeabilität. d.

(Protoplasmatologia. Handbuch der Protoplasmaforschung)

Permeabilitätstheorien. Von Dr. Veijo **Wartiovaara** und Professor Dr. Runar **Collander,** Botanisches Institut der Universität Helsinki. Mit 13 Textabbildungen. Etwa 100 Seiten Gr.-8°. 1960. DM 29,—

Bei Verpflichtung zur Abnahme des gesamten Handbuches und für Abonnenten der Zeitschrift „Protoplasma" Subskriptionspreis DM 23,20

Diese Darstellung befaßt sich, vor allem auf Grund von Untersuchungen an pflanzlichen Protoplasten, mit den Diffusionsvorgängen, die auf den Ausgleich bestehender Konzentrations- oder richtiger Aktivitätspotentiale hinzielen, wobei der Protoplast nur die Rolle eines mehr oder weniger selektiv durchlässigen, passiven Widerstandes spielt. (Der aktive Stofftransport wurde schon in Band VIII/7/a dieser Sammlung behandelt.) Entgegen der häufigen einseitigen Auslegung des Begriffes „Permeabilität" im Sinne der Durchlässigkeit wird hier auch der reziproke Wert, die geringe oder fehlende Durchlässigkeit, behandelt, also der weitgehende Abschluß der Protoplasten gegenüber diffundierenden Stoffen, womit nicht nur der Verlust gespeicherter Inhaltsstoffe verhindert, sondern auch der ungestörte Ablauf der inneren Lebensprozesse des Protoplasmas sichergestellt wird.

I n h a l t s ü b e r s i c h t : Vorwort. — Einleitung. — Diffusionsvorgänge in leblosen Systemen. (Diffusion in homogenen Systemen, Diffusion durch Membranen.) — Die Plasmahäute — eine Fiktion oder eine Realität? — Die Permeabilitätstheorie P f e f f e r s. — Die Lipoidtheorie. (Grundlagen. Beschaffenheit der Plasmahautlipoide. Einwände gegen die Lipoidtheorie.) — Die Ultrafiltertheorie. — Die Lipoidfiltertheorie. — Die Haftdrucktheorie. — Die Mosaiktheorie. — Die Adsorptionstheorie. — Theorien über die Struktur der Plasmahäute. — Die Theorie der aktivierten Permeation. — Die Permeabilitätstheorie B o e e n s. — Die Theorie der Wasserpermeabilität. — Zur Theorie der Ionenpermeabilität. — Die Theorie der „erleichterten Diffusion" oder „bevorzugten Permeation". — Rückblick und Ausblick. — Anhang: Die Verteilung gelöster Stoffe zwischen organischen Lösungsmitteln und Wasser. — Literaturverzeichnis.

B a n d II. Cytoplasma. D. Vitalfärbung. Vitalfluorochromierung. 2.

In englischer Sprache.

The Metachromatic Reaction. By Professor John W. **Kelly,** Department of Anatomy, Medical College of Virginia, Richmond, Virginia. With 5 figures. IV, 98 pages Gr.-8°. 1956. DM 35,—

Bei Verpflichtung zur Abnahme des gesamten Handbuches und für Abonnenten der Zeitschrift „Protoplasma" Subskriptionspreis DM 28,—

A u s d e n B e s p r e c h u n g e n : „. . . Nach kurzem historischen Überblick ist der erste Hauptabschnitt den Farbstoffen gewidmet. Ausführlich werden deren optische und chemische Eigenschaften beschrieben. Die Einflüsse verschiedener Agenzien auf die Farbstoffe sind eingehend dargestellt. Der zweite Hauptabschnitt beschäftigt sich mit den ‚Chromotropen‘, d. h. jenen Zellstrukturen und Substanzen, die die Eigenschaft besitzen, metachromatisch mit den Farbstoffen zu reagieren. Bei der Beschreibung der Chromotrope in situ sind die für die einzelnen Organismengruppen ermittelten metachromatischen Elemente der Zelle abgehandelt. Das Studium des Verhaltens von Chromotropen in vitro hat wesentlich zur Klärung theoretischer Fragen beigetragen . . . Der metachromatischen Reaktion und ihrer Beeinflußbarkeit durch Chromotrope und andere Agenzien ist ein Abschnitt gewidmet. Weiter wird die Anwendung der Metachromasie in Histologie und Histochemie geschildert. Zuletzt erscheinen noch einmal die verschiedenen Theorien der Metachromasie in kritischer Zusammenfassung. Außerdem wird dargestellt, welche Bedeutung die metachromatische Färbung für physiologische Fragestellungen haben könnte . . ." *Biologisches Zentralblatt*

(Protoplasmatologia. Handbuch der Protoplasmaforschung)

B a n d II. Cytoplasma. E. Cytoplasma-Oberfläche. 4/5.

In englischer Sprache.

The Enzymology of the Cell Surface. By Dr. Aser **Rothstein,** Rochester, New York. With 21 figures. IV, 86 pages. — **Tension at the Cell Surface.** By Professor E. Newton **Harvey,** Princeton, New Jersey. With 13 figures. 30 pages Gr.-8°. 1954.   DM 28,—
Bei Verpflichtung zur Abnahme des gesamten Handbuches und für Abonnenten der Zeitschrift „Protoplasma" Subskriptionspreis   DM 22,40

B a n d III. Cytoplasma-Organellen. A. Chondriosomen, Mikrosomen, Sphärosomen. 1/2.

1 Beitrag in französischer und 1 Beitrag in deutscher Sprache.

Le chondriome de la cellule végétale: morphologie du chondriome. Par Professor Dr. P. **Dangeard,** Laboratoire de Botanique, Faculté des Sciences, Université de Bordeaux. Avec 23 figures. IV, 35 pages. — **Die Sphärosomen der Pflanzenzelle.** Von Dr. E. S. **Perner,** Dozent am Botanischen Institut der Universität Münster/ Westf. Mit 25 Textabbildungen. 71 Seiten Gr.-8°. 1958.   DM 36,—
Bei Verpflichtung zur Abnahme des gesamten Handbuches und für Abonnenten der Zeitschrift „Protoplasma" Subskriptionspreis   DM 29,—

Dangeard, P., Le chondriome de la cellule végétale: morphologie du chondriome

T a b l e   d e s   m a t i è r e s : Historique. Terminologie. Méthodes d'étude. Obserservation vitale. Colorations vitales. Méthodes de fixation et de coloration. Méthodes d'observation. Méthodes d'isolement. Morphologie du chondriome. Dimensions des chondriosomes. Orgine des chondriosomes. Variations du chondriome suivant les conditions physiologiques. Pathologie du chondriome: cavulation et vésiculisation. Destruction du chondriome. Néoformation du chondriome. Relations des mitochondries avec d'autres ensembles cellulaires. Le chondriome dans les différents groupes des végétaux. Champignons. Algues. Bryophytes. Ptéridophytes. Phanérogames. Conclusions. Bibliographie.

Perner, E. S., Die Sphärosomen der Pflanzenzelle

I n h a l t s v e r z e i c h n i s : Einleitung: Die cytologische Analyse der Organelle als Problem der Zellforschung. Die Identifizierung der Sphärosomen nach ihren morphologischen Eigenschaften. Das Aussehen der Sphärosomen im Vergleich zu Chondriosomen bei Beobachtung lebender Pflanzenzellen im Hellfeld-, Dunkelfeld- und Phasenkontrastmikroskop. Das Verhalten der Sphärosomen bei Fixation und Färbung. Die Sphärosomen im elektronenmikroskopischen Bild. Das zellphysiologische Verhalten der Sphärosomen in der lebenden intakten Pflanzenzelle unter Berücksichtigung der vermutlichen Organellnatur. Die biochemische Analyse von „Cytoplasmapartikeln" mit Hilfe von Differentialzentrifugation unter Berücksichtigung der Existenz von Plastiden. Chondriosomen und Sphärosomen. Zusammenfassung. Literatur.

B a n d III. Cytoplasma-Organellen. A. Chondriosomen, Mikrosomen, Sphärosomen. 4.

In englischer Sprache.

Chemistry and Physiology of Mitochondria and Microsomes. By Olov **Lindberg,** Ph.D., and Lars **Ernster,** Ph.D., both Wenner-Gren's Institute, Stockholm. With 32 figures. IV, 136 pages Gr.-8°. 1954.   DM 34,—

(Protoplasmatologia. Handbuch der Protoplasmaforschung)
Bei Verpflichtung zur Abnahme des gesamten Handbuches und für Abonnenten
der Zeitschrift „Protoplasma" Subskriptionspreis   DM 27,20

ß a n d III. Cytoplasma-Organellen. D. Vacuom. 1/2/3a/3b.

2 Beiträge in französischer und 2 Beiträge in englischer Sprache.

Le vacuome de la cellule végétale. Morphologie. Par Professor Dr. Pierre **Dangeard,** Laboratoire de Botanique, Faculté des Sciences, Université de Bordeaux. Avec 26 figures. IV, 41 pages. — **Le vacuome animal.** Par Raymond **Hovasse,** Professeur à la Faculté des Sciences de Clermont-Ferrand, France. Avec 16 figures. 37 pages. — **Contractile Vacuoles of Protozoa.** By Professor J. A. **Kitching,** Department of Zoology, University of Bristol. With 20 figures. 45 pages. — **Food Vacuoles.** By Professor J. A. **Kitching,** Department of Zoology, University of Bristol. With 24 figures. 54 pages Gr.-8°. 1956.

DM 67,—

Bei Verpflichtung zur Abnahme des gesamten Handbuches und für Abonnenten
der Zeitschrift „Protoplasma" Subskriptionspreis   DM 54,—

Dangeard, P., Le vacuome de la cellule végétale: morphologie

T a b l e d e s m a t i è r e s : Introduction. Historique. Évolution du vacuome dans les méristèmes. Évolution du vacuome dans les organes subissant un fort dessèchement. (Étude des grains d'aleurone. Le vacuome dans les spores.) Les corps figurés endovacuolaires. Les vacuoles spécialisées. L'origine des vacuoles. Caractères particuliers du vacuome dans quelques groupes systématiques. (Algues: Cyanophytes, Euglénophytes. Chrysophytes, Pyrrophytes. Chlorophytes. Phéophytes. Rhodophytes. Champignons.) Bibliographie.

Hovasse, R., Le vacuome animal

T a b l e d e s m a t i è r e s : Définition et Distinction du Vacuome. Quelques exemples de Vacuome chez les Métazoaires. (Les vacuoles colorables au rouge neutre dans la cellule excrétrice et dans la cellule nerveuse. Le vacuome dans la vitellogénèse, dans la spermatogénèse et pendant la segmentation. Les vacuoles non colorables au rouge neutre. Vacuoles lipocrines et à glucides. Premières conclusions.) Le Vacuome des Protistes. Conclusions: Considérations générales sur le Vacuome animal. (Origine du vacuome. Rôle et signification du vacuome.) Bibliographie.

Kitching, J. A., Contractile Vacuoles of Protozoa

C o n t e n t s : Introduction. Occurrence. Structure. (Structure in amoebae, in flagellates, and in ciliates.) Osmoregulation. (Foreword. Osmotic relations in amoebae. Water balance in ciliates. Osmotic relations in Suctoria. The control of vacuolar output. Effects of temperature on vacuolar output.) Excretion of Nitrogenous Substances. Respiration. The Mechanism of Diastole and of Systole. Summary. References.

Kitching, J. A., Food Vacuoles

C o n t e n t s : Introduction. Large Fresh Water Amoebae (Amoeba proteus and Pelomyxa carolinensis.) Small Amoebae. (Flabellula mira and Entamoeba histolytica.) Paramecium. Porifera. Coelenterata. Turbellaria. Lamellibranchs. Selection of Food Particles. Phagocytosis. Movement of Food Vacuoles. Acidity of Food Vacuoles. The Surface Membrane of Food Vacuoles. Entry of Enzymes into Food Vacuoles. Enzymes and Mitochondria. The Nucleus and Digestion. Action of Enzymes. Summary. References.

(Protoplasmatologia. Handbuch der Protoplasmaforschung)

B a n d IV. Virus. 3/4a/4b/5.

3 Beiträge in englischer und 1 Beitrag in deutscher Sprache.

The Multiplication of Viruses. By Professor S. E. **Luria,** Department of Bacteriology, University of Illinois, Urbana, Illinois. IV, 63 pages. — **Virus Inclusions in Plant Cells.** By Professor Kenneth M. **Smith,** Virus Research Unit (Agricultural Research Council), Molteno Institute, Cambridge University, Cambridge. With 5 plates. 16 pages. — **Virus Inclusions in Insect Cells.** By Professor Kenneth M. **Smith,** Virus Research Unit (Agricultural Research Council), Molteno Institute, Cambridge University, Cambridge. With 16 figures. 25 pages. — **Antibiotika erzeugende virus-ähnliche Faktoren in Bakterien.** Von Professor Dr. Pierre **Fredericq,** Institut für Mikrobiologie und Hygiene der Universität Lüttich. 14 Seiten Gr.-8°. 1958.   DM 38,—
Bei Verpflichtung zur Abnahme des gesamten Handbuches und für Abonnenten der Zeitschrift „Protoplasma" Subskriptionspreis   DM 31,—

A u s d e n B e s p r e c h u n g e n : „... In seinem Referat geht Luria sehr ausführlich auf die bisherigen Vorstellungen ein, die am Infektionsprozeß bei DNS-haltigen Bakteriophagen einerseits und RNS-haltigen Viren der sogenannten MNI-Gruppe (Mumps, Newcastle disease, Influenza etc.) erarbeitet werden konnten. Sie lassen sich etwa dahingehend zusammenfassen, daß das Virus sich in einer nicht infektiösen, vegetativen Form in der Wirtszelle vermehrt und erst als Folge eines Reifungsprozesses in diskrete infektiöse Partikel incorporiert wird... In den beiden Kapiteln, die Smith bearbeitete, werden Virus-Einschlußkörper bei Pflanzen und Insektenviren behandelt. Während es sich bei den pflanzlichen Viruseinschlüssen wohl durchwegs um Komplexe von infektiösen Viren handelt, ist der Hauptanteil der Einschlußkörper bei Insektenviren nach den klassischen Arbeiten von Bergold ein nichtinfektiöses alkalilösliches Protein („Polyederprotein"), das einen kleinen Anteil infektiösen Virus einschließt.... Das Kapitel über die Colicinogene, von Fredericq verfaßt, bringt einen guten Überblick über eine Stoffgruppe, deren Moleküle von verschiedenen Enterobacteriaceen erzeugt und ausgeschieden werden und die für andere Typen dieser Gruppe von Mikroorganismen bactericid wirken..."   *Berichte über die gesamte Biologie*

Band VI: Schriftleitung: H. Bauer, Wilhelmshaven

B a n d VI. Kern- und Zellteilung. C.
Endomitose und endomitotische Polyploidisierung. Von Professor Dr. Lothar **Geitler,** Botanisches Institut der Universität Wien. Mit 44 Textabbildungen. IV, 89 Seiten Gr.-8°. 1953.   DM 23,50
Bei Verpflichtung zur Abnahme des gesamten Handbuches und für Abonnenten der Zeitschrift „Protoplasma" Subskriptionspreis   DM 18,80

B a n d VI. Kern- und Zellteilung. E. Amitose. 1.
Die Amitose der tierischen und menschlichen Zelle. Von Otto **Bucher,** Histologisch-embryologisches Institut der medizinischen Fakultät der Universität Lausanne (Schweiz). Mit 56 Textabbildungen. IV, 159 Seiten Gr.-8°. 1959.

DM 60,—

Bei Verpflichtung zur Abnahme des gesamten Handbuches und für Abonnenten der Zeitschrift „Protoplasma" Subskriptionspreis   DM 48,—

Die amitotische Teilung ist in vielen Punkten problematisch, ja sogar das Vorkommen einer Amitose wird von manchen Forschern in Frage gestellt. Der vorliegende Handbuchbeitrag aus der Feder eines Verfassers, der selbst wesentliche Arbeiten zur Amitose

(Protoplasmatologia. Handbuch der Protoplasmaforschung)

geliefert hat, bringt eine kritische Zusammenfassung alles dessen, was weit verstreut im Schrifttum über die direkte Teilung zu finden ist und für weitere Untersuchungen von Nutzen sein kann.

Inhaltsübersicht: Vorwort. Einleitung. Zur Geschichte der Amitose. Begriff der Amitose [Definition, Nomenklatur]. Gibt es überhaupt eine Amitose? Lebendbeobachtungen von Amitosen. Amitosendiagnose im fixierten Präparat [Fehlerquellen und Irrtümer; Indizienbeweis für die amitotische Kernteilung]. Pseudoamitosen. Kernpolymorphismus; Kernknospung, -lappung und -fragmentierung. Meroamitose, Karyonomie, Endocytogenese. Verlauf der Amitose. Teilungsdauer und Teilungsursachen. Resultat der Amitose. (Größe der Tochterkerne. Chromosomenverhältnisse. Amitotische Kern- oder auch Zellteilung? Über die Entstehung zwei- und mehrkerniger Zellen.) Unter welchen Bedingungen treten Amitosen auf? Hinweise auf die funktionelle Bedeutung der Amitose. (Zellarbeit [Stoffwechselaktivität] und Differenzierungsgrad. Ungünstige Lebensbedingungen und Alter. Wachstum und Regeneration. Rhythmisches Kernwachstum und Endomitose. Zur Bedeutung der Amitose.) In welchen Geweben und Organen sind Amitosen beschrieben worden? Vermutungen über das weitere Schicksal der Amitosen. Schlußwort. Literatur. Namenverzeichnis.

Band VII: Befruchtung und Kernverschmelzung. 3a.

In französischer Sprache.

Différenciation des cellules sexuelles et fécondation chez les Phanérogames. Par Bernard **Vazart,** Chargé de recherche à l'O.R.S.T.O.M., I.D.E.R.T. Bondy (Seine). Avec 54 figures. IV, 158 pages Gr.-8°. 1958.   DM 54,—
Bei Verpflichtung zur Abnahme des gesamten Handbuches und für Abonnenten der Zeitschrift „Protoplasma" Subskriptionspreis   DM 44,—

La différenciation des cellules sexuelles des végétaux et leur mode d'union a, jusqu'à présent, fait l'objet de nombre d'études isolées, entreprises à des dates variées, et concernant des matériels fort divers. L'auteur a réuni ces résultats et ceux qu'il a obtenus au course de recherches personnelles dans ce travail de synthèse, où se trouvent exposés les caractères cytologiques des éléments mâles et femelles chez les végétaux supérieurs (Gymnospermes et Angiospermes). Il examine successivement comment la cellule-mère des cellules reproductrices se sépare des tissus somatiques, comment elle engendre un certain nombre de générations cellulaires, au cours desquelles sont acquises et se précisent peu à peu les structures caractéristiques des gamètes, enfin selon quelles modalités ceux-ci s'unissent pour donner l'oeuf, point de départ d'un nouvel individu.

Band VIII. Physiologie des Protoplasmas. 3. Motilität. a.

In englischer Sprache.

Protoplasmic Streaming. By Noburô **Kamiya,** Department of Biology, Faculty of Science, Osaka University. With 82 figures. IV, 199 pages Gr.-8°. 1959.
                    DM 67,—
Bei Verpflichtung zur Abnahme des gesamten Handbuches und für Abonnenten der Zeitschrift „Protoplasma" Subskriptionspreis   DM 53,60

Contents: Introduction. Types of Streaming (General survey, Change in streaming type). Rate and Intensity (Intracellular velocity distribution, Rate, Course and direction of rotational streaming, Transportvolume and intensity of flow). Motive Force Responsible for the Protoplasmic Streaming (Motive force of the rotational streaming, Motive force of the protoplasmic streaming in myxomycete plasmodium). Rhythmicity (Rhythm of motive force generation in the plasmodium, Rhythmicity of the protoplasmic motion other than that of the slime mould). Energetics of Protoplasmic Streaming (Oxygen

(Protoplasmatologia. Handbuch der Protoplasmaforschung)

tension, Metabolic inhibitors, The role of ATP in the protoplasmic flow, Availability of ATP). Influences of External Factors (Temperature, Light, Ultraviolet ray and other radiations, Osmotic pressure, Plasmolysis. Hydrostatic pressure, Mechanical pressure. Gravity, Centrifugal force, Electric current, Action current, Magnetic field, Hydrogen ions, Carbon dioxide, Salts, Auxins, Fat solvents, Miscellaneous substances). Biology and Function of Protoplasmic Streaming (Inducement of protoplasmic streaming, Transport of substances, Locomotion, Correlation with some physiological activities and seasonal variations). Experimental Approaches to the Mechanism of Protoplasmic Streaming (Seat of the motive force in rotational streaming, Streaming caused passively by difference in internal pressure, Protoplasmic motion in an isolated protoplasmic fragment, Moving fibrils in protoplasm, The phenomenon of shifting occurring in the plasmagel, Causal relation between potential difference and the motive force of the protoplasmic streaming, The mechanochemical system of the protoplasmic streaming). Theories (Rotational streaming, Streaming in transvacuolar protoplasmic strand, Theories on the streaming in myxomycete plasmodium, Independent motion of protoplasmic particles). Concluding Remarks. Acknowledgements. Bibliography.

B a n d VIII. Physiologie des Protoplasmas. 6.

In englischer Sprache.

Frost, Drought, and Heat Resistance. By Professor J. **Levitt,** University of Missouri, Columbia, Missouri. With 29 figures. IV, 87 pages Gr.-8°. 1958.
DM 31,—
Bei Verpflichtung zur Abnahme des gesamten Handbuches und für Abonnenten der Zeitschrift „Protoplasma" Subskriptionspreis   DM 25,—

Though this monograph deals primarily with resistance in plants, a chapter on frost resistance in animals is included, comparing the results with those in plants. Each resistance is dealt with individually, from the point of view of both avoidance and tolerance. An attempt is also made to obtain a unified concept as to terminology, methods of measurement and mechanism. The theoretically possible mechanisms of defense are compared with the available evidence. Most of the work dealt with is from the more modern literature, since the older literature has been reviewed elsewhere. A number of tables and figures from the recent literature are included, as well as a bibliography of some 200 references.

B a n d VIII. Physiologie des Protoplasmas. 7. Aktiver Stofftransport (Aufnahme — Transport — Abgabe). a.

In englischer Sprache.

Active Transport through Animal Cell Membranes. By Dr. Paul G. **LeFevre,** Medical Branch, Division of Biology and Medicine, United States Atomic Energy Commission, Washington, D. C. With 31 figures. IV, 123 pages Gr.-8°. 1955.   DM 38,—
Bei Verpflichtung zur Abnahme des gesamten Handbuches und für Abonnenten der Zeitschrift „Protoplasma" Subskriptionspreis   DM 30,40

B a n d VIII. Physiologie des Protoplasmas. 9. Polarität. a.

Polarität und inäquale Teilung des pflanzlichen Protoplasten. Von Professor Dr. Erwin **Bünning,** Botanisches Institut und Botanischer Garten der Universität Tübingen. Mit 72 Textabbildungen. IV, 86 Seiten Gr.-°. 1958.   DM 33,—

(Protoplasmatologia. Handbuch der Protoplasmaforschung)

Bei Verpflichtung zur Abnahme des gesamten Handbuches und für Abonnenten der Zeitschrift „Protoplasma" Subskriptionspreis DM 27,—

Dem Phänomen der Zellpolarität wird gegenwärtig starke Beachtung geschenkt. Ihm liegt, wie die kritische Analyse der in Jahrzehnten von zahlreichen Autoren gesammelten experimentellen Befunde zeigt, in vielen Fällen eine stabile protoplasmatische Asymmetrie zugrunde. Neuere Untersuchungen, namentlich auch Arbeiten über die Induktion der Polarität, haben Ansatzpunkte zur Klärung dieser Eigentümlichkeit des Protoplasten gebracht. Klar erkennbar ist schon jetzt die große Bedeutung der Polarität für die Möglichkeit inäqualer Zellteilungen und damit für die Differenzierungsleistungen bei der Organ- und Gewebebildung. Das Material zu diesen Fragen ist bisher an keiner Stelle so ausführlich zusammengestellt und kritisch gesichtet worden.

B a n d X: Pathologie des Protoplasmas. 2.

In englischer Sprache.

Red Cell Structure and Its Breakdown. By Professor Eric **Ponder,** The Nassau Hospital, Mineola, N. Y. With 58 figures. IV, 123 pages Gr.-8°. 1955.

DM 40,—

Bei Verpflichtung zur Abnahme des gesamten Handbuches und für Abonnenten der Zeitschrift „Protoplasma" Subskriptionspreis DM 32,—

B a n d X. Pathologie des Protoplasmas. 3.

In französischer Sprache.

Effets biologiques des Radiations. Aspects biochimiques. Par Dr. Maurice **Errera,** Laboratoire de Morphologie animale, Laboratoire de recherches pour la protection des Populations civiles, Faculté des Sciences, Université Libre de Bruxelles. Avec 27 figures. IV, 241 pages Gr.-8°. 1957. DM 71,—

Bei Verpflichtung zur Abnahme des gesamten Handbuches und für Abonnenten der Zeitschrift „Protoplasma" Subskriptionspreis DM 57,—

A u s d e n B e s p r e c h u n g e n : „... Das Buch konzentriert sich auf die biochemischen Vorgänge in Einzelzellen und isolierten Zellbestandteilen, Viren und Bakteriophagen. Behandelt wird die Wirkung ionisierender Strahlen auf Enzyme und Proteine in vitro, die Wirkung auf die Glykolyse, die Atmung und den Aufbaustoffwechsel der Zelle, die Bindung von Antikörpern, Hormonen u. a. m. Den Hauptteil des Buches nimmt das Kapitel über Strahlenwirkungen auf Struktur und Stoffwechsel der Nucleinsäuren ein, und eine ebenso ausführliche Beschreibung der Arbeiten über Wirkungen auf Zellkern und Plasma, Entstehungsursachen von Chromosomenbrüchen und Wirkungen auf die Mitose. Die kritische Deutung des Beobachtungsmaterials steht dabei gleichwertig neben der reinen Tatsachenbeschreibung. Das Buch ist flüssig und klar geschrieben, so daß es auch von einem weiteren Leserkreis, als nur dem Spezialisten auf diesem Gebiet, mit Erfolg verwendet werden kann ..." *Berichte über die gesamte Biologie*

B a n d X. Pathologie des Protoplasmas. 5a.

In englischer Sprache.

Morphology and Physiology of Plant Tumors. By Armin C. **Braun** and Tom **Stonier,** both Rockefeller Institute for Medical Research, New York, N. Y. With 7 figures. IV, 93 pages Gr.-8°. 1958. DM 30,—

Bei Verpflichtung zur Abnahme des gesamten Handbuches und für Abonnenten der Zeitschrift „Protoplasma" Subskriptionspreis DM 24,—

(Protoplasmatologia. Handbuch der Protoplasmaforschung)
C o n t e n t s : Introduction. The Crown Gall Disease. Introduction. Morphological, Histological and Cytological aspects. Physiological aspects (The two-phase Concept of tumor development. The role of the bacteria in tumor formation. The role of the wound in tumor inception. The possible role of bacterial auxin as a "cocarcinogen" in tumor genesis. The growth-substance metabolism of crown gall tumor cells. The tumor-inducing principle). Discussion of the crown gall disease. Habituation. Virus Tumors. Introduction. The inciting agent. In vitro studies. Tumor-initiating stimuli. Morphological and genetic aspects. Histological and cytological aspects. Discussion of virus tumors. Genetic Tumors. Introduction. Morphology. Histology. Cytology. Genetic aspects. In vitro studies. Discussion of genetic tumors. Acknowledgements. General Discussion. Bibliography.

B a n d XI. Vergleichende Protoplasmatik. 2.
Protoplasmatische Pflanzenanatomie. Von Dr. Lotte **Reuter,** Privatdozent am Pflanzenphysiologischen Institut der Universität Wien. Mit 64 Textabbildungen. IV, 131 Seiten Gr.-8°. 1955.　　　　　　　　　　　　　　　　DM 34,—
Bei Verpflichtung zur Abnahme des gesamten Handbuches und für Abonnenten der Zeitschrift „Protoplasma" Subskriptionspreis　　　　　DM 27,20

　　　Reimer, Dr. rer. nat. habil. Ludwig, Dozent für Physik an der Universität Münster i. W.

Elektronenmikroskopische Untersuchungs- und Präparationsmethoden

Mit 135 Abbildungen und 20 Bildtafeln. VIII, 300 Seiten Gr.-8°. 1959.
　　　　　　　　　　　　　　　　　　　　　　Ganzleinen DM 58,—
I n h a l t s ü b e r s i c h t : A. Untersuchungsmethoden. Elektronenoptische Grundlagen des Durchstrahlungsmikroskopes. Andere Abbildungsverfahren. Messung wichtiger optischer Konstanten. Stereoabbildungen. Entstehung des Bildkontrastes. Elektronenbeugung. Scheinstrukturen durch Interferenzeffekte. Präparatveränderungen unter Elektronenbeschuß. Bildaufzeichnung und Intensitätsmessungen. B. Präparationsmethoden. Objektblenden und Trägernetze. Herstellung und Eigenschaften von Trägerfolien. Grundlagen der Hochvakuum- und Aufdampftechnik. Oberflächenabdrücke. Schrägbeschattung. Zielpräparation. Herstellung durchstrahlbarer Metallfolien. Anorganische disperse Systeme. Organische disperse Systeme. Fixierung und Kontrastierung. Gefriertrocknung. Entwässerung und Einbettung. Ultramikrotomie. Bezugsquellen für apparative und präparative Hilfsmittel. Literatur zu jedem Paragraphen. Bildanhang. Sachverzeichnis.

　　　Rieger, Dr.-agr. R., und Dipl.-agr. A. **Michaelis,** Institut für Kulturpflanzenforschung Gatersleben der Deutschen Akademie der Wissenschaften zu Berlin

Genetisches und cytogenetisches Wörterbuch

Z w e i t e erweiterte Auflage. Mit 149 Abbildungen. IV, 648 Seiten 8°. 1958.
　　　　　　　　　　　　　　　　　　　　　　Ganzleinen DM 49,60

　　　Rippel-Baldes, Dr. August, o. Professor an der Universität Göttingen

Grundriß der Mikrobiologie

D r i t t e Auflage. Mit 160 Abbildungen. VI, 418 Seiten Gr.-8°. 1955.
　　　　　　　　　　　　　　　　　　　　　　Ganzleinen DM 45,—

Saic, Dr. techn. Friedrich C., Wien

Elektroakustik, Musik und Sprache

Mit 89 Textabbildungen. VI, 154 Seiten 8°. 1952. (W)   Ganzleinen DM 16,—

Schäfer, Dr. Klaus, o. Professor für Physikalische Chemie an der Universität Heidelberg

Physikalische Chemie

Ein Vorlesungskurs. Mit 71 Abbildungen. IX, 294 Seiten Gr.-8°. 1951.
Ganzleinen DM 19,60

Schmidt, E., und J. **Gadamer**

Anleitung zur qualitativen Analyse

V i e r z e h n t e Auflage bearbeitet von Dr. F. v. **Bruchhausen,** o. ö. Professor der pharmazeutischen Chemie, Braunschweig. Mit 8 Tabellen. VIII, 109 Seiten 8°. 1948.   DM 7,50

Schultze, Dr. Werner, Ludwigshafen/Rh.

Farbenlehre und Farbenmessung

Eine kurze Einführung. Mit 55 Abbildungen in 68 Einzeldarstellungen, darunter 3 farbige Abbildungen. IV, 61 Seiten Gr.-8°. 1957.
Steif geheftet DM 9,80

Schultze, Dr. Werner, Ludwigshafen/Rh.

Farbenphotographie und Farbenfilm

Wissenschaftliche Grundlagen und technische Gestaltung. Mit einem Geleitwort von Professor Dr. J. Eggert, Zürich. Mit 162 Abbildungen und 2 Tafeln. VII, 318 Seiten Gr.-8°. 1953.   Ganzleinen DM 48,—

Souci, Professor Dr. S. Walter

Anleitung zum Praktikum der analytischen Chemie

Unter Mitwirkung von Professor Dr. Heinrich Thies und Professor Dr. Dr. Franz Fischler. (B)

1. Teil: **Praktikum der qualitativen Analyse.** F ü n f t e Auflage. Mit 2 Abbildungen. VIII, 143 Seiten 8°. 1949. (Mit Schreibpapier durchschossen.) Unveränderter Neudruck 1956.   Steif geheftet DM 8,40

2. Teil: **Ausführung qualitativer Analysen.** S e c h s t e, ergänzte und verbesserte Auflage. XII, 132 Seiten 8°. 1954. Unveränderter Neudruck 1957.
Steif geheftet DM 6,60

Souci, Professor Dr. S. Walter, Direktor der Deutschen Forschungsanstalt für Lebensmittelchemie, München und Dr. Eugen **Mergenthaler,** Wissenschaftl. Mitglied der Deutschen Forschungsanstalt für Lebensmittelchemie, München

Fremdstoffe in Lebensmitteln

mit besonderer Berücksichtigung der Konservierung in tabellenförmiger Anordnung. IV, 307 Seiten Gr.-8°. 1958. (B) Ganzleinen DM 48,—
Ausführliche Angaben siehe Katalog Mathematik/Physik/Chemie.

Staudinger, Dr. Hermann, o. ö. Professor der Chemie, Direktor des Staatlichen Forschungsinstitutes für makromolekulare Chemie in Freiburg i. Br.

Anleitung zur organischen qualitativen Analyse

S e c h s t e Auflage. Unter Mitarbeit von Dr. Werner Kern, o. ö. Professor für organische Chemie und Direktor des organisch-chemischen Institutes der Universität Mainz. XII, 168 Seiten 8°. 1955. Steif geheftet DM 12,60

Stauff, Dr. phil. Joachim, apl. Professor für physikalische Chemie an der Universität Frankfurt a. M.

Kolloidchemie

Mit 294 Abbildungen. VIII, 744 Seiten Gr.-8°. 1960. Ganzleinen DM 69,—

Stocker, Dr. Otto, Professor der Botanik an der Technischen Hochschule Darmstadt

Grundriß der Botanik

Mit 303 Abbildungen. VIII, 264 Seiten Gr.-8°. 1952. Ganzleinen DM 16,80

Stuart, Professor Dr. H. A., o. Professor für chemische Physik an der Universität Mainz, früher Direktor des Physikalischen Institutes der Technischen Hochschule Dresden

Kurzes Lehrbuch der Physik

V i e r t e, verbesserte Auflage. Mit 380 Abbildungen. VII, 304 Seiten Gr.-8°. 1954. Ganzleinen DM 19,80

Biochemisches Taschenbuch

Siehe Seite 39

Trendelenburg, Professor Dr. phil. Ferdinand, Erlangen

Einführung in die Akustik

D r i t t e, umgearbeitete Auflage. In Vorbereitung

Westphal, Wilhelm H., em. a. o. Professor an der Technischen Universität Berlin

Physik

Ein Lehrbuch. Z w a n z i g s t e und e i n u n d z w a n z i g s t e Auflage. Mit 649 Abbildungen. XIII, 746 Seiten Gr.-8°. 1959.   Ganzleinen DM 48,—
Ausführliche Angaben siehe Katalog Mathematik/Physik/Chemie.

Westphal, Wilhelm H., em. a. o. Professor an der Technischen Universität Berlin

Kleines Lehrbuch der Physik

ohne Anwendung höherer Mathematik. D r i t t e, verbesserte Auflage. Mit 283 Abbildungen. VIII, 263 Seiten Gr.-8°. 1958.   Ganzleinen DM 15,80

Willard, H. H., Ph. D., Professor of Chemistry, University of Michigan, and N. H. **Furman,** Ph. D., Professor of Chemistry in Princeton University

Grundlagen der quantitativen Analyse

Theorie und Praxis. Vom 13. Nachdruck der dritten amerikanischen Auflage ins Deutsche übersetzt und bearbeitet von Professor Dipl.-Ing. Dr. H. **Grubitsch,** Helsinki. Mit 64 Textabbildungen. VIII, 438 Seiten Gr.-8°. 1950. (W)
Ganzleinen DM 24,—

Wittenberger, Dr. techn. Ing. Walter, Offenbach/Main (früher Aussig/ Elbe und Bofors/Schweden)

Chemische Laboratoriumstechnik

Ein Hilfsbuch für Laboranten und Fachschüler. F ü n f t e, verbesserte und vermehrte Auflage. Mit 397 Textabbildungen. XI, 352 Seiten 8°. 1957. (W)
Ganzleinen flexibel DM 22,—

A u s d e n B e s p r e c h u n g e n : „Das bekannte Hilfsbuch hat sich seit seinem ersten Erscheinen 1942 bestens bewährt. Seine große Stärke liegt in seiner Art, dem Laboranten und jedem Anfänger in chemischen Laboratorien auf einfache und klare Weise alle die Manipulationen beizubringen und die nötigen Kenntnisse über Geräte und Apparate und ihre Handhabung zu vermitteln, ohne die ein erfolgreiches Experimentieren nicht gelingt. Damit bringt es aber auch dem ausgebildeten Chemiker, der sich für ihn ungewohnteren Arbeiten zuwendet, wertvolle Ratschläge. Auf dem Gebiete des physikalisch-chemischen Arbeitens kann es als erste Einleitung dienen. Zusammen mit den Angaben über Unfallgefahren und ihre Verhütung wird auch die neue Auflage in jedem chemischen Laboratorium ein willkommener Ratgeber sein." *Chemische Rundschau*

Physikalisches Wörterbuch

Herausgegeben von Wilhelm H. **Westphal,** Berlin. Zwei Teile in einem Band. Mit etwa 10 500 Stichwörtern und 1595 Textfiguren. VI, 833 und 795 Seiten 4°. 1952.   Halbfranz DM 148,—

Geschichte der Medizin und Naturwissenschaften
Philosophie/Biographien u. ä.

Erste österreichische Ärztetagung — Salzburg
4.—6. September 1947. Tagungsbericht. Herausgegeben von Professor Dr. Leopold **Arzt.** Mit 10 Textabbildungen. VI, 291 Seiten 8°. 1948. (W)
Steif geheftet DM 9,60
12 Referate. Hauptthema: **Die Gegenwartsaufgaben der ärztlichen Wissenschaft.**

Aschoff †, Ludwig und Paul **Diepgen**, Berlin
Kurze Übersichtstabelle zur Geschichte der Medizin
S i e b e n t e , neubearbeitete Auflage von Paul **Diepgen,** Mainz, und Heinz **Goerke,** Berlin. Unter der Presse
I n h a l t s ü b e r s i c h t : Vorwort. Primitive Medizin. Heilkunde der alten Kulturvölker. Die Heilkunde des Mittelalters. Neue Zeit. Erste naturwissenschaftliche Periode der modernen Medizin. Von Vesal bis zum Ausgang der Iatrochemie und Iatrophysik. Das Zeitalter starken Einflusses der Philosophie auf die Medizin. Zweite naturwissenschaftliche Periode der modernen Medizin. Neueste Zeit.

Bauer, K. H., Heidelberg
Über Fortschritte der modernen Chirurgie und andere akademische Reden
Siehe Seite 138

Buytendijk, F. J. J.
Allgemeine Theorie der menschlichen Haltung und Bewegung
als Verbindung und Gegenüberstellung von physiologischer und psychologischer Betrachtungsweise. Siehe Seite 19

Carnap, Dr. Rudolf, Professor der Philosophie, University of California, Los Angeles
Einführung in die symbolische Logik
mit besonderer Berücksichtigung ihrer Anwendungen.
Z w e i t e , neubearbeitete und erweiterte Auflage. Mit 5 Textabbildungen. XII, 241 Seiten Gr.-8°. 1960. (W) Ganzleinen DM 28,—
Die symbolische Logik ist eine Grundlagenwissenschaft ersten Ranges geworden, deren Bedeutung heute vor allem in den angelsächsischen Ländern außerordentlich hoch eingeschätzt wird. Nach den Worten des Verfassers, der, aus dem „Wiener Kreis" kommend,

(Carnap, Einführung in die symbolische Logik)

selbst maßgeblich an der Gestaltung dieser Wissenschaft mitgewirkt hat, ist die Symbolik eine unter genauen Regeln stehende Sprache, durch deren Verwendung die Formen des eigenen Denkens geschärft werden können. So betrachtet ist die symbolische Logik ein wichtiges Werkzeug in Forschung und Unterricht und ein unentbehrliches Hilfsmittel für alle, die sich mit Erkenntnisphilosophie, Sprachanalyse, Grundlagen der Mathematik, axiomatischen Methoden und verwandten Problemen beschäftigen. Zum Unterschied von den übrigen, meist in englischer Sprache geschriebenen Lehrbüchern, geht das Buch über die elementare Theorie hinaus, bringt auch die höheren, vor allem für die Anwendung wichtigen Gebiete, wie die Logik der Relationen, und schließlich in geschlossener Darstellung die Anwendungen selbst.

In der vorliegenden zweiten Auflage sind einige Abschnitte neu hinzugefügt, andere sind erheblich umgearbeitet worden. Ferner werden zahlreiche neue Übungsaufgaben gegeben.

Carnap, Dr. Rudolf, Professor der Philosophie, University of California, Los Angeles

Induktive Logik und Wahrscheinlichkeit

Bearbeitet von Dr. Dr. Wolfgang **Stegmüller,** o. Professor an der Universität München. VIII, 261 Seiten Gr.-8°. 1958. (W)   Ganzleinen DM 32,—

Aus den Besprechungen: „... Das Buch zerfällt in zwei deutlich getrennte Teilabschnitte. Der erste Teil erörtert die philosophische Problematik der Induktion und der Wahrscheinlichkeit ... Das zweite Ziel des Buches ist der Aufbau eines Systems der induktiven Logik, welches mit Hilfe der Methoden der symbolischen Logik und Semantik konstruiert wird ... Die induktive Logik und das induktive Schließen stellt die Grundlage jeder erfahrungswissenschaftlichen Arbeit dar. Der Aufbau eines Systems der induktiven Logik, die natürlich in keiner Weise den ‚Wissenschaftlichen Instinkt‘ und andere nicht rationale Faktoren der Erkenntnisgewinnung ersetzen kann und soll, dient zur Klärung des Bestätigungsgrades bestehender Hypothesen auf Grund gegebener Daten. Dadurch wird nicht zuletzt in der Statistik eine wesentliche Klärung der Grundbegriffe erreichbar sein.“   *Monatshefte für Mathematik*

Dijksterhuis, Dr. E. J., a. o. Professor für Wissenschaftsgeschichte an den Universitäten zu Leiden und Utrecht, Bilthoven/Holland

Die Mechanisierung des Weltbildes

Ins Deutsche übertragen von Helga Habicht, Heidelberg. Mit 47 Abbildungen. VII, 594 Seiten Gr.-8°. 1956.   Ganzleinen DM 36,—

Festschrift zur Feier des zweihundertjährigen Bestehens der Akademie der Wissenschaften in Göttingen

I. Mathematisch-physikalische Klasse. Mit 41 Figuren im Text. XIX, 178 Seiten Gr.-8°. 1951.   DM 15,—

Inhaltsverzeichnis: Die Göttinger Gesellschaft der Wissenschaften. Von R. SMEND, Göttingen. — Die Gültigkeitsgrenze der Theorie der idealen Kristalle und ihre Überwindung. Von M. BORN, Edinburgh. — Neuere Ergebnisse zum Isotopieverschiebungseffekt in den Atomspektren. Von P. BRIX und H. KOPFERMANN, Göttingen. — Paradoxien des Zeitbegriffs in der Theorie der Elementarteilchen. Von W. HEISENBERG,

(Festschrift zur Feier des zweihundertjähr. Bestehens d. Akademie d. Wissenschaften in Göttingen) Göttingen. — Bedeutung der makromolekularen Chemie für die Biologie. Von H. STAU-DINGER, Freiburg i. Br. — Einengungs- und Ausweitungsregionen beiderseits des Urkontinents Laurentia. Von H. STILLE, Hannover. — Anwendungen der Hydrodynamik auf Probleme der Kosmogonie. Von C. F. v. WEIZSÄCKER, Göttingen. — Chlorophylldefekte Mutanten. Von H. v. EULER, Stockholm. — Mineralographie, ein relativ neues Gebiet chemischer Forschung und technischer Anwendung. Von J. A. HEDVALL, Göteborg. — Die Modulgruppe in einer einfachen involutorischen Algebra. Von C. L. SIEGEL, Göttingen. — Über Lösungen nichtlinearer Differentialgleichungen. Von F. RELLICH, Göttingen. — Über den Gauss-Bonnetschen Satz. Von R. NEVANLINNA, Helsinki.

II. Philologisch-historische Klasse. Mit 13 Figuren im Text und einer Ausschlagtafel. XIX, 198 Seiten (davon 20 Seiten in englischer Sprache) Gr.-8°. 1951.
DM 15,—

Inhaltsverzeichnis: Die Göttinger Gesellschaft der Wissenschaften. Von R. SMEND, Göttingen. — Zur Entstehungszeit der Lex Salica. Von K. A. ECKHARDT, Witzenhausen. — Warum ist p ein unstabiler Laut? Von H. PEDERSEN, Kopenhagen. — Neuarabische Streitgedichte. Von E. LITTMANN, Tübingen. — Die Sirenen. Von K. LATTE, Göttingen. — Ein christliches Amulett aus Ägypten. Von FR. W. VON BISSING, Oberaudorf. — Die Dekretalensammlungen des 12. Jahrhunderts. 1. Die Sammlung Tanner. Von W. HOLTZMANN, Bonn. — The Tibetan Alphabet. By F. W. THOMAS, Bodicote. — Die ältesten Denkmäler der Römischen Kirche. Von A. M. SCHNEIDER, Göttingen.

Fischer, Dr. Anton, Budapest
Die philosophischen Grundlagen der wissenschaftlichen Erkenntnis
VI, 240 Seiten 8°. 1947. (W)   DM 16,—

Friedrich, Dr. Johannes, o. Professor an der Freien Universität Berlin
Entzifferung verschollener Schriften und Sprachen
1.—6. Tausend. (Verständliche Wissenschaft, Band 51.) Mit 73 Abbildungen und einer Kartenskizze. VI, 147 Seiten Kl.-8°.   Ganzleinen DM 7,80

Frisch, Karl von
Erinnerungen eines Biologen
Mit einem Porträt, 39 Textabbildungen, einem Aquarell und einem Stammbaum. VII, 172 Seiten Gr.-8°. 1957.   Ganzleinen DM 26,—
Ausführliche Angaben siehe Katalog Biologie.

Gebsattel, V. E. Freiherr v.
Prolegomena einer medizinischen Anthropologie   Siehe Seite 179

Geschichte der Deutschen Ophthalmologischen Gesellschaft
Zur ersten Säkularfeier im Auftrage der Gesellschaft geschrieben von Albert **Esser.** Mit 3 Bildtafeln. IV, 84 Seiten Gr.-8°. 1957. (B)   Steif geheftet DM 7,50

Glasser, O.

Wilhelm Conrad Röntgen und die Geschichte der Röntgenstrahlen

Siehe Seite 78

Guleke, N.

Fünfzig Jahre Chirurgie

Siehe Seite 143

Gusinde, Dr. Martin, Wien-Laxenburg

Urwaldmenschen am Ituri

Anthropo-biologische Forschungsergebnisse bei Pygmäen und Negern im östlichen Belgisch-Kongo aus den Jahren 1934/35. Mit 99 Abbildungen im Text und zwei Karten. VIII, 420 Seiten Gr.-8°. 1948. (W)   DM 38,—

Haas, H.

Spiegel der Arznei

Ursprung, Geschichte und Idee der Heilmittelkunde.   Siehe Seite 72

Häberlin, Paul

Philosophia perennis

Eine Zusammenfassung. 161 Seiten Gr.-8°. 1952.   Engl. Broschur DM 12,60
Ganzleinen DM 16,80

Hohmann, Georg, o. ö. Professor für Orthopädie an der Universität
München, bisher Direktor der Orthopädischen Universitätsklinik

Ein Arzt erlebt seine Zeit

Ansprachen, Lebensbilder, Begegnungen. VII, 215 Seiten 8°. 1954. (B)
Englische Broschur DM 6,60

Jaffé, Professor Dr. George, Department of Physics, Louisiana State
University, Louisiana, USA

Drei Dialoge über Raum, Zeit und Kausalität

211 Seiten 8°. 1954.   Steif geheftet DM 9,60

Heidelberger Jahrbücher

Herausgegeben von der Universitäts-Gesellschaft Heidelberg. Jährlich erscheint
ein Band.

I. B a n d : Mit 23 Abbildungen. VIII, 181 Seiten Gr.-8°. 1957.
Englische Broschur DM 18,—

I n h a l t s ü b e r s i c h t : Das Wesen der Rezeption des römischen Rechts. Von W.
KUNKEL. — Probleme der Weistumsforschung. Von K. KOLLNIG. — Das mittelalterliche

(Heidelberger Jahrbücher)
deutsche Epos und die Musik. Von E. JAMMERS. — Ein Brief Wilhelm v. Humboldts an Schiller. Mitgeteilt von A. SCHREIBER †. — Beiträge zur Physiognomik des 16. und 17. Jahrhunderts: I. Bildnisse des Kaisers Karl V. II. Die Gegenwärtigkeit des Frans Hals. Von G. POENSGEN. — Die Heidelberger Karmelitenkirche St. Jacobus Major. Von P. A. RIEDL. — Schriften-Verzeichnis der Heidelberger Dozenten. Theologische, juristische, philosophische Fakultät und Dolmetscher-Institut 1953—1956. Zusammengestellt von S. NOKK.

II. B a n d : Mit 10 Abbildungen. VIII, 192 Seiten Gr.-8°. 1958.

Englische Broschur DM 18,—

I n h a l t s ü b e r s i c h t : Aufsätze: Emanzipation und Staat im frührevolutionären Deutschland vor 1848. Von W. CONZE. — Das Hambacher Fest und der südwestdeutsche Frühliberalismus. Von F. TRAUTZ. — Die Grundlagen der völkerrechtlichen Ordnung nach den spanischen Völkerrechtsklassikern. Von A. T. y SERRA. — Der Prudentia-Teppich des Pfalzgrafen Ottheinrich im Kurpfälzischen Museum zu Heidelberg. Von A. STEMPER. — Die beiden Fassungen von Flauberts Education sentimentale. Von H. R. JAUSS. — Bibliographie: Schriften-Verzeichnis der Heidelberger Dozenten. Veröffentlichungen aus den Jahren 1953—1956. Medizinische Fakultät. Naturwissenschaftlich-Mathematische Fakultät.

III. B a n d : Mit 46 Abbildungen. VIII, 207 Seiten Gr.-8°. 1959.

Englische Broschur DM 18,—

I n h a l t s ü b e r s i c h t : Aufsätze: Das Problem der Diktatur. Betrachtungen über Napoleon Bonaparte. Von W. ANDREAS. — Das Archiv der Universität Heidelberg. Geschichte und Bedeutung. Von H. KRABUSCH. — Das Bildnis des Antinoos. Von TH. KRAUS. — Nicolaus Gerhaerts von Leiden. Von W. PAATZ. — Probleme und Gefahren des Interpretierens in der klassischen Philologie. Von V. PÖSCHL. — Aus der Arbeit der Universitätsinstitute: Forschungsbericht des Chemischen Institutes der Universität Heidelberg 1949 bis 1958. — Bibliographie: Schriften-Verzeichnis der Heidelberger Dozenten. Veröffentlichungen aus den Jahren 1957 und 1958. Theologische Fakultät. Juristische Fakultät. Medizinische Fakultät. Philosophische Fakultät und Dolmetscher-Institut. Naturwissenschaftlich-Mathematische Fakultät. Ergänzungen und Berichtigungen zum Schriften-Verzeichnis der Jahre 1953—1956. — Inhaltsverzeichnis der Bände I und II der Heidelberger Jahrbücher.

Jaspers, Karl, Basel

Philosophie

D r i t t e Auflage. In drei Bänden.

I. B a n d : Nachwort (1955). **Philosophische Weltorientierung.** LV, 340 Seiten Gr.-8°. 1956.

Ganzleinen DM 24,—

II. B a n d : **Existenzerhellung.** XI, 440 Seiten Gr.-8°. 1956.

Ganzleinen DM 25,—

III. B a n d : **Metaphysik.** VIII, 276 Seiten Gr.-8°. 1956.

Ganzleinen DM 21,—

Jeder Band ist einzeln käuflich.

Jaspers, Karl, Basel
Psychologie der Weltanschauungen
V i e r t e , unveränderte Auflage. XIX, 486 Seiten Gr.-8°. 1954.
Ganzleinen DM 29,80

John, Robert L., Wien
Dante
V, 280 Seiten Gr.-8°. 1946. (W) DM 20,—

Juhos, Dr. B., Privatdozent an der Universität Wien
Die Erkenntnis und ihre Leistung
Die naturwissenschaftliche Methode. VI, 263 Seiten Gr.-8°. 1950. (W)
Steif geheftet DM 16,—

Klezl-Norberg, Dr. Felix, a. o. Professor an der Universität Wien
Allgemeine Methodenlehre der Statistik
Ein Lehrbuch für alle wissenschaftlichen Hochschulen. Z w e i t e , ergänzte Auf-
lage. Mit 14 Textabbildungen. XVI, 279 Seiten 8°. 1946. (W)
Steif geheftet DM 18,—

Klezl-Norberg, Dr. Felix, a. o. Professor an der Universität Wien
Die geistigen Grundlagen der Staats- und Wirtschaftsformen
Ein philosophischer Beitrag zu den politischen Problemen der Gegenwart.
III, 35 Seiten Gr.-8°. 1950. (W) DM 4,20

Koenigswald, Dr. G. H. R. von, o. Professor für Paläontologie an der
Universität Utrecht (Holland)
Die Geschichte des Menschen
(Verständliche Wissenschaft, Band 74.) 1.—6. Tausend. Mit 88 Abbildungen. VIII,
148 Seiten Kl.-8°. Ganzleinen DM 8,80
I n h a l t s v e r z e i c h n i s : I. Teil. Das Problem der menschlichen Entwicklung. Die
geologische Zeit. Die Differenzierung der Wirbeltiere. Stammbäume: Vom Eohippus zum
Pferd und vom Moeritherium zum Elefanten. II. Teil. Die Primaten. Rahmen und
Kriteria der menschlichen Entwicklung. III. Teil. Die fossilen Menschenaffen. Die Australo-
pithecus-Funde. Die Pithecanthropus-Funde. Die Neanderthaler und das Entstehen des
Homo sapiens. IV. Teil. Die Entwicklung zum Menschen. Die Entwicklung der Kultur.
Literatur. Autoren- und Sachverzeichnis.

Kraft, Universitätsprofessor Dr. Victor, Wien
Einführung in die Philosophie
Philosophie, Weltanschauung, Wissenschaft. VI, 161 Seiten 8°. 1950. (W)
Steif geheftet DM 8,40

Kraft, Universitätsprofessor Dr. Victor, Wien

Die Grundlagen einer wissenschaftlichen Wertlehre

Z w e i t e , neubearbeitete Auflage. VI, 264 Seiten 8°. 1951. (W)
Steif geheftet DM 16,—

Kraft, Universitätsprofessor Dr. Viktor, Wien

Erkenntnislehre

Etwa 250 Seiten 8°. 1960. (W)
In Vorbereitung

Kraft, Universitätsprofessor Dr. Victor, Wien

Der Wiener Kreis

Der Ursprung des Neopositivismus. Ein Kapitel der jüngsten Philosophie-geschichte. VI, 179 Seiten 8°. 1950. (W)
Steif geheftet DM 10,—

Krennbauer, Dr. Franz, Linz

Goethe und der Staat

Die Staatsidee des Unpolitischen. VIII, 98 Seiten 8°. 1949. (W)
DM 10,—

Kretschmer, E.

Geniale Menschen

Siehe Seite 184

Krueger, Felix

Zur Philosophie und Psychologie der Ganzheit

Schriften aus den Jahren 1918—1940. Herausgegeben von Eugen Heuss. Mit 1 Bildnis. 347 Seiten Gr.-8°. 1953.
Englische Broschur DM 28,—

Lentner, Professor Dr. Leopold, Wien

Der Christ und der Staat

Grundsätzliche Feststellungen in den Rundschreiben Leo XIII. und ihre Gültig-keit für die Gegenwart. V, 195 Seiten Gr.-8°. 1952. (W)
Steif geheftet DM 17,40

Lorenzen, Dr. Paul, o. Professor für Philosophie an der Universität Kiel

Die Entstehung der exakten Wissenschaften

(Verständliche Wissenschaft, Band 72.) 1.—6. Tausend. Mit 70 Abbildungen. VI, 164 Seiten Kl.-8°.
Ganzleinen DM 8,80

I n h a l t s v e r z e i c h n i s : Einleitung. Vorbereitende Betrachtungen. Über den Sinn von Wissenschaftsgeschichte. Über den Begriff „exakte Wissenschaften". Der alte Orient. Vorgeschichtliche Wissenschaft. Ägypten. Mesopotamien. Exakte Wissenschaften in der klassischen Antike. In der vorattischen Zeit. Die Anfänge der griechischen Wissenschaft. Geometrie. Arithmetik. Musiktheorie. Astronomie. In der attischen und hellenistischen Zeit. Astronomie. Mathematik. Formale Logik. Mechanik. Die Entstehung der neuzeit-lichen Wissenschaft. Physik. Mathematik. Logik und Wahrscheinlichkeitstheorie. Litera-turverzeichnis. Namenverzeichnis.

Marquardt, Martha, London

Paul Ehrlich

Mit einer Einleitung von Sir Henry H. Dale, O.M., G.B.E., M.D., F.R.S. Mit einem Porträt, einem Faksimile und 53 Abbildungen. XXII, 229 Seiten Gr.-8°. 1951. Pappband DM 15,—

Pap, Arthur, Gastprofessor der Philosophie, Lehigh University, Bethlehem/Pa.

Analytische Erkenntnistheorie

Kritische Übersicht über die neueste Entwicklung in USA und England. VIII, 242 Seiten Gr.-8°. 1955. (W) Ganzleinen DM 24,—

Kleines Quellenbuch zur

Geschichte der Gesellschaft Deutscher Naturforscher und Ärzte

Gedächtnisschrift für die hundertste Tagung der Gesellschaft. Im Auftrage des Vorstandes der Gesellschaft verfaßt von Professor Dr. Max **Pfannenstiel,** Direktor des Geologisch-Paläontologischen Institutes der Universität Freiburg i. Br. VIII, 164 Seiten Gr.-8°. 1958. Englische Broschur DM 12,60

Reidemeister, Professor Dr. Kurt, Direktor des Mathematischen Seminars der Universität Marburg a. d. Lahn

Geist und Wirklichkeit

Kritische Essays. III, 92 Seiten Gr.-8°. 1953. Englische Broschur DM 8,60

Reidemeister, Professor Dr. Kurt, Direktor des Mathematischen Seminars der Universität Marburg a. d. Lahn

Die Unsachlichkeit der Existenzphilosophie

Vier kritische Aufsätze. IV, 40 Seiten Gr.-8°. 1954. Engl. Broschur DM 4,80

Rothschuh, K. E.

Geschichte der Physiologie

Siehe Lehrbuch der Physiologie, Seite 32

Schiller, Paul v., Professor der Psychologie, Bolyai Universität Klausenburg, z. Z. Visiting Lecturer, University of Chicago

Aufgabe der Psychologie

Eine Geschichte ihrer Probleme. IV, 233 Seiten Gr.-8°. 1948. (W) DM 13,—

Schriften der Universität Heidelberg

1. H e f t : **Die Idee der Universität.** Von Professor Dr. Karl **Jaspers,** Heidelberg. 132 Seiten Gr.-8°. 1946. Vergriffen

(Schriften der Universität Heidelberg)

2. H e f t : **Vom neuen Geist der Universität.** Dokumente, Reden und Vorträge der Universität 1945/46. Herausgegeben von Professor Dr. K. H. **Bauer,** Rektor der Universität 1945/46. Mit 19 Textabbildungen. VIII, 276 Seiten Gr.-8°. 1947.   Vergriffen

3. H e f t : **Aus der Arbeit der Universität 1946/47.** Herausgegeben von Professor D. Dr. Hans Frhr. v. **Campenhausen,** Heidelberg, Rektor der Universität 1946/47. Mit 63 Textabbildungen. III, 212 Seiten Gr.-8°. 1948.   DM 7,50

I. Jahresfeier: Rechenschaftsbericht des Prorektors Professor K. H. BAUER über das abgelaufene Amtsjahr. — Augustin und der Fall von Rom. Festvortrag und Immatrikulationsansprache des Rektors D. H. Frhr. VON CAMPENHAUSEN. — II. Professorenvorträge: Von den römischen Juristen. Von W. KUNKEL. — Die Messung erdgeschichtlicher Zeiten. Von L. RÜGER. — Meisterwerke der ägyptischen Kunst. Von H. RANKE. — Die Bedeutung des Sauerstoffs für das Leben. Von H. STRUGHOLD. — Vom Flug der Tiere und vom Menschenflug der Zukunft. Von E. VON HOLST. — Der erste christliche Historiker. Von M. DIBELIUS. — Die amerikanischen Hochschulen. Von Lt. Col. IRVIN. — Humanismus — heute? Von O. REGENBOGEN. — Über Bereitschaft zum Krebs. Von H. v. MEYENBURG. — Über die völkerrechtliche und staatsrechtliche Lage Deutschlands. Von K. GEILER. — Rechtsschutz durch Verwaltungsgerichte. Von W. JELLINEK. — Vom Wesen und vom heutigen Stand der nationalökonomischen Theorie. Von E. PREISER.

4. H e f t : **Aus Leben und Forschung der Universität 1947/48.** Herausgegeben von Professor Dr. Wolfgang **Kunkel,** Heidelberg, Rektor der Universität 1947/48. Mit 43 Textabbildungen. III, 224 Seiten Gr.-8°. 1950.   DM 9,60

I. Festreden zum 80. Geburtstag Alfred Webers: Festrede. Von E. PREISER. — Festrede. Von O. REGENBOGEN. — Entgegnung. Von A. WEBER. — II. Professorenvorträge: Das Szepter der Universität Heidelberg. (Christus und die Fakultäten). Von E. SCHLINK. — Von der Sichtbarkeit der Kirche. Von P. BRUNNER. — Die deutsche Bewegung 1848 und ihre Beziehung zu Heidelberg. Von W. MITTERMAIER. — Grundfragen der Nürnberger Prozesse. Von E. WAHL. — Das Stadtbild von Florenz. Von W. PAATZ. — Kunstwerk und Gesellschaft. Von H. M. FLASDIECK. — Goethes Bild des Dichters. Von P. BÖCKMANN. — Ortsnamen als Geschichtsquelle. Von H. KRAHE. — 50 Jahre Königstuhl-Sternwarte. Von A. KOPFF. — Die wechselseitigen Beziehungen zwischen krankem Zahn und krankem Organismus. Von R. RITTER. — Die Bedeutung der statistischen Theorie in der modernen exakten Naturwissenschaft. Von K. SCHÄFER. — Die Erscheinungsformen der chemischen Bindung. Von M. GOEHRING.

5. H e f t : **Reden bei der Jahrhundert-Feier des Anatomischen Instituts in Heidelberg am 24. und 25. Juni 1949.** III, 40 Seiten Gr.-8°. 1951.   DM 3,60

Die Geschichte der Anatomie in Heidelberg. Von H. HOEPKE, Heidelberg. — Der Einfluß der Heidelberger Anatomen auf den Wandel der Anatomie in den letzten 100 Jahren. Von C. ELZE, Würzburg. — Von der Einheit der Gestalt. Von H. BLUNTSCHLI, Bern. — Namen- und Sachverzeichnis.

Siebenthal, W. v.

Die Wissenschaft vom Traum

Ergebnisse und Probleme.   Siehe Seite 195

Sitzungsberichte der Heidelberger Akademie der Wissenschaften
Mathematisch-naturwissenschaftliche Klasse.

Jahrgang 1950.
2. Abhandlung: **Friedrich Nietzsches Naturbeflissenheit.** Von A. M i t t a s c h.
102 Seiten Gr.-8°. 1950. DM 8,80
7. Abhandlung: **Die Dualität des Verstandes.** Von Y. R e e n p ä ä. 76 Seiten
Gr.-8°. 1950. DM 6,80

Jahrgang 1951.
1. Abhandlung: **Wilhelm Ostwalds Auslösungslehre.** Von A. M i t t a s c h. Mit
einem Bildnis. 119 Seiten Gr.-8°. 1951. DM 11,20

Jahrgang 1952.
2. Abhandlung: **Pest in Venedig 1575—1577.** Ein Beitrag zur Frage der Infekt-
kette bei den Pestepidemien West-Europas. Von E. R o d e n w a l d t. Mit
1 Textabbildung. 263 Seiten Gr.-8°. 1953. DM 28,—

Jahrgang 1953.
1. Abhandllung: **Über die Struktur der Sinnesmannigfaltigkeit und der Reizbegriffe.** Von Y. R e e n p ä ä. 28 Seiten Gr.-8°. 1953. Vergriffen

Jahrgang 1956.
1. Abhandlung: **Die Gesundheitsgesetzgebung des Magistrato della sanitá Venedigs
1486—1550.** Von E. R o d e n w a l d t. 122 Seiten Gr.-8°. 1956. DM 13,—

Spehlmann, R.
Sigmund Freuds neurologische Schriften
Siehe Seite 195

Stegmüller, Dr. Dr. Wolfgang, tit. a. o. Professor an der Universität
Innsbruck
Das Wahrheitsproblem und die Idee der Semantik
Eine Einführung in die Theorien von A. Tarski und R. Carnap. X, 328 Seiten
Gr.-8°. 1957. (W) Ganzleinen DM 33,—

A u s d e n B e s p r e c h u n g e n : „... Das vorliegende Buch gibt in vorzüglicher
Weise Einführung und Überblick über den Problemkreis der Semantik, den man sich
sonst nur durch mühsames Zusammensuchen in der Originalliteratur verschaffen könnte.
Es ist so abgefaßt, daß es jeder, der einigermaßen mit mathematischer Denkweise ver-
traut ist, mit Erfolg studieren kann. Der reiche Inhalt kann durch einen kurzen Überblick nur angedeutet werden: Paradoxien und Antinomien, Notwendigkeit der Trennung
von Objekt und Metasprache, Aufbau semantischer Systeme und Einführung entsprechen-
der Wahrheitsbegriffe; Abgrenzung des ‚rein Logischen‘ vom ‚Nichtlogischen‘ in der
CARNAPschen L-Semantik; Bedeutung der semantischen Begriffe in den verschiedenen
wissenschaftlichen Teildisziplinen; Unterscheidungsversuch von synthetischen und analytischen Urteilen und die sehr interessanten Einwände QUINES dagegen ... Eine ein-
leitende Übersicht bespricht den gesamten Inhalt des Buches und erleichtert sehr das
Zurechtfinden.“ *Internationale Mathematische Nachrichten*

Stegmüller, Dr. Dr. Wolfgang, o. Professor an der Universität München

Unvollständigkeit und Unentscheidbarkeit

Die metamathematischen Resultate von Gödel, Church, Kleene, Rosser und ihre erkenntnistheoretische Bedeutung. III, 114 Seiten Gr.-8°. 1959. (W)

Steif geheftet DM 19,80

Die Theoreme von K. GÖDEL und A. CHURCH gehören neben gewissen später gewonnenen Verallgemeinerungen zu den wichtigsten Erkenntnissen der logisch-mathematischen Grundlagenforschung dieses Jahrhunderts. Moderne Darstellungen der genannten Resultate liegen fast nur in Fremdsprachen vor und sind außerdem von einem sehr hohen Schwierigkeitsgrade, so daß ein Verständnis in weiteren Kreisen bisher nicht möglich war.

In dem vorliegenden Buch ist der Verfasser bemüht, den Leser in diese metamathematischen Probleme und ihre Lösungen in möglichst kurzer und übersichtlicher Weise einzuführen. Die Beweise sind bis auf die Weglassung geringfügiger Details vollständig. Neben der Darstellung technischer Einzelheiten wird im Text die erkenntnistheoretische Bedeutung der einzelnen Ergebnisse diskutiert.

Für das Studium des Buches werden nur elementare logistische Kenntnisse vorausgesetzt. Spezielles mathematisches und metamathematisches Wissen ist nicht erforderlich.

Straus, Professor Dr. Erwin W., Lexington (Kentucky) USA

Gesammelte Schriften

In Vorbereitung

Straus, E. W.

Vom Sinn der Sinne

Siehe Seite 196

Thiel, Dr. phil. Manfred, Heidelberg

Versuch einer Ontologie der Persönlichkeit

I. B a n d : **Die Kategorie des Seinszusammenhanges und die Einheit des Seins.**
XXIII, 635 Seiten Gr.-8°. 1950. Ganzleinen DM 29,70

Topitsch, Ernst, Professor an der Universität Wien

Vom Ursprung und Ende der Metaphysik

Eine Studie zur Weltanschauungskritik. IV, 320 Seiten Gr.-8°. 1958. (W)

Ganzleinen DM 26,—

A u s d e n B e s p r e c h u n g e n : „... Den Schlüssel zur Beantwortung dieser Frage, wie es kommt, daß unzählige Generationen zweifellos oft sehr scharfsinniger Denker an Fragestellungen, Denkansätzen und Formulierungen festgehalten haben, deren theoretische Unhaltbarkeit heute offenbar so leicht zu durchschauen ist, bietet, so darf man wohl ohne jede Einschränkung sagen, das Werk des Wiener Philosophen ERNST TOPITSCH, der das Metaphysik-Problem aus einer ungewohnten und gleichzeitig ungewöhnlich aufschlußreichen Perspektive des mit den Methoden und Resultaten der logisch-semantischen Analyse vertrauten und soziologisch und historisch fundierten Philosophen, betrachtet. Dabei werden Entstehung, Struktur und soziale Funktion metaphysischer Konstruktionen in einer Weise verständlich, wie das die ‚rein‘ philosophische Argumentation mit ihrer Tendenz, vom sozialen Zusammenhang und der vitalen Bedeutung der Ideen zu abstrahieren, niemals zustande bringen konnte ... Der Versuch

(Topitsch, Vom Ursprung und Ende der Metaphysik)

TOPITSCHS, die Verwurzelung zumindest eines wesentlichen Teils des traditionellen metaphysisch-moralischen Philosophierens in der werthaft-intentionalen Weltauffassung oder in einem wertungsbedingten Gegensatz zu ihr nachzuweisen, ist wohl der bedeutendste neuere Beitrag zum Metaphysik-Problem ... Das Buch des Wiener Philosophen ist geeignet, die Metaphysik-Diskussion ein erhebliches Stück weiterzubringen, und zwar in der einzigen Richtung, die heute anscheinend noch Erfolg verspricht, nämlich in der Richtung einer soziologischen und sozialgeschichtlichen Stuktur- und Funktionsanalyse, welche die Metaphysik als sozial-kulturelles Phänomen in ihrer Entwicklung zu beschreiben und soziologisch und sozialpsychologisch aus Werthaltungen und sozialstrukturellen Gegebenheiten zu erklären versucht." *Kölner Zeitschrift für Soziologie*

Wagner-Jauregg, Julius

Lebenserinnerungen

Herausgegeben und ergänzt von Professor Dr. Leopold **Schönbauer,** Wien, und Dr. Marlene **Jantsch,** Wien. Mit 46 Textabbildungen. X, 187 Seiten Gr.-8°. 1950. (W) Kartoniert DM 10,—; Ganzleinen DM 12,—

Walden, Paul, Dr. phil., Dr. chem., Dr.-Ing. e. h., Dr. med. h. c., Dr. sc. h. c., Dr. rer. nat. h. c., emer. o. Universitätsprofessor

Chronologische Übersichtstabellen zur Geschichte der Chemie von den ältesten Zeiten bis zur Gegenwart

XI, 118 Seiten Gr.-8°. 1952. Steif geheftet DM 12,60

Weinberger, Dr. theol., rer. pol. et jur. Otto, Dozent an der Universität Wien

Die Wirtschaftsphilosophie des alten Testamentes

XIX, 141 Seiten Gr.-8°. 1948. (W) DM 14,—

Zeitschriften-Verzeichnis

der Bibliothek der Gesellschaft der Ärzte in Wien. Herausgegeben von der Gesellschaft der Ärzte in Wien. 52 Seiten Gr.-8°. 1953. (W)
Steif geheftet DM 3,50

Zeitschriften

Klinische Wochenschrift

Organ der Gesellschaft Deutscher Naturforscher und Ärzte. Unter ständiger Mitwirkung von Ph. Bamberger, Heidelberg, H. Bennhold, Tübingen, F. Büchner, Freiburg i. Br., F. H. Dost, Gießen, R. Duesberg, Mainz, E. Engelking, Heidelberg, A. W. Forst, München, R. Frey, Heidelberg, K. Herzberg, Frankfurt a. M., G. Hohmann, München, W. Hueck, München, C. Kaufmann, Köln, M. Kiese, Tübingen, J. Kimmig, Hamburg, E. Krah, Heidelberg, E. Lehnartz, Münster i. Westf., E. Letterer, Tübingen, A. Marchionini, München, A. Nitschke, Tübingen, C. Oehme, Heidelberg, F. Redeker, Bad Godesberg, B. Romeis, München, E. Rominger, Freiburg i. Br., H. Schaefer, Heidelberg, G. F. Springer, Philadelphia, Hj. Staudinger, Gießen, K. Voit, Mainz, E. Wollheim, Würzburg, J. Zutt, Frankfurt a. M., herausgegeben von K. H. **Bauer**, Heidelberg, L. **Heilmeyer**, Freiburg i. Br., K. **Lang**, Mainz, H. **Schwiegk**, München. Erscheint vorerst halbmonatlich in Einzelheften von je 56 Seiten.

Vierteljährlich DM 15,—; Einzelheft DM 3,—

Für Mitglieder der Gesellschaft Deutscher Naturforscher und Ärzte, für Studierende der Medizin sowie Ärzte in nicht vollbezahlter Stellung ermäßigt sich der Bezugspreis auf vierteljährlich DM 12,—

Wiener Klinische Wochenschrift

Begründet von H. v. Bamberger und E. Fuchs. Organ der Gesellschaft der Ärzte in Wien. Herausgegeben von den Mitgliedern der medizinischen Fakultät in Wien, unter ständiger Mitwirkung der Mitglieder der medizinischen Fakultäten Graz und Innsbruck. Redaktionsbeirat: T. Antoine, W. Denk, K. Fellinger, K. Lindner, O. Novotny, A. Wiedmann. Schriftleitung: F. **Brücke**, Wien, und J. **Böck**, Wien. (W).

Jährlich erscheinen 52 Hefte.   Jährlich DM 48,—; Einzelheft DM 1,—

Der Internist

Hervorgegangen aus „Ärztliche Wochenschrift". Organ des Berufsverbandes Deutscher Internisten. Herausgegeben von G. **Budelmann**, Hamburg, H. **v. Kress**, Berlin, H. **Reinwein**, Kiel, W. **Ruge**, Hannover, H. **Schwiegk**, München, F. **Valentin**, München.

Jährlich erscheinen 52 Hefte von je etwa 32 bis 40 Seiten Umfang.

Jahresbezugspreis DM 24,—

Die Naturwissenschaften

Begründet von A. Berliner und C. Thesing. Unter besonderer Mitwirkung von Erich **v. Holst** herausgegeben von Ernst **Lamla**. Beirat: J. Bartels, E. Bederke, H. Brockmann, P. ten Bruggencate, C. W. Correns, H. J. Deuticke,

(Die Naturwissenschaften)
R. Grammel, O. Hahn, R. Harder, M. Hartmann, W. Heisenberg, A. Kühn, M. v. Laue, H. Martius, R. W. Pohl, W. Weidel. Organ der Max-Planck-Gesellschaft zur Förderung der Wissenschaften. Organ der Gesellschaft Deutscher Naturforscher und Ärzte.

Erscheinen zweimal monatlich.   Vierteljährlich DM 15,—; Einzelheft DM 3,— Für Mitglieder der Gesellschaft Deutscher Naturforscher und Ärzte und Studierende der Naturwissenschaften ermäßigt sich der Bezugspreis auf vierteljährlich
DM 12,—

Zeitschrift für Anatomie und Entwicklungsgeschichte

Herausgegeben von Curt **Elze**, München, und Karl **Zeiger** †, Hamburg. Erscheint nach Maßgabe des eingehenden Materials zwanglos in einzeln berechneten Heften, die zu Bänden vereinigt werden.
1960: 1 Band; Maximal-Preis 1960: DM 180,—

Zeitschrift für Zellforschung und mikroskopische Anatomie

Herausgegeben und redigiert von W. **Bargmann**, Kiel, und J. **Seiler**, Zürich. Erscheint zur Ermöglichung raschester Veröffentlichung zwanglos in einzeln berechneten Heften, die zu Bänden vereinigt werden.
1960: etwa 2½ Bände; Maximal-Preis 1960: DM 480,—

Abteilung: **Histochemie**

Herausgegeben von M. **Chèvremont**, Liège, H. W. **Deane**, New York, P. B. **Diezel**, Heidelberg, F. **Duspiva**, Heidelberg, O. **Eränkö**, Helsinki, P. **Gedigk**, Bonn, W. **Gössner**, Tübingen, W. **Graumann**, Göttingen, A. G. E. **Pearse**, London, H. **Reznik**, Heidelberg, W. **Sandritter**, Frankfurt a. M., T. H. **Schiebler**, Kiel, N. **Schümmelfeder**, Bonn, G. **Siebert**, Mainz, M. **Wolman**, Tel-Hashomer. Erscheint zur Ermöglichung raschester Veröffentlichung zwanglos in einzeln berechneten Heften, die zu Bänden vereinigt werden.
1960: etwa 1 Band; Maximal-Preis 1960: DM 200,—

Wilhelm Roux' Archiv für Entwicklungsmechanik der Organismen

Organ für die gesamte kausale Morphologie. Herausgegeben von B. **Romeis**, München, und A. **Kühn**, Tübingen. Erscheint zur Ermöglichung raschester Veröffentlichung zwanglos in einzeln berechneten Heften, die zu Bänden vereinigt werden. 1960: etwa 1 Band; Maximal-Preis 1960: DM 160,—

Protoplasma

Unter besonderer Mitwirkung von J. Brachet, Bruxelles, N. Kamiya, Osaka, A. Pischinger, Wien, S. Strugger, Münster, herausgegeben von J. **Spek**, Rostock, F. **Weber**, Graz, und K. **Höfler**, Wien. (W) Erscheint zwanglos in einzeln berechneten Heften wechselnden Umfanges, die zu Bänden vereinigt werden.
1960: 1½ Bände; Maximal-Preis 1960: DM 200,—

Zeitschrift für menschliche Vererbungs- und Konstitutionslehre

Organ der Gesellschaft für Konstitutionsforschung. Herausgegeben von E. **Kretschmer**, Tübingen, O. Frhr. v. **Verschuer**, Münster i. Westf. Beirat: I. A. Baumann, C. Bennholdt-Thomsen, Fr. Curtius, E. Frhr. v. Eickstedt, L. Gedda, H. Gottron, K. Idelberger, D. Jahn, T. Kemp, K. Lorenz, H. Martius, H. Rohracher, B. de Rudder, M. Schwarz, H. W. Siemens, T. Sjögren, E. Strömgren, P. J. Waardenburg, W. Zeller. Erscheint als erweiterte Fortsetzung der früheren „Zeitschrift für Konstitutionslehre" nach Maßgabe des eingehenden Materials zwanglos in einzeln berechneten Heften, die zu Bänden vereinigt werden.   1960: ³/₄ Band; Maximal-Preis 1960: DM 120,—

Zeitschrift für Vererbungslehre

Herausgegeben und geleitet von Ch. **Auerbach**, H. **Bauer**, E. **Hadorn**, F. **Kaudewitz**, A. **Kühn**, G. **Melchers**, F. **Oehlkers**, F. **Ryan**, H. **Stubbe**. Erscheint nach Maßgabe des eingehenden Materials zwanglos in einzeln berechneten Heften, die zu Bänden vereinigt werden.
1960: etwa 1¼ Bände; Maximal-Preis 1960: DM 200,—

Chromosoma

Herausgegeben von H. **Bauer**, Wilhelmshaven, T. **Caspersson**, Stockholm, C. D. **Darlington**, Oxford, Th. **Dobzhansky**, New York, L. **Geitler**, Wien, A. **Müntzing**, Lund, F. **Oehlkers**, Freiburg i. Br., F. **Schrader**, Durham, J. **Seiler**, Zürich. Erscheint zur Ermöglichung raschester Veröffentlichung zwanglos in einzeln berechneten Heften, die zu Bänden vereinigt werden.
1960: 1¼ Bände; Maximal-Preis 1960: DM 200,—

Biochemische Zeitschrift

Begründet von C. Neuberg. Herausgegeben von Th. **Bücher**, H. **Holzer**, M. **Kiese**, K. **Lang**, F. **Lynen**, C. **Martius**, F. **Turba**, K. **Wallenfels**, O. **Westphal**, Th. **Wieland**. Schriftleitung: K. **Lang**. Erscheint nach Maßgabe des eingehenden Materials in Heften, die zu Bänden vereinigt werden.
1960: 1 Band; Preis des Bandes DM 58,—

Zeitschrift für Lebensmittel-Untersuchung und -Forschung

Organ für die gesamte Lebensmittel-Wissenschaft. Unter Mitwirkung von W. Diemair, Frankfurt a. M., R. Gistl, München, C. Griebel, Berlin, J. Kuprianoff, Karlsruhe, K. Lang, Mainz, A. F. Lindner, München, J. Schormüller, Berlin, F. Sierp, Essen, R. Strohecker, Gelsenkirchen, K. Täufel, Potsdam, H. Thaler, München, H. Thies, München, herausgegeben von S. W. **Souci**, München. Schriftleitung: F. **Kiermeier**, Weihenstephan. (B) Erscheint mit der Beilage „Gesetze und Verordnungen betr. Lebensmittel". Jährlich erscheinen zwei bis drei Bände.   Preis je Band DM 96,—

Berichte über die gesamte Biologie

A b t e i l u n g A: **Berichte über die wissenschaftliche Biologie.** Referierendes Organ der Deutschen Botanischen und der Deutschen Zoologischen Gesellschaft. Herausgegeben von E. **Bünning,** Tübingen, K. v. **Frisch,** München, M. **Hartmann,** Tübingen. Schriftleitung: G. **Czihak,** H. **Querner,** W. **Reinbach,** J. und U. **Reinert.** Erscheinen in Heften, die zu Bänden vereinigt werden.

1960: etwa 12 Bände; Preis des Bandes DM 68,—

A b t e i l u n g B: **Berichte über die gesamte Physiologie und experimentelle Pharmakologie.** Begründet von P. Rona.   Unter Mitwirkung der Deutschen Physiologischen Gesellschaft, der Gesellschaft für Physiologische Chemie und der Deutschen Pharmakologischen Gesellschaft, herausgegeben von K. **Lang,** Mainz. Schriftleitung: K. **Lang** unter Mitwirkung von G. Siebert, Mainz. Erscheinen in Heften, die zu Bänden vereinigt werden.

1960: 8—9 Bände; Preis des Bandes DM 68,—

Pflügers Archiv für die gesamte Physiologie des Menschen und der Tiere

Herausgegeben von H. J. **Deuticke,** Göttingen, A. v. **Muralt,** Bern, M. **Schneider,** Köln/Rh., R. **Thauer,** Bad Nauheim-Gießen.   Erscheint zwanglos in einzeln berechneten Heften, die zu Bänden vereinigt werden.

1960: etwa 2¼ Bände; Maximal-Preis 1960: DM 260,—

Zeitschrift für vergleichende Physiologie

Begründet von K. v. Frisch und A. Kühn. Herausgegeben von K. v. **Frisch,** München, E. v. **Holst,** Seewiesen/Obb., H. H. **Weber,** Heidelberg. Erscheint nach Maßgabe des eingehenden Materials zwanglos in einzeln berechneten Heften, die zu Bänden vereinigt werden.

1960: etwa 1½ Bände; Maximal-Preis 1960: DM 250,—

Internationale Zeitschrift für angewandte Physiologie, einschließlich Arbeitsphysiologie

Unter Mitwirkung von A. C. Burton, London (Canada), E. H. Christensen, Stockholm, G. P. Crowden, London, R. C. Garry, Glasgow, O. Graf, Dortmund, E. Grandjean, Zürich, H. Kraut, Dortmund, R. Margaria, Mailand, E. A. Müller, Dortmund, S. Robinson, Bloomington, Indiana (USA), R. Thauer, Bad Nauheim, herausgegeben von G. **Lehmann,** Dortmund, O. F. **Ranke** †, Erlangen, S. **Ruff,** Bonn. Erscheint nach Maßgabe des eingehenden Materials zwanglos in einzeln berechneten Heften, die zu Bänden vereinigt werden.

1960: etwa 1 Band; Maximal-Preis 1960: DM 100,—

Virchows Archiv für pathologische Anatomie und Physiologie und für klinische Medizin

Herausgegeben von H. **Hamperl,** Bonn a. Rh., und E. **Uehlinger,** Zürich. Erscheint nach Maßgabe des eingehenden Materials zwanglos in einzeln berechneten Heften, die zu Bänden vereinigt werden.

1960: etwa 1½ Bände; Maximal-Preis 1960: DM 180,—

Berichte über die allgemeine und spezielle Pathologie

Herausgegeben von W. **Doerr**, Kiel, H. **Hamperl**, Bonn, E. **Letterer**, Tübingen, F. **Roulet**, Basel. Schriftleitung: A. **Bohle**, Heidelberg. Erscheinen in Heften, die zu Bänden vereinigt werden. 1960: etwa 4—5 Bände; Preis des Bandes DM 68,—

Frankfurter Zeitschrift für Pathologie

Begründet von Eugen Albrecht. Fortgeführt von Bernhard Fischer-Wasels. Herausgegeben von A. **Lauche** †, Frankfurt/M. (B) Erscheint zwanglos in einzeln berechneten Heften, die zu Bänden vereinigt werden.
1960: etwa 1 Band; Maximal-Preis 1960: DM 180,—

Zeitschrift für Krebsforschung

Unter Mitwirkung von K. H. Bauer, Heidelberg, W. Büngeler, München, H. Dannenberg, München, H. Druckrey, Freiburg i. Br., H. Friedrich-Freksa, Tübingen, S. Koller, Wiesbaden, H. Lettré, Heidelberg, R. Lettré, Heidelberg, H. Martius, Göttingen, H. Meessen, Düsseldorf, N. Schümmelfeder, Bonn, herausgegeben von G. **Domagk**, Wuppertal-Elberfeld, und H. **Hamperl**, Bonn. (B) Erscheint nach Maßgabe des eingehenden Materials zwanglos in einzeln berechneten Heften, die zu Bänden vereinigt werden.
1960: etwa 1 Band; Maximal-Preis 1960: DM 100,—

Archiv für die gesamte Virusforschung

Begründet von R. Doerr. Herausgegeben von S. **Gard**, Stockholm, C. **Hallauer**, Bern, K. F. **Meyer**, San Francisco, E. G. **Nauck**, Hamburg, und A. B. **Sabin**, Cincinnati. Schriftleitung: C. **Hallauer**, Bern. (W) Erscheint zwanglos in einzeln berechneten Heften wechselnden Umfanges, die zu Bänden vereinigt werden.
1960: 1½ Bände; Maximal-Preis 1960: DM 120,—

Zeitschrift für Hygiene und Infektionskrankheiten

Unter Mitwirkung von C. Hallauer, Bern, und H. Schlossberger, Stuttgart, herausgegeben von W. **Kikuth**, Düsseldorf. Erscheint nach Maßgabe des eingehenden Materials zwanglos in einzeln berechneten Heften, die zu Bänden zusammengefaßt werden. 1960: etwa 1½ Bände; Maximal-Preis 1960: DM 160,—

Zeitschrift für Parasitenkunde

Herausgegeben von O. **Grütz**, Bonn, A. **Hase**, Berlin, A. **Koch**, München, O. **Pflugfelder**, Stuttgart-Hohenheim, G. **Piekarski**, Bonn, H. **Prell**, Tharandt, Ed. **Reichenow**, Wuppertal, E. **Reisinger**, Graz, H. **Richter**, Berlin, J. **Vogel**, Hamburg, R. **Wetzel**, Gießen. Redigiert von A. **Hase**. Erscheint zur Ermöglichung rascher Veröffentlichung zwanglos in einzeln berechneten Heften, die zu Bänden vereinigt werden.
1960: etwa 1 Band; Maximal-Preis 1960: DM 140,—

Archiv für Mikrobiologie

Begründet von J. Behrens, F. Boas, A. Rippel. Herausgegeben von H. L. Jensen, Lyngby, C. B. van Niel, Pacific Grove, R. Nilsson, Uppsala, G. Piekarski, Bonn, E. G. Pringsheim, Göttingen vorm. Cambridge, H. G. Schlegel, Göttingen, W. H. Schopfer, Bern, H. Tamiya, Tokio, T. Wikén, Delft, und den Schriftleitern: A. Rippel-Baldes und R. Harder, Göttingen. Erscheint nach Maßgabe des eingehenden Materials.   1960: 3 Bände; Preis des Bandes DM 96,—

Mikrochimica Acta

Herausgegeben von A. A. Benedetti-Pichler, New York, G. Blix, Uppsala, C. Duval, Paris, F. Feigl, Rio de Janeiro, J. Heyrovský, Prag, P. L. Kirk, Berkeley, H. Lieb, Graz, R. Strebinger, Wien, C. L. Wilson, Belfast, M. K. Zacherl, Wien. Schriftleitung: M. K. Zacherl, Wien. (W) Jährlich erscheint ein Band zu etwa 1000 Seiten Umfang, bestehend aus 6 Heften, die in Abständen von etwa zwei Monaten herausgegeben werden.

Jahresbezugspreis DM 122,—
Einzelheftpreis DM 27,10

Archiv für Gewerbepathologie und Gewerbehygiene

Begründet von L. Teleky und H. Zangger. Unter Mitwirkung von P. Benken, Kiel, F. Bezemer, s'Gravenhage, L. Breitenecker, Wien, J. Dantin-Gallego, Madrid, R. Fabre, Paris, S. Forssman, Stockholm, L. J. Goldwater, New York, L. Greenburg, New York, H. Groetschel, Wiesbaden. A. Grut, Kopenhagen, A. Hamilton, Hadlyme/Con., W. Hergt, Baden-Baden, B. Kesič, Zagreb, A. Khaum, Wien, F. Koelsch, Erlangen, P. Lambin, Löwen, R. E. Lane, Manchester, F. Lang, Luzern, R. T. Legge, Berkeley/Calif., A. Letawet, Moskau, P. Mazel, Lyon, E. R. A. Merewether, London, S. Minami, Tokio, L. Noro, Helsinki, G. C. Smith, Sydney, T. E. A. Stowell, London, H. Symanski, Saarbrücken, J. Teisinger, Prag, E. Uehlinger, Zürich, E. Vigliani, Mailand, herausgegeben von E. W. Baader, Hamm, E. Holstein, Berlin, E. Lederer, München. Erscheint nach Maßgabe des eingehenden Materials zwanglos in einzeln berechneten Heften, die zu Bänden vereinigt werden.

1960: etwa 1½ Bände; Maximal-Preis 1960: DM 240,—

Bundesgesundheitsblatt

Herausgegeben vom Bundesgesundheitsamt. Erscheint vierzehntäglich.

Vierteljährlich DM 9,—

Naunyn-Schmiedebergs Archiv für experimentelle Pathologie und Pharmakologie

Unter Mitwirkung der Deutschen Pharmakologischen Gesellschaft herausgegeben von L. Heilmeyer, Freiburg/Br., H. Herken, Berlin, P. Holtz, Frankfurt/M., L. Lendle, Göttingen. Erscheint nach Maßgabe des eingehenden Materials in Heften, die zu Bänden vereinigt werden.

1960: 2 Bände; Preis des Bandes DM 82,—

Archiv für Toxikologie

Fühner-Wielands Sammlung von Vergiftungsfällen. Unter Mitwirkung der Deutschen Pharmakologischen Gesellschaft und der Deutschen Gesellschaft für gerichtliche und soziale Medizin herausgegeben von B. **Behrens**, Kiel, H. **Oettel**, Ludwigshafen/Rh., und K. **Wagner**, Mainz. Erscheint nach Maßgabe des eingehenden Materials in Heften, die zu Bänden zusammengefaßt werden.

1960: 1 Band; Preis des Bandes DM 78,—

Archiv für Meteorologie, Geophysik und Bioklimatologie

Serie B: **Allgemeine und biologische Klimatologie.** Herausgegeben von W. **Mörikofer**, Physikalisch-Meteorologisches Observatorium, Davos, und F. **Steinhauser**, Zentralanstalt für Meteorologie und Geodynamik, Wien. (W) Erscheint zwanglos in einzeln berechneten Heften wechselnden Umfanges, die zu Bänden vereinigt werden.

1960: 1 Band; Maximal-Preis 1960: DM 120,—

Zentralblatt für die gesamte Radiologie

Referatenorgan der Deutschen Röntgen-Gesellschaft. Herausgegeben in Gemeinschaft mit H. **Meyer**, Marburg, und H. **Holthusen**, Hamburg, von J. **Becker**, Heidelberg. Schriftleitung: K. **Werner** und K. E. **Scheer**, Heidelberg. Erscheint in Heften, die zu Bänden vereinigt werden.

1960: 3—4 Bände; Preis des Bandes DM 68,—

Deutsches Archiv für klinische Medizin

Begründet von H. Ziemssen und F. A. Zenker. Unter Mitwirkung von Fachgenossen herausgegeben von P. **Martini**, Bonn, K. **Matthes**, Heidelberg, H. **Reinwein**, Kiel, R. **Schoen**, Göttingen, R. **Siebeck**, Heidelberg. (B) Erscheint nach Maßgabe des eingehenden Materials zwanglos in einzeln berechneten Heften, die zu Bänden vereinigt werden.

1960: etwa 1 Band; Maximal-Preis 1960: DM 150,—

Zeitschrift für klinische Medizin

Herausgegeben von H. E. **Bock**, Marburg/Lahn, G. **Bodechtel**, München, O. **Gsell**, Basel, G. **Katsch**, Greifswald, W. **Löffler**, Zürich, E. **Wollheim**, Würzburg. Erscheint nach Maßgabe des eingehenden Materials zwanglos in einzeln berechneten Heften, die zu Bänden vereinigt werden.

1960: etwa 1 Band; Maximal-Preis 1960: DM 200,—

Zeitschrift für die gesamte experimentelle Medizin

zugleich Fortsetzung der Zeitschrift für experimentelle Pathologie und Therapie. Herausgegeben von W. R. **Hess**, Zürich, E. **Lehnartz**, Münster i. W., H. **Schwiegk**, München, E. **Uehlinger**, Zürich, K. **Wezler**, Frankfurt/M., E. **Wollheim**, Würzburg. Erscheint nach Maßgabe des eingehenden Materials zwanglos in einzeln berechneten Heften, die zu Bänden vereinigt werden.

1960: etwa 2 Bände; Maximal-Preis 1960: DM 280,—

Kongreßzentralblatt für die gesamte innere Medizin und ihre Grenzgebiete

Offizielles Organ der Deutschen Gesellschaft für innere Medizin. Herausgegeben von C. Oehme, Heidelberg, R. Schoen, Göttingen, H. Schwiegk, München. Schriftleitung: W. Hoffmeister und F. Krück. Erscheint in Heften, die zu Bänden vereinigt werden. 1960: etwa 12 Bände; Preis des Bandes DM 68,—

Monatsschrift für Kinderheilkunde

Organ der Deutschen Gesellschaft für Kinderheilkunde. Herausgegeben von Bennholdt-Thomsen, Köln, Catel, Kiel, Fanconi, Zürich, Joppich, Göttingen, Keller, Freiburg/Br., Kleinschmidt, Honnef, Klinke, Düsseldorf, Köttgen, Mainz, Loeschke, Berlin, Nitschke, Tübingen, Opitz, Heidelberg, Peiper, Leipzig, de Rudder, Frankfurt/M., Schäfer, Hamburg, Thoenes, Weimar, Vogt, Arolsen, Wallgren, Stockholm, Ylppö, Helsinki. Redigiert von Hans Kleinschmidt, Honnef/Rh.

Erscheint monatlich.   Vierteljährlich DM 15,—; Einzelheft DM 6,—

Die Mitglieder der Deutschen Gesellschaft für Kinderheilkunde sowie Studierende und Ärzte in nicht vollbezahlter Stellung erhalten die Zeitschrift im Abonnement mit einem Nachlaß von 20 %.

Zeitschrift für Kinderheilkunde

Begründet von H. Finkelstein, L. Langstein, M. v. Pfaundler, C. v. Pirquet, B. Salge. Herausgegeben von Ph. Bamberger, Heidelberg, C. Bennholdt-Thomsen, Köln, R. Degkwitz, New York (USA), W. Keller, Freiburg/Br., H. Kleinschmidt, Honnef/Rh., A. Nitschke, Tübingen, H. Rietschel, Würzburg, E. Rominger, Freiburg/Br., B. de Rudder, Frankfurt/M., A. Wiskott, München. Erscheint nach Maßgabe des eingehenden Materials zwanglos in einzeln berechneten Heften, die zu Bänden vereinigt werden.

1960: etwa 2 Bände; Maximal-Preis 1960: DM 250,—

Zentralblatt für die gesamte Kinderheilkunde

Referatenorgan der Deutschen Gesellschaft für Kinderheilkunde. Herausgegeben von O. Bossert, Essen, G. Fanconi, Zürich, H. Kleinschmidt, Honnef/Rh., A. Nitschke, Tübingen, A. Peiper, Leipzig, E. Rominger, Freiburg/Br., B. de Rudder, Frankfurt/M., A. Wallgren, Stockholm. Schriftleitung: H. Opitz, Heidelberg. Erscheint in Heften, die zu Bänden vereinigt werden.

1960: etwa 4—5 Bände; Preis des Bandes DM 68,—

Beiträge zur Klinik der Tuberkulose und spezifischen Tuberkulose-Forschung

Organ der Deutschen Tuberkulose-Gesellschaft. Begründet von Ludolph Brauer. Herausgegeben von E. Gaubatz, Heidelberg, H. W. Knipping, Köln, F. Redeker, Bad Godesberg, H. Wurm, Wiesbaden. Erscheinen nach Maßgabe des eingehenden Materials zwanglos in einzeln berechneten Heften, die zu Bänden vereinigt werden.

(Beiträge zur Klinik der Tuberkulose und spezifischen Tuberkuloseforschung)
Als Beilage wird mitgeliefert:

Zentralblatt für die gesamte Tuberkuloseforschung

Organ der Deutschen Tuberkulose-Gesellschaft. Begründet von G. Schröder, Schömberg bei Wildbad. Herausgegeben von G. **Ballin**, Berlin, E. **Gaubatz**, Heidelberg, J. **Hein**, Tönsheide, H. W. **Knipping**, Köln, F. **Redeker**, Bad Godesberg, H. **Wurm**, Wiesbaden. Schriftleitung: E. **Gaubatz**, Heidelberg. Erscheint in einzeln berechneten Heften, die zu Bänden vereinigt werden.

„Beiträge" und „Zentralblatt" 1960: etwa 2¼ Bände; Maximal-Preis 1960: DM 420,—

Der Chirurg

Zeitschrift für alle Gebiete der operativen Medizin. Begründet von A. Hübner, M. Kirschner, O. Kleinschmidt, O. Nordmann. Herausgegeben von K. H. **Bauer**, Heidelberg, H. **Hellner**, Göttingen, A. **Hübner**, Berlin, W. **Wachsmuth**, Würzburg. Schriftleitung: Professor Dr. A. **Hübner**, Berlin.

Erscheint monatlich.   Vierteljährlich DM 15,—; Einzelheft DM 6,—
Für Studierende und Ärzte in nicht vollbezahlter Stellung ermäßigt sich der Bezugspreis auf vierteljährlich   DM 12,—

Langenbecks Archiv für klinische Chirurgie

Kongreßorgan der Deutschen Gesellschaft für Chirurgie. Vereinigt mit

Deutsche Zeitschrift für Chirurgie

Herausgegeben von K. H. **Bauer**, Heidelberg, A. **Brunner**, Zürich, W. **Denk**, Wien, E. **Derra**, Düsseldorf, E. K. **Frey**, München, E. **v. Redwitz**, Seeseiten/Obb., H **v. Seemen**, München, R. **Zenker**, München. Redigiert von K. H. **Bauer**. Die vereinigten Zeitschriften erscheinen nach Maßgabe des eingehenden Materials zwanglos in einzeln berechneten Heften, die zu Bänden vereinigt werden.

1960: etwa 3 Bände; Maximal-Preis 1960: DM 360,—

Zentralorgan für die gesamte Chirurgie und ihre Grenzgebiete

Unter ständiger Aufsicht der Deutschen Gesellschaft für Chirurgie herausgegeben von K. H. **Bauer**, Heidelberg, A. **Brunner**, Zürich, G. **Hohmann**, München, A. **Hübner**, Berlin, E. **v. Redwitz**, Seeseiten, E. **Rehn**, Freiburg/Br., R. **Stich**, Göttingen, W. **Wachsmuth**, Würzburg. Schriftleitung: K. H. **Bauer** und K. **Spohn**, Heidelberg. Erscheint in Heften, die zu Bänden vereinigt werden.   1960: etwa 4—5 Bände; Preis des Bandes DM 68,—

Archiv für orthopädische und Unfall-Chirurgie

Mit besonderer Berücksichtigung der Frakturenlehre und der orthopädisch-chirurgischen Technik. Unter Mitwirkung der Deutschen Gesellschaft für Unfallheilkunde, Versicherungs-, Versorgungs- und Verkehrsmedizin heraus-

(Archiv für orthopädische und Unfall-Chirurgie)
gegeben von K. H. **Bauer,** Heidelberg, G. **Hohmann,** München, A. **Hübner,** Berlin, A. N. **Witt,** Berlin. Redaktion: Georg **Hohmann,** München. (B) Erscheint zwanglos in einzeln berechneten Heften, die zu Bänden vereinigt werden.
1960: etwa 1¼ Bände; Maximal-Preis 1960: DM 150,—

Monatsschrift für Unfallheilkunde und Versicherungsmedizin

Organ der Deutschen Gesellschaft für Unfallheilkunde, Versicherungs-, Versorgungs- und Verkehrsmedizin. Herausgegeben von H. **Bürkle de la Camp,** Bochum, A. **Hübner,** Berlin. Redaktion: Professor Dr. A. **Hübner,** Berlin. Erscheint monatlich.　　　　Vierteljährlich DM 12,—; Einzelheft DM 4,50

Der Anaesthesist

Organ der Österreichischen Gesellschaft für Anaesthesiologie, der Deutschen Gesellschaft für Anaesthesie und der Schweizerischen Gesellschaft für Anaesthesiologie (Société Suisse d'Anesthésiologie). Herausgegeben von R. **Frey,** Heidelberg und Mainz, O. **Mayrhofer,** Wien. Unter Mitarbeit von J. **Bark,** Tübingen, L. **Barth,** Berlin, H. **Bergmann,** Linz, C. **Bovay,** Lausanne, V. **Feurstein,** Salzburg, B. **Haid,** Innsbruck, K. **Horatz,** Hamburg, G. **Hossli,** Zürich, O. **Just,** Berlin, R. **Kucher,** Wien, H. **L'Allemand,** Gießen, W. **Sauerwein,** Saarbrücken, K. **Steinbereithner,** Wien, K. **Wiemers,** Freiburg i. Br., K. **Zimmermann,** Zürich, M. **Zindler,** Düsseldorf. Beirat für die Grenzgebiete: Bluttransfusion: E. Domanig, Salzburg, P. Fuchsig, Wien, L. Holländer, Basel, P. Schostok, Friedrichshafen, W. Wachsmuth, Würzburg, H. Willenegger, Liestal. Bronchologie: K. Mülly, Zürich. Chirurgie: E. K. Frey, München, F. Koss, Bielefeld. Geburtshilfe und Gynäkologie: W. Bickenbach, München. Oto-Rhino-Laryngologie: H. Frenzel, Göttingen. Pharmakologie: F. Eichholtz, Heidelberg. Physiologie: H. Schaefer, Heidelberg. Zahnheilkunde: R. Ritter, Heidelberg. Korrespondierende Mitarbeiter: H. K. Beecher, Boston, E. Ciocatto, Torino, J. C. Docal, Buenos Aires, T. Gordh, Stockholm, E. Kern, Paris, Sir Robert Macintosh, Oxford, O. Ribeiro, Rio de Janeiro, C. R. Ritsema van Eck, Groningen, H. Yamamura, Tokyo. Erscheint monatlich. 12 Hefte bilden einen Band.　　　　Preis des Bandes DM 48,—; Einzelheft DM 6,—
Für Studierende und Ärzte in nicht vollbezahlter Stellung
Preis des Bandes DM 38,40

Archiv für Gynäkologie

Organ der Deutschen Gesellschaft für Gynäkologie. Herausgegeben von H. **Martius,** Göttingen, und C. **Kaufmann,** Köln, unter Mitwirkung von K. G. **Ober,** Köln. (B) Erscheint nach Maßgabe des eingehenden Materials zwanglos in einzeln berechneten Heften, die zu Bänden vereinigt werden.
1960: etwa 1½ Bände; Maximal-Preis 1960: DM 200,—

Berichte über die gesamte Gynäkologie und Geburtshilfe sowie deren Grenzgebiete

Unter dem Protektorat der Deutschen Gesellschaft für Gynäkologie herausgegeben in Gemeinschaft mit W. **Bickenbach,** München, H. **Eymer,** München, C. **Kaufmann,** Köln, H. **Martius,** Göttingen, R. **Schröder** †, Leipzig, H. **Zacherl,** Wien, von H. **Runge,** Heidelberg. Schriftleitung: P. **Pfau,** Heidelberg. Erscheinen in Heften, die zu Bänden vereinigt werden.

1960: etwa 3 Bände; Preis des Bandes DM 68,—

Psychopharmacologia

Editorial Board — Herausgegeben von — Publiée par J. **Delay,** Paris, J. **Elkes,** Bethesda, S. S. **Kety,** Bethesda, W. **Mayer-Gross,** Birmingham, G. **Moruzzi,** Pisa, E. **Rothlin,** Basel, E. **Strömgren,** Aarhus, H. **Waelsch,** New York, A. **Wikler,** Lexington. Managing Editors — Schriftleitung — Rédacteurs en chef E. **Rothlin,** A. **Wikler.** In order to avoid delay in publication, the journal is issued at indefinite intervals, according to the material received, and consists of loose numbers, priced singly, for subsequent assembly in volumes — Die Zeitschrift erscheint im Interesse rascher Veröffentlichung nach Maßgabe des eingehenden Materials zwanglos in einzeln berechneten Heften, die zu Bänden vereinigt werden — La revue paraît à intervalles rapprochés dans la mesure des articles reçus, sans néanmoins obligation de publication régulière et de prix fixe, sous forme de fascicules séparés qui seront reliés en volumes.

1960: etwa 1 Band; Maximal-Preis 1960: DM 80,—

Der Nervenarzt

Monatsschrift für alle Gebiete nervenärztlicher Tätigkeit mit besonderer Berücksichtigung der psychosomatischen Beziehungen. Herausgegeben von W. v. **Baeyer,** Heidelberg, E. **Bay,** Düsseldorf, und J. **Zutt,** Frankfurt/M. Beiräte: L. Binswanger, G. Bodechtel, V. E. v. Gebsattel, K. Hansen, R. Jung, F. K. Kessel, W. Mayer-Gross, E. Straus, T. v. Uexküll.

Erscheint monatlich. Vierteljährlich DM 15,—; Einzelheft DM 6,— Für Studierende und Ärzte in nicht vollbezahler Stellung ermäßigt sich der Bezugspreis auf vierteljährlich DM 12,—

Deutsche Zeitschrift für Nervenheilkunde

Begründet von W. Erb, L. Lichtheim, Fr. Schultze, A. Strümpell. Mit besonderer Berücksichtigung der Neuroanatomie, Neurophysiologie, Neuropathologie, Neurochirurgie. Herausgegeben von H. **Pette,** H. **Spatz,** W. **Tönnis,** P. **Vogel** unter Mitwirkung von P. **Hoffmann,** G. **Schaltenbrand** und Ph. **Stöhr jr.** Organ der Deutschen Gesellschaft für Neurologie und der Deutschen Gesellschaft für Neurochirurgie. Erscheint nach Maßgabe des eingehenden Materials zwanglos in einzeln berechneten Heften, die zu Bänden vereinigt werden.

1960: etwa 1³/₄ Bände; Maximal-Preis 1960: DM 300,—

Archiv für Psychiatrie und Nervenkrankheiten
vereinigt mit
Zeitschrift für die gesamte Neurologie und Psychiatrie
Offizielles Organ des Gesamtverbandes deutscher Nervenärzte. Herausgegeben von R. **Jung**, Freiburg/Br., E. **Kretschmer**, Tübingen, T. **Riechert**, Freiburg/Br., W. **Scholz**, München. Beirat: G. Ewald, O. Gagel, F. Kehrer, K. Kleist, H. Pette, K. Schneider, H. Spatz, W. Villinger, P. Vogel. Die vereinigten Zeitschriften erscheinen nach Maßgabe des eingehenden Materials zwanglos in einzeln berechneten Heften, die zu Bänden vereinigt werden.
1960: etwa 2 Bände; Maximal-Preis 1960: DM 260,—

Zentralblatt für die gesamte Neurologie und Psychiatrie
Referatenteil des Archivs für Psychiatrie und Nervenkrankheiten vereinigt mit Zeitschrift für die gesamte Neurologie und Psychiatrie. Organ des Gesamtverbandes Deutscher Nervenärzte. Herausgegeben von M. **Bleuler**, Zürich, R. **Jung**, Freiburg/Br., E. **Kretschmer**, Tübingen, H. **Pette**, Hamburg, K. **Schneider**, Heidelberg, W. **Scholz**, München, P. **Vogel**, Heidelberg, J. **Zutt**, Frankfurt/M. Schriftleitung: H.-H. **Meyer**, Homburg/Saar. Erscheint in Heften, die zu Bänden vereinigt werden.   1960: etwa 5 Bände; Preis des Bandes DM 68,—

Wiener Zeitschrift für Nervenheilkunde und deren Grenzgebiete
Organ des Vereines für Psychiatrie und Neurologie und der Österr. Gesellschaft für psychische Hygiene in Wien. Unter Mitwirkung von H. Hécaen, Paris, E. Hermann, Łódź, W. Holzer, Graz, E. Kretschmer, Tübingen, J. Lhermitte, Paris, H. Pette, Hamburg, O. Pötzl, Wien, E. Stransky, Wien, herausgegeben von H. **Hoff**, Wien und H. **Reisner**, Wien. (W) Erscheint zwanglos in einzeln berechneten Heften wechselnden Umfanges, die zu Bänden vereinigt werden.
1960: 1½ Bände; Maximal-Preis 1960: DM 180,—

Acta Neurochirurgica
Unter Mitwirkung hervorragender Fachleute herausgegeben von A. **Asenjo**, Santiago, H. **Askenasy**, Tel Aviv, A. **Auersperg**, Concepción, P. **Bailey**, Chicago, J. J. **Barcia**, Goyanes, Valencia, L. **van Bogaert**, Anvers, A. **Elvidge**, Montreal, J. P. **Evans**, Chicago, H. **Hoff**, Wien, A. A. **Jefferson**, Sheffield, H. **Kraus**, Wien, H. **Krayenbühl**, Zürich, W. **Krüger**, Bad Ischl, G. **Lazorthes**, Toulouse, L. **Leksell**, Lund, A. **Ley**, Barcelona, Almeida **Lima**, Lisboa, F. **Loew**, Köln, P. E. **Maspes**, Milano, G. **Morello**, Milano, G. **Moruzzi**, Pisa, S. **Obrador**, Madrid, M. A. **Pimenta**, São Paulo, O. **Pötzl**, Wien, T. **Rasmussen**, Montreal, P. **Röttgen**, Bonn, L. **Schönbauer**, Wien, I. **Schükrü-Aksel**, Istanbul, K. **Shimizu**, Tokio, A. **Stender**, Berlin, W. **Tönnis**, Köln, E. **Tolosa**, Barcelona, H. **Verbiest**, Utrecht, G. **Weber**, Zürich, H. **Winnik**, Tel Aviv, K. J. **Zülch**, Köln. Schriftleitung: A. A. **Jefferson**, Sheffield, G. **Lazorthes**, Toulouse, L. **Leksell**, Lund, F. **Loew**, Köln, P. E. **Maspes**, Milano, S. **Obrador**, Madrid, H. **Verbiest**, Utrecht,

(Acta Neurochirurgica)
G. **Weber,** Zürich. (W) Erscheint zwanglos in einzeln berechneten Heften wechselnden Umfanges, die zu Bänden vereinigt werden.

1960: 1½ Bände; Maximal-Preis 1960: DM 150,—

Supplementbände siehe Bericht über die 7. Jahrestagung, Seite 202, Corboz, Seite 202, Glioblastoma multiforme, S. 202, Milletti, Seite 205, Pia, Seite 206, Schürmann, Seite 206, Walther-Büel, Seite 207.

Acta Neurovegetativa

Zeitschrift für neurovegetative Anatomie, Physiologie, Pharmakologie und Pathologie mit ihren endokrinen Grenzgebieten unter besonderer Berücksichtigung der klinischen Medizin. Organ der Internationalen Gesellschaft für neurovegetative Forschung. Herausgegeben von E. **Anderson,** Bethesda, (USA), W. **Bargmann,** Kiel, C. **Coronini,** Wien, E. **Gellhorn,** Minneapolis, V. **Jabonero,** Oviedo, R. **Lopez Prieto,** Valladolid, A. **Lunedei,** Florenz, G. **de Morsier,** Genf, A. **Sturm,** Wuppertal. Schriftleitung: E. **Anderson,** Bethesda (USA), C. **Coronini,** Wien, und A. **Sturm,** Wuppertal. (W) Erscheint zwanglos in einzeln berechneten Heften wechselnden Umfanges, die zu Bänden vereinigt werden.

1960: 1 Band; Maximal-Preis 1960: DM 180,—

Supplementbände siehe Bernsmeier, Seite 175, Bibliographia Neurovegetativa, Seite 176, Jabonero, Seite 184, Peripherie, Die neurovegetative, Seite 191, Regelsberger, Seite 194, Schwartz, Seite 57, und Weber, Seite 199.

Psychologische Forschung

Zeitschrift für allgemeine Psychologie, Ethologie und medizinische Psychologie. Herausgegeben von R. **Heiss,** Freiburg/Br., W. **Metzger,** Münster i. W., F. **Sauer,** Hamburg, H. **Selbach,** Berlin, unter Mitwirkung von H. Düker, Marburg, B. Hassenstein, Tübingen, O. Koehler, Freiburg/Br., Ph. Lersch, München. Erscheint nach Maßgabe des eingehenden Materials zwanglos in einzeln berechneten Heften, die zu Bänden vereinigt werden.

1960: etwa ¾ Band; Maximal-Preis 1960: DM 72,—

Der Hautarzt

Zeitschrift für Dermatologie, Venerologie und verwandte Gebiete. Unter Mitarbeit von E. Bizzozero, Turin, W. Blaich, Wuppertal, H. Boas, Kopenhagen, H. G. Bode, Göttingen, R. M. Bohnstedt, Gießen, S. Bommer, Greifswald, R. Brett, Kabul, W. Burckhardt, Zürich, F. T. Callomon, Berkeley, C. Carrié, Dortmund, H. Ollendorff Curth, New York, N. Danbolt, Oslo, J. Delacrétaz, Lausanne, Ch. Doucas, Athen, J. Esteves, Lissabon, J. Felke, Wiesbaden, F. Flarer, Padua, F. Földvari, Budapest, R. Frühwald, Zwickau, C. F. Funk, Regensburg, O. Gans, Comano, J. Gay Prieto, Madrid, H. Götz, München, W. N. Goldsmith, London, H. Gottron, Tübingen, Sir A. M. Gray, London, Th. Grüneberg, Halle, O. Grütz, Bonn, G. Hagerman, Lund, J. Hämel, Heidelberg, K. Halter, Berlin, J. Hartung, Hannover, S. Hellerström, Stockholm, E. H. Hermans sr., Rotterdam, G. Hopf, Hamburg, St. Jablónska, Warschau,

(Der Hautarzt)

W. Jadassohn, Genf, H. Jäger, Lausanne, P. Jordan, Münster, K. W. Kalkoff, Marburg, I. Katzenellenbogen, Tel Aviv, E. Keining, Mainz, Ph. Keller, Aachen, J. Kimmig, Hamburg, K. Kitamura, Tokyo, Fr. Kogoj, Zagreb, J. Konrad, Innsbruck, H. Kuske, Bern, S. Lapière, Lüttich, F. Latapi, Mexico, A. Leinbrock, Würzburg, W. Leipold, Baden-Baden, K. Lejman, Krakau, K. Linser, Berlin, H. Löhe, Berlin, L. J. A. Loewenthal, Johannesburg, A. Matras, Wien, N. Melczer, Pécs, A. M. Memmesheimer, Essen, G. Miescher, Zürich, M. Monacelli, Rom, A. Musger, Graz, H. Nagell, Kassel, L. E. Pierini, Buenos Aires, D. M. Pillsbury, Philadelphia, M. K. Polano, Den Haag, A. Proppe, Kiel, T. Putkonen, Helsinki, M. I. Quiroga, Buenos Aires, F. E. Rabello, Rio de Janeiro, J. Ramos e Silva, Rio de Janeiro, R. Richter, Nördlingen, G. Riehl, Wien, G. A. Rost, Berlin, St. Rothman, Chicago, M. Ruiter, Groningen, A. Salazar Leite, Lissabon, Fr. Schmidt-La Baume, Baden-Baden, W. Schneider, Augsburg, W. Schönfeld, Heidelberg, H. Th. Schreus, Düsseldorf, H. Schuermann, Bonn, W. Schulze, Freiburg/Br., R. Schuppli, Basel, H. W. Siemens, Leiden, R. D. G. Ph. Simons, Amsterdam, C. E. Sonck, Turku, H. W. Spier, Berlin, R. Strempel, Homburg (Saar), M. B. Sulzberger, New York, J. Tappeiner, Wien, A. Touraine, Paris, X. Vilanova, Barcelona, J. Vonkennel, Köln, A. Wiedmann, Wien, St. Wolfram, Linz, Fr. Woringer, Straßburg, T. Yamamoto, Kyoto, herausgegeben von A. **Marchionini,** München.

Erscheint monatlich.   Vierteljährlich DM 16,50; Einzelheft DM 6,—

Für Studierende und Ärzte in nicht vollbezahlter Stellung ermäßigt sich der Bezugspreis auf vierteljährlich   DM 13,20

Archiv für klinische und experimentelle Dermatologie

Kongreßorgan der Deutschen Dermatologischen Gesellschaft. Unter Mitarbeit von E. Bizzozero, Turin, H. Boas, Klampenborg bei Kopenhagen, H. G. Bode, Göttingen, R. M. Bohnstedt, Gießen, W. Burckhardt, Zürich, N. Danbolt, Oslo, J. Felke, Wiesbaden, F. Flarer, Padua, C. F. Funk, Regensburg, J. Gay Prieto, Madrid, Th. Grüneberg, Halle, J. Hämel, Heidelberg, H. Haxthausen, Kopenhagen, F. Herrmann, New York, G. Hopf, Hamburg, W. Jadassohn, Genf, H. Jäger, Lausanne, M. Jessner, New York, W. Kalkoff, Marburg, E. Keining, Mainz, Ph. Keller, Aachen, J. Kimmig, Hamburg, Fr. Kogoj, Zagreb, J. Konrad, Innsbruck, W. Leipold, Baden-Baden, P. Linser, Tübingen, H. Löhe, Berlin, L. Martinotti, Bologna, E. Meirowsky, Indianapolis, A. M. Memmesheimer, Essen, M. Monacelli, Rom, A. Musger, Graz, E. Nathan, New York, J. Reenstierna, Stockholm, G. Riehl, Wien, St. Rothman, Chicago, E. A. Sainz de Aja, Madrid, Fr. Schmidt-La Baume, Baden-Baden, H. Th. Schreus, Düsseldorf, H. Schuermann, Bonn, M. B. Sulzberger, New York, S. Tappeiner, Wien, A. Touraine, Paris, E. Vollmer, Bad Kreuznach, J. Vonkennel, Köln, herausgegeben von O. **Gans,** Frankfurt a. M., H. **Gottron,** Tübingen, O. **Grütz,** Bonn, S. **Hellerström,** Stockholm, A. **Marchionini,** München, G. **Miescher,** Zürich, G. A. **Rost,** Berlin, W. **Schönfeld,** Heidelberg, H. W. **Siemens,** Leiden, A. **Wiedmann,** Wien. Redigiert von O. **Gans,** A. **Marchionini,** G. **Miescher,** W. **Schönfeld.**

(Archiv für klinische und experimentelle Dermatologie)
Erscheint nach Maßgabe des eingehenden Materials zwanglos in einzeln berechneten Heften, die zu Bänden vereinigt werden.

1960: etwa 3 Bände; Maximal-Preis 1960: DM 420,—

Zentralblatt für Haut- und Geschlechtskrankheiten sowie deren Grenzgebiete

zugleich Referatenteil des Archivs für klinische und experimentelle Dermatologie. Kongreßorgan der Deutschen Dermatologischen Gesellschaft. Herausgegeben von S. **Hellerström**, Stockholm, A. **Marchionini**, München, G. **Miescher**, Zürich, G. A. **Rost**, Berlin, W. **Schönfeld**, Heidelberg, H. W. **Siemens**, Leiden. Redigiert von G. A. **Rost**, Berlin, W. **Schönfeld**, Heidelberg. Erscheint in Heften, die zu Bänden vereinigt werden.

1960: etwa 3 Bände; Preis des Bandes DM 68,—

Albrecht von Graefes Archiv für Ophthalmologie

vereinigt mit

Archiv für Augenheilkunde

(Knapp-Schweigger-Hess).
Herausgegeben von E. **Engelking**, Heidelberg, H. K. **Müller**, Bonn, E. **Schreck**, Erlangen. Erscheint zwanglos in einzeln berechneten Heften, die zu Bänden vereinigt werden.   1960: etwa 1¼ Bände; Maximal-Preis 1960: DM 180,—

Zentralblatt für die gesamte Ophthalmologie und ihre Grenzgebiete

zugleich Referatenteil zu v. Graefes Archiv für Ophthalmologie vereinigt mit Archiv für Augenheilkunde. Herausgegeben von G. **Bietti**, Rom, E. **Engelking**, Heidelberg, A. **Franceschetti**, Genf, K. **Lindner**, Wien, J. **Meller**, Wien, A. **Pillat**, Wien, E. **Schreck**, Erlangen. Schriftleitung: R. **Siebeck**, Erlangen. Erscheint in Heften, die zu Bänden vereinigt werden.

1960: etwa 3 Bände; Preis des Bandes DM 68,—

Archiv für Ohren- Nasen- und Kehlkopfheilkunde

vereinigt mit

Zeitschrift für Hals- Nasen- und Ohrenheilkunde

Organ der Deutschen Gesellschaft der Hals-Nasen-Ohrenärzte. Herausgegeben von C. v. **Eicken**, Berlin, H. **Frenzel**, Göttingen, G. **Hofer**, Graz, E. **Lüscher**, Basel, Y. **Meurman**, Helsinki, E. **Schlander**, Wien, M. **Schwarz**, Tübingen, A. **Seiffert** †, Heidelberg, O. **Steurer** †, Hamburg, S. **Unterberger**, Klagenfurt, J. **Zange**, Jena. Die vereinigten Zeitschriften erscheinen zwanglos in einzeln berechneten Heften, die zu Bänden vereinigt werden.

1960: etwa 2 Bände; Maximal-Preis 1960: DM 200,—

Beihefte zur Zeitschrift für Hals- Nasen- und Ohrenheilkunde

HNO

Wegweiser für die fachärztliche Praxis. Organ der Deutschen Gesellschaft der Hals-, Nasen-, Ohrenärzte, der Vereinigungen westdeutscher, nordwestdeutscher und schleswig-holsteinischer HNO-Ärzte, der otolaryngologischen Gesellschaft zu Berlin, der Gesellschaft der HNO-Ärzte in Hamburg und der medizinisch wissenschaftlichen Gesellschaften für HNO-Heilkunde in Halle, Jena, Leipzig und Rostock-Greifswald. Unter Mitarbeit von R. Albrecht, Jena, M. Arslan, Padua, J. Beck, Erlangen, J. Berendes, Marburg, F. Crabbe, Brüssel, G. Dohlmann, Lund, A. Eckert-Möbius, Halle, G. Eigler, Gießen, F. Escher, Bern, W. Hesse, Rostock, C. A. Hamberger, Göteborg, G. Hofer, Graz, W. Kindler, Heidelberg, R. Kirstein, Stuttgart, R. Link, Berlin, H. Loebell, Münster i. W., A. Meyer zum Gottesberge, Düsseldorf, F. Moser, Greifswald, J. Piquet, Lille, H. Rollin, Hamburg, E. Schlander, Wien, L. B. Seiferth, Köln, G. Theissing, Ludwigshafen/Rh., Kl. Vogel, Kiel, H. Wullstein, Würzburg. Herausgegeben von C. v. **Eicken**, Berlin, H. **Frenzel**, Göttingen, E. **Lüscher**, Basel, Y. **Meurman**, Helsinki, M. **Schwarz**, Tübingen, A. **Seiffert**, Heidelberg, S. **Unterberger**, Klagenfurt, J. **Zange**, Jena. Erscheint zwanglos nach Maßgabe des Materials.
12 Hefte bilden einen Band. Bandpreis DM 60,—; Einzelheft DM 6,—
Für Studierende und Ärzte in nicht vollbezahlter Stellung Bandpreis

DM 48,—

Zentralblatt für Hals- Nasen- und Ohrenheilkunde sowie deren Grenzgebiete

Organ der Deutschen Gesellschaft der Hals- Nasen- Ohrenärzte. Herausgegeben von C. v. **Eicken**, Berlin, H. **Frenzel**, Göttingen, W. **Kindler**, Heidelberg, R. **Link**, Berlin, O. **Novotny**, Wien, L. **Rüedi**, Zürich. Schriftleitung: H. J. **Denecke**, Heidelberg. Erscheint in Heften, die zu Bänden vereinigt werden.

1960: etwa 3 Bände; Preis des Bandes DM 68,—

Deutsche Zeitschrift für die gesamte gerichtliche Medizin

Organ der Deutschen Gesellschaft für gerichtliche und soziale Medizin. Unter Mitwirkung von H. Elbel, Bonn, A. Förster, Marburg, E. Fritz, Hamburg, W. Hallermann, Kiel, G. Hansen, Jena, F. J. Holzer, Innsbruck, W. Krauland, Berlin, R. Manz, Köln, A. Ponsold, Münster, H. Saar, Würzburg, M. Schwellnus, Köln, K. Wagner, Mainz, E. Weinig, Erlangen, A. Werkgartner, Graz, G. Weyrich, Freiburg/Br., F. Wiethold, Frankfurt a. M. herausgegeben von L. **Breitenecker**, Wien, W. **Laves**, München, B. **Mueller**, Heidelberg, M. **Müller**, Bern, V. **Müller-Hess**, Berlin, O. **Prokop**, Berlin, O. **Schmidt**, Göttingen, F. **Schwarz**, Zürich, G. **Strassmann**, Waltham (Massachusetts). Erscheint nach Maßgabe des eingehenden Materials zwanglos in einzeln berechneten Heften, die zu Bänden vereinigt werden.

1960: etwa 2 Bände; Maximal-Preis 1960: DM 300,—

Studium Generale

Zeitschrift für die Einheit der Wissenschaften im Zusammenhang ihrer Begriffsbildungen und Forschungsmethoden. Herausgegeben von K. H. **Bauer,** F. **Ernst,** H. **Friedrich,** W. **Fucks,** E. v. **Holst,** Fr. **Hund,** K. **Jaspers,** A. E. **Jensen,** J. **Kraft,** H. **Kuhn,** Fr. **Oehlkers,** H. **Peters,** E. **Preiser,** K. **Reidemeister,** W. **Röpke,** H. **Schaefer,** H. **Sedlmayr,** R. **Smend,** G. **Söhngen,** H. **Thielicke,** J. **Trier,** C. **Troll,** H. **Wenke,** J. **Zutt.** Schriftleitung: M. **Thiel.** Erscheint jährlich in 12 Heften von etwa je 64 Seiten Umfang.

Halbjährlich (6 Hefte) DM 39,—; Einzelheft DM 6,60

Studierende und wissenschaftliche Assistenten in nicht vollbezahlter Stellung erhalten auf diesen Preis einen Nachlaß von 20 %.

— s. Methoden III 253.

Geitler, L. 245.
— s. Chromosoma 286.
— s. Handbuch I 246., XI 248.
— s. Protoplasmatologia 256, 264.

Gelbke, H s Lehrbuch I, II 149.

Gelderen, Chr. van 143.

Gellerstedt, N. s. Handbuch XIII/4 49.

Gellhorn, E. s. Acta Neuroveg. 296.

Gellinek, W. s Handbuch I 79.

Gemeinhardt, K. s. physiol. Chemie I 19.
— s. Hoppe-Seyler/Thierfelder V 30.

Gemzell, C. A. s. Probleme Endokrinologie 115.

Genderen, H. van s. Phosphate 36.

Genton, N. s. Prognose 116.

Genz, H. s. Prognose 117.

Gerbis, H. s. Handbuch II 62.

Gerhartz, H. s. Stoffwechsel-wirkungen 122.
— s. Verhandlungen 123.

Gerlach, J. s Glioblastoma 203
— s. Handbuch IV/ 1 204., VII 205.

Gerlich, N. s. Verhandlungen 123.

Germ, H. s. Biebl 243.

Germer, W. D. s. Ergebnisse II 92.

Gershon-Cohen, J. s. Handbuch IV 79.

Gerstenberg, H. W. s. Ergeb-nisse LXV/1 97.

Gerthsen, Chr. 245.

Gesierich, W. s. Taschenbuch 39.

Gessner, F. s. Handbuch III, IV, V 246.

Gessner, H. s Handbuch IV 101

Gest, H. s. Handbuch V 246.

Giersberg, H. 26.

Giese, W. s. Ergebnisse XXXVIII 43.
— s. Gespräche I 98., II 99.
— s. Handbuch V/1 51., XI/1 53.

Gieseking, R. s. Ergebnisse XXXVIII 43

Gigon, A. s. Handbuch III 101

Gildemeister, M. s. Mono-graphien 34.

Giljarowskij, W. A s Psychiatrie I 193.

Gillissen, G s. Ergebnisse XXXIII 61.

Gillissen, I.-M. s Ergebnisse XXXIII 61

Gillmann, H. s. Handbuch VII 80.

Gilman, R A s. Handbuch II 145.

Giovanelli, G. s. Handbuch V 79.

Gipp, R. s. Handbuch XIV 81.

Gironcoli, F. de s. Handbuch VIII 162.

Gisel, A. s. Handbuch I 161.

Gistl, R. s. Z. f. Lebensm. 286

Glanzmann, E. 129.
— s. Ergebnisse 91.
— s. Handbuch I 101.
— s. Lehrbuch 130.

Glasser, O. 78.

Glatzel, H. 99, 100.
— s. Ergebnisse VI 94., LXV/2 97.
— s. Handbuch VI 102., XI/1 53

Glaubitt, D. s. Entwicklungen 169.

Glet, E. s. Jahresbericht 50/51 134.

Gloor, F. s. Allgöwer 138.

Gloor-Meyer, W. s. Handbuch IV 101.

Glover, J. s. Methoden I 253.

Glynn, L. E. s. 7. Colloquium 22.

Goebel, A. s. Handbuch II/1 50., V/2 52.

Goebel, Fr. s Lehrbuch 130.

Gobel, P. s. Verhandlungen 123.

Goehring, M. s. Schriften IV 280.

Goepel, H. s. Ergebnisse XXXV 140.

Goppert, H. s. Psychotherapie 117.

Goerdeler, J. s. Handbuch VI 247.

Gorgényi-Gottche, O. 133.

Goerke, H. s. Aschoff 272.

Goerttler, K. 4.

Gossner, W. s. Handbuch II/3 50.
— s Z. f. Zellf. Abt. Histo-chemie 285.

Goeters, W. s. Ergebnisse XXVIII 60.
— s. Pädiatrie 130.

Gott, s. Handbuch V 79.

Gotte, H s Hoppe-Seyler/Thierfelder II 28
— s. Isotope 107.

Gotz, H. s. Fortschritte I, II 208., III 209.
— s Handbuch III, IV 215., IV/3 216
— s. Hautarzt 296.
— s. Marchionini 219.
— s Stand 219.

Goetzl, A. s Handbuch III 62.

Goffart, M. s. Ergebnisse 47 24

Gohr, H. s. Pathologie 114

Goldman, L. s. Handbuch IV/3 216.

Goldschmidt, H s. Handbuch V/2 216.

Goldschmidt, R. 15.
— s Monographien 34.

Goldsmith, W. N. s. Hautarzt 296.

Goldwater, L. J. s. Arch. f. Gewerbepathol. 289

Goodwin, T W. s. Handbuch V 246., X 248.

— s. Methoden III 253.

Gordh, T. s. Anaesthesist 293.
— s Handbuch IV/1 204.

Gordonoff, T. s. System 198.

Goslar, H. s. Entwicklungen 169

Gottron, H. s. Arch. Derma-tologie 297.
— s. Handbuch VII 218.
— s. Hautarzt 296.
— s. Z. f. menschl. Vererb. 286.

Gottron, H. A. s. Handbuch 213 III 215.

Gottschalk, A. s. Ergebnisse XXXII 61.
— s. Handbuch VI 247.

Gottsegen, G s. Verhandlungen 125.

Gottstein, A. s. Handbuch 61., V 62.

Goube de Laforest, P. s. Hand-buch d. Virusf. 4/III 63.

Grab, W. s. Hoppe-Seyler/Thierfelder IV 29.
— s. Taschenbuch 39.

Graf, K. s. Handbuch IV 101

Graf, O. s. Int. Z. f. angew Physiol. 287.

Graf, R. s. Handbuch IV 79.

Grafe, E. 100
— s. Handbuch VII 102.
— s. Lehrbuch 111.

Grammel, R. s. Naturwiss. 285.

Grandjean, E. s. Int. Z. f. an-gew. Physiol. 287.

Granick, S. s. Handbuch I 246.

Granit, R. s. Ergebnisse 46 24

Graser, E. s. Pädiatrie 130.

Graser, F. s. Entwicklung 128.
— s. Prognose 117

Graßberger, R. 234.
— s Gebauer 234.

Grassmann, W s physiol Chemie I 19.

Grau, R. s. Phosphate 36.

Graubner, W. s Handbuch X 73

Graumann, W s Z f. Zellf Abt. Histochemie 285.

Gray, A M s Hautarzt 296

Grebe, H. s. Ergebnisse XII 96

Greenburg, L s Arch. f. Gewerbepath 289

Gregorzcyk, K s. Handbuch VI/1 217.

Greither, A. s. Handbuch III 215.

Grell, K G 26

Giemmel, H. s. Handbuch III 79.

Gressel, W. s. Klimatographie 251.

Greving, R. s. Handbuch IV/1 6

Griebel, C. s Z. f. Lebensm 286.

Griesbach, R. s Tuberkulose-Jahrb. 53/54, 54/55, 56 136, 57/58 137

Griesser, G s Ergebnisse XL 141., XLI 142

Griessmann, H. s. Hefte 40 235.

Morsier, G de s. Acta Neuro-
veg. 296.
Morson, A. C. s. Handbuch I
161.
Mortillaro, M. s. Hypophysen-
vorderlappen-Ins. 106.
Moruzzi, G. s. Acta Neurochir.
295.
— s. Psychopharm. 294.
Mosekilde, E. s. Handbuch V 80.
Moseley, R. D. s. Handbuch V
80.
Moser, F. s. HNO 299.
Moses, V. s. Handbuch XII 248.
Mothes, K. s 10 Colloquium 22.
— s. Handbuch III 246., VIII
247., XI 248.
Motte, K. de la s. Arley 243.
Mudrow-Reichenow, L.
s. Ergebnisse XXVII 60.
Mühlbock, O. s. Hypophysen-
vorderlappen-Ins. 106.
Mühldorf, A. 17.
Müller, A. A. s. Verhandlungen
124.
Mueller, B. 239.
— s. Dt. Z. f. ger. Med. 299.
Müller, C. s. Psychiatrie II 193.
Müller, D. s. Handbuch 245 ,
V 246., XII 248
Müller, E.' s. Handbuch II/1 50.
— s. Hoppe-Seyler/Thierfelder
III 28.
— s. Schramm 38.
— s. Schramm 66.
Müller, E. A. s. Int Z. f. an-
gew. Physiol. 287
Müller, F. s. Ergebnisse IX 95 ,
XXIX 60.
Müller, H. s. Physiol. Chemie I
19.
Müller, H. A. s. Kahr 172
Müller, H. K. s. Graefes Arch.
298.
Müller, J. H. s. Isotope 108.
Müller, L. R. 190.
Müller, M. s. Monographien
186
— s. Psychiatrie 192., I, II 193.
— s Dt. Z. f. ger. Med. 299.
Müller, P. s. Ergebnisse XXVI
59.
Müller, R. F. G. s. Ergebnisse
XXXV 140.
Müller, R. W. s. Ergebnisse
XIII 96.
Müller, W s Hypophysen-
vorderlappen-Ins 106.
— s. Stoffwechselwirkungen 122
Müller-Hess, V. s. Dt. Z f. ger
Med. 299.
Müller-Limmroth, W. 34.
Müller-Mohnssen, H
s. Gespräche II 99
Müller-Seifert 113.
Müller-Suur, H. 190
Mülly, K s. Anaesthesist 293.
— s. Handbuch IV 101.
— s. Lehrbuch d. Anaesthe-
siologie 148.

Müntzing, A. s. Chromosoma
286.
Müting, D. s. Verhandlungen
124.
Mumme, C. s. Ergebnisse XI 95.
Mundinger, I. s. Glioblastoma
203.
Mundt, E. s Ergebnisse III 93.
Muntean, E. s. Handbuch V 80.
Muralt, A. v. 35.
— s. Pflugers Arch. 287.
— s. Ergebnisse 24.
— s. Ergebnisse 48 25.
— s. Handbuch VI 102.
Muralt, G. v. s. Entwicklung
128.
Muratore, R. s. Entwicklungen
168.
Musger, A. s. Arch. Dermatologie 297.
— s. Handbuch III 215.
— s. Hautarzt 297.
Musset, R. s. Handbuch XIV
164.
Musshoff, K. s. Ergebnisse V 93
— s. Gespräche III 99.
— s. Handbuch IX 103.
Musshoff, K. A. s. Handbuch
VII 80.
Muth, H. s. Handbuch II 79.
— s. Isotope 107.
Myers, J. s. Handbuch V 246.
Myrbäck, K. s. Handbuch XII
248.

Nachmansohn, D. s. Ergebnisse
48 25.
— s. Isotope 108.
Nachtsheim, H. s. Handbuch IX
53.
Nägele, E s. Ergebnisse VII 94
Naegeli, Th. s Ergebnisse
XXXVIII 141.
Nagel, W. 224.
— s. Ergebnisse XLII 142.
Nagell, H. s. Hautarzt 297.
Nanda, R. S. s. Ergebnisse
XXXV 3.
Napp, J. H. s. Entwicklungen
168.
Nasemann, Th. s. Fortschritte II
208., III 209.
— s. Handbuch IV/2 215.
Nathan, E. s. Arch. Derma-
tologie 297.
Nauck, E. G. s. Arch f. Virusf.
288.
— s. Ergebnisse 59., 60.
— s. Handbuch I 101., XI/2 54
Negelein, E. s. Taschenbuch 39.
Neien, A. s. Handbuch IV 79.
Nelson, G. H. s. Handbuch XII
248.
Netter, H. 35.
— s. Physiol. Chemie II/1 19.
— s. Isotope 108.
— s. Taschenbuch 39.
Neuberg, C. s Monographien 34.
— s Bio. Z. 286.

Neubert, R. s. Krankenpflege-
Lehrbuch 241.
Neuffer, P. s. Verhandlungen
123.
Neugebauer, O. s. Handbuch V
62.
Neumann, A. s. Handbuch II
62.
Neumann, K.-H. s. Taschenbuch
39.
Neumann, W. s. Hoppe-Seyler/
Thierfelder IV 29.
Neumuller, G. s. Handbuch VI
247.
Neuwald, F. s. Hagers Hand-
buch 72.
— s. Handbuch V/1 216.
Nevanlinna, R. s. Festschrift I
274.
Neveu-Lemaire, M. s. Brumpt
59.
Newcombe, H. B. s. Handb. II
79.
Nichols, H. T. s. Handbuch II
145.
Nicola, P. de s. Ergebnisse VI
94.
Niebauer, G. s. Handbuch VI/2
217.
— s. System 198.
Nieden, A. 224, 225.
Niederhäusern, W. v. s. Hand-
buch II 161.
Niehrs, H. s. Kongreß 10.
Niel, C. B. van s. Arch. f.
Mikrob. 289.
Nielsch, W. s. Phosphate 36.
Nielsen, J. s. Handbuch XIV 81.
Nielsen, N. s. Handb. VIII 247.,
XI 248.
Niermann, H. s. Entwicklungen
169.
— s. Fortschritte III 209.
Niessing, K. s. Handbuch IV/6 7.
Nieth, H. s. Verhandlungen 124.
Niklas, A. s. Hoppe-Seyler/
Thierfelder II 28.
Nikolowski, W. s. Handbuch III
215., VI/1 217.
Nilsson, R. s. Arch. f. Mikrob.
289.
Nishiura, M. s. System 198.
Nissen, R. s. Handbuch III 145.
Nitschke, A. s. Ernährung 25.
— s. Klin. Woch. 284.
— s. Monatschrift,
s. Z. f. Kinderheilk.,
s. Zentralbl. f. Kinderheilk.
291.
Nocke, L. s. Entwicklungen 169
Nöcker, J. s. Verhandlungen 125.
Nödl, F. s. Handbuch I/2 214.
— s. System 199.
Nöller, H. G. s. Verhandlungen
124.
Noelpp, B. s. Handbuch IV 101.
Noelpp-Eschenhagen, I.
s. Handbuch IV 101.

Schmidt, I. s. Lehrbuch 33.
Schmidt, K. s. Glioblastoma 203.
Schmidt, O. s. Schwerin 239.
— s. Dt. Z. f. ger. Med. 299.
Schmidt, O. Th. s. Methoden III
253.
Schmidt, W. s. Handbuch VI/1
217.
Schmidt, W. J. s. Protoplasma-
tologia 256.
Schmidt-Elmendorff, H. R.
s. Früherkennung 170.
Schmidt-La Baume, F. s. Arch.
Dermatologie 297.
— s. Czetsch-Lindenwald 208.
— s. Hautarzt 297.
Schmidt-Thomé, J. s. Hoppe-
Seyler/Thierfelder III 29.
— s. Taschenbuch 39.
Schmidt-Voigt, J. s. Ergebnisse
LXIV 96.
Schmiedt, E. s. Ergebnisse XLI
142.
— s Prognose 116.
Schmier, J. s. Gespräche II 99.
Schmincke, A. s. Handb. XIII/4
49.
Schmitt, A. s. Ergebnisse
XXXVII 141.
Schmitt, F. O. s. Kongreß 11.
Schmitt-Rohde, J. M. s. Ergeb-
nisse VII 94., X 95.
Schmitz, R. s. Handbuch III 215
Schmucker, Th. s. Handbuch IV
246., XI 248.
Schneider, A. s. Handbuch XII
248.
Schneider, A. M. s. Festschrift II
274.
Schneider, F. s. Physiol. Chemie
I 19.
Schneider, G. s. Handbuch IV/1
51
Schneider, H. s. Handbuch III/2
50.
Schneider, J. A. s. Stoffwechselwirkungen 122.
Schneider, K. s. Arch. Psychiatrie
295.
— s. Wendt 200.
— s. Zentralbl. Neurol. 295.
Schneider, M. s. Ergebnisse 46
24.
— s. Handbuch I/2 204.
— s. Pflügers Arch. 287.
— s. Rein 36.
Schneider, P.-B. s. Psychiatrie II
193.
Schneider, W. s Fortschritte III
209.
— s. Handbuch III 215., VI/1
217.
— s. Hautarzt 297.
— s. Stoffwechselwirkungen 122
Schneider, W. G. s. Hypophysenvorderlappen-Ins. 106.
Schneiderbaur, A. 242.
Schnell, W. s. Handbuch V 62
Schnyder, U. W. s. Handbuch II
214., III 215.

Schober, H. s. Handbuch III 79.
— s. Jahresbericht 50/51, 52/53,
54/55 134.
Schober, W. s. System 199.
Schoberth, H. s. Handbuch V 80.
Schoedel, W. s. Gespräche II 98.
— s. Handbuch I 144.
— s. Handbuch V/1 51.
Schoffling, K. s. Entwicklungen
169.
Scholdgen, W. s. Hormone 105.
Schölmerich, P. s Handbuch VII
80.
— s. Handbuch IX 103.
— s. Verhandlungen 124
Schon, H. s. Verhandlungen 124
Schoen, R. s Dt. A. f. klin. Med.
290.
— s. Ergebnisse 91.
— s. Ernahrung 25, 26.
— s. Handbuch VI 102.
— s. Kongreßzentralbl. 291.
— s. Lehrbuch 111.
— s Lendle 74.
— s. Pathologie 54.
— s. Verhandlungen 123.
Schönbauer, H. R.
s. Ergebnisse XLII 142.
Schönbauer, L. s. Acta Neurochir
295.
— s. Wagner-Jauregg 283.
Schönenberg, H. s. Ergebnisse
VI 94.
Schönfeld, W.
s. Arch. Dermatologie,
s. Hautarzt 297.
— s. Zentralbl. Haut 298.
Schöniger, W. s. Hoppe-Seyler/
Thierfelder I 27., III 28.
— s. Lieb 252.
Schoenmackers, J. s. Ergebnisse
XXXIX 43.
— s. Gespräche II 99.
— s. Handbuch VII 80.
Scholtissek, Chr. s. Isotope 108
Scholtz, W. s. Handbuch X 130
Scholz, W. s. Anatomie 174.
— s. Arch. Psychiatrie 295.
— s. Handbuch XIII 48, XIII/4
49.
— s. Monographien 75 186.
— s. Zentralbl. Neurol. 295.
Schopfer, W. H.
s. Arch. f. Mikrob. 289.
Schormüller, J. s. Z. f. Lebensm.
286.
Schorsch, G. s. Psychiatrie II
193.
Schostok, P. s. Anaesthesist 293
— s. Lehrbuch d. Anaesthesiologie 148.
Schrader, A s. Handbuch V 102.
— s. Neurologie 190.
Schrader, E.-A. 119.
Schrader, F. s. Chromosoma 286.
Schramm, G. 38, 66.
— s. Handbuch VIII 247.
— s. Physiol. Chemie I 19.
Schrank, A. R. s. Handb. XVII/1
248.

Schreck, E. s. Spez. path.
Anatomie IV 41.
— s. Graefes Arch.,
s. Zentralbl. Ophthalm. 298.
Schreiber, A. s. Jahrbücher I 276.
Schreier, K. s. Physiol. Chemie
II/2 b 20.
— s. Daten 127.
— s. Entwicklung 128.
— s. Ergebnisse XII 96.
— s. Handbuch VII 102.
— s. Pädiatrie 130.
Schreiner, H. s. Handbuch III
215., V/1 216.
Schreus, H. Th. s. Hautarzt,
s. Arch. Dermatologie 297.
Schricker, K. Th. s. Verhandlungen 123.
Schriefers, H. s. Hormone 105.
— s. Probleme Endokrinologie
115.
Schröder, G. s. Zentralbl. Tub.
292.
Schröder, R. s. Berichte Gynäk.
294.
— s. Handbuch VII/1 9.
Schröter, H.-B. s. Handbuch VIII
247.
Schrudde, J. s. Handb. VII 80.
Schubert, G. s. Grundlagen 44.
— s. Handbuch VI 102.
— s Isotope 107.
Schubert, R. s. Verhandlungen
124.
Schubothe, H. s Ergebnisse XI
95.
— s. Hämolyse 100.
— s. Lehrbuch 111.
Schuchardt, E. s. Steuerung 121
Schükrü-Aksel, I. s. Acta Neurochir. 295.
Schüller, J. s. Handbuch 73.
Schümmmelfeder, N.
s. Z. f. Krebsforschung 288.
— s. Z. f. Zellf. Abt. Histochemie 285.
Schuermann, H. s. Arch. Dermatologie 297.
— s. Ergebnisse X ,95.
— s. Fortschritte I, II 208., III
209.
— s. Handbuch 213., V/2 216.,
VI/1 217., VI/3 218.
— s. Hautarzt 297.
— s. Verhandlungen 123.
Schürmann, K. 206.
— s. Handbuch VI 205.
— s. Operationslehre III 153.
Schürmann, W. 66.
— s. Handbuch II 62.
Schütte, E. s. Physiol. Chemie
II/1 19
— s. 7. Colloquium 22.
— s. Handbuch IV 79.
— s. Handbuch IV/1 51.
Schüttemeyer, W. s. Hefte 40
235.
Schütz, E. s. Ergebnisse 46 24.
— s. Lehrbuch 31, 32, 33.

Simon, G. s. Glioblastoma 203.
— s. Handbuch III 62.
— s. Handbuch IV/1 204.
Simon, H. s. Taschenbuch 39.
Simonis, W. s. Handbuch II 246.,
V 247.
— s. Praktika I 255.
Simons, R. D. G. Ph.
s. Handbuch IV/1 215., VI/1
217.
— s. Hautarzt 297.
Simon-Weidner, R. s. Ender 139.
Singer, H. s. Lehrbuch II 149.
Singer, L. s. Handbuch IX/2 163.
Sjögren, T. s. Z. f. menschl.
Vererb. 286.
Sjöqvist, O. s. Handb. VI 205.
Skinner, F. A. s. Methoden III
253.
Skov, H. s. Arley 243.
Slater, E. C. s. 4. Colloquium
21.
— s Handbuch XII 248.
Small, J. s. Methoden I 253
— s. Protoplasmatologia 259
Smend, R. s. Festschrift I 273 ,
II 274.
— s. Stud. Gen. 300.
Smith, D. R s. Handb. XII 164
Smith, G. C.
s. Arch. f. Gewerbepath. 289
Smith, J. H. C. s. Methoden IV
254.
Smith, K. M s. Handbuch d.
Virusf. 4/III 63.
— s. Protoplasmatologia 263.
Smolka, H. s. Spez. path.
Anatomie III 41.
Snatzke, G. s. Taschenbuch 39
Soddy, K. s. Psychiatrie III 191
Söhngen, G. s. Stud. Gen 300
Soehring, K. s. Entwicklung 128
— s. Handbuch II 161.
Söltz-Szöts, J. s. Handbuch VI/2
217.
Solms, H. s. Psychiatrie II 193
Sommer, F. s. Handbuch V 80
Sonck. C. E. s. Handb. VI/1 217
— s. Hautarzt 297.
Sonesson, A. s. Handbuch V 80
Sonntag, E. s. Holle 147.
Sontheimer, H. s. Taschenbuch
39.
Souci, S. W. 269, 270.
— s. Z. f. Lebensm. 286.
Spaethe, M. s. Jahresbericht
52/53 134
Spandau, H. s. Jander 250.
Spang, K. s. Verhandlungen 124
Spanner, D. C. s. Handbuch II
246.
Spath, F. 156.
— s. Handbuch II 144.
— s. Kreiner 148.
Spatz, H. s. Arch. Psychiatrie
295.
— s. Handbuch I/2 204.
— s. Handbuch XIII/1 48.
— s. Monographien 185, 186.
— s. Steuerung 121.
— s. Dt. Z. f. Nervenheilk. 294.

Spehlmann, R. 195.
Speiser, P. s. Jancik 16.
Spek, J. s. Protoplasma 285.
Spencer, D. s. Handb. VIII 247.
Spielmann, W. s. Ergebnisse
XXVIII 60.
Spier, H. W. s. Fortschritte I, II
208., III 209.
— s. Handbuch 213., I/3 214.
— s. Handbuch V/2 52.
— s. Hautarzt 297.
Spiers, F. W. s. Handbuch I 79
Spitta, O. s. Handbuch II, V 62
Spitzer, R. s. Handbuch VII 218.
Spohn, K. s. Zentralorgan Chir.
292.
Spranger, E. s. Just 16.
Springer, G. F. s. Klin. Woch.
284.
Springorum, P. W. s. Handbuch
IV 79.
Spühler, O. s. Handbuch IV 101
Stacey, M. s. Handbuch VI 247.
Stadelmann, E. s. Handbuch II
246.
Staehelin, D. s. Handb. IV 101
Staehelin, J. E. s. Psychiatrie II
193.
Staehelin, R. s. Handbuch 100.
— s. Neurologie 190.
Stähler, A. s. Lux 253.
Staemmler, H.-J. s. Entwicklun-
gen 168.
— s. Probleme Endokrinologie
115.
— s. Stoffwechselwirkungen 122
Stämpfli, R. s. 3. Colloquium
21.
— s. Ergebnisse 47 24
Stålfelt, M. G. s. Handbuch 245.,
II, III 246., V 247., XVII/1
248.
Stamm, W. s. Hoppe-Seyler/
Thierfelder I 27.
— s. Rauen 36.
— s. Taschenbuch 39.
Stammberger, M. s. Handbuch
IX 103.
Stampfli, K. s. Prognose 116.
Stange, H. H. s. Entwicklungen
168.
— s. Hormone 105.
— s Hypophysenvorderlappen-
Ins. 106.
— s. Probleme Endokrinologie
115.
— s. Stoffwechselwirkungen 122
Stangl, A. s. Bronchuscarcinom
89.
Stapleton, Th. s. Entwicklung
128.
Starck, D. s. Ergebnisse XXXV 3
— s. Handbuch I/1 214.
Starck, W. s. Borelli 177.
Starlinger, H. s. Hypophysenvorderlappen-Ins. 107.
Stary, Z. s. Physiol. Chemie II/1
19., II/2 a 20.
— s. Ergebnisse 50 25
— s. Handbuch I/3 214.

Staub, H. s. Handb. V/2 51, 52.
— s. Pathologie 114.
Staubesand, J. s. Handb. VI/9 9.
Staudinger, H. 270.
— s. Festschrift I 274.
— s. Protoplasmatologia X 256.
Staudinger, Hj.
s. Physiol. Chemie II/1 19.
— s. 5. Colloquium 21.
— s. Probleme Hypophys. 115.
— s. Taschenbuch 39.
— s. Klin. Woch. 284.
Staudinger, M. s. Protoplasmatologia X 256.
Stauff, J. 270.
— s. Hoppe-Seyler/Thierfelder II
28.
— s. Taschenbuch 39.
Stave, U. s. Entwicklung 127,
128.
Steegmüller, H.
s. Früherkennung 170.
Steemann Nielsen, E. s. Handbuch V 247.
Steffen, K. s. Handbuch I 246.
Stegmüller, W. 281, 282.
— s. Carnap 273.
Steigleder, G. K.
s. Fortschritte II 209.
— s. Gans 209.
— s. Handbuch I/1 213., I/2 214.
— s. Handbuch III/2 50.
— s. System 198.
Stein, E. s. Verhandlungen 124.
Stein, F. s. Spez. path. Anatomie
I, II 41.
Stein, H. s. Handbuch VIII/1 80.
Stein, R. O. s. Handbuch X 130.
Steinbereithner, K.
s. Anaesthesist 293
— s. Lehrbuch d. Anaesthesio-
logie 148.
Steiner, G. s. Pathologie 114.
Steiner, H. 120, 156.
Steiner, K. s. Handbuch X 130.
Steiner, M. s. Handbuch IV 246.,
VII 247.
— s. Methoden III 253.
Steinhardt, G. s. Handbuch V 80.
Steinhauser, F.
s. Arch. Meteorologie 290.
— s. Klimatographie 251.
Steinke, H. J. s. Glioblastoma
203.
Steinmann, H W s. Handbuch
I/1 204., IV/2 205.
Stelzner, F 156
Stemmermann, W. s. Ergebnisse
III 93.
Stemper, A. s Jahrbücher II 276.
Stender, A s. Acta Neurochir.
295.
— s. Kleinschmidt 148
Stender, H -S s. Handb. VI 80.
Stengel, E s. Psychiatrie II 193.,
III 194
Stenlid, G. s. Handbuch IV 246
Stephan, H s. Handbuch IV/9 8
Stepp, W. s. Lehrbuch 111.
Stern, J. s. Verhandlungen 123
Stern, P. s. System 198.

Veen, R. van der s. Handbuch V 247.
Veibel, S. s. Handbuch VI 247.
Veihmeyer, F. J. s. Handbuch III 246.
Veit, J. s. Handbuch 170.
Vennesland, B. s. Handbuch XII 248.
Venrath, H. s. Gespräche I 98.
— s. Handbuch I 144.
Venzlaff, U. s. Monographien 82 187.
Verbiest, H. s. Acta Neurochir. 295.
Verlinde, J. D. s. Ergebnisse XXXIII 61.
Vermeil, G. s. Prognose 117.
Vernet, D. s. Handbuch IX/1 163.
Verschuer, O. Frhr. v. s. Z. f. menschl. Vererb. 286.
Versé, H. s. Ergebnisse XI 95.
Věšín, S. s. Handbuch VIII/1 80.
Vesterdal, J. s. Entwicklung 128.
— s. Prognose 116.
Vetter, H. s. Ergebnisse VI 94.
Vidakovic, S. s. Früherkennung 170.
Viehweger, G. s. Handbuch III, IV 79.
Vierling s. Nagel 224.
Vieten, H. s. Ergebnisse XXXVII 141.
— s. Handbuch 78, 79., III 79., VII 80., XI 81.
— s. Handbuch I 144.
— s. Handbuch IV/2 205.
— s. Oberdalhof 150.
Vigliana, E. s. Arch. f. Gewerbepath. 289.
Vilanova, X. s. Hautarzt 297.
Villinger ,W. s. Arch. Psychiatrie 295.
— s. Bleuler 176.
— s. Psychiatrie III 194.
Vincke, E. s. Steuerung 121.
Vivell, O. s. Ergebnisse II 92., V 93.
— s. Ergebnisse XXVII 60.
Vöge, A. s. Früherkennung 170.
Voelcker, F. s. Handbuch 159.
Völker, R. s. Verhandlungen 125.
Vogel, F. s. Ergebnisse XII 95.
— s. Handbuch IX 53.
Vogel, H. s. Handbuch I 101.
Vogel, H. J. s. Handbuch XI 248.
Vogel, J. s. Gespräche I 98.
— s. Handbuch XI/2 54.
— s. Z. f. Parasitenkunde 288.
Vogel, Kl. s. HNO 299.
Vogel, P. s. Arch. Psychiatrie 295.
— s. Monographien 185, 186.
— s. Spehlmann 195.
— s. Dt. Z. f. Nervenheilk. 294.
— s. Zentralbl. Neurol. 295.
Vogler, E. s. Handbuch VII 80.
Vogt s. Monatsschrift 291.
Vogt, A. 225.
Vogt, C. s. Handbuch IV/1 6.
Vogt, H. 86.
— s. Abhandlungen 76.

Vogt, O. s. Handbuch IV/1 6.
Voit, K. s. Klin. Woch. 284.
Voigt, K.-D. s. Entwicklungen 168, 169.
— s. Hormone 105.
Volk, R. s. Handbuch III 62.
Volland, W. s. Handbuch IV/1 204.
— s. Handb. IV/2 51., XIII/2 48.
Vollmar, J. s. Ergebnisse XLII 142.
Vollmer, E. s. Arch. Dermatologie 297.
Vollmert, B. s. Handbuch VI 247.
Volmat, R. s. Psychiatrie III 194.
Vonkennel, J. s. Arch. Dermatologie 297.
— s. Handbuch III 215.
— s. Hautarzt 297.
Vontobel, V. s. Prognose 116.
Vonwiller, P. s. Handbuch d. Virusf. 3/II 62.
— s. System 198.
Vorlaender, K. O. s. Verhandlungen 123.
Voss, D. s. Verhandlungen 123
Voss, E. s. 5. Colloquium 21.
Voss, H. E. s. Stoffwechselwirkungen 121.
— s. Taschenbuch 39.
Vossschulte, K. s. Handbuch III 145.
— s. Handbuch V 205.
Vuurst de Vries, J. H. J. van der s. Handbuch X 163.
Vrabec, R. s. Handbuch V 80.

Waardenburg, P. J. s Z. f. menschl. Vererb. 286.
Wachsmann, F. s. Handb. I 79., XI 81.
— s. Handbuch V/2 216, 217.
Wachsmuth, W. s. Anaesthesist 293.
— s. Chirurg 292.
— s. Lanz 12.
— s. Operationslehre X 153.
— s. Zentralorgan Chir. 292.
Wachter, H. P. s. Jahresbericht 56/57 134.
Wacker, A. s. 9. Colloquium 22.
— s. Taschenbuch 39.
Waelsch, H. s. Psychopharm. 294.
Waelsch, H. B. s. Psychiatrie I 192.
Wagner, A. s. Handbuch VI 247.
Wagner, G. s. Handbuch V/2 216.
Wagner, H. s. Hormone 105.
Wagner, K. s. Arch. Toxikologie 290.
— s. Dt. Z. f. ger. Med. 299.
Wagner, W. 199.
Wagner, W. H. s. Handbuch V/1 216.
Wagner-Jauregg, J. 283.
Wahl, E. s. Schriften IV 280.
Walden, P. 283.
Waldenström, J. s. 9. Colloquium 22.
— s. Ergebnisse IX 95.

Waldschmidt-Leitz, E. s. Handbuch VIII 247.
Waley, S. G. s. Handbuch VIII 247.
Wallace, D. s. Handbuch XV 82.
Wallenfels, K. s. 4. Colloquium 21.
— s. Bio. Z. 286.
— s. Isotope 108.
Wallgren, A. s. Monatsschrift, s. Zentralbl. f. Kinderheilk. 291.
Wallraff, J. s. Handbuch V/4 9.
Walser, A. s. Allgöwer 138.
Walser, E. 225.
— s. Operationslehre IV 152.
Walter, A. M. s. Lehrbuch 111.
Walter, K. s. Hypophysenvorderlappen-Ins. 106.
— s. Monographien 88 189.
Walter, P. s. System 198.
Walter, W. s. Glioblastoma 203.
— s. Taschenbuch 39.
Walthard, B. s. Spez. path. Anatomie II, III 41.
— s. Handbuch XIII/1, 2 48.
Walthard, K. M. s. Handbuch XIII/1, 2 48.
Walther, G. s. Handbuch I 101.
Walther-Buel, H. 207.
Walz, W. s. Früherkennung 170.
Wanke, R. s. Ergebnisse XXXVII 141.
— s. Hefte 58 237.
Wannagat, L. s. Pathologie 114.
Wanner, H. s. Handbuch VI 247.
Wartiovaara, V. s. Handbuch II 246.
— s. Protoplasmatologia 261.
Waser, P. s. Isotope 108.
Wasser, E. S. s. Handbuch III 79.
Wassermann, F. s. 7. Colloquium 21.
— s. Ergebnisse XXXV 3.
— s. Handbuch I/2 5.
— s. Verhandlungen 123.
Watson, C. J. s. Pathologie 114.
Watson, T. A. s. Handbuch XI 81.
Watteville, H. de s. Früherkennung 170.
Watzka, M. s. Handbuch II/1 50.
— s. Handbuch VI/4 9., VII/3 10.
Weber, A. 125.
— s. Peripherie 191.
— s. Schriften IV 280.
Weber, E. s. Lehrbuch II 149.
Weber, F. s. Protoplasma 285.
— s. Protoplasmatologia 256.
Weber, G. s. Acta Neurochir. 295, 296.
— s. Glioblastoma 203.
— s. Schmid 132.
Weber, H. s. Ergebnisse X 95.
— s. Handbuch VI 247.
Weber, H. F. J. 199.
— s. System 199.
Weber, H. H. s. Ergebnisse 24.
— s. Z. f. vergl. Physiol. 287.

PSYCHOPHARMACOLOGIA

EDITORIAL BOARD / HERAUSGEGEBEN VON / PUBLIÉ PAR

J. Delay, Paris · J. Elkes, Bethesda · S. S. Kety, Bethesda
W. Mayer-Gross, Birmingham · G. Moruzzi, Pisa · E. Rothlin, Basel
E. Strömgren, Aarhus · H. Waelsch, New York · A. Wikler, Lexington

MANAGING EDITORS / SCHRIFTLEITUNG / RÉDACTEURS EN CHEF
E. ROTHLIN · A. WIKLER

Die Zeitschrift erscheint im Interesse rascher Veröffentlichung nach Maßgabe des eingehenden Materials zwanglos in einzeln berechneten Heften, die zu Bänden vereinigt werden.

Die einzelnen Hefte enthalten Aufsätze in deutscher, englischer und französischer Sprache.
Maximal-Bandpreis 1960: DM 80,—

Aus den Besprechungen:

"Literature on psychopharmacology has hitherto either appeared as contributions to symposia, of which the past years have seen ever-increasing numbers, or been scattered in the periodicals of many disciplines, such as psychology, psychiatry, physiology, biochemistry and pharmacology. *Psychopharmacologia* is a new journal aiming at finding a single home for the investigations on the effect of drugs on behaviour carried out by workers with the greatest variety of training. There will be some overlap with the recently launched periodical Biochemical Pharmacology as there will be with the Journal of Neurochemistry, but interest in this field has been so great in recent years that the editors will experience little difficulty in obtaining manuscripts of the highest standard. Papers will be accepted in English, French or German. The advisory board is recruited from Western Europe and North America. The first number contains a review and a number of original articles and makes interesting reading..."
Nature

«...Après avoir reçu sa consécration à Rome, au mois de Septembre 1958, la neuropsychopharmacologie acquiert son périodique. La psychopharmacologie dépend, en effet, de plusieurs disciplines telles que la neurophysiologie, la neuropharmacologie, la neurochimie et, naturellement, la psychologie, la neurologie et la psychiatrie: on trouve donc, dans ces diverses sections, les noms des meilleurs spécialistes du monde entier....
Le développement très rapide des recherches effectuées dans cette direction rendait indispensable cet effort de synthèse sur un plan international.» *La Presse Médicale*

„Mit der Herausgabe einer eigenen Zeitschrift hat sich die in den letzten Jahren so bedeutsam gewordene psychopharmakologische Arbeitsrichtung endlich ein Organ geschaffen, das nicht nur den Eingeweihten, sondern allen theoretischen und praktischen Disziplinen einen direkten Zugang zu den wesentlichen Veröffentlichungen auf diesem Gebiet ermöglicht. Unter den Herausgebern und den zahlreichen Beiratsmitgliedern finden sich die bedeutendsten Vertreter der Neurophysiologie, der Neuropharmakologie, der Neurochemie, der Neurologie, Psychiatrie und Psychologie..."
Ärztliche Mitteilungen

SPRINGER-VERLAG · BERLIN · GÖTTINGEN · HEIDELBERG